臨床で実際に役立つ
疾患別看護過程

Part 1　循環器疾患

編集：道又元裕

総合医学社

執筆者一覧

●編　集
道又　元裕　　杏林大学医学部付属病院 看護部長

●執　筆（執筆順）
佐藤　大樹	北海道循環器病院看護部/集中ケア認定看護師
神宮かおり	鹿児島市立病院看護部/集中ケア認定看護師
中村　明美	独立行政法人地域医療機能推進機構大阪病院看護部/集中ケア認定看護師
平塚　未来	国立成育医療研究センター看護部/集中ケア認定看護師
三浦　規雅	東京都立小児総合医療センター看護部/集中ケア認定看護師
若林　世恵	富山大学附属病院看護部/集中ケア認定看護師
小幡　祐司	横浜市立大学附属市民総合医療センター看護部/急性・重症患者看護専門看護師
庭山　由香	杏林大学医学部付属病院看護部/皮膚・排泄ケア認定看護師
吉田　律子	杏林大学医学部付属病院看護部
露木　菜緒	杏林大学医学部付属病院看護部/集中ケア認定看護師
横山　さち	杏林大学医学部付属病院 C3・C4病棟/慢性心不全看護認定看護師，心臓リハビリテーション指導士，CPAP療法士
山形　泰士	日本心臓血圧研究振興会附属榊原記念病院看護部/集中ケア認定看護師
北山　未央	金沢医科大学病院看護部/集中ケア認定看護師
千木良寛子	杏林大学医学部付属病院看護部
島村久美子	杏林大学医学部付属病院看護部

はじめに

　看護過程（Nursing Process）とは，顕在的，潜在的如何にかかわらず，看護の対象者（患者）に相応したケアのベストプラクティスを提供するために必要なデータを抽出し，それを情報として整理したうえで，一般と個別の照合をしたアセスメントを行い，ニーズに相応した現実的な計画を立て，行動（実践），その結果を評価していく一連のプロセスのことです．

　臨床における看護は，看護の対象である患者個々の個別性を評価したうえで，その個々に相応した看護過程を実践することに尽きます．その個別性を踏まえた看護の実践には，勿論，基礎教育時代から学んだ看護理論は不可欠ですが，それと関連づけながら看護実践の根拠（客観的に説明できる根拠）となる疾患とその病態の正しい知識が不可欠です．また，その過程を正確に記録するいわゆる看護記録，特に実践における判断とその結果が如何に患者そのものを記録しているかもとても重要です．最近は，疾患と病態，それに基づく看護過程の客観的な記録力，患者の健康状態を評価できる事実の記録力が乏しい感も否めません．

　そこで，臨床において健康障害を有する患者に真摯に向き合いながらケアを実践している看護師の方々が，疾患と病態を正しく理解したうえで，きっちりとベストプラクティスな看護を実践していただくための大いなる支援となる書を編纂しました．

　本書は，臨床看護実践の場でケアの対象となる患者の全身状態を適切に理解，把握するために器官（臓器）に発症した疾患とその病態を系統的に評価する方法である"by system"を前提とした臨床で実際に役立つ疾患別看護過程（Part1　循環器疾患編）の解説書です．

　その企画のねらいは，循環器とその周辺に関連する代表的な疾患の病態生理を把握し，より深く考えて行動（実践）できるようになることを目指しました．

本書の特長としては，①臨床において重要な疾患へのアプローチを平易な文章と図表でわかりやすく解説，②アセスメントで知り得た情報を「どのようにケアに活かすか」，また，「問題解決に向けてどのように実践するか」など，考え方や活用法を解説，③自ら考えて行動（実践）できる「現場実践力」を身につけるための支援書として編纂していることです．

　取り上げた代表的疾患は，総論からはじめとして，狭心症／心筋梗塞／慢性心不全／不整脈／先天性心疾患／高血圧症，動脈硬化症／動脈閉塞（バージャー病を含む）／大動脈瘤，大動脈解離／心臓弁膜症／心内膜炎／心筋症／下肢静脈瘤／肺高血圧症の13項目15疾患としました．その疾患に対して，①定義，②分類，③病態と必要な観察項目，④治療，⑤病態関連図と看護問題，⑥看護問題，目標と介入のポイント，⑦急性期から回復期の退院に向けた看護実践を詳細に解説しました．また，症状の観察や看護計画について，根拠と臨床知を詳しく提示するとともに回復期，慢性期，退院後についても可能な範囲で解説を加えました．

　執筆はすべての項目を臨床のエキスパートナースの方々に執筆していただきましたので，臨床で頑張っている看護師の皆さんにとって，きっと「ちから」になってくれる書であると確信しています．

2019年3月

道又　元裕

本書の使い方

●総 論

総論では循環器の「解剖」「生理」「検査」などの疾患を理解するための基本的な知識を学ぶことができます。

総論　循環器疾患

「解剖」では心臓の構造，心臓の弁，冠動脈・冠静脈などについて学びます．

1. 解剖

1）心臓の構造
- 位置は，第2～第6肋骨の背面で両肺の中間のやや左寄りにあり，心尖部が左下を向いている 図1
- 握りこぶし大の大きさの円錐形で，重量は250～350g程度（体重の約0.5%）である．
- 心膜に包まれ，縦隔に固定されている．外側の心膜と内側の心膜の間に心膜腔が存在し，数mLの液体（心嚢液）が貯留している．心嚢液は心膜と心膜の間に発生する摩擦を防ぐ役割を担っている．
- 右心系が前方にあり，左心系は後方に位置している．

図1 心臓の構造

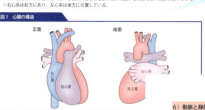

正面　　　後面

2）内 部 図2
- 右心房（右房），右心室（右室），左心房（左房），左心室（左室）と4房と心室の容積はほぼ同じである．
- 心房は心房中隔，心室は心室中隔によって右と左にそれぞれ心筋の厚さが異なる．これは各部屋が担う血管系の圧力に関係
- 左室壁厚は約7～12mm，右室壁厚が約2～3mmで，左右の心筋の厚さ
- 心筋は心筋と呼ばれる特殊な筋肉でできている．外側から心外膜，心り，壁厚のほとんどは心筋が占める．
- 右室は肺循環を担う，肺循環は経路が短く，血管の抵抗性も少ない，そ小さく，心筋が薄くなっている．
- 左室は体循環を担う，心臓より上部にある脳への血流も担っている．全なり強い圧力が必要なため，右室よりも心筋が厚くなっている．

6）動脈と静脈 図7

[1] 動脈
- 動脈は内弾性板と外弾性板という弾性繊維に囲まれた厚い平滑筋に覆われ，弾力性が備わっている．
- 心臓から送り出された動脈血には高い圧力がかかっている．動脈は圧力によって血管が膨らまないように弾力性が必要となる．
- 動脈には弾力性があるために元の形に戻ろうとする力が働く．動脈内の血液は弾力性に押されて血流を維持することができる．

[2] 静脈
- 静脈は，動脈に比べて平滑筋が少なく弾力性が低下しているので容易に膨らむ性質がある．
- 静脈は枝分かれと合流を繰り返している．血管は容易に拡張するため，血液の一時的保管場所としての役割もある．運動時など多くの血液が必要になったときには，静脈に貯留した血液を動脈に戻すことで対応することができる．
- 静脈には逆流を防止する静脈弁がついている．
- 下肢の筋肉をポンプ機能として利用し，血液を心臓に戻すことができる．

図7 動脈と静脈の構造

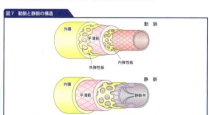

動脈　　外膜　平滑筋　内弾性板　　静脈　外膜　平滑筋　静脈弁

「生理」では心筋の興奮，「検査」では心電図，心エコー，X線，CTなど各検査の特徴が記載されています．

2. 生 理

1）心筋の興奮
- 洞房結節から活動電位が発生する．心臓のリズムは洞房結節が担っている．刺激伝導系には自動能があるが，リズムの調整は自律神経が関与している．
- 心筋は不随意筋のため，交感神経・副交感神経の二重支配を受けている．
- リズムが速いときは交感神経が作用している．活動や身体的優勢，精神的苦痛が身体に加わると交感神経によりノルアドレナリンが放出される．このノルアドレナリンが洞房結節細胞膜にあるアドレナリンβ₁受容体に結合すると，洞房結節のリズムが速くなる 表2
- 安静時や睡眠時などリラックスした状態になると副交感神経（迷走神経）からアセチルコリンが放出される．洞房結節細胞のムスカリン性M₂受容体に結合すると洞房結節のリズムは遅くなる 表2

●各 論

各論では，臨床で遭遇することが多い15（13項目）の循環器疾患について，図表を多く用いて丁寧に解説しています．

1 狭心症

1. 定 義
● 心臓の栄養血管である冠動脈から心筋に送り込まれる血液が不足し，心筋が酸素不足に陥ることで狭心痛発作を生じたものが狭心症である．多くの場合，冠動脈の動脈硬化による狭窄により血流が低下することで生じるが，他に冠動脈の攣縮や血栓も原因となる．

2. 分 類

1）発作の誘因による分類
● 労作性狭心症：労作時に心筋酸素消費が増大した場合に狭心痛発作を生じる．労作性狭心症の重症度分類として CCS（canadian cardiovascular society classification）がある　表1
● 安静時狭心症：安静時に狭心痛発作を生じる．冠動脈の攣縮による冠攣縮性狭心症と重症冠動脈病変が関連する狭心症がある．

表1　狭心症の重症度分類（CCS）
1度	● 狭心症症状が歩行，階段昇降などの通常日常生活では起こらないが，激しく，急な，または長時間の労作では起こる
2度	● 日常生活が程度に制限されるもの ● 急いで歩いたり階段を昇華すること，坂道を歩いたり，食後や寒い中，風の中，精神的ストレスがあったときや目覚めたすぐ後の時間での歩行や階段昇降が制限される．通常のペースで2ブロック以上歩けず，2階以上は階段昇降ができない
3度	● 日常生活が著しく制限されるもの ● 通常の状態での1〜2ブロックの歩行や階段昇降ができない
4度	● 身体活動が常に不快感を伴う ● 安静時にすら狭心症状をみる

2）発生機序による分類 図1
● 器質性狭心症：冠動脈の動脈硬化による狭窄で心筋血流が低下すること
● 冠攣縮性狭心症：冠動脈の攣縮により心筋血流が低下することで生じる
● 心電図上でST部分の上昇を認めるものを異型狭心症（Prinzmetal）という
● 冠血栓性狭心症：急性冠症候群（acute coronary syndrome；ACS）の一，栓形成により生じる．

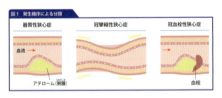

図1　発生機序による分類
器質性狭心症　冠攣縮性狭心症　冠血栓性狭心症
血流
アテローム（粥腫）　　　　　血栓

3）臨床経過からみた分類
● 安定狭心症：症状が1ヵ月以上安定している状態．
● 不安定狭心症：心筋梗塞への移行性が高い状態　表2．発症2ヵ月以内の新規発労作性狭心症，増悪型労作性狭心症，安静時狭心症などを含み，心筋梗塞への移行率が高いものを切迫心筋梗塞ともいう．

表2　Braunwaldの不安定狭心症の重症度分類
Class I	a．最近2ヵ月以内に発症した重症の初発労作性狭心症 b．1日に3回以上発作が頻発するか，わずかな労作にても発作が起こる増悪型労作性狭心症
Class II	● 最近の1ヵ月以内に発症した安静時狭心症で，48時間以内に発作のないもの（亜急性型）
Class III	● 48時間以内に発作を認めた安静時狭心症（急性型）

「病態と必要な観察項目」では各症状から"考えられること""観察すること"をまとめています．

3. 病態と必要な観察項目
● 狭心症は重症度により対応が異なるため，病態の把握と狭心痛などの症状の程度や経過の観察が重要となる．

1）労作性狭心症
● 動脈硬化により冠動脈内腔は狭窄しているが，ある程度の冠血流は維持されているために安静時には心筋虚血を生じない．
● 労作時に心筋酸素消費が増大した場合，需要に見合った酸素が供給されないために一過性に心筋虚血を生じる．
● 労作性狭心症は狭心症の大部分を占めるが，他の危険性の高い狭心症と鑑別し，適切に対処することが重要である．

vi

観察項目		
症状	**考えられること**	**観察すること**
冠血流低下,または相対的心筋酸素不足による心筋虚血		・症状の経過 ・症状出現時の状況,持続時間,程度,増強の有無 ・随伴症状(悪心・嘔吐,冷汗)の有無 ・脈拍触知(回数,リズム) ・血圧測定 ・12誘導心電図(ST変化) ・硝酸製剤(ニトログリセリンなど)の効果
・胸痛 **・胸の圧迫感** **・胃痛** **・背中の痛み** **・左肩や左手の痛み** **・顎や歯の痛み** **・喉が詰まる感じがする**	**根拠** ・狭心痛は前胸部絞扼感を特徴とするが,心窩部痛や左肩から上肢,顎や歯の痛みなどの放散痛を自覚することもある ・労作性狭心症の狭心痛発作は,労作時のほか,精神的興奮,寒冷,食事,排便などでも起こる ・異型狭心症の狭心痛発作は,運動の有無に関係なく安静時にも生じ,就寝時や早朝に起こりやすい.また,多枝性攣縮の場合は急性心筋梗塞を合併する ・新規/労作性狭心症,増悪型労作性狭心症,安静時狭心症は,心筋梗塞への移行性が高いため,発作時の経過観察が重要となる ・狭心痛発作は一般的に15分以内であるが,30分以上持続した場合は心筋梗塞を疑う ・心筋虚血による心機能の低下からポンプ機能の低下して血圧低下が起こる.また,刺激伝導系障害により徐脈性もしくは異所性興奮による頻脈性不整脈を合併することがある ・労作性狭心症では発作時心電図のST部分は低下するが,異型狭心症の発作時ではST部分は上昇する ・発作時に,硝酸製剤(ニトログリセリンなど)の舌下投与や口腔内スプレー投与の効果がない場合は心筋梗塞を疑う →器質的冠動脈狭窄による不安定狭心症や薬物治療に抵抗性のある場合には,経皮的冠動脈インターベンション(percutaneous coronary intervention;PCI)や冠動脈バイパス術(coronary artery bypass grafting;CABG)などによる血行再建術の適応となる	
症状	**考えられること**	**観察すること**
・血圧低下 ・意識障害	心筋虚血で心機能が低下することによる急性循環不全	・心原性ショック症状の有無 ・血圧低下,顔面蒼白,頻脈,意識レベルの低下,末梢冷感 ・心エコー ・12誘導 ・血液検査 白血球,キナーゼ 筋トロポ

「病態と必要な観察項目」では"考えられること""観察すること"の"根拠"も掲載しています.

4. 治療

狭心症状の軽減を図りQOLを改善させること,心筋梗塞への移行を予防する目的で,薬物療法が主体となる.薬物療法に抵抗性の場合や不安定狭心症では,PCIやCABGなどの血行再建術の適応となる.

1) 薬物療法 表4

・労作性狭心痛発作時には,冠血管を拡張する目的で硝酸薬の舌下投与や口腔内スプレー投与が第一選択となる.
・非発作時は,心筋酸素消費量を軽減する目的でβ遮断薬やカルシウム拮抗薬,硝酸薬の持続投与,冠動脈内血栓形成を予防する目的で抗血小板薬を使用する.

表4 薬剤の効果と注意点

薬剤	効果	注意点
硝酸薬 ニトログリセリン 硝酸イソソルビド など	・冠血管拡張作用により冠血流量を増加 ・動脈の拡張により後負荷を軽減,静脈の拡張により前負荷を軽減することで,心筋酸素消費量を軽減	・血管拡張による頭痛,低血圧によるめまいや立ちくらみ ・長期間投与により耐性ができる ・血流に乗って肝臓を通過すると代謝されて効果が激減する.そのため,狭心症発作時で急激に効果を得たいときは,肝臓を経ないで全身に達する舌下投与や口腔内スプレー投与を行う(舌静脈から吸収⇒頚静脈⇒上大静脈⇒肺循環⇒全身)
β遮断薬 カルベジロール プロプラノロール など	・自律神経系のβ作用を抑制し,心拍数の減少,心筋収縮力の抑制,血圧の低下により心筋酸素消費量を軽減,拡張期時間を延長させ冠血流量を増加	・徐脈や血圧低下 ・極端な徐脈により拡張期左室壁強力が増大することによる,心筋酸素需要の増大 ・冠動脈の攣縮を誘発するおそれがあるため,異型狭心症では使用しない
カルシウム拮抗薬 アムロジピンベシル酸塩 ニフェジピン ベラパミル塩酸塩 など	・細胞内へのカルシウムイオン流入を抑制し,血管を拡張させることで,冠血流の改善や後負荷軽減により心筋酸素量を軽減 ・アムロジピンベシル酸塩やニフェジピンはおもに血管拡張作用がある.ベラパミル塩酸塩は血管拡張作用に加え,刺激伝導系抑制による心拍数の減少,心収縮力抑制の作用がある	・血管拡張による頭痛や低血圧によるめまい,ふらつき ・徐脈,低血圧,低心機能患者に対して使用する場合には,心機能を悪化させるおそれがある
抗血小板薬 アスピリン クロピドグレル硫酸塩 など	・血小板の凝集を抑制し,血栓形成を予防 ・冠動脈にステントを挿入した場合は,クロピドグレル硫酸塩の内服によりステント血栓を予防	・出血(消化管出血や脳出血など),喘息様発作,肝障害,白血球減少

「治療」では疾患に対する各種治療法を紹介しています.

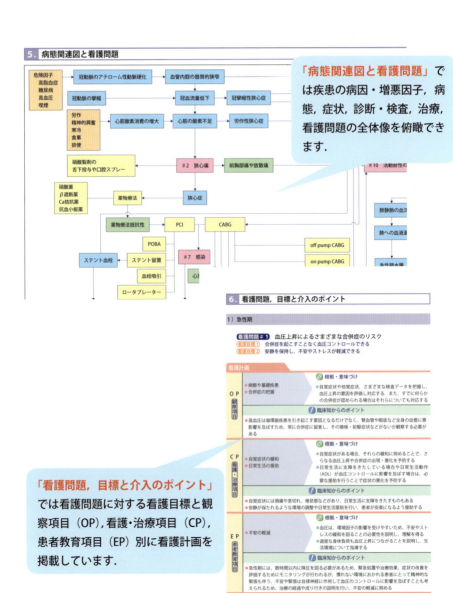

OP（観察項目）

根拠・意味づけ
- 心ポンプ機能の低下から心拍出量が低下すると末梢性チアノーゼが出現する
- 心拍出量の低下から脳血流が低下すると意識障害が起こる。また、各組織灌流が低下すると、代謝性アシドーシス（HCO_3^-の減少に伴うpHの低下）となり代償性に頻呼吸となる
- 心筋梗塞での壁運動の低下は、心エコーで確認できる
- 血液データのクレアチンキナーゼ、CK-MB、心筋トロポニン、ミオグロビン、白血球、AST、LDHなどは心筋梗塞の推移を示唆するマーカーであるが、中でもCK-MBと心筋トロポニンは心筋に特異的である
- 心筋トロポニンを測定することで、微小な心筋梗塞の検出が可能となる
- 心エコーやスワンガンツカテーテルのデータより循環血液量および心機能の評価を行うことができる

臨床知からのポイント
- 糖尿病患者など自律神経障害を伴っている場合は、無痛性心筋梗塞を生じることもあるため、心電図変化と併せて評価する
- 心筋梗塞への移行を早期に発見できるように観察は密に行う
- 心筋梗塞へ移行した場合、心筋の壊死を最小限にとどめるためには、いかに早期に治療開始できるかが重要であるため、速やかに医師へ報告する

CP（看護・治療項目）

- 血圧コントロール 低血圧の防止
- 体温コントロール
- 心筋酸素消費量を増大させないケアの提供に努める 心負荷が予測されるような処置やケア時は、心拍数や血圧に注意
- 痛みのコントロール
- 精神的安寧
- 発作時の安静

根拠・意味づけ
- 低血圧の持続は冠動脈への血流低下を招き心筋梗塞のリスクを高める
- 体温が上昇することで代謝が増大する
- 心筋酸素消費量の増大は、化を招き、心筋梗塞の原因となる
- double product（収縮期血圧×心拍数）は心筋酸素消費量と相関する。安静時はケアを中止する
- 痛みや精神的苦痛は、心筋酸素消費量の増大につながる
- 発作時の心筋酸素消費量の要である

臨床知からのポイント
- 看護師のケアが原因となって心筋酸素消費量を増大させないよう、また、心拍数や血圧の状態によってはケアの中止も検討する
- 不安や痛み、ストレスからせん妄を発症すると予後に影響を与え得る。状況に応じて家族の協力を得る

「看護問題，目標と介入のポイント」 では"根拠・意味づけ""臨床知からのポイント"でさらに理解を深めます．

急性期から回復期の退院に向けた看護

1. 集中治療室から一般病棟に転棟（転床）した患者の看護
- 合併症コントロールと再梗塞予防（「病態と必要な観察項目」「看護問題#1心拍出量低下」「看護問題#2呼吸不全」「看護問題#3不整脈」「看護問題#4血行再建術後の再梗塞」参照）．
- 術後の合併症の出現がないかの経過観察（外科術後）．
- 早期退院と社会復帰を目指したリハビリテーション介入．

2. 心筋梗塞の心臓リハビリテーション
- 心臓リハビリテーションには、①運動トレーニングと運動処方、②冠危険因子の軽減と二次予防、③心理社会的因子および復職就労に関するカウンセリングの3つの構成要素を含む．
- 専門知識をもった多職種による包括的心臓リハビリテーションが必要．
- 心臓リハビリテーションの各時期の目的と内容（「狭心症」の「急性期から回復期の退院に向けた看護」表1参照）を患者と共有する．
- 心筋梗塞後の病態およびリスク（梗塞範囲、左室機能、心不全や不整脈の有無）を評価したうえで心臓リハビリテーションの方針を立てる．
- 高リスクの病態患者 表1 は、慎重に心臓リハビリテーションの方針を立てる．

表1　高リスクの病態
1. 低左心機能（LVEF ＜ 40%）
2. 左前下行枝の閉塞持続（再灌流療法不成功例）
3. 重症3枝病変
4. 高齢者（70歳以上）

3. 運動療法を受ける患者の看護
- 運動療法の効果（「狭心症」の「急性期から回復期の退院に向けた看護」表2参照）について患者・家族へ説明し、継続的に進めていけるように支援する．
- 安全に実施するために、運動負荷の中止基準（「狭心症」の「急性期から回復期の退院に向けた看護」表3参照）について、事前に患者にも説明しておく．
- 合併症がなく自覚症状の出現や呼吸異常、心拍数の増加、心電図の変化、血圧の変動などがクリアできれば、次の段階へ移行する 表2 ．クリアできない場合は、薬物追加などの対策を実施したのち、翌日に再度同じ運動を行う．
- 心臓外科手術後リハビリテーション進行表の例 表3 を参考に段階的に実施する．
- 転倒・転落やドレーン・チューブの計画外抜去がないように、医師や理学療法士など他職種と連携し運動療法を進める．

「急性期から回復期の退院に向けた看護」 では回復期に向けたケアや患者指導についてまとめています．

目　次

循環器疾患　総論 ··· 1

1. 解　剖 ··· 3
   1）構造／2）内部／3）心臓の弁／4）冠動脈・冠静脈／5）刺激伝導系／6）動脈と静脈
2. 生　理 ··· 7
   1）心筋の興奮
3. 検　査 ··· 9
   1）心電図検査／2）心エコー検査／3）X線検査／4）CT検査／5）ラジオアイソトープ（RI）検査／6）心臓カテーテル検査

各　論 ·· 15

1　狭心症 ·· 17

1. 定　義 ·· 17
2. 分　類 ·· 17
   1）発作の誘因による分類／2）発生機序による分類／3）臨床経過からみた分類
3. 病態と必要な観察項目 ·· 18
   1）労作性狭心症／2）異型狭心症／3）不安定狭心症
4. 治　療 ·· 22
   1）薬物療法／2）経皮的冠動脈インターベンション（PCI）／3）冠動脈バイパス術（CABG）
5. 病態関連図と看護問題 ·· 26
6. 看護問題，目標と介入のポイント ··· 28

● 急性期から回復期の退院に向けた看護 ······································ 44

2　心筋梗塞 ·· 47

1. 定　義 ·· 47

2．分　類 …………………………………………………………………… 47
　　1）梗塞範囲および心電図所見による分類／2）梗塞部位による分類／
　　3）発作時期からみた分類
  3．病態と必要な観察項目 ………………………………………………… 49
　　1）右冠動脈（RCA）の閉塞／2）左冠動脈（LCA）の閉塞
  4．治　療 …………………………………………………………………… 53
　　1）発作時の処置／2）薬物療法／3）再灌流療法
  5．病態関連図と看護問題 ………………………………………………… 56
  6．看護問題，目標と介入のポイント …………………………………… 58

  ● 急性期から回復期の退院に向けた看護 ……………………………… 75

3 慢性心不全　79

  1．定　義 …………………………………………………………………… 79
  2．分　類 …………………………………………………………………… 80
　　1）各臓器との解剖学的つながりからの分類／2）発症までの経過による
　　分類／3）収縮不全と拡張不全
  3．病態と必要な観察項目 ………………………………………………… 81
　　1）右心不全と左心不全／2）心不全に対する代償機転
  4．治　療 …………………………………………………………………… 86
　　1）一般管理／2）薬物療法／3）非薬物療法
  5．病態関連図と看護問題 ………………………………………………… 88
  6．看護問題，目標と介入のポイント …………………………………… 90

  ● 急性期から回復期の退院に向けた看護 ……………………………… 96

4 不整脈　99

  1．定　義 …………………………………………………………………… 99
  2．分　類 …………………………………………………………………… 99
　　1）徐脈性不整脈／2）頻脈性不整脈／3）期外収縮

3. 病態と必要な観察項目 …………………………………………… 101
　4. 治　療 …………………………………………………………… 104
　　1）徐脈性不整脈／2）頻脈性不整脈（心房性）／3）頻脈性不整脈（心室性）／4）その他：心臓再同期療法
　5. 病態関連図と看護問題 …………………………………………… 110
　6. 看護問題，目標と介入のポイント ……………………………… 112

　●**急性期から回復期の退院に向けた看護** ………………………… 116

5　先天性心疾患　　　　　　　　　　　　　　　　　　　119

■**心房中隔欠損** ……………………………………………………… 119
　1. 定　義 …………………………………………………………… 119
　2. 分　類 …………………………………………………………… 119
　3. 病態と必要な観察項目 …………………………………………… 120
　　1）主要病態
　4. 治　療 …………………………………………………………… 121
　　1）手術・カテーテル治療適応／2）術式
　5. 病態関連図と看護問題 …………………………………………… 124
　6. 看護問題，目標と介入のポイント ……………………………… 126
　　1）術前の看護問題／2）術式別の看護問題

■**心室中隔欠損** ……………………………………………………… 133
　1. 定　義 …………………………………………………………… 133
　2. 分　類 …………………………………………………………… 133
　3. 病態と必要な観察項目 …………………………………………… 135
　　1）主要病態
　4. 治　療 …………………………………………………………… 136
　　1）手術適応
　5. 病態関連図と看護問題 …………………………………………… 138
　6. 看護問題，目標と介入のポイント ……………………………… 140
　　1）術前の看護問題／2）術式別の看護問題

- ■動脈管開存 ……………………………………………………………… 144
  - 1．定　義 ……………………………………………………………… 144
  - 2．分　類 ……………………………………………………………… 144
  - 3．病態と必要な観察項目 …………………………………………… 145
    - 1）主要病態
  - 4．治　療 ……………………………………………………………… 146
    - 1）手術適応／2）術式
  - 5．病態関連図と看護問題 …………………………………………… 148
  - 6．看護問題，目標と介入のポイント ……………………………… 150
    - 1）術前の看護問題／2）術式別の看護問題
- ■大動脈縮窄 ……………………………………………………………… 157
  - 1．定　義 ……………………………………………………………… 157
  - 2．分　類 ……………………………………………………………… 157
  - 3．病態と必要な観察項目 …………………………………………… 157
    - 1）主要病態
  - 4．治　療 ……………………………………………………………… 158
    - 1）手術適応／2）術式
  - 5．病態関連図と看護問題 …………………………………………… 160
  - 6．看護問題，目標と介入のポイント ……………………………… 162
    - 1）術前の看護問題／2）術式別の看護問題

- ●急性期から回復期の退院に向けた看護 ……………………………… 166

- ■ファロー四徴症 ………………………………………………………… 172
  - 1．定　義 ……………………………………………………………… 172
  - 2．分　類 ……………………………………………………………… 172
  - 3．病態と必要な観察項目 …………………………………………… 172
    - 1）主要病態／2）観察項目
  - 4．治　療 ……………………………………………………………… 174
    - 1）手術適応／2）術式
  - 5．病態関連図と看護問題 …………………………………………… 176

6．看護問題，目標と介入のポイント……………………180
　　1）術前の看護問題／2）術式別の看護問題
■総肺静脈還流異常……………………………………………186
　1．定　義………………………………………………………186
　2．分　類………………………………………………………186
　　1）上心臓型／2）傍心臓型／3）下心臓型／4）混合型
　3．病態と必要な観察項目……………………………………188
　　1）主要病態
　4．治　療………………………………………………………190
　　1）手術適応／2）術式
　5．病態関連図と看護問題……………………………………192
　6．看護問題，目標と介入のポイント……………………194
　　1）術式別の看護問題
■完全大血管転位………………………………………………196
　1．定　義………………………………………………………196
　2．分　類………………………………………………………196
　3．病態と必要な観察項目……………………………………197
　　1）主要病態
　4．治　療………………………………………………………199
　　1）手術適応／2）術式
　5．病態関連図と看護問題……………………………………202
　6．看護問題，目標と介入のポイント……………………206
　　1）術前の看護問題／2）術式別の看護問題

　●急性期から回復期の退院に向けた看護…………………215

6　高血圧症，動脈硬化症　　219

■高血圧症………………………………………………………219
　1．定　義………………………………………………………219
　2．分類，種類…………………………………………………219

1）本態性高血圧症／2）二次性高血圧症
　3．病態と必要な観察項目 …………………………………… 220
　　1）観察項目／2）血圧測定
　4．治　療 ……………………………………………………… 225
　　1）ライフスタイルの是正／2）薬物療法
　5．病態関連図と看護問題 …………………………………… 228
　6．看護問題，目標と介入のポイント ……………………… 230
　　1）急性期／2）慢性期

■動脈硬化症 …………………………………………………… 232
　1．定　義 ……………………………………………………… 232
　2．分類，種類 ………………………………………………… 233
　　1）動脈硬化の種類と起こり方
　3．病態と必要な観察項目 …………………………………… 234
　　1）動脈硬化の危険因子／2）動脈硬化の起こりやすい部位と疾患／
　　3）動脈硬化の検査と診断
　4．治　療 ……………………………………………………… 236
　　1）ライフスタイルの是正／2）薬物療法
　5．病態関連図と看護問題 …………………………………… 238
　6．看護問題，目標と介入のポイント ……………………… 240
　　● 急性期から回復期の退院に向けた看護 ………………… 242

7　動脈閉塞（バージャー病を含む）　245

　1．定　義 ……………………………………………………… 245
　2．分　類 ……………………………………………………… 245
　　1）急性閉塞性疾患／2）慢性閉塞性疾患
　3．病態と必要な観察項目 …………………………………… 247
　　1）急性閉塞性疾患／2）慢性閉塞性疾患
　4．治　療 ……………………………………………………… 250
　　1）急性動脈閉塞症／2）慢性閉塞性疾患

    5．病態関連図と看護問題 ……………………………………………… 252
    6．看護問題，目標と介入のポイント ………………………………… 254
    ●急性期から回復期の退院に向けた看護 ……………………………… 261

8 大動脈瘤，大動脈解離 … 267
    1．定　義 ………………………………………………………………… 267
      1）大動脈瘤／2）解離性大動脈瘤／3）大動脈解離
    2．分　類 ………………………………………………………………… 267
      1）大動脈瘤の分類／2）大動脈解離の分類
    3．病態と必要な観察項目 ……………………………………………… 269
      1）上行／弓部大動脈解離／瘤／2）下行大動脈解離／瘤／3）腹部大動脈瘤
    4．治　療 ………………………………………………………………… 275
      1）手術適応／2）大動脈瘤発生部位別の人工血管置換術の特徴／3）ステントグラフト挿入術／4）内科的治療の適応と治療方法
    5．病態関連図と看護問題 ……………………………………………… 280
    6．看護問題，目標と介入のポイント ………………………………… 282
      1）保存療法時と術前の看護問題／2）術式別の術後の看護問題／3）早期リハビリテーション開始に向けた時期の看護問題
    ●急性期から回復期の退院に向けた看護 ……………………………… 300

9 心臓弁膜症 … 307
    1．定　義 ………………………………………………………………… 307
    2．分　類 ………………………………………………………………… 307
      1）病態からみた分類／2）弁膜ごとの分類
    3．病態と必要な観察項目 ……………………………………………… 308
      1）大動脈弁狭窄症（AS）／2）大動脈弁閉鎖不全症（AR）／3）僧帽弁狭窄症（MS）／4）僧帽弁閉鎖不全症（MR）

4．治　療 …………………………………………………………… 322
　　1）内科的治療／2）外科的治療の適応／3）外科的治療の方法
5．病態関連図と看護問題 …………………………………………… 328
　　1）ASの病態関連図／2）ARの病態関連図／3）MSの病態関連図／
　　4）MRの病態関連図
6．看護問題，目標と介入のポイント ……………………………… 344
●急性期から回復期の退院に向けた看護 ………………………… 362

10　心内膜炎　　369

1．定　義 …………………………………………………………… 369
　　1）感染性心内膜炎／2）非感染性心内膜炎
2．分　類 …………………………………………………………… 369
　　1）感染性心内膜炎
3．病態と必要な観察項目 …………………………………………… 370
　　1）感染性心内膜炎／2）塞栓症に関連した症状／3）感染性心内膜炎の
　　ハイリスク群
4．治　療 …………………………………………………………… 375
　　1）内科的治療／2）外科的治療／3）心臓に対する手術法
5．病態関連図と看護問題 …………………………………………… 378
6．看護問題，目標と介入のポイント ……………………………… 380
　　1）内科的治療と術前の看護問題／2）術後の看護問題
●急性期から回復期の退院に向けた看護 ………………………… 392

11　心筋症　　393

1．定　義 …………………………………………………………… 393
2．分　類 …………………………………………………………… 393
■肥大型心筋症 ………………………………………………………… 393
1．定　義 …………………………………………………………… 393

2. 分　類 …………………………………………………………… 393
　3. 病態と必要な観察項目 …………………………………………… 395
　4. 治　療 …………………………………………………………… 398
　　　1）肥大型心筋症の薬物治療／2）肥大型心筋症の非薬物治療
　5. 病態関連図と看護問題 …………………………………………… 402
　6. 看護問題，目標と介入のポイント ……………………………… 404
■拡張型心筋症 ………………………………………………………… 412
　1. 定　義 …………………………………………………………… 412
　2. 分　類 …………………………………………………………… 413
　3. 病態と必要な観察項目 …………………………………………… 413
　4. 治　療 …………………………………………………………… 417
　　　1）薬物療法／2）外科的治療
　5. 病態関連図と看護問題 …………………………………………… 418
　6. 看護問題，目標と介入のポイント ……………………………… 420
　●急性期から回復期の退院に向けた看護 ………………………… 428

12　下肢静脈瘤　　　　　　　　　　　　　　　　　　433

　1. 定　義 …………………………………………………………… 433
　2. 分　類 …………………………………………………………… 433
　　　1）静脈瘤のしくみ／2）部位による分類／3）重症度分類
　3. 病態と必要な観察項目 …………………………………………… 435
　4. 治　療 …………………………………………………………… 437
　　　1）保存的療法／2）硬化療法／3）手術療法／4）血管内治療
　5. 病態関連図と看護問題 …………………………………………… 440
　6. 看護問題，目標と介入のポイント ……………………………… 442
　●急性期から回復期の退院に向けた看護 ………………………… 444

13 肺高血圧症 ... 447

1. 定　義 ... 447
2. 分　類 ... 448
3. 病態と必要な観察項目 ... 450
4. 治　療 ... 451
　1）薬物療法／2）酸素吸入療法／3）日常生活管理／4）血管拡張療法／
　5）移植
5. 病態関連図と看護問題 ... 456
6. 看護問題，目標と介入のポイント ... 458
　1）右心カテーテル検査を受ける患者の看護／2）肺高血圧症治療薬を内服する患者の看護／3）エポプロステノール持続静注療法を行う患者の看護／4）ヒックマンカテーテル植込みを行う患者の看護／5）トレプロスチニル持続皮下投与療法を行う患者の看護／6）酸素療法を行う患者の看護／7）経皮的肺動脈形成術（PTPA／BPA）を行う患者の看護

● **急性期から回復期の退院に向けた看護** ... 477

索引 ... 482

本文イラスト：日本グラフィックス

●謹告：本書の記載事項に関しましては，出版にあたる時点において最新の情報に基づくよう，執筆者ならびに出版社では最善の努力を払っておりますが，医学・医療の進歩により，治療法，医薬品，検査など本書の発行後に変更された場合，それに伴う不測の事故に対して，編集者，執筆者ならびに出版社はその責任を負いかねますのでご了承ください．また，検査の基準値は測定法などにより異なることもありますので，各施設での数値をご確認ください．

総論

総論

循環器疾患

1. 解剖

1）心臓の構造
- 位置は，第2〜第6肋骨の背面で両肺の中間のやや左寄りにあり，心尖部が左下を向いている 図1．
- 握りこぶし大の大きさの円錐形で，重量は250〜350g程度（体重の約0.5%）である．
- 心膜に包まれ，縦隔に固定されている．外側の心膜と内側の心膜の間に心膜腔が存在し，数mLの液体（心嚢液）が貯留している．心嚢液は心膜と心膜の間に発生する摩擦を防ぐ役割を担っている．
- 右心系は前方にあり，左心系は後方に位置している．

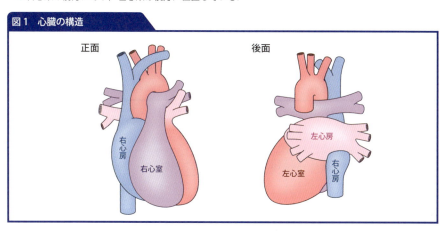

図1　心臓の構造

2）内部 図2
- 右心房（右房），右心室（右室），左心房（左房），左心室（左室）と4つの部屋に分かれている．心房と心室の容積はほぼ同じである．
- 心房は心房中隔，心室は心室中隔によって左右に分かれており，右と左で形が異なる．
- それぞれ心筋の厚さが異なる．これは各部屋が担う血管系の圧力が関係しているためである．
- 左室壁厚は約7〜12mm，右室壁厚は約2〜3mmで，左右の心筋の厚さは数倍の差がある．
- 心臓は心筋と呼ばれる特殊な筋肉でできている．外側から心外膜，心筋層，心内膜の3つの層があり，壁厚のほとんどは心筋層が占める．
- 右室は肺循環を担う．肺循環は経路が短く，血管の抵抗性も少ない．そのため，血液を送り出す力が小さく，心筋が薄くなっている．
- 左室は体循環を担う．心臓より上部にある脳への血流も担っている．全身に血液を送り出すためにかなり強い圧力が必要なため，右室よりも心筋が厚くなっている．

- 心室は血液を送り出す力を発揮するために肉柱が発達している．乳頭のように突出している心筋を乳頭筋といい，腱索によって房室弁とつながっている．
- 腱索は房室弁が心房内に反転しないように支える役割がある．

用語 **肺循環**：静脈血は上下大静脈から右心房に入り，三尖弁から右心室に入る．その後，肺動脈弁を通り肺動脈に入る．静脈血は肺でガス交換を行った後，動脈血になり肺静脈から左心房に入る．

用語 **体循環**：動脈血は左心房から僧帽弁を通り左心室に入る．左心室から大動脈弁を通り全身に血液が流れる．血流は毛細血管を経て静脈を通り右心房へ入る．

図2　心臓の内部構造

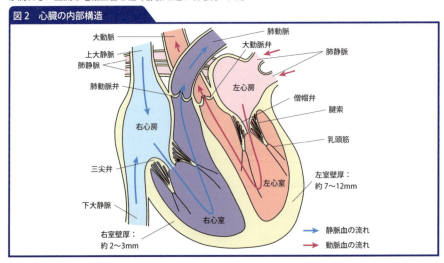

3）心臓の弁　図3

- 心臓には4つの弁があり，血液の逆流を阻止する働きをしている．
- 大動脈には大動脈弁があり，肺動脈には肺動脈弁がある．肺動脈弁は大動脈弁より前で少し高いところに位置している．
- 左右の心房と心室の間には房室弁があり，右心系が三尖弁，左心系が僧帽弁となる．僧帽弁は2つの弁尖で形成されているが，肺動脈弁，大動脈弁，三尖弁は3つの弁尖で形成されている．
- 弁には心筋がなく，循環血流の影響によって受動的に開閉する．収縮期では僧帽弁と三尖弁が閉じ，大動脈弁と肺動脈弁が開く．
- 聴診器で聴取される心音は，心臓の弁が閉じる音であり僧帽弁と三尖弁が閉じる際に発せられる音がⅠ音となる．
- 拡張期では大動脈弁と肺動脈弁が閉じ，僧帽弁と三尖弁が開く．心音はⅡ音が聴取される．

図3　心臓の弁

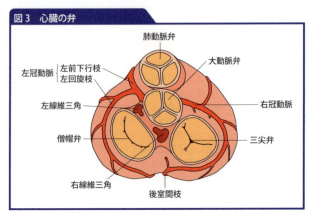

4）冠動脈・冠静脈

- 心臓の栄養血管は左冠動脈（left coronary artery；LCA）と右冠動脈（right coronary artery；RCA）の2本から栄養を得ている．LCAは大動脈基部の後方に位置するバルサルバ洞上縁から起始している．RCAは右前方に位置する右バルサルバ洞上縁から起始している **図4**．
- 冠動脈は右冠動脈（RCA）1枝と左冠動脈（LCA）2枝が3枝ある **図5** **表1**．
- 右冠動脈は冠状溝に沿って右に回り，後壁の左右心室境界部から後室間溝を心尖に向かって走行する．右室・心室中隔の後半部，右房を灌流し，洞房結節，房室結節に血液を送る．
- 左冠動脈は左回旋枝（left circumflex［coronary］artery（branch）；LCX）と左前下行枝（left anterior descending［coronary］artery；LAD）の2つに分かれる．
- 冠状溝を左へ回るのが左回旋枝で，左室後壁に血液を送る．
- 左前下行枝は前室間溝を心尖部に向かって走行し，左室を中心に心臓の前壁に血液を送る．
- 冠動脈の循環には3つの特徴がある．
    ① 体循環では心収縮時に血流が増加するが，冠動脈は心臓拡張期に血流が増加する．
    ② 心不全により心収縮力が低下し循環血液量が低下すると，冠動脈の血流も低下する．そのため，心不全が悪化する．
    ③ ショックなどの非常事態が発症したときは，他の臓器の血管が極度に収縮したとしても冠血管は逆に拡張する．
- 冠静脈洞には，冠動脈によって栄養された心筋から二酸化炭素などが排出される．冠静脈洞は冠動脈に比べ太く膨らんでいる．冠状溝に沿って走行し，右心房の下大静脈左下面に冠静脈洞につながる孔が開口する．

図4 冠動脈の走行

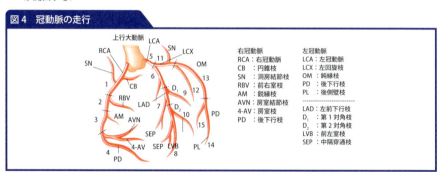

図5 冠動脈と冠静脈

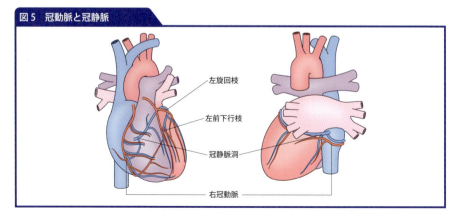

表1 冠動脈灌流域

		右房	左房	右室	心室中隔	左室	心尖	刺激伝導系	乳頭筋
右冠動脈（RCA）		○	—	ほぼ全域	後方 1/3	後壁の一部 下壁	—	洞房結節 房室結節 左脚後枝	後乳頭筋
左冠動脈 （LCA）	左前下行枝（LAD）	—	—	中隔寄りの一部	前方 2/3	前壁	○	ヒス束 左脚前枝 右脚	前乳頭筋
	左回旋枝（LCX）	—	○	—	—	側壁 後壁・下壁の一部	—	—	前乳頭筋

5）刺激伝導系

- 心臓には自らの活動電位を反復して発生させることのできる特殊な心筋線維があり，総称して刺激伝導系と呼ぶ．
- 刺激伝導系は，①洞房結節，②房室結節，③ヒス束，④右脚，⑤左脚，⑥プルキンエ線維の心筋細胞群による伝導である 図6 ．また，それらは自ら興奮し刺激を発生させることができ，これを自動能という．
- 心臓にリズムがあるのは洞房結節という特殊な心筋線維が存在するためである．洞房結節の働きによって，心臓は自ら動き続けることができる．
- 洞房結節は静脈洞と右心房の境目の壁に位置し，1000〜2000個の心筋細胞で構成されている．洞房結節で発生した興奮は心房を収縮させる．心房と心室は刺激伝導系の線維組織でつながっていないため，電気的交通がない．房室結節のみが心筋細胞と電気的に交通している．房室結節はヒス束に電気信号を伝達する．
- 心室中隔で右脚と左脚に分かれていき，さらにプルキンエ線維へと電気信号が伝わっていく．プルキンエ線維は心室の内側に網目状に広がっているので，興奮は心室筋全体に広がり，心室の収縮が始まる．
- 心房の収縮は心室より0.12〜0.18秒先行して興奮する．大部分は房室結節で起こる．心房の収縮に遅れて心室が収縮することで，血液の移動が円滑に行われる．これを房室伝導遅延という．

図6 刺激伝導系

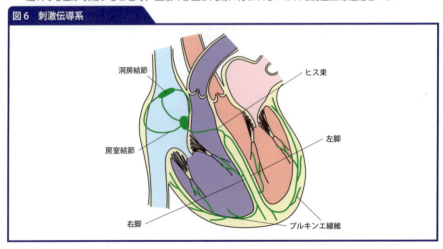

6）動脈と静脈　図7

（1）動　脈
- 動脈は内弾性板と外弾性板という弾性線維に囲まれた厚い平滑筋に覆われ，弾力性が備わっている．
- 心臓から送り出された動脈血には高い圧力がかかっている．動脈は圧力によって血管が膨らまないように弾力性が必要となる．
- 動脈には弾力性があるために元の形に戻ろうとする力が働く．動脈内の血液は弾力性に押されて血流を維持することができる．

（2）静　脈
- 静脈は，動脈に比べて平滑筋が少なく弾力性が低下しているので容易に膨らむ性質がある．
- 静脈は枝分かれと合流を繰り返している．血管は容易に拡張するため，血液の一時的保管場所としての役割もある．運動時など多くの血液が必要になったときには，静脈に貯留した血液を動脈に戻すことで対応することができる．
- 静脈には逆流を防止する静脈弁がついている．
- 下肢の筋肉をポンプ機能として利用し，血液を心臓に戻すことができる．

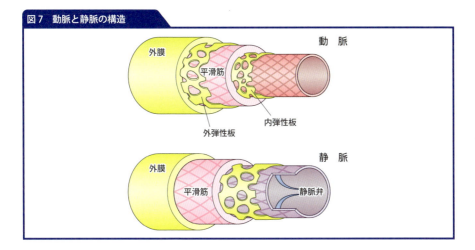

図7　動脈と静脈の構造

2. 生　理

1）心筋の興奮
- 洞房結節から活動電位が発生する．心臓のリズムは洞房結節が担っている．刺激伝導系には自動能があるが，リズムの調整は自律神経が関与している．
- 心筋は不随意筋のため，交感神経・副交感神経の二重支配を受けている．
- リズムが速いときは交感神経が作用している．活動や身体的侵襲，精神的苦痛などが身体に加わると交感神経によりノルアドレナリンが放出される．このノルアドレナリンが洞房結節細胞膜にあるアドレナリン$β_1$受容体に結合すると，洞房結節のリズムが速くなる　表2．
- 安静時や睡眠時などリラックスした状態になると副交感神経（迷走神経）からアセチルコリンが放出される．洞房結節細胞のムスカリン性 M_2 受容体に結合すると洞房結節のリズムは遅くなる　表2．

表2 心臓の神経支配

	交感神経	副交感神経
伝達物質	ノルアドレナリン	アセチルコリン
身体状況	緊張	リラックス
呼吸	速くなる	遅くなる
血圧	上昇	下降
心拍数	上昇	下降

表3 心臓反射

	原因	状態	交感神経	副交感神経
ベインブリッジ反射	●血液貯留 ●右心房内圧上昇	●心拍数増加 ●拍出量増加	○	
頸動脈洞・大動脈弓反射	●血圧上昇	●心拍数減少		○
頸動脈小体・大動脈小体反射	●血中二酸化炭素濃度上昇	●心拍数増加	○	
感覚反射	●激痛	●心拍数増加	○	
アシュネル反射	●眼球圧迫	●心拍数減少		○

- 洞房結節のリズムを調整しているのは自律神経である．心臓に伸びている交感神経の末端からノルアドレナリンが放出され，受容体に結合するとリズムが速くなる．迷走神経の末端からアセチルコリンが放出され受容体に結合するとリズムは遅くなる．
- 血圧の変化や痛み，眼球の圧迫などの刺激が受容体に伝わることで，心拍数が増減する反射がある 表3 ．
- 活動電位は，洞房結節の心筋細胞膜にあるカルシウムチャネルが作用することで発生する．
- 活動電位の終了直後，緩やかなプラスの方向への脱分極が進む．−40〜−30mVの電位になるとL型カルシウムチャネルが開く．細胞外から細胞内へとカルシウムイオンが流入し電流が発生する．

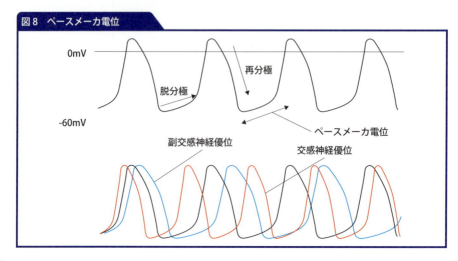

図8 ペースメーカ電位

- 活動電位の前には，自発的に緩やかな脱分極が進む（拡張期緩徐脱分極）．脱分極が閾膜電位に達すると活動電位が発生する．これをペースメーカ電位と呼ぶ 図8 ．
- 交感神経が優位になるとペースメーカ電位の傾きが急になりリズムが速くなる．副交感神経が優位になるとペースメーカ電位の傾きは緩やかになりリズムが遅くなる．
- 隣り合った心筋細胞は，ギャップジャンクションと呼ばれるイオンチャネルで結合している．ギャップジャンクションは心筋細胞が互いのイオンチャネルの半分をもって結合しているため，心筋細胞同士のイオンと細胞内液は直接つながり，電気的に結合する．ギャップジャンクションは常に開いているが，心臓が障害されると閉じる．
- 洞房結節の活動電位は刺激伝導系を通過しながら心房と心室を収縮させる．
- 洞房結節以外の刺激伝導系の細胞は洞房結節の刺激に合わせて脱分極する．

3. 検 査

1）心電図検査

- 心筋の興奮に伴って生じる電位を身体の特定の位置においた電極により誘導して記録したものを心電図という．心臓における興奮の発生と伝播の状態，異常を検出できる．
- 12誘導心電図 図9 とは，四肢4ヵ所と胸部6ヵ所に電極を装着し心電図を検出するもので，波形は12通り検出できる．心臓は左斜め45°から見ると右心と左心が半々に見えるため，胸部誘導は胸骨正面から左第5肋間中腋窩線上におく 図10 表4 表5 ．

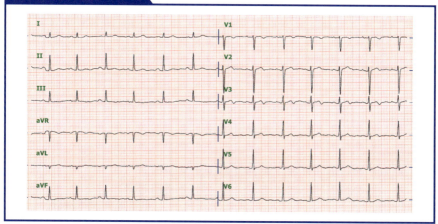

図9　12誘導心電図

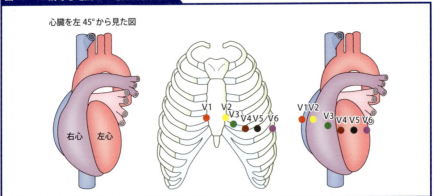

図10 12誘導心電図での電極装着位置

心臓を左45°から見た図

表4 双極肢誘導と単極肢誘導

	誘導	心臓を眺める方向
双極肢誘導	I	0°
	II	60°
	III	120°
単極肢誘導	aVL	左肩
	aVR	右肩
	aVF	真下

表5 胸部誘導

誘導	心臓を眺める方向	電極の位置
V1	右室	胸骨右縁の第4肋間
V2	右心中隔	胸骨左縁の第4肋間
V3	右室前壁	V1V4の中間点
V4		左鎖骨中線上の第5肋間
V5	左室側壁	V4の高さの左前腋窩線上
V6		V4の高さの左中腋窩線上

2）心エコー検査

● プローブと呼ばれる探触子を胸壁に当てることで心臓の構造や動きを観察できる非侵襲的な検査である．心臓血管系のあらゆる疾患において，診断，治療，経過観察に欠かせない診断ツールである 図11．

3）X線検査

● 循環器疾患による状態変化や病態に関する情報を得ることができる．
● 心臓や大血管の位置，形，大きさなどから病態を診断する 表6 図12．

表6 X線検査

撮影部位	確認項目	病態
心臓	●心拡大の有無	●心不全
肺	●横隔膜境界 ●肺うっ血の有無	●胸水 ●肺水腫
縦隔	●縦隔拡大の有無	●大動脈瘤

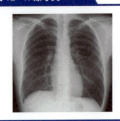

図12 X線写真

10

図11 心エコーの定型的な断面

左心室長軸断面	左心室短軸断面	大動脈弁短軸像
大動脈基部，大動脈弁，僧帽弁，左心房，左心室が描出される	左心室，右心室が描出される	大動脈弁が描出される
心尖部左心室長軸断面	心尖部二腔像	心尖部四腔像
左心室の前壁中隔，心尖部・後壁の運動，僧帽弁，大動脈弁の血行動態を観察する	僧帽弁，左心室前壁と下壁の動きを観察	各心腔の大きさを比較する
心尖部五腔像	傍胸骨四腔像	右心室流入路長軸像
両心房の間に上行大動脈が描出される．左心室流出路の血流速度計測に重要な断面	三尖弁周囲の構造と心房中隔が明瞭	右房と三尖弁が明瞭．三尖弁の機能評価に最適
右心室流出路長軸像		
肺動脈弁と右心室流出路が観察される		

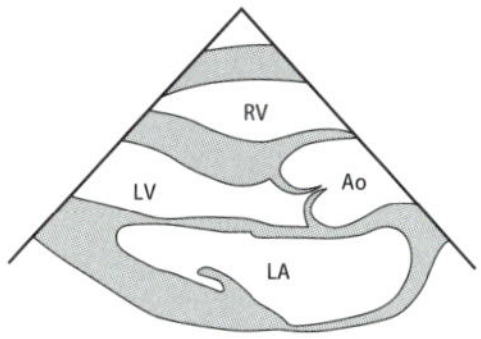

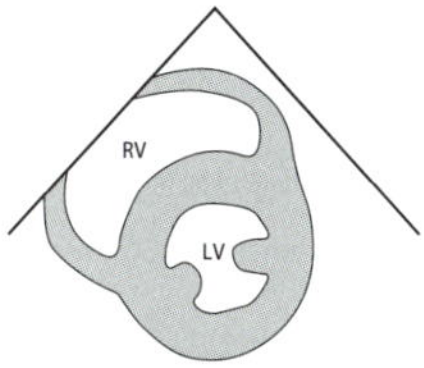

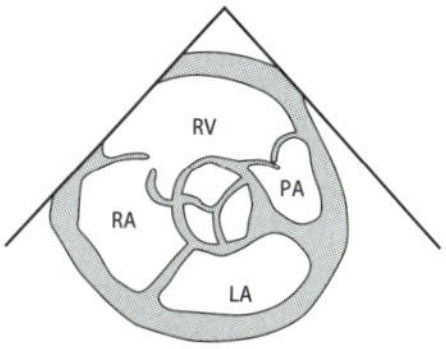

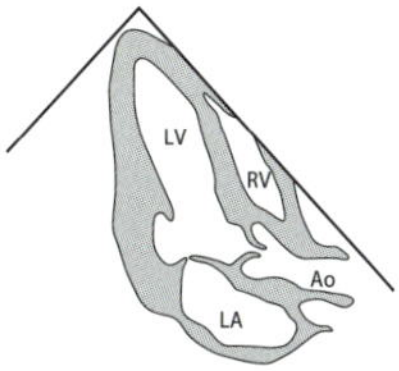

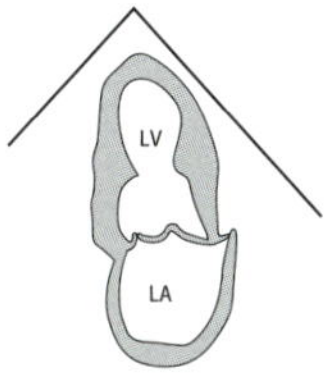

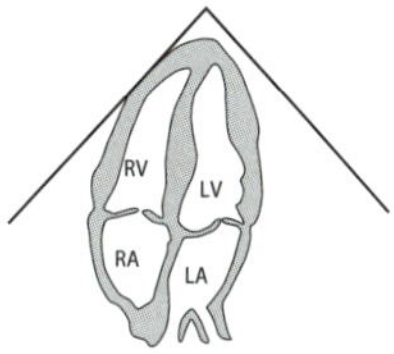

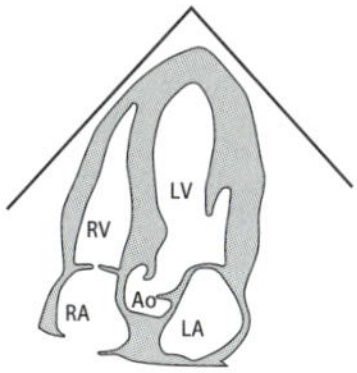

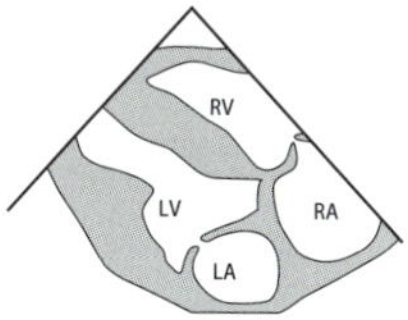

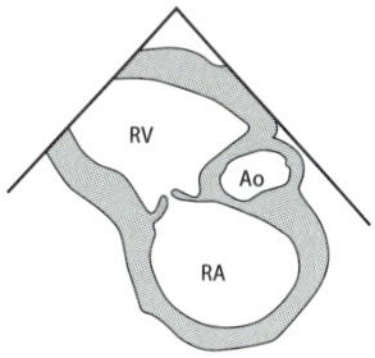

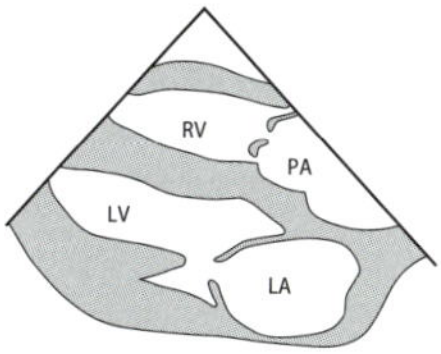

Ao：大動脈　PA：肺動脈　LA：左心房　LV：左心室　RA：右心房　RV：右心室

総論

4）CT 検査

- X 線を放出する管球と検出器が対になって身体の周囲を回転する．その際に撮影したデータを収集しコンピュータで再構成し表示したものである．
- X 線に比べて臓器や病変などの大きさ・形態を詳細に把握することができる．造影剤を使用すると冠動脈・胸部腹部大動脈などを観察することができる 図13 図14 ．
- X 線撮影に比べて被曝が多く，造影剤の副作用の可能性がある．また，コストもかかる．

図 13　冠動脈 CT

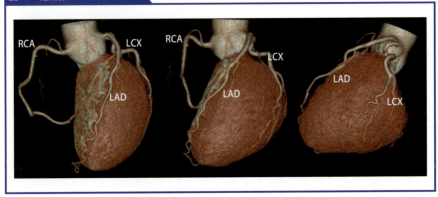

図 14　胸腹部大動脈 CT

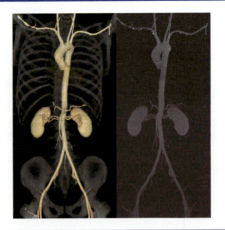

5）ラジオアイソトープ（RI）検査

- 微量の放射線同位元素（ラジオアイソトープ；RI）を含む薬剤を体内に注入し，外からガンマカメラ

で撮影しコンピュータで処理する **図15**．
- 臓器の働き，病巣の有無を診断する検査である．苦痛がなく，比較的短時間で実施できる．
- 心筋血流，心機能，心代謝，神経機能，心筋バイアビリティなどの評価を行う．
- 心筋血流シンチグラフィは冠動脈によって心筋に血流が流れているかを確認することができる．

図15 RI検査

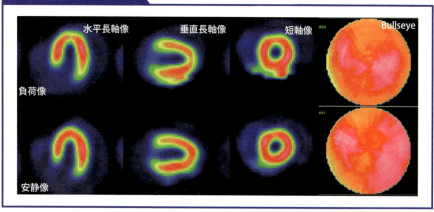

6）心臓カテーテル検査

- カテーテルと呼ばれる管を経皮的に体内に挿入し検査を行う．血管造影，心拍出量測定，心内圧測定，酸素飽和度測定などを行う．侵襲的であり苦痛を伴う．

（1）右心カテーテル
- 肺動脈カテーテルを挿入し血行動態を検査することができる．
  検査内容：右房圧（RA），右室圧（RV），右室拡張末期圧（RVED），肺動脈圧（PA），肺動脈楔入圧（PAWP），心拍出量（CO），心係数（CI）
- 心臓電気生理学的検査（EPS）を行う．
  検査内容：心臓内部のさまざまな部位の心電図を検査する．また，電気刺激の反応を検査する．

（2）左心カテーテル
- 冠動脈造影，左室造影，大動脈造影を造影剤で検査できる **図16**．
  検査内容：大動脈圧（Ao），左室圧（LV），左室拡張末期圧（LVED），左室駆出率（LVEF），左室拡張末期容量係数（LVEDVI）

（佐藤大樹）

参考文献
1）Rohen JW，横地千仭：解剖学カラーアトラス，第3版．医学書院，東京，pp236-269，1994
2）本郷利憲，廣重力，豊田順一監：標準生理学，第6版．医学書院，東京，pp511-621，2005
3）落合慈之監：循環器疾患ビジュアルブック．学研メディカル秀潤社，東京，pp5-55，2010

図16 冠動脈造影，左室造影，大動脈造影

冠動脈造影（CAG）

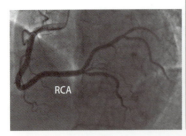
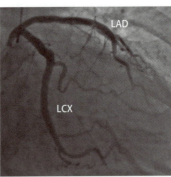

左室造影（LVG）

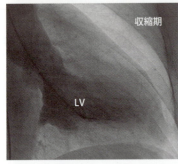
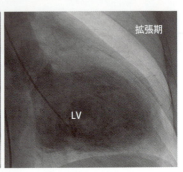

大動脈造影（AoG）

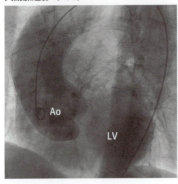

各論

1. 狭心症
2. 心筋梗塞
3. 慢性心不全
4. 不整脈
5. 先天性心疾患
6. 高血圧症,動脈硬化症
7. 動脈閉塞(バージャー病を含む)
8. 大動脈瘤,大動脈解離
9. 心臓弁膜症
10. 心内膜炎
11. 心筋症
12. 下肢静脈瘤
13. 肺高血圧症

1　狭心症

1. 定　義

- 心臓の栄養血管である冠動脈から心筋に送り込まれる血液が不足し，心筋が酸素不足に陥ることで狭心痛発作を生じたものが狭心症である．多くの場合，冠動脈の動脈硬化による狭窄により血流が低下することで生じるが，他に冠動脈の攣縮や血栓も原因となる．

2. 分　類

1）発作の誘因による分類

- 労作性狭心症：労作時心筋酸素消費が増大した場合に狭心痛発作を生じる．労作性狭心症の重症度分類として CCS（canadian cardiovascular society classification）がある 表1．
- 安静時狭心症：安静時に狭心痛発作を生じる．冠動脈の攣縮による冠攣縮性狭心症と重症冠動脈硬化が関連する狭心症がある．

表1　狭心症の重症度分類（CCS）

1度	● 狭心症症状が歩行，階段昇降などの通常日常生活では起こらないが，激しく，急な，または長時間の労作では起こる
2度	● 日常生活が軽度に制限されるもの ● 急いで歩いたり階段を昇降すること，坂道を歩いたり，食後や寒い中，風の中，精神的ストレスがあったときや目覚めたすぐ後の時間での歩行や階段昇降が制限される．通常のペースで2ブロック以上歩けず，2階以上は階段昇降ができない
3度	● 日常生活が著しく制限されるもの ● 通常の状態での1〜2ブロックの歩行や階段昇降ができない
4度	● 身体活動が常に不快感を伴う ● 安静時にすら狭心症症状をみる

2）発生機序による分類 図1

- 器質性狭心症：冠動脈の動脈硬化による狭窄で心筋血流が低下することで生じる．
- 冠攣縮性狭心症：冠動脈の攣縮により心筋血流が低下することで生じる．安静時に出現し，発作時に心電図上で ST 部分の上昇を認めるものを異型狭心症（Prinzmetal 型狭心症）と呼ぶ．
- 冠血栓性狭心症：急性冠症候群（acute coronary syndrome；ACS）の一つで，一過性の冠動脈内血栓形成により生じる．

図1 発生機序による分類

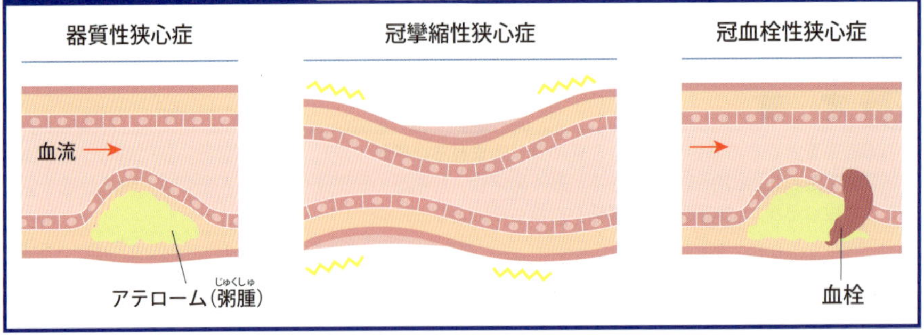

器質性狭心症 ／ 冠攣縮性狭心症 ／ 冠血栓性狭心症

血流　アテローム（粥腫）　血栓

3）臨床経過からみた分類

- 安定狭心症：症状が1ヵ月以上安定している状態．
- 不安定狭心症：心筋梗塞への移行性が高い状態 表2．発症2ヵ月以内の新規型労作性狭心症，増悪型労作性狭心症，安静時狭心症などを含み，心筋梗塞への移行率が高いものを切迫心筋梗塞ともいう．

表2　Braunwaldの不安定狭心症の重症度分類

Class I	a．最近2ヵ月以内に発症した重症の初発労作性狭心症 b．1日に3回以上発作が頻発するか，わずかな労作にても発作が起こる増悪型労作性狭心症．安静時狭心症は認めない
Class II	●最近の1ヵ月以内に発症した安静時狭心症で，48時間以内に発作のないもの（亜急性型）
Class III	●48時間以内に発作を認めた安静時狭心症（急性型）

3. 病態と必要な観察項目

- 狭心症は重症度により対応が異なるため，病態の把握と狭心痛などの症状の程度や経過の観察が重要となる．

1）労作性狭心症

- 動脈硬化により冠動脈内腔は狭窄しているが，ある程度の冠血流は維持されているために安静時には心筋虚血を生じない．
- 労作時に心筋酸素消費が増大した場合，需要に見合った酸素が供給されないために一過性に心筋虚血を生じる．
- 労作性狭心症は狭心症の大部分を占めるが，他の危険性の高い狭心症と鑑別し，適切に対処することが重要である．

2）異型狭心症

- 冠動脈の攣縮により冠血流が一過性に低下し心筋虚血を生じる．
- 運動の有無に関係なく安静時にも狭心痛を生じる．多枝性攣縮の場合は急性心筋梗塞を合併することもある．
- 就寝時や早朝に起こりやすい．

3）不安定狭心症

- 不安定なプラークの破綻による血栓の形成で，冠動脈内腔が狭窄または閉塞することで冠血流が低下し心筋虚血を生じる 図2 ．
- 冠動脈の短時間閉塞または非閉塞（高度狭窄）があるものが不安定狭心症である．不安定狭心症は急性冠症候群（ACS）の一つと位置づけられる 表3 ．
- 冠動脈の長時間閉塞は，心筋が壊死する急性心筋梗塞を生じる．
- 発作時には，狭心痛のほかに，心ポンプ機能の低下や刺激伝導系障害による不整脈などを合併することがあるため，重症度をアセスメントして生命の危機的状況の早期発見に努める．

図2 不安定狭心症の起こるしくみ

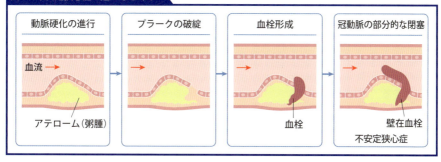

表3 急性冠症候群（ACS）の分類

分類		特徴
急性心筋梗塞	ST上昇型心筋梗塞	● 高い死亡率 ● 迅速な診断と治療が必要
	非ST上昇型心筋梗塞	
心臓突然死		
不安定狭心症	新規発症の重症または増悪型狭心症	● 最近2ヵ月以内，1日に3回以上発作が頻発する ● 軽い労作で胸痛発作が起こる
	安静狭心症	● 労作をしていない安静時に胸痛が生じる

観察項目

症状	考えられること	観察すること
●胸痛 ●胸の圧迫感 ●胃痛 ●背中の痛み ●左肩や左手の痛み ●顎や歯の痛み ●喉が詰まる感じがする	●冠血流低下，または相対的心筋酸素不足による心筋虚血	●症状の経過 　症状出現時の状況，持続時間，程度，増強の有無 ●随伴症状（悪心・嘔吐，冷汗）の有無 ●脈拍触知（回数，リズム） ●血圧測定 ●12誘導心電図（ST変化） ●硝酸製剤（ニトログリセリンなど）の効果

根拠

- 狭心痛は前胸部絞扼感を特徴とするが，心窩部痛や左肩から左上肢，顎や歯の痛みなどの放散痛を自覚することもある
- 労作性狭心症の狭心痛発作は，労作時のほか，精神的興奮，寒冷，食事，排便などでも起こる
- 異型狭心症の狭心痛発作は，運動の有無に関係なく安静時にも生じ，就寝時や早朝に起こりやすい．また，多枝性攣縮の場合は急性心筋梗塞を合併する
- 新規型労作性狭心症，増悪型労作性狭心症，安静時狭心症は，心筋梗塞への移行性が高いため，発作時の経過観察が重要となる
- 狭心痛発作は一般的に15分以内であるが，30分以上持続した場合は心筋梗塞を疑う
- 心筋虚血による心筋機能の低下からポンプ機能も低下して血圧低下が起こる．また，刺激伝導系障害により徐脈性もしくは異所性興奮による頻脈性不整脈を合併することがある
- 労作性狭心症では発作時心電図のST部分は低下するが，異型狭心症の発作時ではST部分は上昇する
- 発作時に，硝酸製剤（ニトログリセリンなど）の舌下投与や口腔内スプレー投与の効果がない場合は心筋梗塞を疑う
- ➡器質的冠動脈狭窄による不安定狭心症や薬物治療に抵抗性のある場合には，経皮的冠動脈インターベンション（percutaneous coronary intervention；PCI）や冠動脈バイパス術（coronary artery bypass grafting；CABG）などによる血行再建術の適応となる

症状	考えられること	観察すること
●血圧低下 ●意識障害	●心筋虚血で心機能が低下することによる急性循環不全	●心原性ショック症状の有無 　血圧低下，顔面蒼白，頻脈，意識レベルの低下，末梢冷感 ●心エコー（壁運動） ●12誘導心電図（ST変化） ●血液検査 　白血球，ミオグロビン，クレアチンキナーゼ，CK-MB，AST，LDH，心筋トロポニンI，心筋トロポニンT

● 血圧低下 ● 意識障害	📝 **根拠**	
	● 多枝病変で心筋虚血が広範囲に及ぶとポンプ機能の低下から血圧が低下し，心原性ショックに至る ● 心エコーや 12 誘導心電図，血液検査の結果から心筋梗塞との鑑別が必要で，壁運動の低下，ST 上昇，白血球，ミオグロビン，クレアチンキナーゼ，CK-MB，AST，LDH，心筋トロポニン I，心筋トロポニン T などの上昇を認めた場合は心筋梗塞を疑う ➡ 不安定狭心症や薬物治療に抵抗性のある場合には，PCI や CABG などによる血行再建術の適応となる	

☝ **症状**	⚠ **考えられること**	👁 **観察すること**
● 不整脈 ● 徐脈 ● 頻脈	● 刺激伝導系障害による不整脈	● アダムス・ストークス（Adams-Stokes）症候群の有無 　意識レベルの低下，けいれん，脈拍不触 ● 動悸の有無 ● 吐気・嘔吐の有無 ● 12 誘導心電図
	📝 **根拠**	
	● 刺激伝導系障害により徐脈性もしくは異所性興奮による頻脈性不整脈を合併することがある ● 著明な徐脈，無脈性心室頻拍，心室細動によりアダムス・ストークス症候群を呈する ➡ アトロピンや抗不整脈薬投与	

☝ **症状**	⚠ **考えられること**	👁 **観察すること**
● 息切れ	● 冠血流低下，または相対的心筋酸素不足による心筋虚血 ● 左心機能低下による心不全	● 症状の経過 　症状出現時の状況，持続時間，程度，増強の有無 ● 肺うっ血，肺水腫症状の有無 　呼吸回数，努力様呼吸，水泡音（coarse crackles），泡沫状の血性痰 ● 経皮的酸素飽和度（SpO_2） ● 心音 　収縮期逆流性雑音の有無 ● 画像所見の確認 　胸部 X 線写真，心エコー
	📝 **根拠**	
	● 糖尿病患者など自律神経障害を伴っている場合は，狭心症の発作時，無痛性で息切れを主訴とすることがある ● 多枝病変や慢性閉塞性病変による左心機能の低下で心ポンプ機能が低下し，肺静脈圧が上昇することにより，肺うっ血そして肺水腫を呈する ➡ 重症心不全では大動脈内バルーンパンピング（intra aortic balloon pumping；IABP）などの補助循環が必要となる	

1 狭心症

4. 治 療

- 狭心症症状の軽減を図り QOL を改善させること，心筋梗塞への移行を予防する目的で，薬物療法が主体となる．薬物療法に抵抗性の場合や不安定狭心症では，PCI や CABG などの血行再建術の適応となる．

1）薬物療法 表4

- 労作性狭心痛発作時には，冠血管を拡張する目的で硝酸薬の舌下投与や口腔内スプレー投与が第一選択となる．
- 非発作時は，心筋酸素消費量を軽減する目的でβ遮断薬やカルシウム拮抗薬，硝酸薬の持続投与，冠動脈内血栓形成を予防する目的で抗血小板薬などを使用する．

表4 薬剤の効果と注意点

薬 剤	効 果	注意点
硝酸薬 　ニトログリセリン 　硝酸イソソルビド 　　　　　など	● 冠血管拡張作用により冠血流量を増加 ● 動脈の拡張により後負荷を軽減，静脈の拡張により前負荷を軽減することで，心筋酸素消費量を軽減	● 血管拡張による頭痛，低血圧によるめまいや立ちくらみ ● 長期間投与により耐性ができる ● 血流に乗って肝臓を通過すると代謝されて効果が激減する．そのため，狭心症発作時で急激に効果を得たいときは，肝臓を経ないで全身に達する舌下投与や口腔内スプレー投与を行う（舌静脈から吸収⇒頸静脈⇒上大静脈⇒肺循環⇒全身）
β遮断薬 　カルベジロール 　プロプラノロール 　　　　　など	● 自律神経系のβ作用を抑制し，心拍数の減少，心筋収縮力の抑制，血圧の低下により心筋酸素消費量を軽減 ● 拡張期時間を延長させ冠血流量を増大	● 徐脈や血圧低下 ● 極端な徐脈により拡張期左室壁張力が増大することによる，心筋酸素需要の増大 ● 冠動脈の攣縮を誘発するおそれがあるため，異型狭心症では使用しない
カルシウム拮抗薬 　アムロジピンベシル酸塩 　ニフェジピン 　ベラパミル塩酸塩 　　　　　など	● 細胞内へのカルシウムイオン流入を抑制し，血管を拡張させることで，冠血流の改善や後負荷軽減により心筋酸素量を軽減 ● アムロジピンベシル酸塩やニフェジピンはおもに血管拡張作用がある．ベラパミル塩酸塩は血管拡張作用に加え，刺激伝導系抑制による心拍数の減少，心収縮力抑制の作用がある	● 血管拡張による頭痛や低血圧によるめまい，ふらつき ● 徐脈，低血圧，低心機能患者に対して使用する場合は，心機能を悪化させるおそれがある
抗血小板薬 　アスピリン 　クロピドグレル硫酸塩 　　　　　など	● 血小板の凝集を抑制し，血栓形成を予防 ● 冠動脈にステントを挿入した場合は，クロピドグレル硫酸塩の内服によりステント血栓を予防	● 出血（消化管出血や脳出血など），喘息様発作，肝障害，白血球減少

2) 経皮的冠動脈インターベンション（PCI）

- 有意な器質的冠動脈狭窄に適応（冠動脈攣縮による異型狭心症には適応外）．
- 血栓吸引やバルーン拡張，ステント留置などにより冠動脈狭窄部分を拡張させることで狭心症症状を改善する．

（1）冠動脈バルーン拡張術（plain old balloon angioplasty；POBA）図3

- 冠動脈の狭窄部分にカテーテルを挿入し，バルーンを膨らませることで狭窄部位を拡張する．

図3 冠動脈バルーン拡張術（POBA）

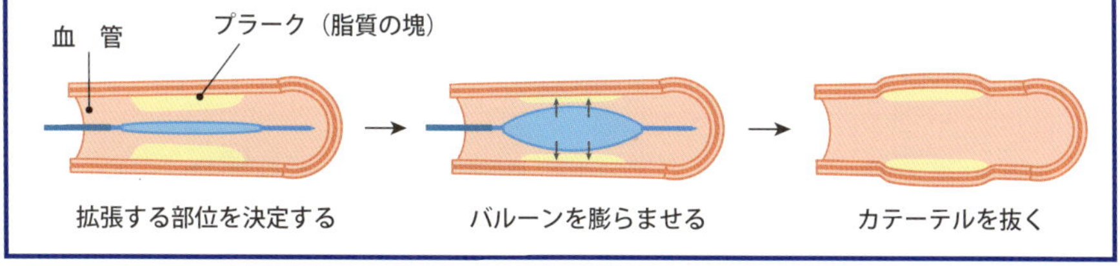

（宇都宮明美編：これだけは知っておきたい循環器ナーシングQ&A．総合医学社，p139，2014より引用）

（2）ステント留置術 図4

- POBAのみの治療では約30%の再狭窄率がある．
- バルーンでの拡張は血管壁を傷つけて血管解離を引き起こし，十分な血流の改善が得られず，場合によっては再閉塞をきたす．
- ステント留置術は，拡張させた病変部分にステントを留置することで再狭窄を予防し，血管の血管解離も修復することができる．
- ほとんどの治療において，バルーンでの拡張後にステントを留置する．
- ステントには金属ステント（bare metal stent；BMS）と薬剤溶出性ステント（drug eluting stent；DES）がある．薬剤溶出性ステントは，ステントの表面に免疫抑制薬などの薬剤を塗布してあり，これが徐々に溶出することにより再狭窄を予防する．

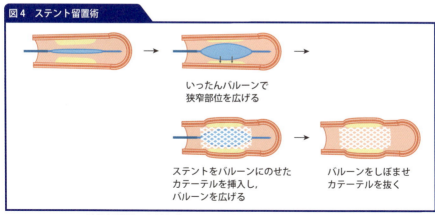

図4 ステント留置術

（宇都宮明美編：これだけは知っておきたい循環器ナーシングQ&A．総合医学社，p139，2014より引用）

（3）血栓吸引法
- 冠動脈の血栓により狭窄している部分にカテーテルを挿入し，血栓を吸引・除去することで血行を改善する．
- 冠動脈形成術中にプラーク破片や血栓が閉塞部位よりも末梢へ移動したり，閉塞部位が開通したにもかかわらず血液が心筋へ流れなくなる現象（no-reflow現象）がみられることがある．
- 血栓吸引法によりプラーク破片や血栓の量を減らすことでこの問題を回避することができる．

（4）ロータブレーター 図5
- 石灰化が高度な動脈硬化など通常のバルーンでは拡張が困難な場合に，先端にダイヤモンド粒子を埋め込んだドリル状の金属球を高速回転させ，石灰化した動脈硬化部分を削り取ることで血行を改善する．

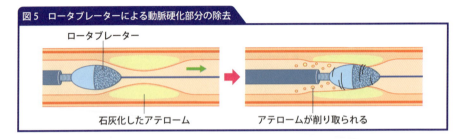

図5 ロータブレーターによる動脈硬化部分の除去

3）冠動脈バイパス術（CABG）

（1）適応
- 左冠動脈主幹部（LMT）の50％以上狭窄や左前下行枝（LAD），左回旋枝（LCX），右冠動脈（RCA）の75％以上狭窄の3枝病変など，PCI施行困難例で施行する．

（2）概念
- 冠動脈の狭窄部位より末梢の部分と大動脈をバイパスすることで，狭窄部位より末梢に十分な血液を供給する 図6．

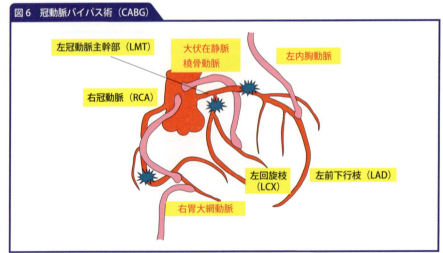

図6 冠動脈バイパス術（CABG）

（荒井裕国監：全部わかる！ 心臓血管外科－治療法と術後管理－．総合医学社，p76，2016を参照して作成）

(3) バイパス血管
- 冠動脈バイパスに使用するグラフトには，内胸動脈（ITA），橈骨動脈（RA），胃大網動脈（GEA）などの動脈グラフトと，大伏在静脈（GSV）を用いる静脈グラフトがある 図7 .
- 左内胸動脈は左前下行枝に，右内胸動脈は左回旋枝に，右胃大網動脈は右冠動脈のバイパスに用いることが多い．
- 橈骨動脈や大伏在静脈は，主に右冠動脈の近位部のバイパスに用いる．
- 橈骨動脈，胃大網動脈は単独のグラフトとしてだけでなく，内胸動脈と組み合わせて内胸動脈で届かない部分への吻合に用いられることもある．

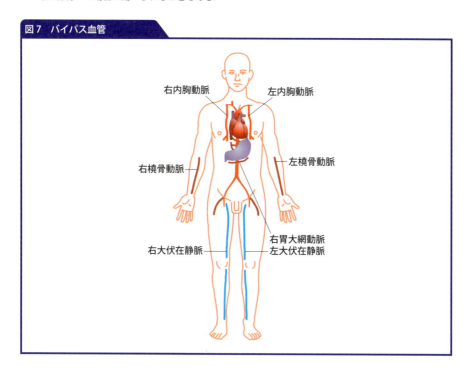

図7 バイパス血管

(4) 手術方法
- 人工心肺下に心停止して行う on pump CABG と人工心肺を用いず心拍動下に行う off pump CABG（OPCAB）の2つの方法がある．
- on pump CABG では，視野を広く確保できるため複数のバイパス形成が可能である．しかし，人工心肺を使用するために脳梗塞や腎臓，肺などの組織障害の危険性が高まることから，近年は OPCAB が主流となっている．

5. 病態関連図と看護問題

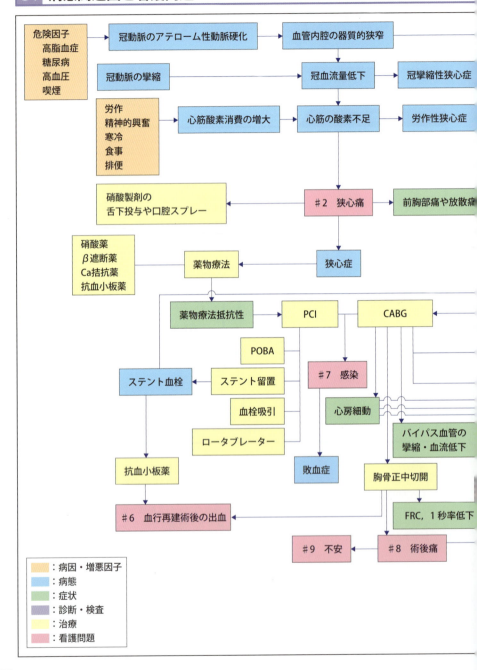

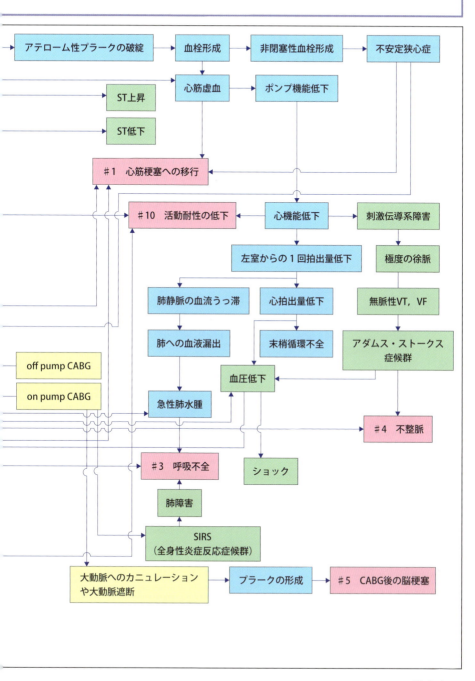

6. 看護問題，目標と介入のポイント

看護問題 #1　心筋梗塞への移行
看護目標 1　心筋梗塞へ移行しない
看護目標 2　心筋梗塞への移行に伴う症状を早期に発見できる

看護計画

OP（観察項目）

- 狭心痛発作時の訴え内容
  出現のタイミング
  持続時間と程度
  随伴症状（吐気・嘔吐）
  鎮痛薬使用後の効果
- 心電図のST部分の変化
- バイタルサイン
  血圧低下の有無（拡張期血圧，平均血圧）
  脈拍（徐脈・頻脈の有無）
  呼吸回数
- 中枢神経系の観察
  意識レベルの低下，瞳孔所見
- ショックの前駆症状
  顔面蒼白，冷汗，末梢冷感，頻呼吸の有無
- チアノーゼの有無
- 呼吸音，心音
- 検査所見
  胸部X線写真
  心エコー
  血液データ（クレアチンキナーゼ，CK-MB，心筋トロポニン，ミオグロビン，白血球，AST，LDHなど）
  動脈血ガス分析（pH，HCO_3^-，ラクテートなど）
  スワンガンツカテーテルのデータ（CO/CI，$S\bar{v}O_2$，PAP，PAWP）

根拠・意味づけ

【保存的加療の場合】
* 新規型労作性狭心症，増悪型労作性狭心症，安静時狭心症は，心筋梗塞への移行性が高いため，発作時の経過観察は重要
* 異型狭心症の狭心痛発作は，運動の有無に関係なく安静時にも狭心痛を生じ，就寝時や早朝に起こりやすい．また，多枝性攣縮の場合は急性心筋梗塞を合併する

【血行再建術後の場合】
* 薬剤溶出性ステント（DES）の普及により経皮的冠動脈インターベンション（PCI）後の再狭窄は減少したが，危険性はある
* 冠動脈バイパス術（CABG）後，グラフトの血流不全やグラフト・冠動脈の攣縮などが原因で，手術後に周術期心筋梗塞（perioperative myocardial infarction；PMI）が生じる
* 動脈グラフトは静脈グラフトに比べてグラフトの血流不全のリスクが高い
* 胃大網動脈や橈骨動脈の使用は，冠攣縮（スパスム）が起こりやすい
* PMIは術後3〜5日に発症しやすいが，手術後24〜48時間には狭窄が始まる

【観察項目に関して】
* 狭心痛発作は一般的に15分以内であるが，30分以上持続した場合は心筋梗塞を疑う
* 発作時に，硝酸薬（ニトログリセリンなど）の舌下投与や口腔内スプレー投与の効果がない場合は心筋梗塞を疑う
* 労作性狭心症では発作時心電図のST部分は低下するが，心筋梗塞ではST部分は上昇する．異型狭心症の発作時でもST部分は上昇する
* 心筋虚血による心筋機能の低下から心ポンプ機能も低下して血圧低下が起こる．また，刺激伝導系障害により徐脈性もしくは異所性興奮による頻脈性不整脈を合併することがある

OP（観察項目）

根拠・意味づけ

* 心ポンプ機能の低下から心拍出量が低下すると末梢性チアノーゼが出現する
* 心拍出量の低下から脳血流が低下すると意識障害が起こる．また，各組織灌流が低下すると，代謝性アシドーシス（HCO_3^-の減少に伴うpHの低下）となり代償性に頻呼吸となる
* 心筋梗塞での壁運動の低下は，心エコーで確認できる
* 血液データのクレアチンキナーゼ，CK-MB，心筋トロポニン，ミオグロビン，白血球，AST，LDHなどは心筋梗塞を示唆するマーカーであるが，中でもCK-MBと心筋トロポニンは心筋に特異的である
* 心筋トロポニンを測定することで，微小な心筋梗塞の検出が可能となる
* 心エコーやスワンガンツカテーテルのデータより循環血液量および心機能の評価を行うことができる

臨床知からのポイント

- 糖尿病患者など自律神経障害を伴っている場合は，無痛性心筋梗塞を生じることもあるため，心電図変化と併せて評価する
- 心筋梗塞への移行を早期に発見できるように観察は密に行う
- 心筋梗塞へ移行した場合，心筋の壊死を最小限にとどめるためには，いかに早期に治療が開始できるかが重要であるため，速やかに医師へ報告する

CP（看護・治療項目）

- 血圧コントロール
  低血圧の防止
- 体温コントロール
- 心筋酸素消費量を増大させないケアの提供に努める
  心負荷が予測される処置やケア時は，心拍数や血圧に注意
- 痛みのコントロール
- 精神的安寧
- 発作時の安静

根拠・意味づけ

* 低血圧の持続は冠動脈への血流低下を招き心筋梗塞のリスクを高める
* 体温が上昇することで代謝が亢進し心筋酸素消費量が増大する
* 心筋酸素消費量の増大は，心筋酸素需給バランスの悪化を招き，心筋梗塞の原因となる
* double product（収縮期血圧×心拍数）は心筋酸素消費量と相関する．安静時より20％以上上昇したときはケアを中止する
* 痛みや精神的苦痛は，心筋酸素消費量を増大させる
* 発作時は心筋酸素消費量の軽減を図るために安静が重要である

臨床知からのポイント

- 看護師のケアが原因となって心筋酸素消費量を増大させないように，必要なケアを判断する．また，心拍数や血圧の状態によってはケアの中止も検討する
- 不安や痛み，ストレスからせん妄を発症すると予後に影響を与えるため，ストレスの緩和に努める．状況に応じて家族の協力を得る

EP 患者教育項目	● 胸部症状出現時は速やかに看護師に伝えるように説明する ● 内服など薬物療法の必要性を説明する	📝 **根拠・意味づけ** ＊胸部症状は心筋梗塞の徴候でもあるため我慢させない ＊心筋梗塞予防には抗血小板薬や血管拡張薬などの薬物療法が重要である
	❗ **臨床知からのポイント**	
	● 患者はもちろん，家族にも説明し協力を得る	
評価	● PMI は手術後 24 〜 48 時間には狭窄が始まるため，48 時間後に初期評価を行う ● 12 誘導心電図や心エコー検査結果を随時確認し評価する ● 心筋梗塞に至った場合は，計画を変更する		

看護問題 # 2　狭心痛

看護目標 1　狭心痛発作がない
看護目標 2　狭心痛の軽減を図り QOL を改善させる

看護計画

OP 観察項目	● 狭心痛の訴え内容 　痛みの部位，狭心痛出現のタイミング，持続時間，狭心痛の程度 ● 随伴症状 　吐気・嘔吐 ● バイタルサイン 　血圧，脈拍，呼吸数 ● 心電図の ST 部分の変化 ● 表情 ● 鎮痛薬使用後の効果 ● 血液データ 　クレアチンキナーゼ，CK-MB，心筋トロポニン	📝 **根拠・意味づけ** ＊狭心痛は前胸部絞扼感を特徴とするが，心窩部痛や左肩から左上肢，顎や歯の痛みなどの放散痛を自覚することもあるため痛みの部位に注意する ＊異型狭心症の狭心痛発作は，運動の有無に関係なく安静時にも生じ，就寝や早朝に起こりやすい ＊新規型労作性狭心症，増悪型労作性狭心症，安静時狭心症は心筋梗塞への移行性が高いため，発作時の経過観察は重要である ＊狭心痛発作は一般的に 15 分以内である ＊労作性狭心症では発作時心電図の ST 部分は低下するが，異型狭心症の発作時では ST 部分は上昇する ＊狭心痛発作には硝酸薬（ニトログリセリンなど）の舌下投与や口腔スプレー投与が効果を発揮する．心筋梗塞には効果がない
	❗ **臨床知からのポイント**	
	● 狭心痛の内容から緊急性を判断し医師へ報告する ● 虚血性心疾患では通常から ST 部分の記録をしておくことで，狭心痛発作時の ST 変化に気づくことができる	
CP 治療項目・看護	● 鎮痛薬投与 ● 硝酸薬 ● 環境調整 　室温，音，照明，臭気	📝 **根拠・意味づけ** ＊硝酸薬には冠動脈の拡張作用がある．また，冠攣縮の解除や予防に加え，側副血行路の血流を増加させるので虚血心筋の血流が改善する

CP（看護・治療項目）	●精神的安寧，不安の軽減　家族面会への配慮 ●排便コントロール ●心負荷をかけないようなケアの分散 ●発作時の安静	**根拠・意味づけ** ＊硝酸薬は血流に乗って肝臓を通過すると，代謝されて効果が激減する．そのため，狭心症発作時で急激に効果を得たいときは，肝臓を経ないで全身に達する舌下投与や口腔スプレー投与を行う（舌静脈から吸収⇒頸静脈⇒上大静脈⇒肺循環⇒全身） ＊労作性狭心症の狭心痛発作は労作時のほか，精神的興奮，不安，寒冷，食事，排便などでも起こる ＊多数の検査や処置，ケアが重なると血圧や心拍数上昇の原因となり，心筋酸素消費量が増大して狭心痛を惹起する ＊発作時は安静により心筋酸素消費量の軽減を図る

臨床知からのポイント
- 狭心痛が持続することで不安が生じ，不安からさらに狭心痛が増すという悪循環に陥るため，狭心痛には速やかに対応する
- 痛みはせん妄の促進因子である．活動型せん妄を発症すると心筋酸素消費量が増大し心筋虚血の悪化につながる

EP（患者教育項目）	●胸部症状出現時は我慢せず，速やかに看護師に伝えるように説明 ●胸部症状の程度や硝酸薬使用後の効果について，表現方法の説明 ●硝酸薬の投与方法の説明	**根拠・意味づけ** ＊日常生活の向上には狭心痛のコントロールが重要 ＊痛みにより血圧上昇や頻脈などの弊害があるため，鎮痛が重要となる ＊硝酸薬は，使用方法によっては効果がない，または副作用の出現の危険性が高くなる

臨床知からのポイント
- 退院後の生活まで視野に入れ，患者はもちろん，家族にも説明し協力を得る

評価	●痛みの程度や頻度から目標達成の有無を評価する ●痛みが持続する場合は計画を変更する

1 狭心症

MEMO

看護問題#3 呼吸不全
看護目標1 心不全が合併しない，または悪化しない
看護目標2 心不全徴候を早期に発見できる

看護計画

OP 観察項目

- 呼吸状態
  呼吸回数（頻呼吸の有無），呼吸困難，努力様呼吸の有無，SpO_2，水泡音・捻髪音の有無，心不全の重症度分類（NYHA心機能分類 表5）
- バイタルサイン
  血圧低下の有無，脈拍（回数・交互脈の有無），体温
- 不整脈の有無
  術後心房細動
- 中枢神経系の観察
  意識レベル低下，瞳孔所見
- 心音
  異常心音の有無，心雑音や第Ⅲ・Ⅳ心音（ギャロップ音）の無
- 痰の性状（泡沫状痰の有無）
- 冷汗・チアノーゼの有無
- 尿量，水分出納，体重

🖉 根拠・意味づけ

* 糖尿病患者など自律神経障害を伴っている場合，狭心症の発作時，無痛性で息切れを主訴とすることがある
* 多枝病変や慢性閉塞性病変による左心機能の低下に伴い心ポンプ機能も低下する．それにより肺静脈圧が上昇して，肺うっ血や肺水腫を呈する

【術後の呼吸状態悪化の原因】
* 胸骨正中切開による胸骨の分割で，機能的残気量（functional residual capacity；FRC）や1秒率などが低下する
* 内胸動脈のグラフト使用時は開胸となり，胸水，無気肺を生じる危険性がある
* 人工心肺使用には，全身性炎症反応症候群（systemic inflammatory response syndrome；SIRS）から急性肺障害を引き起こす危険性がある
* 術後心房細動は心不全の原因となる
* 人工呼吸中は不顕性誤嚥（気管チューブを介した分泌物の下気道への垂れ込み）により，誤嚥性肺炎を惹起する

【観察項目の根拠】
* 肺水腫では水泡音や捻髪音が聴収され，また，血液の漏出によりピンク色の泡沫状痰が観察される
* 心不全など左心機能低下時には，大脈と小脈を交互に繰り返す交互脈が出現することがある

表5 NYHA（New York Heart Association）心機能分類

分類	定義	活動制限
Ⅰ度	日常的な身体活動では著しい疲労，動悸，呼吸困難あるいは狭心痛を生じない	心疾患はあるが身体活動に制限はない
Ⅱ度	日常的な身体活動で疲労，動悸，呼吸困難あるいは狭心痛を生じる	軽度の身体活動の制限がある．安静時には無症状
Ⅲ度	日常的な身体活動以下の労作で疲労，動悸，呼吸困難あるいは狭心痛を生じる	高度な身体活動の制限がある．安静時には無症状
Ⅳ度	心不全症状や狭心痛が安静時にも存在する．わずかな労作でこれらの症状は増悪する	心疾患のためいかなる身体活動も制限される

OP（観察項目）	●検査所見 胸部X線写真，CT，心エコー，血液データ（BNPや腎機能など），動脈血ガス分析（pH，PaO_2，$PaCO_2$，HCO_3^-，ラクテート），スワンガンツカテーテルのデータ，CCO（CO/CI，$S\bar{v}O_2$，PAP，PAWP），CVP	🖉 **根拠・意味づけ** ＊心不全ではⅢ・Ⅳ音の過剰心音が聴取されることがある ＊脳は全身の酸素消費量の20％を占め，低酸素に弱い臓器である．集中力がないといった低酸素の症状は早期に出現する ＊低酸素によるチアノーゼは中心性チアノーゼで，口腔・舌など温かい部分にも出現する ＊スワンガンツカテーテルのデータより循環血液量（体液過剰）の評価を行うことができる ＊心エコーにより心機能の評価を行うことができる

⚠ **臨床知からのポイント**
- フィジカルイグザミネーションを駆使した観察結果と酸素化能の低下を示唆するデータを統合してアセスメントし，医師へ報告する
- 臥床中の患者は，重力の影響で肺障害は背側（下葉）に起こりやすいため，下葉の呼吸音を聴取することが重要である
- 右気管支は左気管支より角度がなだらかでやや太いため，誤嚥性肺炎は右肺野に起こりやすいことを考慮した観察を行う

CP（看護・治療項目）	●指示範囲内での水分管理 ●体位管理 　起座位，障害肺区域に応じた体位ドレナージ ●痛みのコントロール ●不安の軽減 ●必要時人工呼吸管理 　カフ圧管理 ●早期リハビリテーション 　理学療法士と連携した離床への介助 ●口腔内環境の維持	🖉 **根拠・意味づけ** ＊心機能が低下している状態では，体液が過剰となることで肺水腫を惹起する ＊起座呼吸により，FRCが増加して呼吸困難が軽減する ＊痰が貯留している部位を上にすることで，重力で痰の移動・排出を促す ＊障害肺を上にした体位をとることで，換気血流比が維持される（血流は下方に多く流れるため，その血流が多い下方に換気のよい肺を位置することで酸素化能が維持される） ＊痛みと恐怖から痰喀出が困難となる ＊不安からさらに呼吸困難が増強する ＊重症肺水腫やCABG術後は人工呼吸管理が必要となる ＊人工呼吸管理の長期化は，人工呼吸関連肺障害を合併する危険性が高まるため，早期離脱を目指す ＊安静に伴う無気肺などの合併症を予防するため，リハビリテーションを早期に開始する ＊口腔内環境を維持することで，不顕性誤嚥（口腔内細菌の垂れ込み）による肺炎のリスクを軽減する

⚠ **臨床知からのポイント**
- 痛みのコントロールや精神的介入はせん妄予防にも効果を発揮し，結果として心筋酸素消費量軽減，心不全悪化予防となる
- 理学療法士が早期に介入できるように術前から連携をとる

EP 患者教育項目	●安楽な体位を説明する ●リハビリテーションの必要性を説明する ●薬剤師と連携して薬物療法の必要性を説明する ●管理栄養士と連携し水分摂取や食事療法を説明する

📝 根拠・意味づけ

* 早期リハビリテーションは合併症の予防に寄与する
* 心不全悪化予防では，利尿薬や血管拡張薬などの薬物療法のほか，水分や塩分，カロリー制限などの食事療法も重要である

❗ 臨床知からのポイント

● 退院後の生活を視野に入れ，家族も含めた指導を行う

評価	●術後，心臓リハビリテーション開始前に初回評価を行う ●目標が達成されていれば，心臓リハビリテーション開始．心臓リハビリテーション後に再評価を行う ●胸部X線写真や心エコー検査結果を随時確認して評価する ●心不全の悪化を認めた場合は，原因を追究し計画を変更する

看護問題 # 4　不整脈

看護目標1　重篤な不整脈の合併がない
看護目標2　重篤な不整脈出現時に迅速な対応ができる

看護計画

OP 観察項目	●心電図モニタの観察 　不整脈の種類と頻度，持続時間（心室性不整脈，房室ブロック，心房細動など） 　電解質異常による心電図変化（T波） ●バイタルサイン 　血圧低下の有無，脈拍（徐脈・頻脈の有無） ●動悸やめまいの有無 ●アダムス・ストークス症候群の有無 　意識レベルの低下，けいれん，脈拍不触 ●検査所見 　12誘導心電図，血液データ（カリウム，ナトリウム，カルシウムなど）

📝 根拠・意味づけ

* 刺激伝導系の障害により不整脈を合併する
* 多枝病変や冠攣縮狭心症では，心室頻拍（VT），心室細動（VF）を合併する
* 術後は，容量過負荷や電解質異常，交感神経系の緊張，炎症などが原因で術後心房細動を起こす
* 著明な徐脈，無脈性心室頻拍，心室細動によりアダムス・ストークス症候群を呈する
* 抗不整脈薬の使用によりQTが延長し，心室性期外収縮やトルサード・ド・ポアンツと呼ばれる多形性心室頻拍から心室細動となる危険性がある（抗不整脈薬以外に向精神薬，抗ヒスタミン薬，頻尿治療薬などでも誘発される場合がある）
* 利尿薬の使用などによる低カリウム血症から，不整脈を惹起する危険性がある

❗ 臨床知からのポイント

● 重症度から不整脈のリスクを考慮し，異常出現時は速やかに医師へ報告する
● 不整脈の出現に早期に気づけるように，モニタ心電図のリコール確認を頻回に行う

CP（看護・治療項目）	●心拍数コントロール ●痛みのコントロール ●精神的安寧 ●日常生活動作の介助 ●心拍数を上昇させないようにケアの分散 ●著明な徐脈，無脈性心室頻拍，心室細動など致死的不整脈出現時の体位管理 ●必要時，一時ペーシングや補助循環装置の管理 　挿入の長さ 　確実な固定	**根拠・意味づけ** ＊心拍数を上昇させないケアに努める ＊痛みや苦痛，精神的不安があると自律神経は過緊張状態となり心拍数上昇の原因となる ＊心拍数の上昇は，頻脈性不整脈を誘発することがある ＊多数の検査や処置，ケアが重なると心拍数上昇の原因となる ＊心筋酸素消費量の増大は不整脈を誘発する ＊致死的不整脈出現時は，蘇生処置（胸骨圧迫や除細動，気管挿管）に備えて水平仰臥位とする ＊著明な徐脈性不整脈，頻脈性不整脈では，一時ペースメーカの適応となる．また，繰り返す心室性不整脈では，補助循環装置が挿入されていることがある．これらが正常に作動しないことで，循環が破綻するおそれがある

臨床知からのポイント
●緊急時に側注できるルートの把握をしておく
●除細動器や救急カートはすぐに使えるように常に整備しておく
●引き継ぎ時やケアの前後で，ペースメーカや補助循環装置の位置，固定などを確認する

EP（患者教育項目）	●動悸やめまいなどの症状出現時は速やかに看護師に伝えるように説明する ●心拍数上昇時は安静が必要であることを説明する	**根拠・意味づけ** ＊頻脈性不整脈出現時は，動悸として自覚することがある ＊極度の徐脈や心室性不整脈による脳血流の減少でめまいが出現する ＊心拍数上昇時，活動によりさらに心筋酸素消費量が増え，心負荷となる

臨床知からのポイント
●退院後の生活を視野に入れ，家族を含めた指導を行う

評価	●術後は48時間で初回評価をする ●重篤な不整脈出現時は，原因を追究し計画を変更する

MEMO

狭心症

看護問題#5　CABG後の脳梗塞

看護目標1　脳梗塞を起こさない
看護目標2　脳梗塞の症状を早期に発見できる

看護計画

OP（観察項目）

- 意識レベル
  GCS（Glasgow coma scale），
  JCS（Japan coma scale），
  RASS（Richmond agitation sedation scale）
- 瞳孔所見
  対光反射，瞳孔不同，瞳孔径
- 四肢麻痺の有無
- けいれんの有無
  発作部位，持続時間
- 呼吸状態
  呼吸パターン，呼吸回数
- バイタルサイン
  血圧，脈拍，体温
- 不整脈
  心房細動の有無
- 随伴症状
  頭痛，吐気・嘔吐
- 術中の情報
  手術方法
- 水分出納，体重
- CT，MRI，脳波の所見

根拠・意味づけ

* on pump CABGのほうがoff pump CABG（OPCAB）に比べ，脳梗塞のリスクが高い
* on pump CABGでは，大動脈へのカニューレーションや遮断操作により粥腫（アテローム）が脳への血流を阻害し，脳血栓を起こす
* OPCABでは，on pump CABGに比べ，術中のヘパリンの使用量が少なく，術後の血液凝固が亢進した状態となり脳梗塞のリスクがある
* 利尿薬の使用による過度な循環血液量不足，また，リフィリング期（手術後2〜3日の尿量が増加する時期）では，循環血液量が減少する頃で血液が濃くなり血栓が生じやすい
* 術後心房細動が生じると脳梗塞のリスクが高まる
* 脳幹部（橋や延髄）に障害が及ぶと呼吸パターンの変調が起こる

臨床知からのポイント

- 意識レベル，瞳孔所見，四肢麻痺やけいれんの有無など中枢神経系の観察を系統的に行い，異常出現時は速やかに医師へ報告する
- けいれん出現時はその場を離れず，医師への報告などはスタッフの協力を得る

CP（看護・治療項目）

【脳梗塞を発症した場合】
- 体位管理
  頭頸位置は正中位，指示に応じた頭部挙上
- 血圧コントロール
- 痛みのコントロール
- 排便コントロール
- 精神的安寧
- 日常生活動作の介助
- 脳圧亢進を助長させるケアを避ける
  最小限の喀痰吸引

根拠・意味づけ

* 首を屈曲させた頭頸位置では，頸静脈が圧迫されて静脈還流を妨げるため脳圧が亢進する
* 静脈還流の停滞を予防する目的で頭部を挙上するが，頭部挙上が脳灌流圧の低下につながることがあるため，頭部挙上の指示を確認する
* 低血圧では脳灌流圧が低下し，脳梗塞が悪化する
* 痛みや苦痛，精神的不安（ストレス），怒責などがあると脳圧が亢進する

CP	**臨床知からのポイント** ● 脳圧亢進が進行している状態では，ヘッドダウンにより脳圧がさらに亢進して状態が悪化するため，頭部挙上を保持した状態でケアを行う
EP（患者教育項目）	● 症状出現時は，速やかに看護師に伝えるように説明する ● 排便は我慢しないように説明する **根拠・意味づけ** ＊痛みや排便などを我慢することや心身のストレスは脳圧亢進の原因となる **臨床知からのポイント** ● 脳梗塞を発症した場合は，症状の出現に周囲の人が気づくことも多いため，家族も含めた指導を行う
評価	● 手術後覚醒が確認できた段階で初回評価を行う ● 脳梗塞に至った場合は計画を変更する

看護問題 #6 血行再建術後の出血

看護目標 出血がなくバイタルサインが安定している

看護計画

OP（観察項目）	● PCI後 　穿刺部の出血や血腫の有無 ● CABG後 　創部の出血の有無，心嚢ドレーンや縦隔ドレーンの排液量および性状 ● 血圧低下の有無 ● 心拍数 　頻脈の有無 ● 呼吸状態 ● 意識レベル ● 顔色，冷汗の有無 ● 血液データ 　ヘモグロビン，ヘマトクリット，血小板，PT-INR，APTT，ACT（活性化全血凝固時間） **根拠・意味づけ** ＊血行再建術後は抗凝固薬（ヘパリンなど）を使用するため，出血傾向となりやすい ＊PCI後の穿刺部の出血により，出血性ショックを呈する ＊CABG後の心嚢・胸腔ドレーンのドレナージ不良は心タンポナーデとなり，ショックを呈する ＊成人で150mL/hr以上のドレーンからの出血が2時間以上続く場合，とぎれることなくドレーン内を血液が流れる場合には再開胸止血術を行う必要がある ＊貧血では組織への酸素供給量が低下するため頻脈となる ＊貧血は心臓の負担となり心不全を悪化させる要因となる ＊ショックの前駆症状として，集中力の低下，顔面蒼白，冷汗，末梢冷感，頻脈，頻呼吸がある **臨床知からのポイント** ● 心機能が低下している患者では，貧血を契機として状態が悪化するため，異常出現時は速やかに医師へ報告する

CP 看護・治療項目	● 血圧コントロール 　降圧薬の管理 ● PCI後 　穿刺部の安静（必要に応じて固定具の使用），正中動脈や橈骨動脈穿刺の場合は穿刺部の段階的圧迫解除 ● CABG後ドレーンの管理 　確実な固定	🌿 **根拠・意味づけ** ＊ 高血圧の持続は出血のリスクを高める ＊ PCIでは，使用したシースの太さにより穿刺部の圧迫解除の時間が異なるため，指示の確認をしておく ＊ PCI後穿刺部の屈曲は，出血や血腫形成の原因となるため，穿刺部の安静解除の時間を医師に確認しておく ＊ 心嚢・胸腔内に血液が貯留すると心タンポナーデとなるため，必要に応じてミルキングを行う
		❗ **臨床知からのポイント** ● 抗凝固療法により出血リスクが高い状態では，PCI後の穿刺部圧迫解除は医師が行い，看護師はその介助を行う
EP 患者教育項目	● PCI後穿刺部の安静の説明 ● 抗凝固療法の必要性と出血のリスクを説明	🌿 **根拠・意味づけ** ＊ PCI後穿刺部の屈曲は，出血や血腫形成の原因となる ＊ 再梗塞の予防では薬物療法が重要なことのほか，日常生活において転倒や怪我などにも注意が必要である
		❗ **臨床知からのポイント** ● 抗凝固療法の必要性と出血のリスクに関しては，退院後の生活を視野に入れ，家族を含めた指導を行う
評価	● 採血データに応じて随時評価する ● 出血に至った場合は計画を変更する	

看護問題 #7 感染

看護目標 感染を起こさない

看護計画

OP 観察項目	● 体温 ● 心拍数 　頻脈の有無 ● 血圧 ● 呼吸状態 ● 末梢冷感の有無 ● 創部の観察 　発赤，熱感，腫脹の有無 ● 痰の量，性状 ● 尿の性状 ● 糖尿病など既往の有無 　血糖値 ● 検査データ 　各種培養の結果，採血データ（白血球，CRPなど），胸部X線写真	🌿 **根拠・意味づけ** ＊ 心身のストレスにより免疫力が低下し易感染状態となる ＊ 糖尿病に罹患している患者は，動脈硬化が進むことによって狭心症を引き起こしやすい．したがって，狭心症患者では糖尿病が既往にある場合が多い ＊ 身体に侵襲が加わると高血糖となりやすい ＊ 糖尿病患者のCABGで両側内胸動脈をグラフトとして使用した場合，高血糖が持続すると術後の縦隔炎の発症率が高まる ＊ CABG後の胸骨創感染，特に前縦隔炎は，時に致死的となる ＊ スワンガンツカテーテル，排液ドレーン，経尿道膀胱留置カテーテルなどが感染の経路となりやすい．また，手術創の感染，呼吸器感染などの危険性がある ＊ 感染から敗血症性ショックに至ると血圧が低下し，冠動脈への血流低下を招きPMI発症の危険性が増す

OP	**! 臨床知からのポイント**	
	●感染から敗血症ショックに至ることを防ぐために，感染徴候を認めたら速やかに医師へ報告する	
CP（看護・治療項目）	●体温コントロール ●血糖コントロール ●スワンガンツカテーテルやドレーン，尿道留置カテーテルなどの管理，刺入部の清潔，清潔操作の徹底 ●抗菌薬の管理 ●身体の清潔ケア ●早期リハビリテーション　理学療法士と連携した離床への介助 ●口腔環境の維持 ●排痰への援助	**✎ 根拠・意味づけ** ＊発熱は代謝の亢進や心筋酸素消費量の増大を招く．一方で，発熱により白血球機能が促進して生体防御に役立つ側面もある ＊高血糖が持続すると易感染状態となる ＊血糖を 200mg/dL 以下にする ＊長期臥床は消化機能や免疫力の低下を招くため，リハビリテーションを早期に開始する ＊口腔環境を維持することで不顕性誤嚥（口腔細菌の垂れ込み）による肺炎のリスクを軽減する
	! 臨床知からのポイント	
	●発熱に対する冷却はかえって代謝を亢進させるため，画一的に冷却せず，必要性をアセスメントする	
EP（患者教育項目）	●カテーテル類の刺入部の清潔保持の説明 ●清潔ケアの必要性の説明 ●痰喀出の説明	**✎ 根拠・意味づけ** ＊カテーテル類の刺入部の痛みがある場合は看護師へ伝えてもらう ＊痰の喀出困難は，肺炎のリスクとなる
	! 臨床知からのポイント	
	●口腔内のケアは特に重要であるため，家族を含めた指導を行う	
評価	●採血データに応じて随時評価する ●重症感染に至った場合は計画を変更する	

MEMO

看護問題#8 術後痛

看護目標 術後痛がない

看護計画

OP（観察項目）
- 痛みの訴え内容
  部位，程度，出現のタイミング
- バイタルサイン
  血圧，脈拍，呼吸数
- 創部やドレーン挿入部の観察
  発赤，熱感，腫脹の有無
- 表情
- 鎮痛薬使用後の効果
- 血液データ
  白血球，CRP

根拠・意味づけ
- 痛みの原因として，PCI後の穿刺部の痛み，CABG後の創部やドレーン挿入部の痛み，安静に伴う体性痛などがある
- 痛みにより心筋酸素消費量が増大することで心負荷となる
- 痛みによる咳嗽や呼吸運動の抑制は，肺合併症を惹起する
- コミュニケーションが不可能な患者では，バイタルサインの変化で客観的に痛みの有無を評価する

臨床知からのポイント
- 訴えと観察された内容から，状態悪化が考えられる場合や感染に起因している場合は医師へ報告する

CP（看護・治療項目）
- 鎮痛薬投与
  麻薬性鎮痛薬（オピオイド），麻薬拮抗性鎮痛薬，非ステロイド性抗炎症薬（non-steroidal anti-inflammatory drugs；NSAIDs）
- 体位調整，体位変換
- チューブ類の位置調整
- 環境調整
  音，照明，臭気
- 精神的安寧，不安の軽減
  家族面会への配慮
- 排便コントロール

根拠・意味づけ
- CABG後など麻薬性鎮痛薬が使用されている場合，麻薬拮抗性鎮痛薬（ブプレノルフィン，ペンタゾシン）は鎮痛作用の減弱や離脱症候群を発現する可能性がある
- NSAIDsはオピオイドで十分な鎮痛効果が得られていない場合に使用する
- 痛みの存在は血圧上昇を招き，後負荷の増大による心拍出量の低下や出血のリスクを高める．また，リハビリテーションの阻害要因でもあり安静に伴う合併症につながる
- 痛みによる頻脈は心筋酸素消費量を増大させる
- オピオイドの副作用として，消化管機能の抑制がある．排便困難により痛みが増強することがある

臨床知からのポイント
- 痛みが持続することで不安が生じ，不安からさらに痛みが増すという悪循環に陥るので，痛みには速やかに対応する
- 痛みはせん妄の促進因子である．せん妄を発症すると予後に影響を与えるため，必要に応じて家族の協力を得る

EP（患者教育項目）
- 痛みの出現時は我慢せず，速やかに看護師に伝えるように説明する
- 痛みの程度や鎮痛薬使用後の効果について，NRSでの表現方法を説明する

根拠・意味づけ
- 痛みにより血圧上昇や頻脈などの弊害があるため，鎮痛が重要となる
- 0〜10までの11段階で痛みを評価できるNRS（numerical rating scale）を使用することで，医療者・患者で統一した痛みの評価を行うことができる

		臨床知からのポイント
E P		● 術前から術後痛への不安がある場合が多いため，術前に説明を行う
評価		● 痛みの程度や頻度から目標達成の有無を評価する ● 痛みが持続する場合は計画を変更する

看護問題 #9 不 安

看護目標 不安が軽減または消失する

看護計画

OP（観察項目）
- 不安の訴え内容
  病状や検査について，仕事など社会的役割について，経済的なことについて
- 身体的な反応
  バイタルサイン，不眠
- 表情
- 家族の支援状況

根拠・意味づけ
- 緊急入院となった場合は，予定入院と比べて不安が強い
- 不安は精神的ストレスとなる．ストレスにより免疫力が低下する
- 不安による血圧上昇，頻脈，呼吸回数の上昇は心筋酸素消費量の増大につながる
- 不眠はさらに不安を増強させる

臨床知からのポイント
- 不安が強い場合は医師へ報告し，心療内科や医療ソーシャルワーカー（MSW）など多職種の連携を検討する

CP（看護・治療項目）
- 疾患や治療に関する情報の提供
- 信頼関係の構築
  訴えの傾聴，状況に応じて訪室を多くする
- 他職種との連携
  心療内科，MSW
- 痛みのコントロール
- 薬剤投与
  鎮静薬，抗不安薬
- 環境調整
  家族面会への配慮
- 家族の精神的支援

根拠・意味づけ
- 不安の原因を明らかにし，早期に介入することは回復過程に寄与する
- 不安を抱く患者に寄り添うことは，安全・安心を保障することにつながる
- 不安はリハビリテーションの阻害要因でもあり，安静に伴う合併症につながる
- MSWと早期に連携することで，急性期から退院後の生活を見据えた介入ができる
- 患者の入院に伴い家族にも不安が生じる

臨床知からのポイント
- 不安はせん妄の促進因子である．せん妄を発症すると予後に影響を与えるため，必要に応じて家族の協力を得る

1 狭心症

EP	●不安な内容に関して，チームで対応することを説明する	🔖 根拠・意味づけ
		＊心療内科や MSW の専門的介入により，不安の軽減が期待できる
	❗ 臨床知からのポイント	
	●退院後の生活を視野に入れ，家族を含めた指導を行う	
評価	●不安が持続する場合は，計画を変更する	

看護問題 #10　活動耐性の低下

看護目標1　心臓リハビリテーションが計画的に進められる
看護目標2　安静度が拡大でき，活動範囲が広がる

看護計画

OP 観察項目	●リハビリテーション前・中・後の観察 バイタルサイン（血圧，脈拍，呼吸状態，体温），不整脈の有無，ST 変化，自覚症状（胸痛や創部痛など痛みの有無，吐気・嘔吐，冷汗，めまい） ●活動時の息切れの有無 ●水分出納 ●意識レベル ●夜間不眠の有無 ●検査所見 心エコー，胸部 X 線写真，スワンガンツカテーテルのデータ（CO/CI, S$\bar{v}$O$_2$, PAP, PAWP）	🔖 根拠・意味づけ ＊活動により心筋酸素消費量が増大すると，それに見合った酸素が供給されず，心筋の相対的酸素不足により ST 変化や胸痛を自覚する ＊心負荷により，心房細動や心室性期外収縮などの不整脈を併発する ＊痛みはリハビリテーションの妨げとなる ＊循環血液量の不足（脱水）では，起立耐性能（重力に抗して血圧や脳灌流圧を維持する心血管系の能力）が低下する ＊夜間不眠による日中傾眠状態は，リハビリテーション意欲の低下につながる ＊心エコーにより心機能，胸部 X 線写真により心不全・肺水腫の程度を確認し，活動によるリスクを評価する ＊スワンガンツカテーテルのデータにより循環血液量および心機能の評価を行うことができる．また，S$\bar{v}$O$_2$ により酸素の需給バランスを評価できる
	❗ 臨床知からのポイント	
	●リハビリテーション前に，まず実施可能かどうか評価する．バイタルサイン異常や不整脈出現がある場合は医師へ報告し，確認する ●リハビリテーション中はモニタリングを継続し，自覚症状を頻回に確認する	
CP 看護・治療項目	●段階的なリハビリテーションの実施 ヘッドアップ→ベッド上座位→端座位→立位→歩行 ●他職種との連携（理学療法士）目標設定，リハビリテーションプログラムの共有，中止基準の検討	🔖 根拠・意味づけ ＊急激な活動拡大は，心筋酸素消費量の急激な増大による心負荷につながり，循環動態変調をきたす ＊double product（収縮期血圧×心拍数）は心筋酸素消費量と相関する．安静時より 20％以上上昇したときは，リハビリテーションの中止を検討する ＊リハビリテーション中止後は，安静により心拍出量を維持する

CP 看護・治療項目	● 時間調整 　ケアや食事などとの分散 ● 痛みのコントロール ● 不安の軽減 ● 生活リズムの確立 ● ルート類の管理 　確実な固定，位置調整	**📝 根拠・意味づけ** ＊活動後は十分な休息時間を設ける．処置，ケアが重なると血圧や心拍数上昇の原因となる．食事も心負荷となるため，リハビリテーションとは間隔を空ける ＊痛みや精神的不安は活動の意欲の低下・妨げとなる ＊ルート類の誤抜去がないように活動の前後で固定の確認を行う．また，リハビリテーション中はルートの確認担当者を決めて役割分担をする
	❗ 臨床知からのポイント ● リハビリテーション中も心拍出量を維持することが重要．呼吸・循環動態を適切に判断し，無理な続行は避ける ● 1日の業務開始時に理学療法士と時間調整を行い，ケアのスケジュールを立てる	
EP 患者教育項目	● 早期リハビリテーションの利点を説明する ● 胸痛などの症状出現時は，速やかに看護師に伝えるように説明する ● リハビリテーション後の休息の確保と，ケアや食事などとの分散の必要性を説明する ● リハビリテーションの方法と目標を説明する	**📝 根拠・意味づけ** ＊早期リハビリテーションは合併症予防につながる ＊無理な活動は心臓の負担となるため，段階的なリハビリテーションの実施が重要である ＊急性期リハビリテーションの目標は，自分の身の回りのこと（食事，排泄，入浴など）を安全に行えるようになることである ＊リハビリテーション後は，成果を伝えて意欲の維持・向上を図る
	❗ 臨床知からのポイント ● リハビリテーションは動機づけが重要で，患者が納得してリハビリテーションが行えるように，患者はもちろん，家族にも説明して協力を得る	
評価	● 心臓リハビリテーション開始前に初回評価を行う ● 心臓リハビリテーションの段階に応じて，その都度再評価を行う ● 心臓リハビリテーションが中止された場合は，原因を追究して計画を変更する	

（神宮かおり）

引用文献
1）荒井裕国監：全部わかる！　心臓血管外科－治療法と術後管理－．総合医学社，東京，p75，2016
2）宇都宮明美編：これだけは知っておきたい循環器ナーシングQ＆A．総合医学社，東京，p139，2014

参考文献
1）東田俊彦：iMedicine 1 循環器．リブロ・サイエンス，東京，pp104-120，2008
2）医療情報科学研究所編：病気がみえる vol.2 循環器，第2版．メディックメディア，東京，pp98-113，2008
3）西野雅巳編著：プロフェッショナル・ケア循環器．メディカ出版，大阪，pp253-268，2015
4）道又元裕監：心臓血管外科の術後管理と補助循環．日総研出版，愛知，pp24-28，2012
5）渕本雅昭監：循環器疾患看護 2つの関連図で観察・ケア・根拠．日総研出版，愛知，pp51-67，2014

急性期から回復期の退院に向けた看護

1. 集中治療室から一般病棟に転棟(転床)した患者の看護

- 心筋梗塞への移行や狭心痛発作の予防(「病態と必要な観察項目」「看護問題 #1 心筋梗塞への移行」「看護問題 #2 狭心痛」参照).
- 術後の合併症の出現がないかの経過観察(外科術後).
- 早期退院と社会復帰を目指したリハビリテーション介入.

2. 狭心症の心臓リハビリテーション

- 心臓リハビリテーションには,病態と運動耐容能の評価にもとづいた運動療法,冠危険因子の是正,生活習慣改善の教育指導,薬剤指導,セルフコントロールなどが含まれる.

表1 時期区分定義

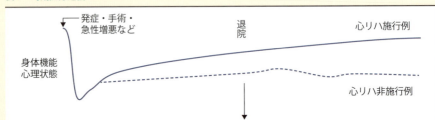

区分	第Ⅰ相	第Ⅱ相		第Ⅲ相
時期	急性期	前期回復期	後期回復期	維持期
場所	ICU/CCU	一般循環器病棟	外来・通院リハ	地域の運動施設
目的	・日常生活への復帰	・社会生活への復帰	・社会生活への復帰 ・新しい生活習慣	・快適な生活 ・再発予防
主な内容	●機能評価 ●療養計画 ●床上理学療法 ●座位・立位負荷 ●30〜100m 歩行試験	●病態・機能評価 ●精神・心理評価 ●リハの重要性啓発 ●運動負荷試験 ●運動処方 ●生活一般・食事・服薬指導 ●カウンセリング ●社会的不利への対応法 ●復職支援	●病態・機能評価 ●精神・心理評価 ●運動負荷試験 ●運動処方 ●運動療法 ●生活一般・食事・服薬指導 ●集団療法 ●カウンセリング ●冠危険因子是正	●より良い生活習慣の維持 ●冠危険因子是正 ●運動処方 ●運動療法 ●集団療法

心リハ:心血管疾患リハビリテーション
リハ:リハビリテーション
(日本循環器学会:心血管疾患におけるリハビリテーションに関するガイドライン(2012年改訂版).http://www.j-circ.or.jp/guideline/pdf/JCS2012_nohara_h.pdf (2019年1月閲覧))

- 専門知識をもった多職種による包括的な心臓リハビリテーションが必要である．
- 心臓リハビリテーションの各時期の目的と内容 表1 を患者と共有する．

3. 運動療法を受ける患者の看護

- 運動療法の効果 表2 について患者・家族へ説明し，継続的に進めていけるように支援する．
- 安全に実施するために，運動負荷の中止基準 表3 について，事前に患者にも説明しておく．
- 狭心痛や呼吸困難，めまい，ふらつきなどの自覚症状出現時はすぐに伝えてもらうように説明する．
- 転倒・転落やドレーン・チューブ計画外抜去がないように，医師や理学療法士など他職種と連携し運動療法を進める．

表2 運動療法の効果

1. 運動耐容能を増加する
2. 日常生活同一労作における症状の軽減により QOL を改善する
3. 左室収縮機能およびリモデリングを増悪しない
4. 冠動脈事故発生率を減少する
5. 虚血性心不全における心不全増悪による入院を減少する
6. 冠動脈疾患（coronary artery disease；CAD）および虚血性心不全における生命予後を改善する
7. 収縮期血圧を低下する
8. HDL コレステロールの上昇，中性脂肪を低下する

（日本循環器学会，他：心血管疾患におけるリハビリテーションに関するガイドライン（2012年改訂版），2015年1月14日更新版より引用）

表3 運動負荷の中止基準

症 状	狭心痛，呼吸困難，失神，めまい，ふらつき，下肢疼痛（跛行）
徴 候	チアノーゼ，顔面蒼白，冷汗，運動失調
血 圧	収縮期血圧の上昇不良ないし進行性低下，異常な血圧上昇（225mmHg 以上）
心電図	明らかな虚血性 ST-T 変化，調律異常（著明な頻脈ないし徐脈，心室性頻拍，頻発する不整脈，心房細動，R on T，心室期外収縮など），Ⅱ〜Ⅲ度の房室ブロック

（日本循環器学会，他：心血管疾患におけるリハビリテーションに関するガイドライン（2012年改訂版），2015年1月14日更新版より引用）

4. 回復期病棟への転院や退院を見据えた看護

- 回復期の目標は「心筋梗塞への移行や狭心痛発作を予防し，社会生活へ復帰できる」ことである．
- 転院や退院を見据えた支援は，退院支援担当部門やケアマネジャーなどと連携し，入院早期から計画的に行う．
- 冠危険因子の是正，生活習慣改善の教育指導，薬剤指導，セルフコントロールについて，家族を含めて，多職種で説明する 表4 ．
- 患者の年齢や生活背景（家族構成，仕事，地域社会における役割）を加味し，個別的に説明する．
- 患者・家族の理解度を確認しながら繰り返し説明する．
- 心血管疾患における抑うつの並存率は高く，抑うつは HRQOL（Health-related QOL）を低下させる要因となるため，必要に応じてカウンセリングを実施する．

表4 回復期の説明項目

冠危険因子の是正	血圧管理	一次予防　　　　　　　　　　　　　：140/90mmHg 未満 冠血管疾患二次予防（診察時）：130/80mmHg 未満 　　　　　　　　　　　　　　（家　庭）：125/75mmHg 未満 糖尿病や慢性腎臓病　　　　　　：130/80mmHg 未満
	体重の維持	一次予防：BMI ＜ 25.0kg/m^2 二次予防：BMI = 18.5 〜 24.9kg/m^2 ウエスト周計：男性＜ 85cm　女性＜ 90cm
	脂質管理	冠動脈疾患の既往：LDL コレステロール＜ 100 　　　　　　　　　　　　HDL コレステロール≧ 40 　　　　　　　　　　　　総コレステロール＜ 150
	血糖管理	一次予防：糖尿病（耐糖能異常を含む）がない 二次予防：HbA1c（NGSP：国際標準値）＜ 7.0%
生活習慣改善の教育指導	● 運動の継続 ● 食事療法（標準体重に基づいた適切な摂取エネルギー，塩分制限など） ● 禁煙と受動喫煙防止 ● 排便コントロール ● 節酒ないし適正量の飲酒	
薬剤指導	● 内服管理と自己中断の防止	
セルフコントロール	● ストレスマネジメント	

（神宮かおり）

引用文献

1）日本循環器学会：心血管疾患におけるリハビリテーションに関するガイドライン（2012年改訂版）．http://www.j-circ.or.jp/guideline/pdf/JCS2012_nohara_h.pdf（2019年1月閲覧）

参考文献

1）西野雅巳編著：プロフェッショナル・ケア循環器．メディカ出版，東京，pp253-268，2015
2）道又元裕監：心臓血管外科の術後管理と補助循環．日総研出版，愛知，pp24-28，2012

2　心筋梗塞

1. 定義

- 冠動脈硬化を基礎とし，アテロームの破綻により血栓が形成されることで冠動脈が閉塞または高度狭窄し，その支配領域の心筋が壊死に陥った状態をいう．壊死した心筋は元には戻らないため，閉塞した冠動脈をできるだけ早期に再開通させることが重要になる．

2. 分類

1）梗塞範囲および心電図所見による分類　図1

- 貫壁性梗塞：心筋壊死が心内膜から心外膜まで全層性に及ぶもの．異常Q波が出現しST部分の上昇を認める．ST上昇型心筋梗塞（ST elevation myocardial infarction；STEMI）がある．
- 非貫壁性梗塞（心内膜下梗塞）：心筋壊死が心内膜側に限局するもの．異常Q波はなくST部分の低下を認める．非ST上昇型心筋梗塞（non-ST elevation myocardial infarction；NSTEMI）がある．

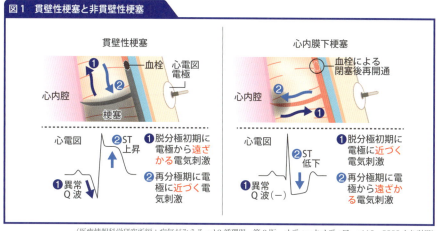

図1　貫壁性梗塞と非貫壁性梗塞

(医療情報科学研究所編：病気がみえる vol.2 循環器，第2版．メディックメディア，p116，2008 より引用)

2）梗塞部位による分類

- 梗塞部位は，閉塞した冠動脈（責任病変）により変化する．
- どの誘導に心電図異常（ST上昇，異常Q波）がみられるかによって，心筋梗塞の大まかな部位診断ができる　図2．

図2 心筋梗塞部位と心電図異常およびおもな閉塞枝

	梗塞波形が出現する誘導											おもな閉塞枝
	I	II	III	aVR	aVL	aVF	V1	V2	V3	V4	V5	V6	
前壁中隔							○	○	○				左前下行枝
広範前壁	○				○		○	○	○	○	○	△	左前下行枝
側壁	○				○						○	○	左前下行枝
高位側壁	○				○								左前下行枝 左回旋枝
下壁		○	○			○							右冠動脈
純後壁							＊	＊					左回旋枝 右冠動脈

○：梗塞波形がみられる　△：ときにみられる　＊：R波増高

3）発作時期からみた分類

- 急性心筋梗塞（acute myocardial infarction；AMI）：発作後72時間以内.
- 亜急性心筋梗塞（recent myocardial infarction；RMI）：発作後72時間以上1ヵ月以内.
- 陳旧性心筋梗塞（old myocardial infarction；OMI）：発作後1ヵ月以上.
- 貫壁性梗塞：心電図の経時的変化で発症時期を推測できる 図3 .

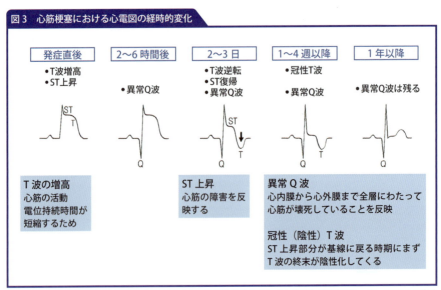

図3 心筋梗塞における心電図の経時的変化

（道又元裕監：関連図と検査で理解する疾患 病態 生理パーフェクトガイド．総合医学社，p89，2017 より引用）

3. 病態と必要な観察項目

- 障害を最小限にとどめるために，心筋梗塞を早期に判断して早期治療を開始させることが重要である．
- また，冠動脈の閉塞部位により起こりやすい合併症が異なる．その異常を早期に発見することで，重篤化や生命の危機的状況回避に努める．

1）右冠動脈（RCA）の閉塞

- 右冠動脈（RCA）は，おもに左室後下壁，右室，房室結節を栄養する．
- 迷走神経刺激，洞結節や房室結節の血流低下により徐脈性不整脈を合併する危険性がある．
- 右室の機能障害（右室梗塞）を合併し，著しい右心不全症状を呈することがある．
- 右心不全では肺うっ血は生じにくいが，3〜4日目に呼吸困難が出現した場合は，乳頭筋断裂による僧帽弁閉鎖不全症の合併を疑う．

2）左冠動脈（LCA）の閉塞

- 左冠動脈（LCA）は，左冠動脈主幹部（LMT）から左前下行枝（LAD）と左回旋枝（LCX）に分枝する．したがって，側副血行がない限り LMT の閉塞は，LAD と LCX の 2 枝の血流障害をきたす．

（1）左前下行枝（LAD）の閉塞

- 左前下行枝（LAD）は，おもに左室前壁と心室中隔前部を栄養する．
- 刺激伝導系の広範囲な障害，中隔の壊死により，重篤な房室ブロック（Ⅱ〜Ⅲ度の房室ブロック）を合併することがある．
- 急激な血圧低下では，左心不全による心ポンプ機能の低下からの心原性ショックや心破裂の合併を疑う．
- 呼吸困難出現時は，左心不全または心室中隔穿孔による肺うっ血の合併を疑う．

（2）左回旋枝（LCX）の閉塞

- 左回旋枝（LCX）は，おもに左室側壁を栄養する．
- 3〜4日目に呼吸困難が出現した場合は，乳頭筋断裂による僧帽弁閉鎖不全症の合併を疑う．

MEMO

観察項目

症状	考えられること	観察すること
● 胸痛 ● 胸の圧迫感 ● 胃痛 ● 背中の痛み ● 左肩や左手の痛み ● 顎や歯の痛み ● 喉が詰まる感じ	● 冠動脈が狭窄または閉塞し，冠血流が低下したことによる心筋壊死 ● 治療後であれば，冠動脈の再狭窄や閉塞	● 症状の経過 　症状出現時の状況，持続時間，程度，増強の有無 ● 随伴症状 　悪心・嘔吐，冷汗の有無 ● 脈拍触知 　回数，リズム ● 血圧測定 ● 12誘導心電図（ST変化） ● 呼吸困難，起座呼吸の有無 ● 経皮的動脈血酸素飽和度（SpO₂） ● 画像所見の確認 　胸部X線写真，心エコー ● 血液検査 　白血球，ミオグロビン，クレアチンキナーゼ，CK-MB，AST，LDH，心筋トロポニンI，心筋トロポニンT

根拠

- 30分以上持続する激しい前胸部痛を主訴とするが，心窩部痛や左肩から左上肢，顎や歯の痛みなどの放散痛を自覚することもある
- 無痛性心筋梗塞を生じることもある．その場合は，左心不全による肺水腫からの呼吸困難や，刺激伝導系障害による不整脈で発症することがある（糖尿病患者などは自律神経障害を伴っている場合が多い）
- 心筋壊死により心筋機能が低下し，ポンプ機能の低下から血圧低下が起こる．また，洞結節や房室結節の血流低下により徐脈性不整脈を合併することがある
- 貫壁性梗塞では，発症時ST部分は上昇するが，心電図の経時的変化で発症時期を推測できる
- 非貫壁性梗塞（心内膜下梗塞）では心電図変化を伴わないため，心筋壊死を示唆する血液検査結果が重要となる
- ➡ 急性心筋梗塞では，早期の経皮的冠動脈インターベンション（PCI）の適応となる．PCI困難例では冠動脈バイパス術（coronary artery bypass grafting；CABG）の適応となる

症状	考えられること	観察すること
● 血圧低下 ● 意識障害	● 心筋壊死で心筋機能が低下することによる急性循環不全 【RCAの閉塞】 ● 右室梗塞による静脈還流の障害 【LADの閉塞】 ● 心破裂（左心室自由壁破裂）による心タンポナーデ	● 心原性ショック症状の有無 　血圧低下，顔面蒼白，頻脈，意識レベルの低下，末梢冷感 ● 心エコー 　壁運動，心嚢液貯留の有無 ● 12誘導心電図 　ST変化の有無

症状	考えられること	観察すること
		【RCAの閉塞】 ● 右心不全症状の有無 　頸静脈怒張，胸水，肝うっ血，末梢循環不全 ● 12誘導心電図 　右側胸部誘導でのST上昇の有無 ● 心エコー 　右室拡大と右室壁運動異常 ● 中心静脈圧（CVP）上昇の有無

根拠

- 心筋壊死が広範囲（心筋の40％以上の壊死）に及ぶと，心ポンプ機能の低下から心原性ショックに至る
  ➡ 補助循環（IABPやPCPS）の適応となる

【RCAの閉塞】
- 右室梗塞による右室ポンプ機能の低下では，静脈還流の障害から静脈系のうっ滞を生じる．また，肺動脈に血液を拍出できないため，肺うっ血は生じないが，左室からの拍出も低下し末梢循環不全となる（フォレスター分類 subset Ⅲの状態）
  ➡ 循環を維持するためには，静脈還流を増やすための輸液が必要

【LADの閉塞】
- 壊死に陥り脆弱となった心筋が，左室内圧上昇に耐えかねて機械的に断裂する左室自由壁破裂を起こす
- 急性心筋梗塞後の左心室自由壁破裂には，穿孔性破裂（blowout）型と滲出（oozing）型がある．滲出型は，緩徐に進行し，徐々に心囊液が貯留して心タンポナーデとなるが，穿孔性破裂型は急激に心タンポナーデとなり救命困難となる
- 心破裂発症時は，心タンポナーデの拡張障害により静脈還流が低下し，心臓からの拍出が著明に減少することにより，心原性ショック状態となる
- 心破裂は，発症後2週間以内がほとんどで，突然死の原因となる
  ➡ 経皮的心肺補助法（percutaneous cardiopulmonary support；PCPS）のもと緊急修復術を行う

● 血圧低下
● 意識障害

症状	考えられること	観察すること
● 不整脈 ● 徐脈 ● 頻脈	● 心臓に負荷がかかることによる心房細動や心室期外収縮 ● 刺激伝導系障害による不整脈 **【RCAの閉塞】** ● 房室結節の虚血による房室ブロック ● 迷走神経過緊張による洞性徐脈 **【LADの閉塞】** ● 房室結節より下位の3枝ブロックによるⅡ～Ⅲ度の房室ブロック	● アダムス・ストークス症候群の有無 　意識レベルの低下 　けいれん 　脈拍不触 ● 動悸の有無 ● 吐気・嘔吐の有無 ● 12誘導心電図

心筋梗塞

●不整脈 ●徐脈 ●頻脈	根 拠	
	●心機能低下がある心筋梗塞では，活動や輸液が心負荷となり心房細動や心室期外収縮を呈する ●広範囲梗塞では刺激伝導系障害により，心室頻拍（VT），心室細動（VF）を合併する ●著明な徐脈，無脈性心室頻拍，心室細動によりアダムス・ストークス症候群を呈する 【RCA の閉塞】 ●下壁梗塞の 1/2 では迷走神経刺激で徐脈や低血圧を呈する ●房室接合部からヒス束のブロックにより，Ⅰ度もしくはⅡ度のウェンケバッハ型（Wenckebach type）房室ブロックを合併する ●一過性で比較的予後が良好なことが多いが，徐脈による心拍出量の低下から意識レベルの低下を起こすことがあるため，注意が必要である ➡必要時，硫酸アトロピンを投与．適応があれば，一時的ペースメーカを装着 【LAD の閉塞】 ●房室結節より下位の 3 枝ブロック（右脚，左脚前枝，左脚後枝ブロック）によるⅡ度のモビッツ型（Mobitz type）房室ブロックやⅢ度房室ブロックを合併する ➡房室ブロックは予後不良で，耐久ペースメーカの適応となることが多い ➡無脈性心室頻拍，心室細動に対しては，電気的除細動を行うが，持続する場合は PCPS や植込み型除細動器を考慮	
症 状	考えられること	観察すること
	●左心機能低下による心不全 【RCA や LCX の閉塞】 ●左室の僧帽弁を支えている乳頭筋の断裂よる急性僧帽弁閉鎖不全 【LAD の閉塞】 ●心室中隔穿孔による肺水腫	●肺うっ血，肺水腫症状の有無 　呼吸回数，努力様呼吸，水泡音 　（coarse crackles），泡沫状の血性痰 ●SpO₂ ●心音 　収縮期逆流性雑音の有無 ●画像所見の確認 　胸部 X 線写真，心エコー
●呼吸困難	根 拠	
	●左心機能の低下でポンプ機能が低下し，肺静脈圧が上昇することにより，肺うっ血そして肺水腫を呈する 【RCA や LCX の閉塞】 ●乳頭筋断裂による僧帽弁閉鎖不全で，僧帽弁逆流に伴う肺うっ血，肺水腫を呈する ●後乳頭筋は LCX のみの血流支配なので，急性心筋梗塞では LCX が閉塞すると最も末梢にあたる後乳頭筋断裂を生じる ➡血管拡張薬，利尿薬，IABP，PCPS 導入のもと緊急僧帽弁再建術を行う 【LAD の閉塞】 ●心室中隔穿孔では，全収縮期逆流性雑音が出現し，左→右シャント血による肺血流量増加で急性肺水腫を呈する ➡IABP，PCPS 導入のもと緊急修復術を行う	

症状	考えられること	観察すること
●発熱	●梗塞心筋を抗原とする自己免疫による心膜炎 ●侵襲的治療や処置に伴う感染	●体温，熱型 ●胸痛の有無 ●心電図，心エコー ●血液データ 　白血球，CRP など ●各種培養

根拠
- 貫壁性の急性心筋梗塞では，梗塞心筋を抗原とする自己免疫による心膜炎を合併し，心電図では広範な誘導で ST 上昇を認める
- 心膜炎では心嚢液貯留を呈することがある
  ➡ アスピリン与薬
- PCI や CABG，各種カテーテル類の感染により発熱する
  ➡ 抗菌薬投与

症状	考えられること	観察すること
●持続する ST 上昇	【LAD の閉塞】 ●心室壁が菲薄化して瘤状に突出することによる心室瘤	●体温 ●心不全の徴候，呼吸状態 ●不整脈 ●心エコー

根拠
- 心室瘤は LAD の閉塞による前壁梗塞例で，心尖部に好発し，心筋壊死部が瘢痕線維化して瘤状に突出する．奇異性運動（収縮期の突出と拡張期の陥没）を認める
- 駆出率の低下で心不全，重症心室性不整脈の焦点となる
- 動脈塞栓（壁在血栓による）の原因となることがある
  ➡ 合併症があれば，心室瘤切除術が必要

4. 治 療

- 急性心筋梗塞では，冠血流を早期に改善することで，梗塞を狭い範囲にとどめることを目的に，PCI を行う．PCI 困難例では，緊急に CABG を行う．
- 陳旧性心筋梗塞では，再梗塞や心不全予防で薬物療法を行う．

1）発作時の処置

- 心筋酸素消費量を減少させる目的で，まずは安静とする．そして，心ポンプ機能の低下に対応して，酸素分圧を上昇させ組織酸素供給を増加させる目的で酸素吸入を行う．
- 胸痛の持続は心筋酸素消費量を増加させ梗塞巣の拡大や不整脈を誘発するため，鎮痛は速やかに行う．
- 持続する胸痛には，塩酸モルヒネが有効である．塩酸モルヒネは，静脈系の拡張作用により肺うっ血にも有効である．

2）薬物療法

（1）抗血小板療法
- アスピリンは，早期に投与するほど死亡率が低下することが示されている．アスピリンアレルギーがある場合にはチエノピリジン系薬剤で代用する．
- PCIを予定している患者では，冠動脈ステント留置を行うことが予想されるため，ステント血栓症の予防目的でアスピリンとチエノピリジン系抗血小板薬の2剤併用療法が推奨されている．

（2）β遮断薬
- 心拍数低下や血圧低下により心筋酸素需要を軽減する．また，STEMIでは，心室性不整脈や心破裂を予防する．

（3）ACE阻害薬
- 降圧作用とともに，梗塞後の左室リモデリングを抑制し，続発する心不全のリスクを減少させる．

  用語 **左室リモデリング**：心筋梗塞では，心機能の低下を代償するために左室に過負荷が加えられる．その結果，左室が肥大し，心不全の要因となる．

（4）硝酸薬
- ニトログリセリンには冠動脈の拡張作用がある．
- 末梢静脈を拡張させることで左室前負荷を軽減する．そして，末梢動脈を拡張させることで血圧が低下し後負荷が軽減する．この結果として，心筋酸素消費量が減少する．さらに，冠攣縮の解除や予防に加え，側副血行路の血流を増加することで虚血心筋の血流を改善する．
- 下壁梗塞で右室梗塞合併症例では，硝酸薬の作用により前負荷が減少し血圧低下が著明となるため使用を避ける．

（5）スタチン
- 発症後早期からLDLコレステロール値にかかわらずスタチンを開始する．
- 発症早期のスタチン治療は心不全と狭心症再発に対する抑制効果がある．
- スタチンはコレステロール値低下だけでなく，抗炎症作用や抗凝固作用，血管拡張作用などがある．

3）再灌流療法

（1）経皮的冠動脈インターベンション（PCI）
- 血栓溶解療法には出血性合併症の問題があり，血栓が溶けても高度の狭窄病変が残ることも多く，わが国では血栓溶解療法を行うことなく冠動脈バルーン拡張術（POBA）やステント留置を行うprimary PCIが一般的に行われている．
- 血栓吸引やバルーン拡張，ステント留置などにより冠動脈閉塞部分を開通させることで，心筋虚血を改善する．
- STEMIにおいて最も重要なことは，いかに発症から再灌流までの時間を短くし，冠血流を早期に改善することで，梗塞を狭い範囲にとどめるかということである．したがって，可及的速やかにprimary PCIを行う．
- 発症から24時間以上経過しており，血行動態が安定，症状が消失している場合は，primary PCIの必要性は乏しいため，待機的PCIを行う（「狭心症」参照）．

（2）血栓溶解療法
- 専門医療施設から遠隔な地域や諸事情によるPCI実施の遅れが想定される場合には，発症3時間以内であれば血栓溶解療法を考慮する．
- 血栓溶解療法が施行された場合には，その後PCIが実施できる施設への搬送が推奨され，再灌流の所見がなければPCIを考慮する．

（3）冠動脈バイパス術（CABG）
- 「狭心症」参照．

（4）フォレスター（Forrester）分類による治療方針
- スワンガンツカテーテルによって得られる，心係数（CI）と肺動脈楔入圧（PAWP）により重症度を

判断することで，治療に反映できる 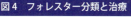．
- 肺うっ血はフォレスター分類 subset Ⅱ に分類される．一般的な治療は酸素吸入で，利尿薬や血管拡張薬を使用する．そして，必要に応じて人工呼吸管理を行う．
- 心原性ショックはフォレスター分類 subset Ⅳ に分類され，利尿薬や血管拡張薬（亜硝酸薬など）による肺うっ血の改善，強心薬による心収縮力の増強を行う．カテコラミン投与でも血行動態が維持できない場合は，大動脈内バルーンパンピング（intra aortic balloon pumping；IABP）やPCPS，補助人工心臓（VAS）の補助循環装置を使用する．
- 右室梗塞では，フォレスター分類 subset Ⅲ に分類される．右心系への静脈還流を改善させるために輸液を行う．血管拡張薬（亜硝酸薬など）は静脈還流が減少するため適応ではない．
- ノリア・スティーブンソン（Noria-Stevenson）分類を用いると，スワンガンツカテーテルを挿入することなく，身体所見によって病態把握と治療選択ができる 図5．

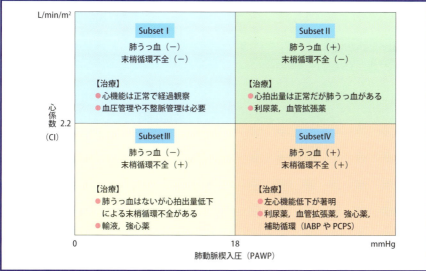

図4 フォレスター分類と治療

図5 ノリア・スティーブンソン分類

（佐藤直樹：うっ血の評価．"1日でマスターする心不全の基本知識と患者ケア" 佐藤直樹監．総合医学社，p43，2017 より引用）

5. 病態関連図と看護問題

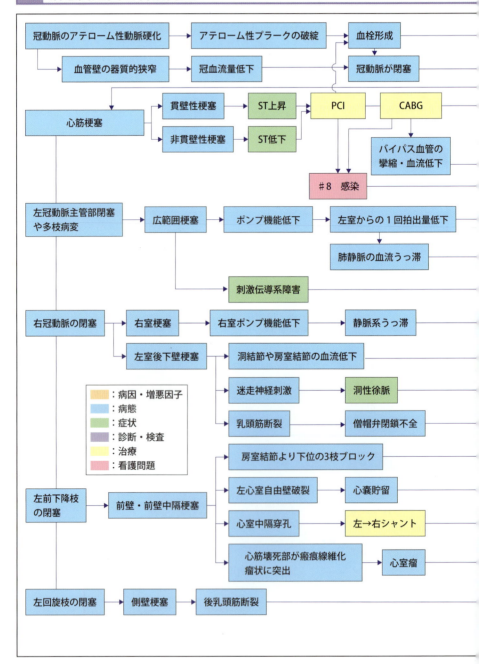

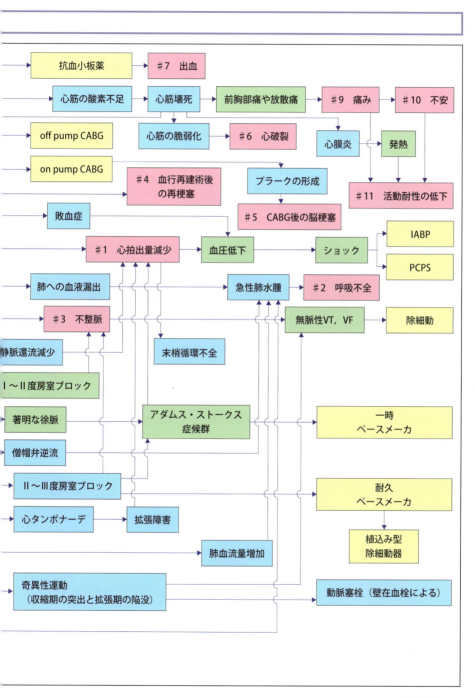

6. 看護問題，目標と介入のポイント

看護問題 #1　心拍出量減少
- **看護目標 1**　心拍出量の減少からショックを起こさない
- **看護目標 2**　心拍出量減少に伴う症状を早期に発見できる

看護計画

OP 観察項目

- バイタルサイン
  高血圧の有無，血圧低下の有無（拡張期血圧，平均血圧），脈拍（徐脈，頻脈の有無），呼吸回数・中枢温と末梢の皮膚温
- 中枢神経系の観察
  意識レベルの低下，瞳孔所見
- ショックの前駆症状
  顔面蒼白，冷汗，末梢冷感，頻呼吸の有無
- チアノーゼの有無
- 水分出納
- 循環血液量（前負荷）の多寡
  頸静脈怒張の有無，口腔や皮膚の乾燥（皮膚ツルゴールの低下）の有無，尿量，尿比重
- 呼吸音，心音
- 検査所見
  胸部X線写真，心エコー，血液データ（クレアチンキナーゼ，CK-MB，腎機能，肝機能など），動脈血ガス分析（pH，HCO_3^-，ラクテートなど），スワンガンツカテーテルのデータ（CO/CI，$S\bar{v}O_2$，PAP，PAWP）

根拠・意味づけ

- 冠動脈の閉塞による40％以上の心筋壊死では，心筋の収縮機能と心ポンプ機能の低下により心拍出量が減少し，心原性ショックを呈する
- 心不全予防をするために輸液量や水分摂取量の制限に加えて利尿薬を使用することで，循環血液量が不足した状態となることがある
- 術後，血管透過性亢進により血漿成分が血管外に移行し循環血液量が減少する
- 循環血液量が減少（前負荷が減少）すると1回拍出量が減少する
- 高血圧が持続すると後負荷が増大し，1回拍出量が減少する
- 心筋梗塞で心機能が低下している患者では，前負荷や後負荷の安全域が狭まる
- 心筋障害（左心機能の低下）や前負荷の減少および後負荷の増強により1回拍出量が減少すると，代償性により心拍数は増加する（心拍出量＝1回拍出量×心拍数）
- 刺激伝導系の障害により，徐脈性不整脈および頻脈性不整脈を合併すると心拍出量が低下する
- 低心拍出量症候群（low cardiac output syndrome；LOS）状態では，末梢の皮膚温が低下し中枢温と開大する
- 心拍出量の低下では末梢性チアノーゼが出現する
- 右冠動脈閉塞では，右室梗塞による右室ポンプ機能の低下（右心不全）から，静脈系の血流が停滞し座位での頸静脈怒張が出現する．また，肺動脈に血液を拍出できないため，左室からの拍出量も低下する
- 通常臥位では頸静脈は観察できるが，循環血液量が減少すると，臥位でも頸静脈が虚脱して観察できない．また，循環血液量減少の指標として，口腔や皮膚の乾燥，尿量減少，尿比重高値などがある
- 心拍出量の低下から，脳血流が減少すると意識障害が起こる．また，各組織灌流が減少すると，代謝性アシドーシス（重炭酸HCO_3^-の低下に伴うpHの低下）となり代償性により頻呼吸となる（代償性呼吸性アルカローシス）
- 冠動脈は左室には拡張期にのみ流れるため，拡張期血圧の維持が重要である

OP 観察項目		
		＊平均血圧や尿量，血液ガス分析のラクテートは，各臓器灌流の指標として有用である ＊クレアチンキナーゼのピーク値が高いと広範囲梗塞，つまり重症であると判断でき，心拍出量減少のリスクも高い ＊CK-MB は心筋に特異的である ＊心エコーやスワンガンツカテーテルのデータより循環血液量および心機能の評価を行うことができる

⚠ 臨床知からのポイント

- ショックに至る前の前駆症状に注意し，観察は頻繁に行う
- 心筋梗塞の重症度と責任病変を考慮し，低心拍出量のリスクを考えて，異常出現時は速やかに医師へ報告する
- 心拍出量減少の原因が，心筋収縮力，前負荷，後負荷，心拍数のいずれかおよび複合的であるのかをアセスメントする
- フィジカルイグザミネーションと全身の観察結果と，心拍出量の減少を示唆するデータを総合してアセスメントし，医師へ報告する

🍀 根拠・意味づけ

CP 看護・治療項目	
● 血圧コントロール 　降圧薬，硝酸薬などの管理 ● 心拍数コントロール ● 痛みのコントロール ● 排便コントロール ● 発作時の安静 　必要に応じた体位管理，安楽な体位管理 ● 精神的安寧 ● 日常生活動作（ADL）の介助 ● 心負荷をかけないようなケアの分散 ● 必要時，補助循環装置の管理	＊心拍出量を維持するためのケアに努める ＊130/80mmHg 未満を目標に血圧をコントロールする ＊痛みや苦痛，精神的不安は，自律神経の過緊張状態を招き，血圧上昇や心拍数上昇の原因となる ＊心拍数の上昇は頻脈性不整脈を誘発することがある ＊排便時の怒責は血圧上昇の原因となる ＊多数の検査や処置，ケアが重なると血圧や心拍数上昇などバイタルサインの不安定要因となる ＊急激な心拍出量低下時は，安静により不要な酸素消費量を抑え心拍出量を維持する ＊循環血液量減少時は，右側臥位で下大静脈を圧迫させることにより，心臓に戻る血液量がさらに減少し，心拍出量が減少する ＊心機能が低下している患者では，左側臥位にすると下大動脈が圧迫されて後負荷が増大し，心拍出量が低下する場合がある ＊循環動態不安定時は，補助循環装置が導入されることがある．事故・自己抜去（計画外抜去）や装置の不具合により循環が破綻するおそれがある

⚠ 臨床知からのポイント

- 心拍出量を維持することが重要．看護師のケアで心拍出量が低下しないように必要なケアを判断する
- 不安や痛み，ストレスからせん妄を発症すると予後に影響を与えるため，ストレスの緩和に努める．状況に応じて家族の協力を得る

		根拠・意味づけ
EP（患者教育項目）	●痛みなどの症状出現時は，速やかに看護師に伝えるように説明する ●安静度の必要性（動いてよい範囲）を説明する ●内服など薬物療法の必要性を説明する	*痛みは，血圧の上昇や心身のストレスとなるため，鎮痛が重要である *心筋の障害を最小限にするために，治療の一環として，段階的な安静度の拡大が必要である *血圧上昇は心負荷となり心拍出量低下の原因となる．また，合併症予防のためには抗血小板薬や血管拡張薬などの薬物療法が重要である
	臨床知からのポイント	
	●患者はもちろん，家族にも説明し協力を得る	
評価	●心臓リハビリテーション開始前に初回評価を行う ●目標が達成されていれば心臓リハビリテーションを開始する．心臓リハビリテーション後に再評価を行う ●合併症は発症2週間以内が多いため，12誘導心電図や心エコー検査結果を随時確認して評価する ●心原性ショックに至った場合は，原因を追究し計画を変更する	

看護問題 #2　呼吸不全

- **看護目標1**　心不全悪化の徴候を早期に発見できる
- **看護目標2**　心室中隔穿孔や乳頭筋断裂などの合併症を起こさない
- **看護目標3**　呼吸器合併症（肺炎や無気肺など）を起こさない

看護計画

		根拠・意味づけ
OP（観察項目）	●呼吸状態 　呼吸回数（頻呼吸の有無），呼吸困難，努力様呼吸の有無，SpO₂，呼吸音，水泡音や捻髪音（fine crackle）の有無，Killip分類（表1） ●バイタルサイン 　血圧低下の有無，脈拍（回数，交互脈の有無），体温 ●不整脈の有無 　術後心房細動 ●中枢神経系の観察 　意識レベルの低下，瞳孔所見	【心筋梗塞後の合併症】 *広範囲梗塞では左心不全により心ポンプ機能が低下し，左房圧が上昇することで肺静脈血流が停滞し肺うっ血，肺水腫を呈する *前壁中隔心筋梗塞では，心室中隔穿孔により左→右シャント血による肺血流量増加で急性肺水腫を呈する．このとき，全収縮期逆流性雑音が出現する *右冠動脈（RCA）や左回旋枝（LCX）の閉塞では，乳頭筋断裂による僧帽弁閉鎖不全で，僧帽弁逆流に伴う肺うっ血，肺水腫を合併する危険性がある 【術後の呼吸状態悪化の原因】 *胸骨正中切開による胸骨の分割で，機能的残気量（FRC）や1秒率などが低下する *内胸動脈のグラフト使用時は開胸となり，胸水，無気肺を生じる危険性がある *人工心肺使用には，全身性炎症反応症候群（SIRS）から急性肺障害を引き起こす危険性がある *術後心房細動は心不全の原因となる

OP 観察項目	●心音 　異常心音の有無，心雑音や第Ⅲ・Ⅳ心音（ギャロップ音）の有無 ●痰の性状（泡沫状痰の有無） ●冷汗，チアノーゼの有無 ●尿量，水分出納，体重 ●検査所見 　胸部X線写真，CT，心エコー，血液データ（BNPや腎機能など），動脈血ガス分析（pH，PaO_2，$PaCO_2$，HCO_3^-，ラクテート），スワンガンツカテーテルのデータ（CCO，CO/CI，$S\bar{v}O_2$，PAP，PAWP），CVP	＊人工呼吸中は，不顕性誤嚥（気管チューブを介した分泌物の下気道への垂れ込み）により，誤嚥性肺炎を惹起する 【観察項目の根拠】 ＊肺水腫では水泡音や捻髪音が聴収され，また，血液の漏出によりピンク色の泡沫状痰が観察される ＊心不全など左心機能低下時には，大脈と小脈を交互に繰り返す交互脈が出現することがある ＊心不全ではⅢ・Ⅳ音の過剰心音が，心室中隔穿孔では心雑音が聴収されることがある ＊脳は全身の酸素消費量の20％を占め，低酸素に弱い臓器である．集中力がないといった低酸素の症状は早期に出現する ＊低酸素によるチアノーゼは中心性チアノーゼで，口腔・舌など温かい部分にも出現する ＊スワンガンツカテーテルのデータから循環血液量（体液過剰）の評価を行うことができる ＊心エコーにより心機能の評価および弁疾患や乱流の評価を行うことができる

臨床知からのポイント

- フィジカルイグザミネーションを駆使した観察結果と酸素化能の低下を示唆するデータを統合してアセスメントし，医師へ報告する
- 臥床中の患者は，重力の影響で肺障害は背側（下葉）に起こりやすいため，下葉の呼吸音を聴取することが重要である
- 右気管支は左気管支より角度がなだらかでやや太いため，誤嚥性肺炎は右肺野に起こりやすいことを考慮した観察を行う

表1　Killip分類

分類	定義
Ⅰ	●心不全の徴候なし
Ⅱ	●軽度～中等度心不全 ●ラ音聴収領域が全肺野の50％未満
Ⅲ	●重症心不全 ●肺水腫，ラ音聴収領域が全肺野の50％以上
Ⅳ	●心原性ショック ●血圧90mmHg未満，尿量減少，チアノーゼ，冷たく湿った皮膚，意識障害を伴う

CP	●指示範囲内での水分管理 ●体位管理 　起座位，障害肺区域に応じた体位ドレナージ	根拠・意味づけ ＊心機能が低下している状態では，体液が過剰となることで肺水腫を惹起する ＊起座呼吸となることで，FRCが増加して呼吸困難が軽減する

CP 看護・治療項目	● 痛みのコントロール ● 不安の軽減 ● 必要時人工呼吸管理 　カフ圧管理 ● 早期リハビリテーション 　理学療法士と連携した離床への介助 ● 口腔環境の維持	＊痰が貯留している部位を上にすることで，重力で痰の移動・排出を促す ＊障害肺を上にした体位をとることで，換気血流比が維持される（血流は下方に多く流れるため，その血流が多い下方に換気のよい肺を位置することで酸素化能が維持される） ＊痛みと恐怖から咳喀出が困難となる ＊不安からさらに呼吸困難感が増強する ＊重症肺水腫や CABG 手術後では人工呼吸管理が必要となる ＊人工呼吸管理の長期化は，人工呼吸関連肺障害を合併する危険性が高まるため，早期離脱を目指す ＊安静に伴う無気肺などの合併症を予防するため，リハビリテーションを早期に開始する ＊口腔環境を維持することで，不顕性誤嚥（口腔細菌の垂れ込み）による肺炎のリスクを軽減する

！ 臨床知からのポイント

● 痛みのコントロールや精神的介入はせん妄予防にも効果を発揮し，結果として心筋酸素消費量軽減，心不全悪化の予防となる
● 理学療法士が早期に介入できるように術前から連携をとる

EP 患者教育項目	● 安楽な体位の説明 ● リハビリテーションの必要性の説明 ● 薬剤師と連携して薬物療法の必要性を説明 ● 管理栄養士と連携し水分摂取や食事療法の説明	**根拠・意味づけ** ＊早期リハビリテーションは合併症の予防に寄与する ＊心不全悪化予防では，利尿薬や血管拡張薬などの薬物療法のほか水分や塩分，摂取カロリー制限などの食事療法も重要である

！ 臨床知からのポイント

● 退院後の生活を視野に入れ，家族も含めた指導を行う

評価	● 心臓リハビリテーション開始前に初回評価を行う ● 目標が達成されていれば，心臓リハビリテーションを開始する．心臓リハビリテーション後に再評価を行う ● 胸部 X 線写真や心エコー検査結果を随時確認して評価する ● 心不全の悪化を認めた場合は，原因を追究し計画を変更する

看護問題♯3　不整脈
看護目標1　重篤な不整脈の合併がない
看護目標2　重篤な不整脈出現時に迅速な対応ができる

看護計画

OP		**根拠・意味づけ** ＊刺激伝導系の障害により不整脈を合併する

OP（観察項目）

- 心電図モニタの観察
  不整脈の種類と頻度，持続時間（心室性不整脈，房室ブロック，心房細動など），電解質異常による心電図変化（T波）
- バイタルサイン
  血圧低下の有無，脈拍（徐脈・頻脈の有無）
- 動悸やめまいの有無
- アダムス・ストークス症候群の有無
  意識レベルの低下，けいれん，脈拍不触
- 検査所見
  12誘導心電図，血液データ（カリウム，ナトリウム，カルシウムなど）

* 右冠動脈（RCA）の閉塞では，房室結節の虚血による房室接合部からヒス束のブロックで，Ⅰ度もしくはⅡ度のウェンケバッハ型房室ブロックを合併する．また，迷走神経過緊張により洞性徐脈となる
* RCA閉塞の下壁梗塞による不整脈は，一過性で比較的予後が良好なことが多いが，徐脈による心拍出量の減少から意識レベルの低下を引き起こすことがある
* 左前下行枝（LAD）閉塞の前壁中隔梗塞では，房室結節より下位の3枝ブロック（右脚，左脚前枝，左脚後枝ブロック）によるⅡ度のモビッツ型房室ブロックやⅢ度房室ブロックを合併する
* 広範囲梗塞で刺激伝導系障害により，心室頻拍（VT），心室細動（VF）を合併する
* 術後は，容量過負荷や電解質異常，交感神経系の緊張，炎症などが原因で術後心房細動を起こす
* 著明な徐脈，無脈性心室頻拍，心室細動によりアダムス・ストークス症候群を呈する
* 抗不整脈薬の使用によりQTが延長し，心室期外収縮やトルサード・ド・ポアントと呼ばれる多形性心室頻拍から心室細動となる危険性がある
* 利尿薬の使用などによる低カリウム血症から，不整脈を惹起する危険性がある

臨床知からのポイント

- 心筋梗塞の重症度と責任病変から不整脈のリスクを考慮し，異常出現時は速やかに医師へ報告する
- 房室ブロックなどの出現に早期に気づけるようにモニタ心電図のリコール確認を頻繁に行う

CP（看護・治療項目）

- 心拍数コントロール
- 痛みのコントロール
- 精神的安寧
- ADLの介助
- 心拍数を上昇させないようにケアの分散
- 著明な徐脈，無脈性心室頻拍，心室細動など致死的不整脈時出現時の体位管理
- 必要時，一時ペーシングや補助循環装置の管理
  挿入の長さ，確実な固定

根拠・意味づけ

* 心拍数を上昇させないケアに努める
* 痛みや苦痛，精神的不安があると自律神経は過緊張状態となり心拍数上昇の原因となる
* 心拍数の上昇は，頻脈性不整脈を誘発することがある
* 多数の検査や処置，ケアが重なると心拍数上昇の原因となる
* 心筋酸素消費量の増大は不整脈を誘発する
* 致死的不整脈出現時は，蘇生処置（胸骨圧迫や除細動，気管挿管）に備えて水平仰臥位とする
* 著明な徐脈性不整脈，頻脈性不整脈では，一時ペースメーカの適応となる．また，繰り返す心室性不整脈では，補助循環装置が挿入されていることがある．これらが正常に作動しないことで循環が破綻するおそれがある

C P	**! 臨床知からのポイント** ● 緊急時に側注できるルートの把握をしておく ● 除細動器や救急カートはすぐに使えるように常に整備しておく ● 引き継ぎ時やケアの前後で，ペースメーカや補助循環装置の位置，固定などを確認する
E P (患者教育項目)	● 動悸やめまいなどの症状出現時は速やかに看護師に伝えるように説明する ● 心拍数上昇時は安静が必要であることを説明する	**✎ 根拠・意味づけ** ＊ 頻脈性不整脈出現時は，動悸として自覚することがある ＊ 極度の徐脈や心室性不整脈による脳血流の減少でめまいが出現する ＊ 心拍数上昇時，活動によりさらに心筋酸素消費量が増え，心負荷となる
	! 臨床知からのポイント ● 退院後の生活を視野に入れ，家族を含めた指導を行う
評価	● 心筋梗塞発症48時間で初回評価をする ● 重篤な不整脈出現時は，原因を追究し計画を変更する

看護問題#4　血行再建術後の再梗塞
看護目標1　PCI後の再梗塞や周術期心筋梗塞（PMI）を起こさない
看護目標2　再梗塞に伴う症状を早期に発見できる

看護計画

O P (観察項目)	● 自覚症状の有無 　胸痛や心窩部痛，左肩や上肢痛，顎や歯の痛みなどの放散痛 ● 随伴症状の有無 　吐気・嘔吐，冷汗 ● 心電図変化 　ST部分の変化 ● バイタルサイン 　血圧，心拍数，呼吸回数，体温 ● 呼吸状態（SpO$_2$） ● 検査所見 　12誘導心電図，心エコー，血液データ（ヘモグロビン，クレアチンキナーゼ，CK-MB，心筋トロポニン，ミオグロビンなど），スワンガンツカテーテルのデータ（CO/CI，SvO$_2$，PAP，PAWP）	**✎ 根拠・意味づけ** ＊ 薬剤溶出ステント（DES）の普及によりPCI後の再狭窄は減少したが，危険性はある ＊ CABG後，グラフトの血流不全やグラフト・冠動脈の攣縮などが原因で，手術後に心筋梗塞が生じる ＊ 動脈グラフトは静脈グラフトに比べてグラフトの血流不全のリスクが高い ＊ 胃大網動脈や橈骨動脈の使用は，スパスム（攣縮）が起きやすい ＊ PMIは術後3～5日に発症しやすいが，手術後24～48時間には狭窄が始まる ＊ 心筋の虚血および壊死により胸痛を生じるが，症状は画一的ではなく，放散痛（非定型外の痛み）を自覚することもある ＊ 低酸素や貧血は酸素供給量が低下し，結果，心筋酸素供給量も減少する ＊ 貫壁性梗塞ではST部分は上昇するが，非貫壁性梗塞ではST部分は低下する ＊ 心筋梗塞での壁運動の低下は，心エコーで確認できる ＊ CK-MBは心筋に特異的である ＊ 心筋トロポニンを測定することで，微小な心筋梗塞の検出が可能となる

OP		＊スワンガンツカテーテルのデータより心機能の評価を行うことができる
	⚠ 臨床知からのポイント	
	●糖尿病患者など自律神経障害を伴っている場合は，無痛性心筋梗塞を生じることもあるため，心電図変化と併せて評価する ●心筋梗塞の重症度と責任病変を考慮し，低心拍出量のリスクを考えて，異常出現時は速やかに医師へ報告する	
CP（看護・治療項目）	●血圧コントロール 低血圧の防止 ●体温コントロール ●心筋酸素消費量を増大させないケアの提供に努める ●心負荷が予測させる処置やケア時は，心拍数や血圧に注意する ●痛みのコントロールや精神的安寧 ●発作時の安静	**📝 根拠・意味づけ** ＊低血圧（特に拡張期血圧）の持続は冠動脈への血流低下を招き心筋梗塞のリスクを高める ＊体温の上昇は代謝が亢進し，心筋酸素消費量が増大する ＊心筋酸素消費量の増大は，心筋酸素需給バランスの悪化を招き，心筋梗塞の原因となる ＊double product（収縮期血圧×心拍数）は心筋酸素消費量と相関する．安静時より20％以上上昇したときはケアを中止する ＊痛みや精神的苦痛は，心筋酸素消費量を増大させる ＊発作時は心筋酸素消費量の軽減を図るために安静が重要である
	⚠ 臨床知からのポイント	
	●看護師のケアが原因となって心筋酸素消費量を増大させないように，必要なケアを判断する．また，心拍数や血圧の状態によってはケアの中止も検討する	
EP（患者教育項目）	●痛みなどの症状出現時は，速やかに看護師に伝えるように説明する ●内服など薬物療法の必要性を説明する	**📝 根拠・意味づけ** ＊胸痛などの痛みは心筋梗塞の徴候のため我慢させない ＊再梗塞予防のためには抗血小板薬や血管拡張薬などの薬物療法が重要である
	⚠ 臨床知からのポイント	
	●患者はもちろん，家族にも説明し協力を得る	
評価	●心筋梗塞発症または手術後，48時間で初回評価を行う ●再梗塞に至った場合は計画を変更する	

MEMO

看護問題 #5　CABG後の脳梗塞

看護目標 1　脳梗塞を起こさない
看護目標 2　脳梗塞の症状を早期に発見できる

看護計画

OP（観察項目）

- 意識レベル
  GCS，JCS，RASS
- 瞳孔所見
  対光反射，瞳孔不同，瞳孔径
- 四肢麻痺の有無
- けいれんの有無
  発作部位，持続時間
- 呼吸状態
  呼吸パターン，呼吸回数
- バイタルサイン
  血圧，脈拍，体温
- 不整脈
  心房細動の有無
- 随伴症状
  頭痛，吐気・嘔吐
- 術中の情報
  手術方法
- 水分出納，体重
- CT，MRI，脳波の所見

根拠・意味づけ

- on pump CABGのほうが off pump CABG（OPCAB）に比べ，脳梗塞のリスクが高い
- on pump CABGでは，大動脈へのカニュレーションや遮断操作により粥腫（アテローム）が脳への血流を阻害し，脳塞栓を起こす
- OPCABでは，on pump CABGに比べ，術中のヘパリンの使用量が少なく，術後の血液凝固が亢進した状態となり脳梗塞のリスクがある
- 利尿薬の使用による過度な循環血液量不足，また，リフィリング期（手術後2～3日の尿量が増加する時期）では，循環血液量が減少するころで血液が濃くなり血栓が生じやすい
- 術後心房細動が生じると脳梗塞のリスクが高まる
- 脳幹部（橋や延髄）に障害が及ぶと呼吸パターンの変調が起こる

臨床知からのポイント

- 意識レベル，瞳孔所見，四肢麻痺やけいれんの有無など中枢神経系の観察を系統的に行い，異常出現時は速やかに医師へ報告する
- けいれん出現時はその場を離れず，医師への報告などはスタッフの協力を得る

CP（看護・治療項目）

【脳梗塞を発症した場合】
- 体位管理
  頭頸位置は正中位，指示に応じた頭部挙上
- 血圧コントロール
- 痛みのコントロール
- 排便コントロール
- 精神的安寧
- ADLの介助
- 脳圧亢進を助長させるケアを避ける
  最小限の喀痰吸引

根拠・意味づけ

- 首を屈曲させた頭頸位置では，頸静脈が圧迫されて静脈還流を妨げるため脳圧が亢進する
- 静脈還流の停滞を予防する目的で頭部を挙上するが，頭部挙上が脳灌流圧の低下につながることがあるため，頭部挙上の指示を確認する（通常は30°程度の挙上）
- 低血圧では脳灌流圧が低下し，脳梗塞が悪化する
- 痛みや苦痛，精神的不安（ストレス），怒責などがあると脳圧が亢進する

臨床知からのポイント

- 脳圧亢進が進行している状態では，ヘッドダウンにより脳圧がさらに亢進して状態が悪化するため，頭部挙上を保持した状態でケアを行う

EP（患者教育項目）	●症状出現時は，速やかに看護師に伝えるように説明する ●排便は我慢しないように説明する	📝 **根拠・意味づけ** ＊痛みや排便などを我慢することや心身のストレスは脳圧亢進の原因となる

❗ **臨床知からのポイント**
●脳梗塞を発症した場合は，症状の出現に周囲の人が気づくことも多いため，家族も含めた指導を行う

評価	●手術後，覚醒が確認できた段階で初回評価を行う ●脳梗塞に至った場合は計画を変更する

看護問題 #6　心破裂

看護目標1　心破裂を起こさない
看護目標2　心破裂発症時に迅速な対応ができる

看護計画

OP（観察項目）	●血圧低下の有無 ●心拍数 ●呼吸状態 ●意識レベル ●自覚症状の有無 ●CABG後の心嚢ドレーンの排液状態 　排液量，性状 ●検査所見 　心エコー，胸部X線写真，血液データ（ヘモグロビン）	📝 **根拠・意味づけ** ＊壊死に陥り脆弱となった心筋が，左室内圧上昇に耐えかねて左心室自由壁破裂（穿孔性破裂）を起こす ＊穿孔性破裂（blowout）型と滲出（oozing）型がある．滲出型は緩徐に進行し徐々に心嚢液が貯留して心タンポナーデとなる．穿孔性破裂型は急激に心タンポナーデとなり救命困難となる ＊心破裂は発症後2週間以内がほとんどで，突然死の原因となる ＊CABG後の心嚢ドレーンの急激な血性排液量の増加は心破裂を疑う

❗ **臨床知からのポイント**
●心破裂を起こすと生命の危機的状況となるため観察は頻回に行う ●異常出現時は速やかに医師へ報告する

CP（看護・治療項目）	●血圧コントロール 　降圧薬，硝酸薬などの管理 ●痛みのコントロール ●排便コントロール ●精神的安寧 ●ADLの介助 ●ケアの分散 ●CABG後ドレーンの管理	📝 **根拠・意味づけ** ＊心破裂予防を考慮したケアに努める ＊高血圧の持続は心破裂のリスクを高める ＊痛みや苦痛，精神的不安があると自律神経は過緊張状態となり血圧上昇の原因となる ＊排便時の怒責は血圧上昇の原因となる ＊多数の検査や処置，ケアが重なると血圧上昇の原因となる

❗ **臨床知からのポイント**
●緊急時に側注できるルートの把握をしておく ●除細動器や救急カートはすぐに使えるように常に整備しておく ●引き継ぎ時やケアの前後でドレーンの位置，固定などを確認する

EP 患者教育項目	●内服など薬物療法の必要性を説明する	🖊 **根拠・意味づけ** ＊血圧上昇予防のために血管拡張薬などの薬物療法が重要である
	❗ **臨床知からのポイント** ●退院後の生活を視野に入れ，家族を含めた指導を行う	

評価	●心筋梗塞発症または手術後，48時間で初回評価を行う ●心臓リハビリテーションの開始前後に評価を行う ●発症2週間で再度評価を行う ●心破裂に至った場合は計画を変更する

看護問題 #7　出　血

看護目標　出血がなくバイタルサインが安定している

看護計画

OP 観察項目	●PCI 後 　穿刺部の出血や血腫の有無 ●CABG 後 　創部の出血の有無，心嚢ドレーンや縦隔ドレーンの排液量，性状 ●血圧低下の有無 ●心拍数 　頻脈の有無 ●呼吸状態 ●意識レベル ●顔色，冷汗の有無 ●血液データ 　ヘモグロビン，ヘマトクリット，血小板，PT-INR，APTT，ACT（活性化全血凝固時間）	🖊 **根拠・意味づけ** ＊心筋梗塞では抗凝固薬（ヘパリンなど）を使用するため，出血傾向となりやすい ＊PCI 後の穿刺部の出血により，出血性ショックを呈する ＊CABG 後の心嚢・胸腔ドレーンのドレナージ不良は心タンポナーデとなり，ショックを呈する ＊成人の場合，ドレーンから 150mL/hr 以上の出血が2時間以上続く場合やとぎれることなくドレーン内を血液が流れる場合には再開胸止血術を行う必要がある ＊貧血では組織への酸素供給量が低下するため頻脈となる ＊貧血は心臓の負担となり心不全を悪化させる要因となる ＊ショックの前駆症状として，集中力の低下，顔面蒼白，冷汗，末梢冷感，頻脈，頻呼吸がある
	❗ **臨床知からのポイント** ●心機能が低下している心筋梗塞患者では，貧血を契機として状態が悪化するため，異常出現時は速やかに医師へ報告する	

CP 看護・治療項目	●血圧コントロール 　降圧薬の管理 ●PCI 後 　穿刺部の安静（必要に応じて固定具の使用），正中動脈や橈骨動脈穿刺の場合は穿刺部の段階的圧迫解除 ●CABG 後のドレーンの管理 　確実な固定	🖊 **根拠・意味づけ** ＊高血圧の持続は出血のリスクを高める ＊PCI では，使用したシースの太さにより穿刺部の圧迫解除の時間が異なるため，指示の確認をしておく ＊PCI 後穿刺部の屈曲は，出血や血腫形成の原因となるため，穿刺部の安静解除の時間を医師に確認しておく ＊心嚢・胸腔内に血液が貯留すると心タンポナーデとなるため，必要に応じてミルキングを行う

C P	**臨床知からのポイント**
	● 抗凝固療法により出血リスクが高い状態では，PCI 後の穿刺部圧迫解除は医師が行い，看護師はその介助を行う
E P (患者教育項目)	● PCI 後穿刺部の安静について説明する ● 抗凝固療法の必要性と出血のリスクを説明する
	根拠・意味づけ ＊PCI 後穿刺部の屈曲は，出血や血腫形成の原因となる ＊再梗塞の予防では薬物療法が重要なことのほか，日常生活において転倒や怪我などにも注意が必要である
	臨床知からのポイント
	● 抗凝固療法の必要性と出血のリスクに関しては，退院後の生活を視野に入れ，家族を含めた指導を行う
評価	● 採血データに応じて随時評価する ● 出血に至った場合は計画を変更する

看護問題 # 8 感 染

看護目標 感染を起こさない

看護計画

O P (観察項目)	● 体温 ● 心拍数 　頻脈の有無 ● 血圧 ● 呼吸状態 ● 末梢冷感の有無 ● 創部の観察 　発赤，熱感，腫脹の有無 ● 痰の量，性状 ● 尿の性状 ● 糖尿病など既往の有無 　血糖値 ● 検査データ 　各種培養の結果，採血データ（白血球，CRP など），胸部X線写真	**根拠・意味づけ** ＊心身のストレスにより免疫力が低下し易感染状態となる ＊糖尿病に罹患している患者は，動脈硬化が進むことによって心筋梗塞を引き起こしやすい．したがって，心筋梗塞の患者では糖尿病が既往にある場合が多い ＊身体に侵襲が加わると高血糖となりやすい ＊糖尿病患者でCABGにおいて両側内胸動脈を使用した場合では，高血糖が持続すると術後の縦隔炎の発症率が高まる ＊CABG 後の胸骨創感染，特に前縦隔炎は，時に致死的となる ＊スワンガンツカテーテル，排液ドレーン，尿道留置カテーテルなどが感染の経路となりやすい．また，手術創の感染，呼吸器感染などの危険性がある ＊感染から敗血症性ショックに至ると血圧が低下し，冠動脈への血流低下を招き再梗塞の危険性が増す

臨床知からのポイント

● 感染から敗血症ショックに至ることを防ぐために，感染徴候を認めたら速やかに医師へ報告する

CP 看護・治療項目	●体温コントロール ●血糖コントロール ●スワンガンツカテーテルやドレーン，経尿道膀胱留置カテーテルなどの管理，刺入部の清潔，清潔操作の徹底 ●抗菌薬の管理 ●身体の清潔ケア ●早期リハビリテーション 　理学療法士と連携した離床介助 ●口腔内環境の維持	🖊 **根拠・意味づけ** ＊発熱は代謝の亢進や心筋酸素消費量の増大を招く．一方で発熱により白血球機能が促進して生体防御に役立つ側面もある ＊高血糖が持続すると易感染状態となる ＊血糖値を 200mg/dL 以下にする ＊長期臥床は消化機能や免疫力の低下を招くため，リハビリテーションを早期に開始する ＊口腔環境を維持することで不顕性誤嚥（口腔細菌の垂れ込み）による肺炎のリスクを軽減する
	⚠ **臨床知からのポイント** ●発熱に対する冷却はかえって代謝を亢進させる．画一的に冷却せず，必要性をアセスメントする	
EP 患者教育項目	●カテーテル類の刺入部の清潔保持について説明する ●清潔ケアの必要性を説明する ●痰喀出について説明する	🖊 **根拠・意味づけ** ＊カテーテル類の刺入部に痛みがある場合は看護師へ伝えてもらう ＊痰の喀出困難は肺炎のリスクとなる
	⚠ **臨床知からのポイント** ●口腔ケアは特に重要であるため，家族を含めた指導を行う	
評価	●採血データに応じて随時評価する ●重症感染を合併した場合は計画を変更する	

看護問題 #9　痛　み

看護目標　痛みがない

看護計画

OP 観察項目	●痛みの訴え内容 　痛み部位，痛み出現のタイミング，持続時間．痛みの程度 ●随伴症状 　吐気・嘔吐 ●バイタルサイン 　血圧，脈拍，呼吸数 ●心電図の ST 部分の変化 ●創部やドレーン挿入部の観察 　発赤，熱感，腫脹の有無 ●表情 ●鎮痛薬使用後の効果 ●血液データ 　クレアチンキナーゼ， 　CK-MB，白血球，CRP	🖊 **根拠・意味づけ** ＊痛みの原因として，心筋梗塞や狭心症による痛み，PCI 後の穿刺部の痛み，CABG 後の創部やドレーン挿入部の痛み，安静に伴う体性痛などがある ＊心筋梗塞や狭心症の発作では，ST 部分の変化が起こる ＊心筋梗塞では，梗塞部位を最小限にするために早急に再灌流療法が必要となる ＊痛みにより心筋酸素消費量が増大することで心負荷となる ＊痛みによる咳嗽や呼吸運動の抑制は，肺合併症を惹起する ＊コミュニケーションが不可能な患者では，バイタルサインの変化で客観的に痛みの有無を評価する

O P	**! 臨床知からのポイント**	
	● 痛みの状況から緊急性を判断し医師へ報告する ● 虚血性心疾患では，通常から ST 部分の記録をしておくことで，胸痛出現時の ST 変化に気づくことができる	
C P 看護・治療項目	● 鎮痛薬投与 　硝酸薬，麻薬性鎮痛薬（オピオイド），麻薬拮抗性鎮痛薬，非ステロイド性抗炎症薬（NSAIDs） ● 体位調整，体位変換 ● チューブ類の位置調整 ● 環境調整 　音，照明，臭気 ● 精神的安寧，不安の軽減 　家族面会への配慮 ● 排便コントロール	**根拠・意味づけ** ＊持続する胸痛には塩酸モルヒネが有効である．塩酸モルヒネは静脈系の拡張作用により，肺うっ血にも有効 ＊硝酸薬には冠動脈の拡張作用がある．また，冠攣縮の解除や予防に加え，側副血行路の血流を増加することで虚血心筋の血流を改善する ＊CABG 後など麻薬性鎮痛薬が使用されている場合，麻薬拮抗性鎮痛薬（ブプレノルフィン，ペンタゾシン）は鎮痛作用の減弱や離脱症候群を発現する可能性がある ＊NSAIDs はオピオイドで十分な鎮痛効果が得られていない場合に使用する ＊痛みの存在は血圧上昇を招き，後負荷の増大による心拍出量の低下や出血のリスクを高める．また，リハビリテーションの阻害要因でもあり安静に伴う合併症につながる ＊痛みによる頻脈は心筋酸素消費量を増大させる ＊オピオイドの副作用として，消化管機能の抑制がある．排便困難により痛みが増強することがある
	! 臨床知からのポイント	
	● 痛みが持続することで不安が生じ，不安からさらに痛みが増すという悪循環に陥るので，痛みには速やかに対応する ● 痛みはせん妄の促進因子である．せん妄を発症すると予後に影響を与えるため，必要に応じて家族の協力を得る	
E P 患者教育項目	● 痛みの出現時は我慢せず，速やかに看護師に伝えるように説明する ● 痛みの程度や鎮痛薬使用後の効果について，NRS での表現方法について説明する	**根拠・意味づけ** ＊痛みにより血圧上昇や頻脈などの弊害があるため，鎮痛が重要となる ＊0～10 までの 11 段階で痛みを評価できる NRS（numerical rating scale）を使用することで，医療者・患者で統一した痛みの評価を行うことができる
	! 臨床知からのポイント	
	● 術前から術後痛への不安がある場合が多いため，術前に説明を行う	
評価	● 痛みの程度や頻度から目標達成の有無を評価する ● 痛みが持続する場合は計画を変更する	

2 心筋梗塞

看護問題 #10　不安

看護目標　不安が軽減または消失する

看護計画

OP（観察項目）

- 不安の訴え内容
  病状や検査，仕事など社会的役割，経済的なこと
- 身体的な反応
  バイタルサイン，不眠
- 表情
- 家族の支援状況

根拠・意味づけ
- 急性心筋梗塞は緊急入院となる．緊急入院は予定入院と比べて不安が強い
- 不安は精神的ストレスとなる．ストレスにより免疫力が低下する
- 不安による血圧上昇，頻脈，呼吸回数の上昇は心筋酸素消費量の増大につながる
- 不眠はさらに不安を増強させる

臨床知からのポイント
- 不安が強い場合は医師へ報告し，心療内科や医療ソーシャルワーカー（MSW）など他職種との連携を検討する

CP（看護・治療項目）

- 疾患や治療に関する情報の提供
- 信頼関係の構築
  訴えの傾聴，状況に応じて訪室を多くする
- 他職種との連携
  心療内科，MSW
- 痛みのコントロール
- 薬剤投与
  鎮静薬，抗不安薬
- 環境調整
  家族面会への配慮
- 家族の精神的支援

根拠・意味づけ
- 不安の原因を明らかにし，早期に介入することは回復過程に寄与する
- 不安を抱く患者に寄り添うことは，安全・安心を保障することにつながる
- 不安はリハビリテーションの阻害要因でもあり，安静に伴う合併症につながる
- MSWと早期に連携することで，急性期から退院後の生活を見据えた介入ができる
- 患者の入院に伴い家族にも不安が生じる

臨床知からのポイント
- 不安はせん妄の促進因子である．せん妄を発症すると予後に影響を与えるため，必要に応じて家族の協力を得る

EP（患者教育項目）

- 不安な内容に関して，チームで対応することを説明する

根拠・意味づけ
- 心療内科やMSWの専門的介入により，不安の軽減が期待できる

臨床知からのポイント
- 退院後の生活を視野に入れ，家族を含めた指導を行う

評価　不安が持続する場合は計画を変更する

看護問題 #11　活動耐性の低下
看護目標1　心臓リハビリテーションが計画的に進められる
看護目標2　安静度が拡大でき，活動範囲が広がる

看護計画

OP（観察項目）

- リハビリテーション前・中・後の観察
  バイタルサイン（血圧，脈拍，呼吸状態，体温，不整脈の有無，ST変化），自覚症状（胸痛や創部痛など痛みの有無，吐気・嘔吐，冷汗，めまい）
- 活動時の息切れの有無
- 水分出納
- 意識レベル
- 夜間不眠の有無
- 検査所見
  心エコー，胸部X線写真，スワンガンツカテーテルのデータ（CO/CI，$S\bar{v}O_2$，PAP，PAWP）

根拠・意味づけ

- 心筋梗塞患者では心筋障害により左心機能が低下しているため，活動により循環動態に変調をきたしやすい
- 活動により心筋酸素消費量が増大すると，それに見合った酸素が供給されず，心筋の相対的酸素不足によりST変化や胸痛を自覚する
- 心負荷により，心房細動や心室期外収縮などの不整脈を併発する
- 痛みはリハビリテーションの妨げとなる
- 循環血液量の不足（脱水）では，起立耐性能（重力に抗して血圧や脳灌流圧を維持する心血管系の能力）が低下する
- 夜間不眠による日中傾眠状態は，リハビリテーション意欲の低下につながる
- 心エコーにより心機能，胸部X線写真により心不全・肺水腫の程度を確認し，活動によるリスクを評価する
- スワンガンツカテーテルのデータにより循環血液量および心機能の評価を行うことができる．また，$S\bar{v}O_2$により酸素の需給バランスを評価できる

臨床知からのポイント

- リハビリテーション前に，まず実施可能かどうか評価する．バイタルサイン異常や不整脈出現がある場合は医師へ報告し，確認する
- リハビリテーション中はモニタリングを継続し，自覚症状を頻繁に確認する

CP（看護・治療項目）

- 段階的なリハビリテーションの実施
  ヘッドアップ⇒ベッド上座位⇒端座位⇒立位⇒歩行
- 他職種との連携（理学療法士）
  目標設定，リハビリテーションプログラムの共有，中止基準の検討
- 時間調整
  ケアや食事などとの分散
- 痛みのコントロール
- 不安の軽減
- 生活リズムの確立
- ルート類の管理
  確実な固定，位置調整

根拠・意味づけ

- 急激な活動拡大は，心筋酸素消費量の急激な増大による心負荷につながり，循環動態変調をきたす
- double product（収縮期血圧×心拍数）は心筋酸素消費量と相関する．安静時より20％以上上昇したときは，リハビリテーションの中止を検討する
- リハビリテーション中止後は，安静により心拍出量を維持する
- 活動後は十分な休息時間を設ける．処置，ケアが重なると血圧や心拍数上昇の原因となる．食事も心負荷となるため，リハビリテーションとは間隔を空ける
- 痛みや精神的不安は活動の意欲の低下・妨げとなる
- ルート類の誤抜去がないように活動の前後で固定の確認を行う．また，リハビリテーション中はルートの確認担当者を決めて役割分担をする

CP	**⚠ 臨床知からのポイント** ● リハビリテーション中も心拍出量を維持することが重要である．呼吸・循環動態を適切に判断し，無理な続行は避ける ● 1日の業務開始時に理学療法士と時間調整を行い，ケアのスケジュールを立てる
EP 患者教育項目	● 早期リハビリテーションの利点を説明する ● 胸痛などの症状出現時は，速やかに看護師に伝えるように説明する ● リハビリテーション後の休息の確保と，ケアや食事などとの分散の必要性を説明する ● リハビリテーションの方法と目標を説明する **📋 根拠・意味づけ** ＊ 早期リハビリテーションは合併症予防につながる ＊ 無理な活動は心臓の負担となるため，段階的なリハビリテーションの実施が重要である ＊ 急性期リハビリテーションの目標は，自分の身の回りのこと（食事，排泄，入浴など）を安全に行えるようになることである ＊ リハビリテーション後は，成果を伝えて意欲の維持・向上を図る **⚠ 臨床知からのポイント** ● リハビリテーションの動機づけが重要で，患者が納得してリハビリテーションが行えるように，患者はもちろん，家族にも説明して協力を得る
評価	● 心臓リハビリテーション開始前に初回評価を行う ● 心臓リハビリテーションの段階に応じて，その都度再評価を行う ● 心臓リハビリテーションが中止された場合は，原因を追究して計画を変更する

（神宮かおり）

引用文献
1）医療情報科学研究所編：病気がみえる vol.2 循環器，第 2 版．メディックメディア，東京，p116，2008
2）道又元裕監：関連図と検査で理解する疾患 病態 生理パーフェクトガイド．総合医学社，東京，p89，2017
3）佐藤直樹：うっ血の評価．"1 日でマスターする心不全の基本知識と患者ケア"佐藤直樹監．総合医学社，東京，p43，2017

参考文献
1）東田俊彦：iMedicine 1 循環器．リブロ・サイエンス，東京，pp104-133，2008
2）医療情報科学研究所編：病気がみえる vol.2 循環器，第 2 版．メディックメディア，東京，pp98-105，pp114-121，2008
3）西野雅巳編著：プロフェッショナル・ケア循環器．メディカ出版，大阪，pp253-268，2015
4）道又元裕監：心臓血管外科の術後管理と補助循環．日総研出版，愛知，pp24-28，2012
5）渕本雅昭監：循環器疾患看護 2 つの関連図で観察・ケア・根拠．日総研出版，愛知，pp34-50，2014

急性期から回復期の退院に向けた看護

1. 集中治療室から一般病棟に転棟（転床）した患者の看護

- 合併症コントロールと再梗塞予防（「病態と必要な観察項目」「看護問題 #1 心拍出量低下」「看護問題 #2 呼吸不全」「看護問題 #3 不整脈」「看護問題 #4 血行再建術後の再梗塞」参照）．
- 術後の合併症の出現がないかの経過観察（外科術後）．
- 早期退院と社会復帰を目指したリハビリテーション介入．

2. 心筋梗塞の心臓リハビリテーション

- 心臓リハビリテーションには，①運動トレーニングと運動処方，②冠危険因子の軽減と二次予防，③心理社会的因子および復職就労に関するカウンセリングの 3 つの構成要素を含む．
- 専門知識をもった多職種による包括的な心臓リハビリテーションが必要．
- 心臓リハビリテーションの各時期の目的と内容（「狭心症」の「急性期から回復期の退院に向けた看護」表 1 参照）を患者と共有する．
- 心筋梗塞後の病態およびリスク（梗塞範囲，左室機能，心不全や不整脈の有無）を評価したうえで心臓リハビリテーションの方針を立てる．
- 高リスクの病態患者 表1 では，慎重に心臓リハビリテーションの方針を立てる．

表1　高リスクの病態

1. 低左心機能（LVEF ＜ 40%）
2. 左前下行枝の閉塞持続（再灌流療法不成功例）
3. 重症 3 枝病変
4. 高齢者（70 歳以上）

3. 運動療法を受ける患者の看護

- 運動療法の効果（「狭心症」の「急性期から回復期の退院に向けた看護」表 2 参照）について患者・家族へ説明し，継続的に進めていけるように支援する．
- 安全に実施するために，運動負荷の中止基準（「狭心症」の「急性期から回復期の退院に向けた看護」表 3 参照）について，事前に患者にも説明しておく．
- 合併症がなく自覚症状の出現や呼吸異常，心拍数の増加，心電図の変化，血圧の変動などがクリアできれば，次の段階へ移行する 表2 ．クリアできない場合は，薬物追加などの対策を実施したのち，翌日に再度同じ運動を行う．
- 心臓外科手術後リハビリテーション進行表の例 表3 を参考に段階的に実施する．
- 転倒・転落やドレーン・チューブの計画外抜去がないように，医師や理学療法士など他職種と連携し運動療法を進める．

表2 次の運動段階への判断基準

1. 胸痛,呼吸困難,動悸,めまい,ふらつき,下肢痛などの自覚症状が出現しない
2. 他覚的にチアノーゼ,顔面蒼白,冷汗を認めない
3. 頻呼吸(30回/min以上)を認めない
4. 心拍数が120bpm以上,または40bpm以上の増加を認めない
5. 危険な不整脈が出現しない
6. 心電図上1mm以上の虚血性ST低下,または著明なST上昇がない
7. 収縮期血圧は20mmHg以上の上昇または低下がない
8. 酸素飽和度が90%以下に低下しない

表3 心臓外科手術後リハビリテーション進行表の例(日本の複数の施設を参考)

ステージ	実施日	運動内容	病棟リハビリ	排泄	その他
0	/	手足の自他動運動・受動座位・呼吸練習	手足の自動運動,呼吸練習	ベッド上	嚥下障害の確認
I	/	端座位	端座位10分×___回	ベッド上	
II	/	立位・足踏み(体重測定)	立位・足踏み×___回	ポータブル	
III	/	室内歩行	室内歩行×___回	室内トイレ可	室内フリー
IV-1	/	病棟内歩行(100m)	100m歩行×___回	病棟内トイレ可	棟内フリー
IV-2	/	病棟内歩行(200〜500m)	200〜500m歩行×___回	院内トイレ可	院内フリー,運動負荷試験
V	/	階段昇降(1階分)	運動療法室へ		有酸素運動を中心とした運動療法

(日本循環器学会:心血管疾患におけるリハビリテーションに関するガイドライン(2012年改訂版).http://www.j-circ.or.jp/guideline/pdf/JCS2012_nohara_h.pdf(2019年1月閲覧))

4. 回復期病棟への転院や退院を見据えた看護

- 回復期心臓リハビリテーションの目的は「身体活動範囲を拡大し,良好な身体的・精神的状態をもって職場や社会に復帰すること」である.
- 冠危険因子を減らしQOLを高め,社会復帰を促進し,再梗塞や突然死を予防するために心臓リハビリテーションが行われる.
- 運動負荷試験による予後リスク評価,運動処方にもとづく積極的な運動療法,生活習慣改善を含む二次予防教育,復職・心理カウンセリングなどを包括的かつ体系的に実施する 表4 .
- 転院や退院を見据えた支援は,退院支援担当部門やケアマネジャーなどと連携し,入院早期から計画的に行う.
- 冠危険因子の是正,生活習慣改善の教育指導,薬剤指導,セルフコントロールについて,家族を含めて,多職種で説明する(「狭心症」の「急性期から回復期の退院に向けた看護」表4参照).
- 患者の年齢や生活背景(家族構成,仕事,地域社会における役割)を加味し,個別的に説明する.
- 患者・家族の理解度を確認しながら繰り返し説明する.
- 心血管疾患における抑うつの並存率は高く,抑うつはHRQOL(Health-related QOL)を低下させる要

因となるため，必要に応じてカウンセリングを実施する．

表4　AHA/AACVPRによる心血管疾患リハビリテーション二次予防プログラムの主要項目

1. 患者評価：問診，身体所見，安静時ECG
2. 栄養カウンセリング：カロリー計算，食生活の評価と修正
3. 脂質マネジメント：脂質・食生活・薬物療法の評価と修正
4. 高血圧マネジメント：血圧測定，生活習慣・薬物療法の評価と修正
5. 喫煙マネジメント：喫煙歴聴取，禁煙カウンセリング
6. 体重マネジメント：体重・腹囲測定，目標設定
7. 糖尿病マネジメント：早期発見とコントロール
8. 心理社会的マネジメント：ストレス評価，グループ教育，個別カウンセリング
9. 身体活動カウンセリング：運動量・生活習慣の評価，運動と目標設定
10. 運動トレーニング
　　　好気的運動：頻度週2〜3日，強度50〜80%，持続30〜60分
　　　レジスタンス運動：頻度週2〜3日，強度8〜15 RM*，持続6〜10種類の上下肢運動を1〜3セット（合計20〜30分）
　　　ウォームアップ，クールダウン
　　　必要に応じてECGなどのモニタ

＊（訳者注）RM（repetition maximum）法とは，ある重量に対して運動を何回繰り返せるかを示す．1RMとは1回挙げることのできる重さで，その重さがその筋肉に対しての100% RMとなる．10RMとは，10回繰り返せる重さ．10RMの負荷は最大筋力の約75% RMに相当．
（Balady GJ, et al：Core components of cardiac Rehabilitation/Secondary prevention programs：A statement for healthcare professionals from the American Heart Association and the American Association of Cardiovascular and Pulmonary Rehabilitation writing group. Circulation 102（9）：1069, 2000 より引用）

（神宮かおり）

引用文献

1) 日本循環器学会：心血管疾患におけるリハビリテーションに関するガイドライン（2012年改訂版）．http://www.j-circ.or.jp/guideline/pdf/JCS2012_nohara_h.pdf（2019年1月閲覧）
2) Balady GJ, Ades PA, Comoss P, et al：Core components of cardiac Rehabilitation/Secondary prevention programs：A statement for healthcare professionals from the American Heart Association and the American Association of Cardiovascular and Pulmonary Rehabilitation writing group. Circulation 102（9）：1069, 2000

参考文献

1) 西野雅巳編著：プロフェッショナル・ケア循環器．メディカ出版，東京，pp253-268, 2015
2) 道又元裕監：心臓血管外科の術後管理と補助循環．日総研出版，愛知，pp24-28, 2012

3 慢性心不全

1. 定義

- 心不全とは「心臓に器質的あるいは機能的異常が生じて心臓のポンプ機能が低下し，末梢主要臓器の酸素需要量に見合うだけの血液量を絶対的あるいは相対的に拍出できない状態」であり，「肺・体静脈系にうっ血をきたした状態」である．
- 原因となる疾患には，虚血性心疾患，高血圧，心筋症などがある 表1．

表1 心不全の原因疾患

心筋の異常による心不全
● 虚血性心疾患 　虚血性心筋症，スタニング，ハイバネーション，微小循環障害
● 心筋症（遺伝子異常を含む） 　肥大型心筋症，拡張型心筋症，拘束型心筋症，不整脈原性右室心筋症，緻密化障害，たこつぼ心筋症
● 心毒性物質など 　・習慣性物質：アルコール，コカイン，アンフェタミン，アナボリックステロイド 　・重金属：銅，鉄，鉛，コバルト，水銀 　・薬剤：抗癌剤（アントラサイクリンなど），免疫抑制薬，抗うつ薬，抗不整脈薬，NSAIDs，麻酔薬 　・放射線障害
● 感染性 　・心筋炎：ウイルス性・細菌性・リケッチア感染など，シャーガス病など
● 免疫疾患 　関節リウマチ，全身性エリテマトーデス，多発性筋炎，混合性結合組織病など
● 妊娠 　周産期心筋症：産褥心筋症を含む
● 浸潤性疾患 　サルコイドーシス，アミロイドーシス，ヘモクロマトーシス，悪性腫瘍浸潤
● 内分泌疾患 　甲状腺機能亢進症，クッシング病，褐色細胞腫，副腎不全，成長ホルモン分泌異常など
● 代謝性疾患 　糖尿病
● 先天性酵素異常 　ファブリー病，ポンペ病，ハーラー症候群，ハンター症候群
● 筋疾患 　筋ジストロフィ，ラミノパチー
血行動態の異常による心不全
● 高血圧
● 弁膜症，心臓の構造異常 　・先天性：先天性弁膜症，心房中隔欠損，心室中隔欠損，その他の先天性心疾患 　・後天性：大動脈弁・僧帽弁疾患など

表1 心不全の原因疾患（つづき）

●心外膜などの異常 　・収縮性心外膜炎，心タンポナーデ
●心内膜の異常 　好酸球性心内膜疾患，心内膜弾性線維症
●高心拍出心不全 　重症貧血，甲状腺機能亢進症，パジェット病，動静脈シャント，妊娠，脚気心
●体液量増加 　腎不全，輸液量過多
不整脈による心不全
・頻脈性：心房細動，心房頻拍，心室頻拍など ・徐脈性：洞不全症候群，房室ブロックなど

（日本循環器学会，日本心不全学会：急性・慢性心不全診療ガイドライン（2017年改訂版）．http://www.j-circ.or.jp/guideline/pdf/JCS2017_tsutsui_h.pdf（2019年1月閲覧））

2. 分類

●心不全には，①右心不全と左心不全，②急性心不全と慢性心不全，③収縮不全と拡張不全の3つがある．

1）各臓器との解剖学的つながりからの分類

（1）左心不全
●心拍出量の低下と左室充満圧の上昇によって起こる心不全．

（2）右心不全
●体静脈系からの血液の環流が滞ることによって起こる心不全．体静脈と腹部諸臓器のうっ血が生じる．

2）発症までの経過による分類

（1）急性心不全
●心機能の急激な破綻により代償機転が働かなくなった状態である．
●急性非代償性心不全，高血圧性急性心不全，急性心原性肺水腫，心原性ショック，高拍出性心不全，急性右心不全の6病態に分かれる．

（2）慢性心不全
●心機能が障害されてから数ヵ月〜数年が経ち，心不全が代償機転により安定した状態である．
●慢性かつ進行性に心機能が低下していくため，病期によりステージ分類がされている 図1．

図1 慢性心不全のステージ分類

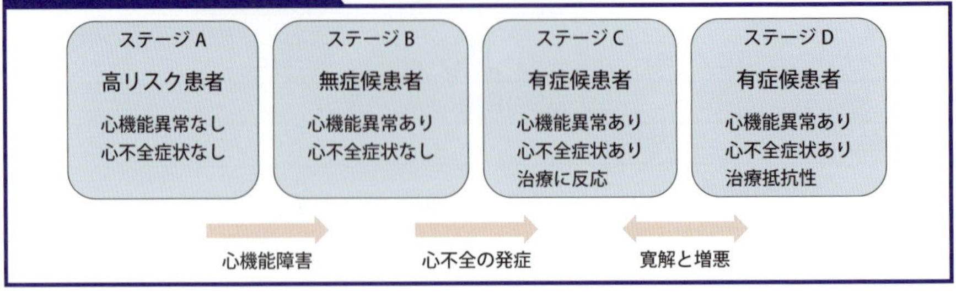

ステージA	ステージB	ステージC	ステージD
高リスク患者	無症候患者	有症候患者	有症候患者
心機能異常なし 心不全症状なし	心機能異常あり 心不全症状なし	心機能異常あり 心不全症状あり 治療に反応	心機能異常あり 心不全症状あり 治療抵抗性

　　　　心機能障害　→　　心不全の発症　→　　寛解と増悪　↔

3）収縮不全と拡張不全

- 心不全発症時の左室駆出率（LVEF）によって収縮不全と拡張不全に分類される．
- LVEF50％未満の収縮機能障害により発症した心不全を収縮不全といい，LVEF50％以上で収縮機能障害がなくても，拡張機能障害により発症した心不全を拡張不全という．

3. 病態と必要な観察項目

1）右心不全と左心不全

- 心臓は4つの部屋（右心房，右心室，左心房，左心室）から構成されている 図2．全身の血液循環には，体循環と肺循環がある．
- 血液の循環は，全身の臓器に酸素を供給してきた血液が，大静脈から右心房を経て右心室（右室）に入り，その後，肺動脈を経て肺に至り，肺で血液に酸素が供給される．
- 酸素化された血液は，肺静脈から左心房（左房）を経て左心室（左室）から大動脈を通って全身の臓器へ送り出される 図3．
- 心不全の病態や症状は，このような心臓と各臓器との解剖学的つながりから考えていく．

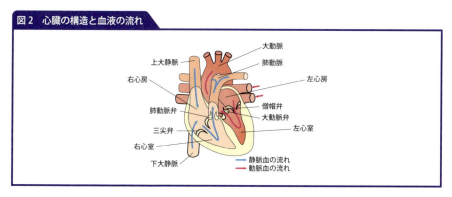

図2 心臓の構造と血液の流れ

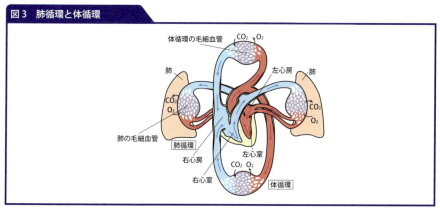

図3 肺循環と体循環

観察項目

症状

考えられること
- 心拍出量の低下

観察すること
- 血圧　脈拍数，心拍数
- 心電図（不整脈の有無）
- 末梢循環状態
  四肢冷感，チアノーゼ
- 易疲労感，全身倦怠感
- 乏尿
- 精神神経症状
  意識レベルの低下，不穏，集中力低下など
- 循環時間の延長
- チェーン・ストークス呼吸

【左心不全】
- 血圧低下
- 頻脈
- 全身倦怠感
- 喘鳴
- 息切れ
- 呼吸困難
など

根拠

- 心拍出量の低下の結果として，血圧低下がみられる
- 心拍出量とは，1分間に心臓から拍出される血液量のことであり，①前負荷，②後負荷，③心収縮力，④心拍数の4つの因子で決定している　図4

図4　心拍出量の4因子

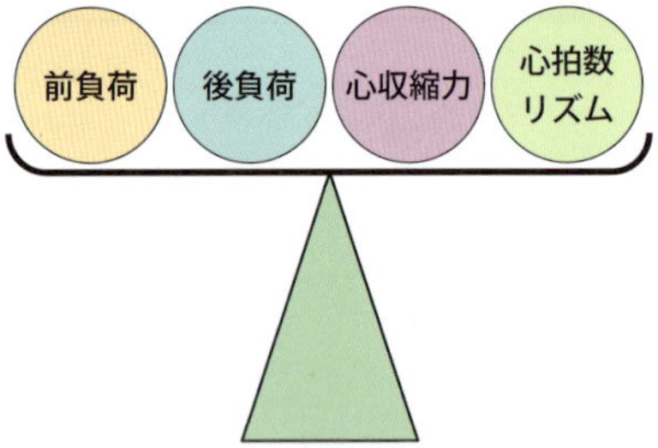

前負荷　後負荷　心収縮力　心拍数リズム

- 心拍出量が低下した結果生じる冠動脈，腎血流，脳血流などの低下や末梢循環不全の症状を観察する必要がある
- 易疲労感や全身倦怠感は，骨格筋の血流低下に関連した症状である
- 慢性心不全では，呼吸中枢での二酸化炭素分圧化学受容体の感受性が亢進しているため，過呼吸と呼吸停止を繰り返すチェーン・ストークス呼吸がみられる　図5

図5　チェーン・ストークス呼吸のパターン

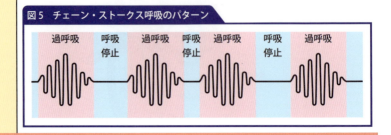

観察項目

症状	考えられること	観察すること
	● 左室充満圧の上昇	● 息切れ，呼吸困難　● 咳嗽，喀痰 ● 頻呼吸　● 起座呼吸　● 喘鳴　● SpO$_2$ ● 心音 　Ⅲ・Ⅳ音の聴取 ● 呼吸音 　異常呼吸音の聴取 ● 胸部X線写真所見 　胸水，心拡大，肺うっ血の有無と程度 ● 血液ガス分析値　● 検査データ ● 脳性ナトリウム利尿ペプチド（BNP）

根拠

- 左室充満圧の上昇が起こると，肺静脈から大動脈への血流が滞るため，左房圧と肺静脈圧の上昇が起こる 図6．それに引き続き，肺の毛細血管圧が上昇し，血管内の水分が肺胞内へ漏出する．その結果，左心不全時には肺うっ血の症状が認められる
- 肺水腫の症状として，さまざまな呼吸器系の症状が生じる
- 喀痰は，肺内の微小血管が破綻することにより，ピンク色の泡沫状の血性痰が認められる
- 呼吸音は，肺胞内に水様性の分泌物が増加するため，断続性の低音副雑音（coarse crackle）が聴取される．さらに気管支粘膜の浮腫，気管支けいれんや狭窄が生じると，連続性の高音副雑音（wheeze）が聴取され，気管支喘息のような呼吸が認められる
- 左室圧の上昇により，正常では聞かれないⅢ・Ⅳ音が聴取される
- BNPは，心室の負荷により分泌される．BNP値は，心不全の診断，重症度判定，予後予測などに用いられる（200pg/dL以上の場合は心不全の可能性が高い）

【左心不全】
● 血圧低下
● 頻脈
● 全身倦怠感
● 喘鳴
● 息切れ
● 呼吸困難
　など

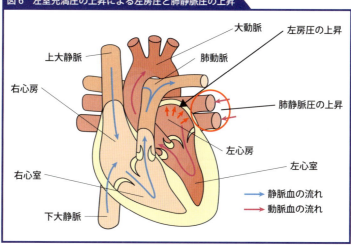

図6　左室充満圧の上昇による左房圧と肺静脈圧の上昇

症状	考えられること	観察すること
【右心不全】 ● 浮腫 ● 体重増加 ● 悪心・嘔吐 ● 頸静脈の怒張 など	● 右房圧上昇による体静脈と腹部臓器のうっ血	● 浮腫 ● 体重増加 ● 腹部膨満感 ● 腹水貯留 ● 肝腫大 ● 消化器症状 　食欲不振，悪心・嘔吐，下痢，便秘，心窩部不快感など ● 右季肋部痛 ● 頸静脈の怒張

根拠

- 腹部臓器のうっ血により，腸管浮腫が生じ多様な消化器症状が認められる
- 肝うっ血により肝腫大や右季肋部痛が生じる．右季肋部痛は肝被膜が伸展することによって起こるといわれている
- 右房圧上昇により，全身の毛細血管内から体液が漏出し細胞にある間質液が増加する．間質液の増加が浮腫を引き起こす　図7
- 頸静脈と右房の間には弁がない．そのため，頸静脈を観察すると，右房圧が推測できる．右心不全の際，体静脈のうっ血が起こるため頸静脈は怒張する

図7　右房圧の上昇

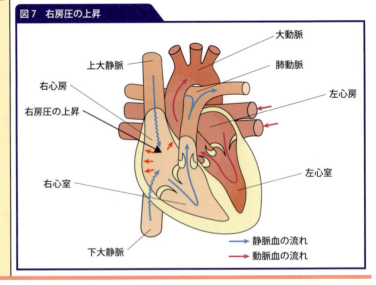

2) 心不全に対する代償機転

- 慢性心不全では，心拍出量を保とうとするため代償機転が働く．
- 代償機転には，神経体液性因子の亢進と心筋リモデリングがある．

(1) 神経体液性因子による代償機転

① 交感神経系
- 心不全となり心拍出量が低下するとノルアドレナリンが分泌され，心拍数の増加と心収縮力の増大が起こる．

② レニン・アンジオテンシン・アルドステロン系 図8
- 肝臓で産生されたアンジオテンシノーゲンは，レニンによってアンジオテンシンⅠに変換される．レニンは腎血流量の低下などにより腎臓から分泌される．
- アンジオテンシンⅠは，アンジオテンシン変換酵素（ACE）により，アンジオテンシンⅡへ変換される．
- アンジオテンシンⅡは，①血管収縮，交感神経の活性化，心筋肥大，アルドステロン分泌，②血管拡張，心筋の線維化抑制作用，ナトリウム利尿，一酸化窒素（NO）の産生という作用をもっている．
- ①の作用はアンジオテンシンⅡタイプ1（AT_1）受容体を介し，②の作用はアンジオテンシンⅡタイプ2（AT_2）受容体を介して生じている．
- AT_1受容体を介した作用は，慢性心不全においては悪循環をもたらしている．

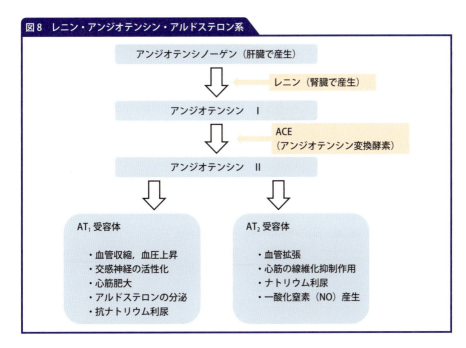

図8 レニン・アンジオテンシン・アルドステロン系

(2) 心筋リモデリング

- 心筋リモデリングとは，心機能を維持するために左室の形態や機能的変化などが起こることをいう．
- 急性期では，この代償機転で心機能は維持されるが，慢性期では心筋リモデリングが徐々に進行して心機能が低下し，心不全を引き起こす．

4. 治　療

慢性心不全の治療は基礎疾患の治療を基礎とし，症状と予後の改善を目標として行われる．

1）一般管理

- 慢性心不全の治療において，患者の自己管理能力の向上は重要である．多職種によって自己管理能力を高めるためのアプローチが必要である．
体重管理：短期間の体重増加は体液貯留を示すものとして重要である．毎日の体重測定を実施．
服薬管理：患者の自己中断は心不全増悪の因子となるため，適切な服薬行動を継続することが必要．
食事療法：ナトリウム制限，水分制限．
その他：禁煙，適度な運動，適切な飲酒習慣など．

2）薬物療法

（1）β遮断薬
- 心不全の生命予後の改善効果および心不全悪化防止のため，コハク酸メトプロロール，ビソプロロール，カルベジロールなどのβ遮断薬が用いられる．
- 心不全でのβ遮断薬の適応は，無症状を含めすべての収縮機能低下症例である．
- 導入する際には，利尿薬を用いながら体液貯留がないことを確認しながら行う．また導入期には，心不全悪化の徴候が出現しないか注意する必要がある．

（2）ACE阻害薬
- ACE阻害薬の適応は，無症状を含めすべての収縮機能低下症例である．
- 収縮不全に対して第一選択薬であり，できる限り早めに投与を開始する．
- ACE阻害薬は，アンジオテンシンⅠからアンジオテンシンⅡへの変換を阻害し，アンジオテンシンⅡ受容体拮抗薬（ARB）はAT_1受容体を選択的に抑制する．
- ACE阻害薬とARBは，血圧低下，腎機能悪化，高カリウム血症を生じる可能性があるため注意が必要である．またACE阻害薬投与後2～3週間で，副作用として咳嗽が生じることがある．

（3）利尿薬
- 慢性心不全の病態の一つである「うっ血」を軽減させるために用いられる．
- 利尿薬には，ループ利尿薬，サイアザイド系薬，抗アルドステロン薬がある．
- K^+喪失性利尿薬であるループ利尿薬使用時には，電解質異常や不整脈出現に注意が必要である．

（4）その他
- 抗不整脈薬，経口強心薬，カルシウム拮抗薬などが用いられる．

MEMO

3）非薬物療法

（1）植込み型除細動器 (implantable cardioverter defibrillator；ICD)
- 薬物抵抗性の重症不整脈による突然死を予防することができ，生命予後の改善の可能性もあるといわれている．

（2）心臓再同期療法 (cardiac resynchronization therapy；CRT) 図9
- 重症心不全では，左右の心室が同時に収縮しないことにより，心拍出量が低下する．そこで，CRTを行うことで左右の心室の収縮のずれの改善を図る．
- 両心室を同時に収縮させるための両室ペースメーカ（CRT-P）と除細動機能が加わったCRT-Dの2種類がある．

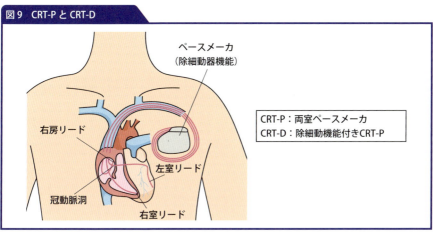

図9 CRT-PとCRT-D

CRT-P：両室ペースメーカ
CRT-D：除細動機能付きCRT-P

（宇都宮明美編：これだけは知っておきたい循環器ナーシングQ&A. 総合医学社，p149, p153, 2014より改変）

MEMO

5. 病態関連図と看護問題

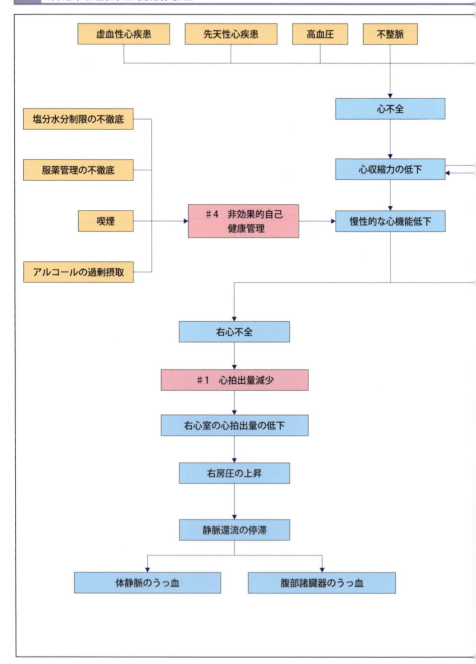

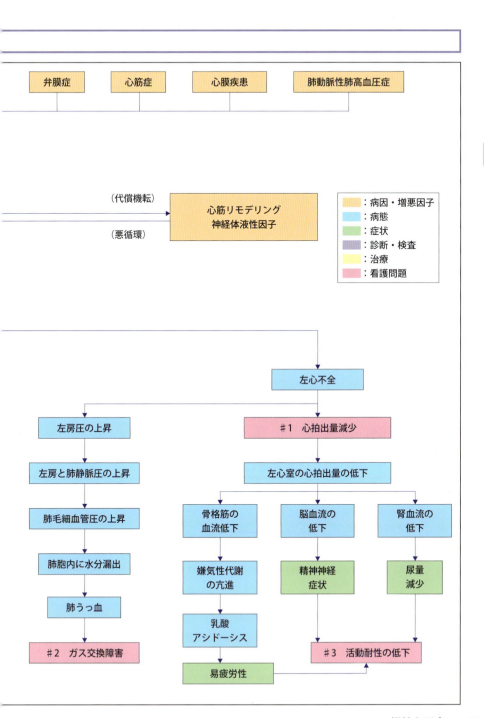

6. 看護問題，目標と介入のポイント

看護問題#1 心拍出量減少
看護目標 心拍出量が保たれ，循環不全を起こさない

看護計画

OP（観察項目）

- バイタルサイン
- 心電図，12誘導心電図
- 水分出納バランス
- 意識レベル
- 四肢冷感，チアノーゼ
- 心音
- 呼吸状態
  呼吸回数，呼吸様式，呼吸音，
  呼吸困難感の有無，経皮的動脈血酸素飽和度（SpO_2）など
- 血液ガス分析
- 胸部X線写真
- 検査データ
- 浮腫，腹水貯留，体重増加
- 腹部膨満感
- 肝腫大，右季肋部痛
- 消化器症状
- 頸静脈の怒張

根拠・意味づけ

* 心負荷により不整脈が出現しやすい．不整脈が出現すると，心拍出量が減少し循環動態が悪化することがあるため注意が必要である
* 左心不全・右心不全の症状の有無，程度を観察し，心不全の改善や悪化を把握していく

臨床知からのポイント

- 心拍出量減少に伴って現れる症状には右心不全症状と左心不全症状があり多様である．その一つひとつを見逃さないように観察する
- 心音，特に異常心音のⅢ・Ⅳ音を聴取するときはベル型の聴診器を用いる

CP（看護・治療項目）

- 安静を保てるように環境を整える
- 安静に伴う日常生活上の援助を行う
- 確実な酸素投与
- 確実な薬物療法の実施
- 確実な輸液管理
- 急変に対応できるよう除細動器や救急カートの準備をする

根拠・意味づけ

* 安静は心臓の仕事量の軽減，酸素消費量の減少につながる
* 酸素消費量の増加を避けるため，安静度に応じた日常生活援助を行う必要がある
* 不整脈や肺うっ血による低酸素血症など急変のリスクがある．その際には速やかに対処できるように準備が必要である

臨床知からのポイント

- 安静制限は患者にとって苦痛である．「○○はできません」とできないことを説明するだけでなく，「○○ができます」と患者ができることも説明することで，患者の安静に伴うストレスを緩和することができる
- 薬物療法は心不全の治療において重要である．薬剤の効果・副作用を理解し，薬剤の開始・増減などが病状に及ぼす影響を予測して看護を実践することが大切である

EP 患者教育項目	●患者・家族に安静の必要性を説明する ●各治療の必要性を説明する ●自覚症状出現時，悪化時には医療者へ報告するように説明する	📝 **根拠・意味づけ** ＊治療の必要性や症状が理解できる言葉で説明し，患者・家族の協力を得ることが必要である

⚠️ **臨床知からのポイント**
- 患者だけでなく家族にも指導を行い，患者・家族が疾患を理解し，患者とともに治療に臨めるようにする
- 安静制限の必要性が理解されていないと，症状が緩和したときに安静制限を守らないことがある．なぜ安静が必要なのかを繰り返し説明し，患者の理解を得ていくことも必要である

評価	●入院 24 時間後に目標に関する初回評価を行う ●目標が達成されていれば，その後約 1 週間は 2〜3 日ごとに評価する．心不全による症状がなくなれば，評価の間隔を空けていく ●心不全の増悪によって補助循環の開始などがあれば本計画を変更する

看護問題 #2　ガス交換障害

看護目標　肺うっ血が軽減し，自他覚症状が改善する

看護計画

OP 観察項目	●バイタルサイン ●呼吸数，呼吸音，呼吸様式，呼吸困難感など自覚症状の有無・程度 ●痰の性状・量 ●SpO$_2$ ●検査所見 　動脈血ガス分析，胸部 X 線写真 ●水分出納バランス ●四肢冷感，チアノーゼの有無	📝 **根拠・意味づけ** ＊左心不全からの肺水腫の症状として呼吸器系の症状が生じるため，呼吸のフィジカルアセスメントが必要となる ＊急性期では，治療によって呼吸困難感の軽減（「呼吸が楽になった」）など自覚症状の改善が大切である．そのため，自覚症状の有無・程度の把握を行う

⚠️ **臨床知からのポイント**
- 心不全では，肺下部背面の crackles や呼気時の喘鳴が聴取できる．聴取できる部位，時相，音の性状を理解して聴診を行う
- 心音の異常には，収縮期・拡張期雑音がある．雑音の聴取できる時相と音調から，心不全の原因疾患を推定することができる

CP	●確実な酸素投与 ●体位を起座位，ファウラー位とし，安楽を保つ ●日常生活援助を行う	📝 **根拠・意味づけ** ＊起座位やファウラー位をとることで静脈還流が減少し症状が軽減する ＊日常生活援助を行う際には，酸素化・換気状態を示す呼吸回数，呼吸様式，SpO$_2$ などの値と自覚症状を統合・アセスメントしながら実施する

3　慢性心不全

| CP（看護・治療項目） | ● 呼吸状態悪化に備える
● 精神的援助として，不安や恐怖などの感情を表出できるようにかかわる | ＊有効な痰喀出を行い気道浄化に努め，換気障害を最小限にとどめる必要がある
＊肺うっ血増強時，酸素化の維持が困難な場合は非侵襲的陽圧換気（non-invasive positive pressure ventilation；NPPV）もしくは挿管⇒人工呼吸器装着となることもある．速やかに対応できるように準備しておく必要がある |

臨床知からのポイント

- 体位変換を行う際は起座呼吸の機序を念頭におくことが大切である．静脈還流の増加が肺うっ血を増強させる可能性がある
- 心不全の悪化に伴う胸水や肺うっ血により呼吸状態が悪化する．安楽に過ごせるように考え，呼吸状態をアセスメントしケアを行う必要がある
- 呼吸苦などは患者に死の恐怖を感じさせるものである．安楽に過ごせるように配慮するとともに，患者と会話する機会を多くもち不安の軽減に努める

| EP（患者教育項目） | ● 自覚症状出現時，悪化時には医療者へ報告するよう患者・家族に説明する | **根拠・意味づけ**
＊心不全の症状には自覚症状が多い．患者自身に症状を理解してもらい，心不全の悪化に早期に対応していく |

臨床知からのポイント

- 家族は患者の少しの変化にも気づくことができる．そこで，患者だけではなく，家族にも指導を行うことで異常の早期発見につなげる

| 評価 | ● 入院24時間後に目標に対しての初回評価を行う
● 目標が達成されていれば，その後約1週間は2〜3日ごとに評価する．肺うっ血による症状がなくなれば，評価の間隔を空けていく
● 肺うっ血の増悪により気管挿管や人工呼吸管理の開始などがあれば本計画を変更する |

看護問題 #3　活動耐性の低下

看護目標　指示された安静度内での生活を送ることができる

看護計画

| OP（観察項目） | ● 安静度
● 活動に伴う循環動態の変動の有無
● 安静に伴う苦痛の有無
● 筋力低下の有無・程度
● 易疲労感の有無・程度 | **根拠・意味づけ**
＊長期間の安静は筋力低下を起こしやすい
＊筋力低下の程度を把握し，安静制限内で実施可能なケア（リハビリテーションなど）を考えていく
＊心拍出量減少による骨格筋の血流低下から易疲労性を生じることがある．心不全症状を把握するとともに，症状に合わせた日常生活動作（ADL）の援助を行うために，程度の把握が必要である |

臨床知からのポイント

- リハビリテーション実施中，Borgスケールなどを用いて自覚症状を把握する　表2

CP（看護・治療項目）	●患者の状態に応じた日常生活援助 ●処置，検査，ケアが重複もしくは連続して行われないように調整する ●患者の状態に応じて心臓リハビリテーションを行う	📝 **根拠・意味づけ** ＊日常生活援助を行う際には，循環動態のモニタリングをしながら行う ＊心拍数，血圧，呼吸数が指示された範囲内で活動を行えるようにする ＊適度な運動は運動耐性能を増し，QOLの向上につながる．患者の病状に応じてリハビリテーションを行っていく必要がある

⚠️ **臨床知からのポイント**
- 不必要な安静は患者のADLを低下させる．日常生活援助はすべてを看護師が行うのではなく，自分で行えることは実施してもらい，活動性の低下を予防していくことも必要である
- リハビリテーション実施時はモニタリングを行い，心不全症状の出現や悪化に注意する
- 患者の病状・症状に合わせて，リハビリテーション内容を見直していく

EP（患者教育項目）	●安静の必要性と安静度について説明する ●心臓リハビリテーションの必要性を説明する ●活動時に症状が出現したときには医療者へ報告するように説明する	📝 **根拠・意味づけ** ＊リハビリテーション実施中の心不全増悪を早期に発見し，対応していくために，患者に自覚症状を説明する．また，リハビリテーション実施中に心不全症状を確認することで患者の心不全への理解を深める ＊運動療法によって運動耐性能，自覚症状，QOLが改善するため，患者が前向きに取り組めるように指導する

⚠️ **臨床知からのポイント**
- 患者だけでなく家族にも指導を行い，患者・家族が疾患を理解し，ともに治療に臨めるようにすることが重要である
- 安静制限は行動が制限されるため，患者はネガティブに受け取りがちである．苦しい安静制限も，早く回復するために必要なこととポジティブに捉えられるように説明する

評価	●入院24時間後に目標に対しての初回評価を行う ●目標が達成され，心臓リハビリテーションが開始されれば1週間ごとに評価する

看護問題 #4　非効果的自己健康管理

看護目標1　生活習慣の改善が必要な点を理解できる
看護目標2　心不全を悪化させないために生活習慣を改善することができる

看護計画

OP（観察項目）	●心不全についての理解度 ●心不全の増悪因子についての理解度 ●服薬管理についての理解度 ●生活習慣の改善に必要な点の理解度	📝 **根拠・意味づけ** ＊心不全は増悪と寛解を繰り返しながら，徐々に病状が悪化していく．そのため，心不全の増悪を予防することが重要である ＊予防のためには患者による自己管理が必要．退院後に自己管理を継続してもらうためには，患者の治療などに対する理解度を把握して介入していく

O P	**⚠ 臨床知からのポイント** ● 理解度を確認するときは，「○○は知っていますか？」という患者の知識を問うような質問ではなく，日常会話の中から理解度を把握していく 　例）食事中に「味付けはどうですか？」「好きな食べ物は何ですか？」ということから普段の味付け（塩分）の程度や体重増加などにつながる食生活をしていないかどうかがわかる
C P （看護・治療項目）	● 心不全になった誘因を患者とともに振り返る ● 疾患や今後の生活に関する不安や疑問を傾聴する ● 生活習慣の中で改善が必要なことを患者とともに考える **✏ 根拠・意味づけ** * 心不全患者の再入院の誘因は，塩分・水分の過剰摂取や怠薬が多い．その誘因を患者とともに振り返ることで，患者自身が修正する行動を具体的に考えていくことができる * 生活習慣を改善するには，患者の退院後の生活を具体的に把握し，実現可能な方法を患者とともに考えることが重要である * 心不全のコントロールのため，患者は生活の変化を余儀なくされる．その思いを受け止め，治療に前向きに取り組めるように支援する **⚠ 臨床知からのポイント** ● 医療者側が必要な治療などを一方的に提示するのではなく，患者とともに考え患者自身が決定することが自己管理の継続を可能にする．このように患者が治療方針の決定に参加し，その決定に従って治療を受けることをアドヒアランスという
E P （患者教育項目）	● 心不全について，患者・家族に理解しやすい言葉で説明する ● 心不全の増悪因子について説明する ● 下記の事項を患者・家族へ説明する 　食生活，運動療法，禁煙，服薬管理，飲酒，体重コントロール ● 症状出現時の対処方法について説明する **✏ 根拠・意味づけ** * 心不全による再入院の誘因については，塩分・水分の過剰摂取や服薬の不徹底など，予防できることも多く，自己管理が重要になってくる * 体重増加は心不全増悪の徴候であるため，毎日の体重測定を指導する * 患者が自己判断で中断・減量することがないよう，必要性や効用を詳しく説明していく必要がある * 塩分の過剰摂取は，循環血液量の増加（前負荷の増加）を招き，心負荷が増大する．軽症心不全患者では1日7g以下，重症心不全患者では1日3g以下の塩分制限が必要である * 過剰な飲水は前負荷増加を招く可能性がある * 肥満があれば，肥満改善の食事療法が必要である **⚠ 臨床知からのポイント** ● 自己管理を続けるためには，できたことを認め自己効力感を高めていくかかわりが必要である ● 患者の生活を知り，日常生活の中で実践できる指導を行い継続できるように支援していく
評価	● 入院48時間後に看護目標1に対しての初回評価を行う ● 看護目標2は，入院期間中に生活習慣の改善について理解できるように看護計画を立案する ● 入院中に目標が達成できなかった場合は，外来へ申し送り継続看護を行う

（中村明美）

表2 Borgスケールの指数と運動強度

指数 (scale)	自覚的運動強度 RPE (ratings of perceived exertion)	運動強度 (%)
20	もう限界	100
19	非常につらい（very very hard）	95
18		
17	かなりつらい（very hard）	85
16		
15	つらい（hard）	70
14		
13	ややつらい（somewhat hard）	55（ATに相当）
12		
11	楽である（fairly lignt）	40
10		
9	かなり楽である（very lignt）	20
8		
7	非常に楽である（very very lignt）	5
6		

引用文献

1）日本循環器学会，日本心不全学会：急性・慢性心不全診療ガイドライン（2017年改訂版）. http://www.j-circ.or.jp/guideline/pdf/JCS2017_tsutsui_h.pdf（2019年1月閲覧）
2）宇都宮明美編：これだけは知っておきたい循環器ナーシングQ＆A．総合医学社，東京，p149, p153，2014

急性期から回復期の退院に向けた看護

1. 回復期から退院に向けた患者の看護

- 退院後も慢性心不全を自己管理できるように，セルフケア能力を獲得することが重要である．セルフケア能力の獲得においては，多職種で構成される医療チームがかかわり，さまざまな問題を抱える患者の退院を支援する．

2. 慢性心不全患者に対するセルフケア

- 慢性心不全患者がセルフケアを実践していくために必要な支援として，①心不全の基本的な知識，②症状のモニタリング，③食事療法・薬物療法，④運動療法などがある．患者がセルフケアを実践できるように具体的な内容とし，患者とともに目標を立てながら進めていくことが必要である．

（1）心不全の基本的知識
- 心不全の病態や症状などについての知識を提供する．心不全に関する正しい知識を得ることで，医療者から一方的な提示ではなく，患者自身が決定してセルフケアを実践していくことが可能となる．

（2）症状のモニタリング
- 体重増加，労作時の息切れ，下肢の浮腫，易疲労性，食欲低下など心不全症状を自覚し，適切な対処行動をとることが必要である．そのための知識・スキルを獲得し，受診遅れや心不全の増悪を防いでいく．
- 毎日の体重測定によるモニタリングは重要であるため，患者が必要性を理解し毎日の測定・記録を日常生活に組み込んでいけるように支援する．また，どの程度体重が増加したら受診するべきかを具体的に伝えておく．

（3）食事療法，薬物療法
- 心不全増悪による再入院は，塩分・水分制限の不徹底，内服の不徹底によるものが多い．塩分・水分制限の程度は患者の病状によるため，まずその把握を行う．そして，現在患者がどれくらいの塩分・水分を摂取しているかを把握する．その2つを照らし合わせ，塩分・水分制限の知識の提供と患者に合った具体的な塩分・水分制限の方法を考える．
- 内服においては，患者が自己判断で休薬や投与量の調整を行わないように，処方された薬を確実に内服できるように，薬剤の必要性や効果を理解できるように説明していく必要がある．また，慢性心不全患者は高齢で多疾患を抱えている人も多く，必要性は理解できていても，多くの内服薬をすべて確実に内服できていないことも予想される．一包化や投薬回数の検討，配薬ボックスの工夫などを行い，確実に内服できるようにしていくことも必要である．

（4）運動療法
- 慢性心不全における運動耐容能低下の機序は，骨格筋の筋肉量減少や代謝異常，血管拡張能低下などであると考えられるようになってきた．また過度の安静や長期臥床により，運動能力の低下，運動時心拍数の上昇，血圧調節の障害（起立性低血圧），骨格筋量や筋力の低下などが生じ，さらに運動耐容能が低下する．安定期にある慢性心不全に対して運動療法を実施することで，運動耐容能の増加に加えて，表1 のような効果がある．
  目的：運動耐容能の向上，QOLの改善，再入院の防止により，長期予後を改善する．
  適応：安定期にあるコントロールされた心不全で，NYHA心機能分類Ⅱ～Ⅲ度の症例が適応となる．
  禁忌：心不全の運動療法の絶対的禁忌と相対的禁忌を 表2 示す．
- 心不全急性増悪により入院した患者に対して，急性期の心不全クリニカルパスから，入院中に開始される回復期心臓リハビリテーションプログラム，退院後の外来通院心臓リハビリテーション，慢性安定期の疾患管理までの流れを示す 図1．急性期から慢性期までを切れ目なくつなぐことが重要である．

表1 心不全に対する運動療法の効果

1. 運動耐容能：改善
2. 心臓への効果
   a) 左室機能：安静時左室駆出率不変または軽度改善，運動時心拍出量増加反応改善，左室拡張早期機能改善
   b) 冠循環：冠動脈内皮機能改善，運動時心筋灌流改善，冠側副血行路増加
   c) 左室リモデリング：悪化させない（むしろ抑制），BNP低下
3. 末梢効果
   a) 骨格筋：筋量増加，筋力増加，好気的代謝改善，抗酸化酵素発現増加
   b) 呼吸筋：機能改善
   c) 血管内皮：内皮依存性血管拡張反応改善，一酸化窒素合成酵素（eNOS）発現増加
4. 神経体液因子
   a) 自律神経機能：交感神経活性抑制，副交感神経活性増大，心拍変動改善
   b) 換気応答：改善，呼吸中枢 CO_2 感受性改善
   c) 炎症マーカー：炎症性サイトカイン（TNF-α）低下，CRP低下
5. QOL：健康関連QOL改善
6. 長期予後：心不全入院減少，無事故生存率改善，総死亡率低下（メタアナリシス）

(日本循環器学会：心血管疾患におけるリハビリテーションに関するガイドライン（2012年改訂版）．http://www.j-circ.or.jp/guideline/pdf/JCS2012_nohara_h.pdf（2019年1月閲覧）)

表2 心不全の運動療法の禁忌

Ⅰ．絶対的禁忌	1) 過去1週間以内における心不全の自覚症状（呼吸困難，易疲労性など）の増悪 2) 不安定狭心症または閾値の低い［平地ゆっくり歩行（2METs）で誘発される］心筋虚血 3) 手術適応のある重症弁膜症，特に大動脈弁狭窄症 4) 重症の左室流出路狭窄（閉塞性肥大型心筋症） 5) 未治療の運動誘発性重症不整脈（心室細動，持続性心室頻拍） 6) 活動性の心筋炎 7) 急性全身性疾患または発熱 8) 運動療法が禁忌となるその他の疾患（中等症以上の大動脈瘤，重症高血圧，血栓性静脈炎，2週間以内の塞栓症，重篤な他臓器障害など）
Ⅱ．相対的禁忌	1) NYHA Ⅳ度または静注強心薬投与中の心不全 2) 過去1週間以内に体重が2kg以上増加した心不全 3) 運動により収縮期血圧が低下する例 4) 中等症の左室流出路狭窄 5) 運動誘発性の中等症不整脈（非持続性心室頻拍，頻脈性心房細動など） 6) 高度房室ブロック 7) 運動による自覚症状の悪化（疲労，めまい，発汗多量，呼吸困難など）
Ⅲ．禁忌とならないもの	1) 高齢 2) 左室駆出率低下 3) 補助人工心臓（LVAS）装着中の心不全 4) 植込み型除細動器（ICD）装着例

(日本循環器学会：心血管疾患におけるリハビリテーションに関するガイドライン（2012年改訂版）．http://www.j-circ.or.jp/guideline/pdf/JCS2012_nohara_h.pdf（2019年1月閲覧）)

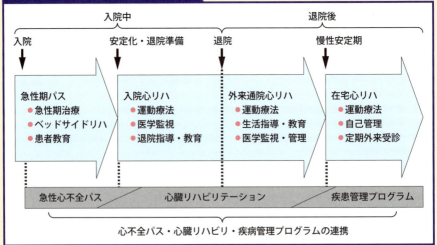

図1　急性期から退院後慢性期までの流れ

（日本循環器学会：心血管疾患におけるリハビリテーションに関するガイドライン（2012年改訂版）．http://www.j-circ.or.jp/guideline/pdf/JCS2012_nohara_h.pdf（2019年1月閲覧））

（5）その他

- **禁煙**：禁煙の必要性を理解する．受動喫煙を避けるため，家族に喫煙者がいる場合は家族への説明も行う．
- **予防接種**：感染症を併発することで心不全を悪化させることがあるため，インフルエンザや肺炎球菌に対する予防接種を受けることを説明する．
- **心理的サポート**：慢性心不全患者は，息苦しさや倦怠感といった症状そのものや死への恐怖などから抑うつ状態を引き起こしやすい．疾患やそれに伴う生活の変化などに対応できるように心理的な支援を行っていく．

（中村明美）

引用文献

1）日本循環器学会：心血管疾患におけるリハビリテーションに関するガイドライン（2012年改訂版）．http://www.j-circ.or.jp/guideline/pdf/JCS2012_nohara_h.pdf（2019年1月閲覧）

参考文献

1）日本循環器学会，日本移植学会，日本胸部外科学会，他：慢性心不全治療ガイドライン（2010年改訂版）．

4 不整脈

1. 定 義

- 心臓の収縮は電気刺激によって生じる．電気刺激は，①洞結節⇒②心房⇒③房室結節⇒④ヒス束⇒⑤右脚・左脚⇒⑥プルキンエ線維⇒⑦心室という順で伝わる 図1．不整脈とは，この電気刺激の発生や伝わり方に問題が生じた結果，心拍数やリズムに変調をきたした状態である．
- 洞結節からの電気刺激により，心房と心室の収縮が起こる．電気刺激の伝導には時間差があるため，心房⇒心室への血液運搬が効率よく行われる．その結果，心室が十分に拡張し血液が充満することで心拍出量が保たれる．

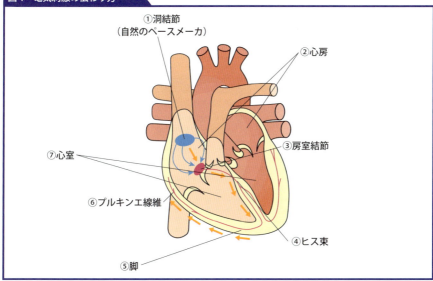

図1 電気刺激の伝わり方

2. 分 類

- 不整脈は，徐脈性不整脈と頻脈性不整脈に分類される．各不整脈の心電図波形と特徴を 表1 に示す．

1）徐脈性不整脈

- 房室ブロック（atrioventricular block；AV block）
- 洞不全症候群（sick sinus syndrome；SSS），洞性徐脈（sinus bradycardia）

2）頻脈性不整脈

- 頻脈性不整脈は，さらに心房性のものと心室性のものに分けられる．

（1）心房性
- 洞性頻脈（sinus tachycardia）
- 発作性上室頻拍（paroxysmal supraventricular tachycardia；PSVT）
- 心房細動（atrial fibrillation；AF）
- 心房粗動（atrial flutter；AFL）

（2）心室性
- 心室頻拍（ventricular tachycardia；VT）
- 心室細動（ventricular fibrillation；VF）

3）期外収縮

- 期外収縮は，心房性のものと心室性のものに分けられる．

（1）心房性
- 心房期外収縮（premature atrial contraction；PAC）

（2）心室性
- 心室期外収縮（premature ventricular contraction；PVC）

表1　不整脈の心電図波形と特徴

	心電図波形	特　徴
徐脈性不整脈	房室ブロック（AV block）	●心房と心室の間の伝導障害 ●P波は規則正しく出るが，PQ時間が延長したり，QRS波が続かないことがある ●重症度によりⅠ度，Ⅱ度，Ⅲ度に分類される
	洞不全症候群（SSS）	●洞結節の機能低下により，P波は出ず洞停止になった状態 ●補充調律が出現しなければ，めまいや失神を起こすことがある
頻脈性不整脈（心房性）	発作性上室性頻拍（PSVT）	●心拍数は150回/min以上となる ●P波は見えないことが多く，QRSの形は正常 ●電気刺激が同じところで旋回することで生じている
	心房細動（AF）	●心房内で無秩序な電気的興奮が起こる ●P波のかわりに，f波と呼ばれる細かい基線の揺れがみられる ●心室には不規則に興奮が伝わるため，R-R間隔は不規則である
	心房粗動（AFL）	●心房内で電気的興奮が旋回している状態 ●のこぎりの歯のような基線が特徴 ●心室には2：1や4：1など規則的に伝わるため，R-R間隔は規則的である

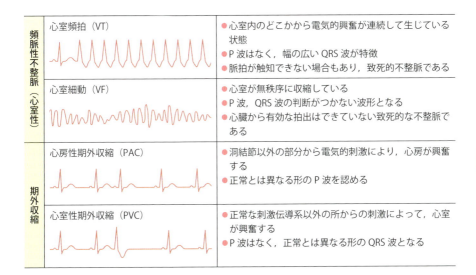

3. 病態と必要な観察項目

- 不整脈の症状には，動悸や脈が飛ぶといった比較的軽い自覚症状もあるが，失神や心不全症状といった重症度の高い症状もあり注意が必要である．
- これらの症状は，不整脈の出現と心拍出量の減少が密接にかかわっている．1分間の心拍出量は，「1回の心拍出量×1分間の心拍数」である．1回の心拍出量は，前負荷，後負荷，心収縮力によって決定される 図2．
- 徐脈性不整脈の場合，1分間の心拍数が減少するため心拍出量は減少する．心拍数が増加すると，減少した心拍出量は増加する．しかし，150回/min以上の頻脈になると，心室が十分に拡張することができず，心室への血液充満が減少する結果，心拍出量は減少してしまう．また，不整脈になりリズム異常となった場合も，心室が十分に拡張しないままに次の収縮が起こるため，心拍出量は減少する．そのため，不整脈出現時には，心拍出量減少に伴う症状に注意して観察する必要がある．

図2 心拍出量の4因子

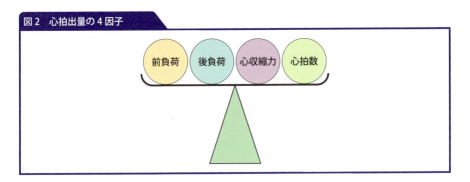

観察項目

👆 症 状	❗ 考えられること	👁 観察すること
●動悸	●頻脈 ●不整脈によるリズム異常	●バイタルサイン ●自覚症状の程度と症状の変化 ●心電図モニタ ●12誘導心電図

📝 根 拠

- 不整脈は持続するものや一時的なものなどさまざまなものがあるため，どのようなときに症状が出現するのか，症状の変化をみていく必要がある
- 動悸は頻脈やリズム異常によって生じるため，それらによって循環動態に変調をきたしていないか把握する必要がある
- 動悸の原因は不整脈だけではないため，症状の変化や心電図を観察して原因を考えていくことが必要である．その他の原因として，運動，緊張，興奮，発熱，貧血，感染，甲状腺機能の低下などがある

👆 症 状	❗ 考えられること	👁 観察すること
●めまい・ふらつき ●失神発作	●脳血流の低下	●バイタルサイン ●自覚症状の程度と症状の変化 ●心電図モニタ ●意識レベル ●瞳孔の観察 　瞳孔径・左右差 　対光反射の有無 ●神経症状の有無と程度 　運動障害，言語障害やけいれんなど ●ショックの所見 用語 ショックの5P：簡単にショックの徴候を捉えることができる 表2．血圧計などの医療機器を必要とせず，目と手でみることができる

表2　ショックの5P

蒼白 （pallor）	●顔色，爪色，口唇などの色が悪い
虚脱 （prostration）	●ぼーっとしている ●不安感 ●力が入らない
冷汗 （perspiration）	●全身や掌が冷たく湿っている
脈拍触知不能 （pulselessness）	●脈が弱く速い ●触れにくい
呼吸不全 （pulmonary deficiency）	●浅く速い呼吸

		根 拠
●めまい・ふらつき ●失神発作		●不整脈に伴う心拍出量の減少の影響はさまざまな臓器でみられる．その中でも，脳血流が低下するとめまいやふらつきなどの症状がみられる ●徐脈と頻脈のどちらでも認める症状であるため，どの不整脈によって症状が起こっているか把握する必要がある

症 状	考えられること	観察すること
●心不全症状	●心拍出量の低下	●バイタルサイン ●左心不全症状 　息切れ，呼吸困難，咳嗽，喀痰 　頻呼吸，起座呼吸，喘鳴，経皮的動脈血酸素飽和度（SpO_2）低下，異常心音，異常呼吸音，胸部X線写真，血液ガス分析，末梢循環状態（四肢冷感，チアノーゼ，易疲労感，全身倦怠感，乏尿，精神神経症状）など ●右心不全症状 　浮腫，体重増加，腹部膨満感，腹水貯留 　肝腫大，消化器症状，心窩部不快感，右季肋部痛，頸静脈の怒張など ※「各論3．慢性心不全」参照

根 拠

●不整脈による心拍出量減少が持続すると，心不全へと悪化する可能性がある
●心不全の症状の有無を観察し，徴候を早期に捉え対応していくことが必要である

MEMO

4. 治 療

1）徐脈性不整脈 図3

（1）緊急時の治療
- 徐脈による重篤な症状を生じた際には，緊急の対応が必要となる．AHA 心肺蘇生ガイドライン 2015 の徐脈アルゴリズムに沿って治療を行う 図4．

（2）薬物療法
- 症状を伴う徐脈性不整脈はペースメーカが適応となる．しかし，以下の場合には薬物療法が行われることがある
  ①原因が可逆性であり，その治療を行っている期間
  ②患者の拒否がある場合
  ③患者の全身状態が悪くペースメーカ植込みの適応とならない場合
  ④徐脈の程度や症状が軽い場合

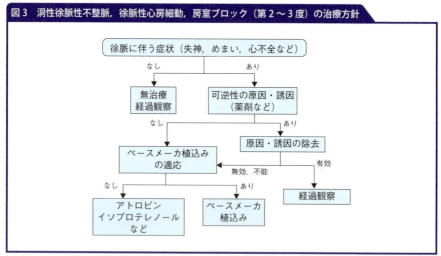

図3　洞性徐脈性不整脈，徐脈性心房細動，房室ブロック（第2～3度）の治療方針

（日本循環器学会：不整脈薬物治療に関するガイドライン（2009年改訂版）．http://www.j-circ.or.jp/guideline/pdf/JCS2009_kodama_h.pdf（2019年1月閲覧））

（3）非薬物療法：ペースメーカ植込み 図5
- 症状を伴う徐脈性不整脈はペースメーカが適応となる．
- ペースメーカは，本体と電気刺激を伝えるリードからなり，電気刺激を送って徐脈性不整脈を治療する．
- 生命予後および QOL の改善を目的として行われる．
- ペースメーカ本体は，鎖骨下あたりの前胸部に植込まれ，リードは鎖骨下静脈から右房か右室，もしくはその両方に留置する．
- 症状のない洞性徐脈の場合はペースメーカの適応とはならない．
- めまい，息切れ，易疲労感，湿疹などの症状や心不全症状が認められる場合や著明な徐脈や心停止（心拍数 40 回/min 以下，もしくは心停止 3 秒以上）を認める場合は，ペースメーカを考慮する．

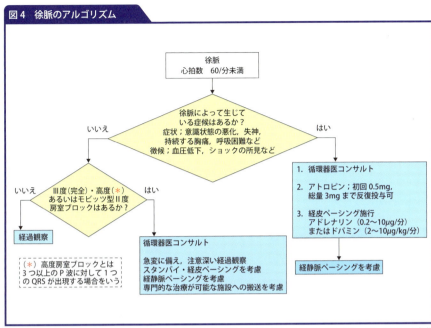

図4 徐脈のアルゴリズム

(日本蘇生協議会監:JRC 蘇生ガイドライン 2015. 医学書院, p93, 2016 より転載)

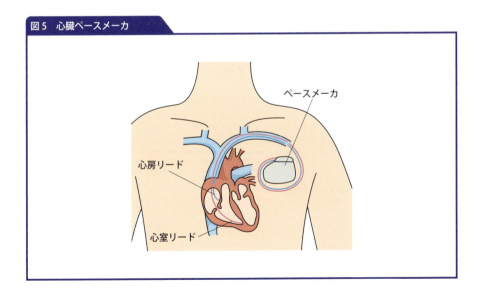

図5 心臓ペースメーカ

2）頻脈性不整脈（心房性）

（1）薬物療法

- 心房細動の薬物療法には，抗血栓療法，心拍数調整のための薬物療法，洞調律維持のための薬物療法がある．

①抗血栓療法

- 心房細動の管理上，最も大切なことは塞栓症（特に心原性脳梗塞）を予防することであり，そのためには適切な抗血栓療法が必要である 図6 ．

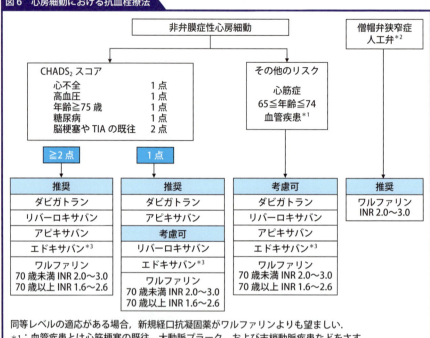

図6　心房細動における抗血栓療法

同等レベルの適応がある場合，新規経口抗凝固薬がワルファリンよりも望ましい．
*1：血管疾患とは心筋梗塞の既往，大動脈プラーク，および末梢動脈疾患などをさす．
*2：人工弁は機械弁，生体弁をともに含む．
*3：2013年12月の時点では保険適応未承認．

（日本循環器学会：心房細動治療（薬物）ガイドライン（2013年改訂版）．http://www.j-circ.or.jp/guideline/pdf/JCS2013_inoue_h.pdf
（2019年1月閲覧））

②心拍数調整のための薬物療法 図7
- 130回/min以上の心房細動は心不全を惹起するため，心拍数は130回/min以下にコントロールすることが必要である．
- ジギタリス製剤・非ジヒドロピリジン系カルシウム拮抗薬やβ遮断薬の静脈注射薬が用いられる．

③洞調律維持のための治療 図8
- 心房細動を洞調律にするには，電気ショックと薬物療法がある．いずれの場合も，心房内血栓がないことと十分な抗凝固療法が行われているかを確認する．
- 心房細動により血行動態が不安定となり，対応に緊急性が求められる場合には電気ショックによる除細動が選択される．血行動態が安定しており，器質的心疾患がない場合は薬物による薬理学的除細動が試みられる．

図7 心房細動の心拍数調節（薬物治療）

副伝導路
- あり → ピルシカイニド，フレカイニド，ジソピラミド，シベンゾリン，プロカインアミド
- なし
  - 心不全あり
    - ジゴキシン経口・静注
    - アミオダロン経口・静注*（*：静注は保険適応なし）
    - ランジオロール静注
    - カルベジロール（心拍数調節の適応なし）
    - ビソプロロール
  - 心不全なし
    - β遮断薬
    - Ca拮抗薬：ベラパミル，ジルチアゼム

（日本循環器学会：心房細動治療（薬物）ガイドライン（2013年改訂版）．http://www.j-circ.or.jp/guideline/pdf/JCS2013_inoue_h.pdf （2019年1月閲覧））

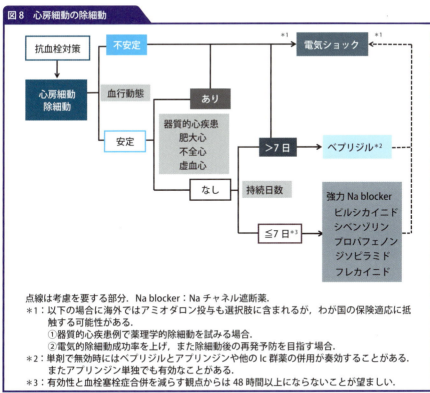

図8 心房細動の除細動

点線は考慮を要する部分．Na blocker：Naチャネル遮断薬．
*1：以下の場合に海外ではアミオダロン投与も選択肢に含まれるが，わが国の保険適応に抵触する可能性がある．
　①器質的心疾患例で薬理学的除細動を試みる場合．
　②電気的除細動成功率を上げ，また除細動後の再発予防を目指す場合．
*2：単剤で無効時にはベプリジルとアプリンジンや他のIc群薬の併用が奏効することがある．またアプリンジン単独でも有効なことがある．
*3：有効性と血栓塞栓症合併を減らす観点からは48時間以上にならないことが望ましい．

（日本循環器学会：心房細動治療（薬物）ガイドライン（2013年改訂版）．http://www.j-circ.or.jp/guideline/pdf/JCS2013_inoue_h.pdf （2019年1月閲覧））

（2）非薬物療法：カテーテルアブレーション 図9
- カテーテルアブレーションは，発作性上室頻拍，心房細動，心房粗動，心室頻拍など頻脈性不整脈に対して，高周波電流をカテーテル先端から流して不整脈を起こす原因となる異常な電気刺激の発生部位を焼灼する治療法である．
- 適応は，薬物療法が無効もしくは薬物療法の実施が困難な場合，頻拍に伴う失神や心不全などの症状がある場合，QOL の著しい低下がある場合などである．

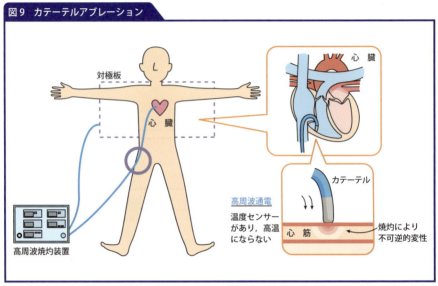

図9 カテーテルアブレーション

(宇都宮明美編：これだけは知っておきたい循環器ナーシング Q&A．総合医学社，p145，2014 より引用)

3）頻脈性不整脈（心室性）

- 持続性心室頻拍や心室細動など致死的不整脈は，植込み型除細動器（ICD）が有効な治療であるが，突然発症した不整脈をまず停止させることが必要である．
- 緊急を要するため DC ショックを行うが，DC で停止しない場合には薬物も併用する．
- いったん改善した不整脈が繰り返し認められる場合には，QT 延長の有無を確認して薬物を選択する 図10．

MEMO

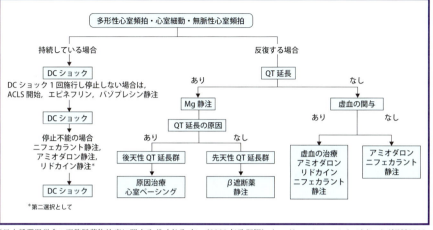

図10 多形性心室頻拍・心室細動・無脈性心室頻拍：発作時の治療

(日本循環器学会：不整脈薬物治療に関するガイドライン（2009年改訂版）. http://www.j-circ.or.jp/guideline/pdf/JCS2009_kodama_h.pdf（2019年1月閲覧））

(1) 非薬物療法：植込み型除細動器

- 植込み型除細動器（implantable cardioverter defibrillator；ICD）は，持続性心室頻拍や心室細動など致死的不整脈による心臓突然死を防ぎ，生命予後を改善するのに有効な治療である．
- 不整脈が起こらないようにするものではなく，致死的不整脈が出現した際に電気ショックを発生させるものである．
- 心室頻拍や心室細動を起こす原因には，心筋梗塞，肥大型心筋症，拡張型心筋症，催不整脈性右室心筋症/右室異形成，特発性心室細動（ブルガダ症候群など）がある．

4）その他：心臓再同期療法

- 心臓再同期療法（cardiac resynchronization therapy；CRT）は不整脈そのものの治療ではなく，不整脈に伴う慢性心不全への治療として行われる．
- 心臓の同期不全を伴う中等症以上の慢性心不全患者に対して行うことで，心不全悪化の予防および生命予後の改善が期待できる．
- 重症心不全では，左右の心室が同時に収縮しないことにより心拍出量が低下する．そこで，CRTを行うことで左右の心室の収縮のずれの改善を図る．

MEMO

5. 病態関連図と看護問題

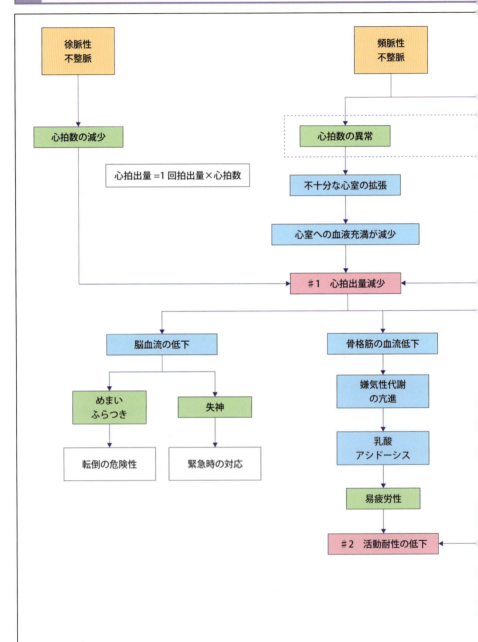

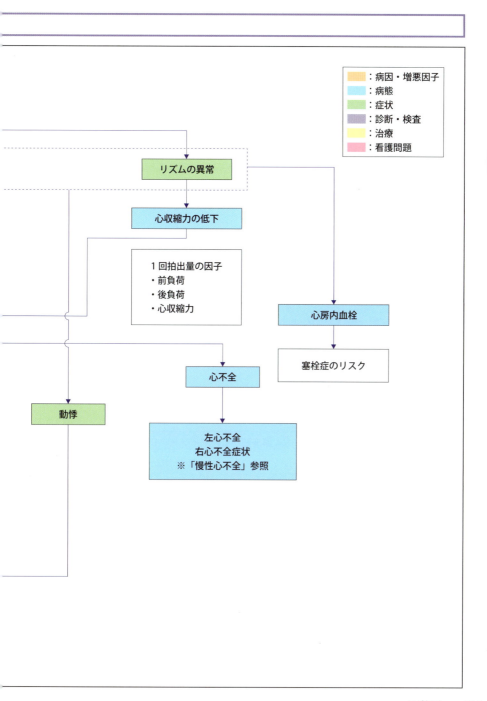

6. 看護問題，目標と介入のポイント

看護問題♯1　心拍出量減少
看護目標　心拍出量が保たれ，循環不全を起こさない

看護計画

OP（観察項目）

- バイタルサイン
- 心電図，12誘導心電図
- 不整脈の有無・程度
- 自覚症状の程度と症状の変化
- 水分出納バランス　●意識レベル
- 瞳孔の観察
  瞳孔径・左右差，対光反射の有無
- 神経症状の有無・程度
  運動障害，言語障害やけいれんなど
- ショックの徴候の有無
- 左心不全症状
  息切れ，呼吸困難，咳嗽，喀痰，頻呼吸，起座呼吸，喘鳴，SpO_2低下，異常心音，異常呼吸音，胸部X線写真，血液ガス分析，末梢循環状態（四肢冷感，チアノーゼ），易疲労感，全身倦怠感，乏尿，精神神経症状など
- 右心不全症状
  浮腫，体重増加，腹部膨満感，腹水貯留，肝腫大，消化器症状，心窩部不快感，右季肋部痛，頸静脈の怒張など

根拠・意味づけ

* 不整脈が出現すると，心拍出量が減少して循環動態が悪化することがあるため，注意が必要である
* 不整脈により心不全の悪化を招くこともあるため，心不全症状がないかを観察することが必要である

臨床知からのポイント

- 不整脈のある患者はモニタを付けていることが多い．勤務の初めにはモニタで不整脈の有無と程度を確認し，その後は変化がないか定期的に観察する
- 不整脈がどのように変化したら報告をするのか，医師に確認しておく
- 心拍出量減少に伴って現れる症状には右心不全症状と左心不全症状があり多様である．その一つひとつを見逃さないように観察する
- 心房細動で心原性脳梗塞が生じることもあるため，意識レベル・瞳孔などの観察を行う

CP（看護・治療項目）

- 必要時安静の保持：安静を保てるように環境を整える
- 安静制限があれば，日常生活上の援助を行う
- 確実な薬物療法の実施
- 確実な輸液管理
- 緊急時の準備：急変に対応できるよう除細動器や救急カートの準備をする

根拠・意味づけ

* 安静は心臓の仕事量の軽減，酸素消費量の減少につながる
* 心房細動では，塞栓症（特に心原性脳梗塞）を予防することが重要であるため，確実に抗凝固療法を実施する必要がある
* 不整脈の中には致死的不整脈もあり，急変対応ができるように備えておくことが必要である

C P	**⚠ 臨床知からのポイント**	
	● 薬物療法では，薬剤の効果・副作用を理解し，薬剤の開始・増減などが病状に及ぼす影響を予測して看護にあたることが大切である ● 不整脈による急変に速やかに対応できるように，救急カートにある薬剤の効果・副作用について常日頃から学習しておく	
E P（患者教育項目）	● 患者・家族に安静の必要性を説明する ● 自覚症状出現時，悪化時には医療者へ報告するように説明する ● めまいなどにより転倒の可能性がある場合は，歩行時などは看護師を呼ぶように説明する	**📝 根拠・意味づけ** ＊治療の必要性や症状が理解できる言葉で説明し，患者・家族の協力を得ることが必要である
	⚠ 臨床知からのポイント	
	● 不整脈には心停止に至るものもある．心肺蘇生法を熟知し対応できるようにしておく　図11	
評価	● 入院 24 時間後に目標に対しての初回評価を行う ● 目標が達成されていれば，その後約 1 週間は 2 〜 3 日ごとに評価する．不整脈による症状がなくなれば，評価の間隔を空ける	

図11　成人の心停止アルゴリズム

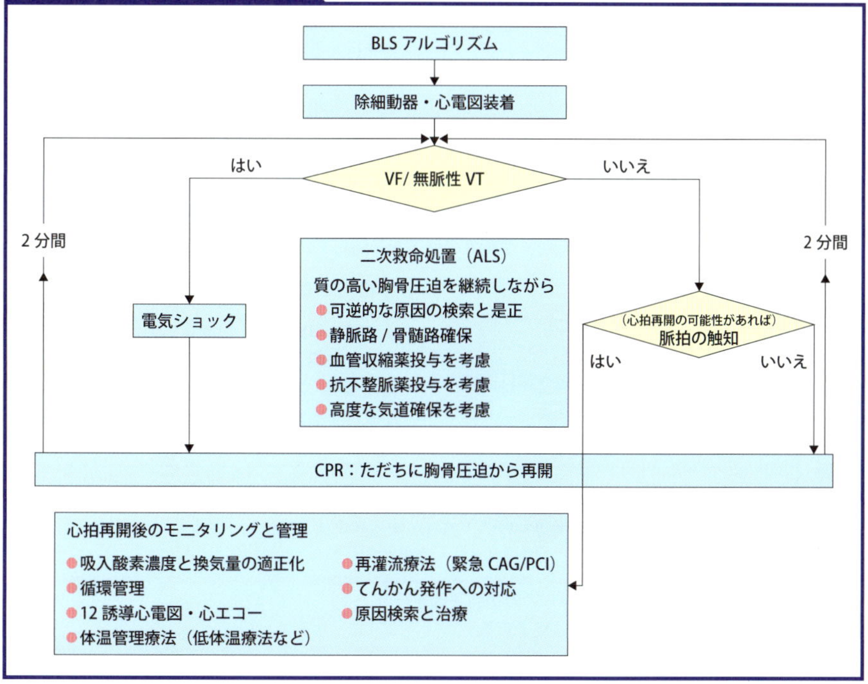

```
          ┌──────────────────┐
          │  BLS アルゴリズム  │
          └─────────┬────────┘
                    ▼
          ┌──────────────────┐
          │ 除細動器・心電図装着 │
          └─────────┬────────┘
                    ▼
         ┌────────────────────┐
    はい  ◇    VF/無脈性 VT    ◇  いいえ
    ┌────┤                    ├────┐
    ▼    └────────────────────┘    ▼
2分間                              2分間
    │     ┌──────────────────────┐
    ▼     │  二次救命処置（ALS）   │   ┌──────────────┐
┌────────┐│ 質の高い胸骨圧迫を継続 │   │(心拍再開の可能性│
│電気ショック│ しながら              │   │ があれば)      │
└────┬───┘│ ●可逆的な原因の検索と │   │  脈拍の触知    │
     │    │  是正                │   └──┬────────┬──┘
     │    │ ●静脈路／骨髄路確保    │  はい│        │いいえ
     │    │ ●血管収縮薬投与を考慮  │      │        │
     │    │ ●抗不整脈薬投与を考慮  │      │        │
     │    │ ●高度の気道確保を考慮  │      │        │
     │    └──────────────────────┘      │        │
     │                                   │        │
     ▼                                   ▼        ▼
     ┌──────────────────────────────────────────────┐
     │      CPR：ただちに胸骨圧迫から再開            │
     └──────────────────────────────────────────────┘

┌─────────────────────────────────────────┐
│ 心拍再開後のモニタリングと管理              │
│ ●吸入酸素濃度と換気量の適正化              │
│ ●循環管理                                │
│ ●12 誘導心電図・心エコー                  │
│ ●体温管理療法（低体温療法など）            │
│ ●再灌流療法（緊急 CAG/PCI）               │
│ ●てんかん発作への対応                     │
│ ●原因検索と治療                           │
└─────────────────────────────────────────┘
```

（日本蘇生協議会監：JRC 蘇生ガイドライン 2015．医学書院，p48，2016 より転載）

看護問題 #2　活動耐性の低下
看護目標　症状の悪化がなく，日常生活を送ることができる

看護計画

OP（観察項目）

- 安静度
- 活動に伴う循環動態の変動の有無
- 活動に伴う不整脈の出現の有無
- 活動に伴う自覚症状の出現の有無・程度
- 筋力低下の有無・程度
- 易疲労感の有無・程度

📝 根拠・意味づけ
- ＊長期間の安静は筋力低下を起こしやすい
- ＊筋力低下の程度を把握し，安静制限内で実施可能なケア（リハビリテーションなど）を考えていく
- ＊心拍出量減少による骨格筋の血流低下から易疲労性を生じることがある．症状に合わせた日常生活動作（ADL）の援助を行うために程度の把握が必要となる

⚠ 臨床知からのポイント
- 不整脈に伴うめまいやふらつきがある場合は，症状の程度を把握し，必要時には転倒予防のケアを検討する

CP（看護・治療項目）

- 患者の状態に応じた日常生活援助
- 処置，検査，ケアが重複もしくは連続して行われないように調整する

📝 根拠・意味づけ
- ＊日常生活援助を行う際には，循環動態のモニタリングをする
- ＊心拍数，血圧，呼吸数が指示された範囲内で活動を行えるようにする
- ＊適度な運動は，運動耐性能を増し，QOLの向上につながる．患者の病状に応じた安静度とし，過度な安静にならないようにする

⚠ 臨床知からのポイント
- 不必要な安静は患者のADLを低下させる．日常生活援助はすべてを看護師が行うのではなく，可能な限り患者が自分で行い，活動性の低下を予防していくことも必要である

EP（患者教育項目）

- 安静の必要性と安静度について説明する
- 活動時に症状が出現したときには医療者へ報告するように説明する

📝 根拠・意味づけ
- ＊不整脈の早期発見・早期対応のために，患者に症状を説明して理解を得る
- ＊運動療法によって運動耐性能，自覚症状，QOLが改善するため，患者が前向きに取り組めるように指導していく

⚠ 臨床知からのポイント
- 患者だけでなく家族にも指導を行い，患者・家族が疾患を理解し，ともに治療に臨めるようにすることが重要である

評価

- 入院48時間後に目標に対しての初回評価を行う
- 目標が達成されれば計画は終了する

（中村明美）

引用文献

1）日本循環器学会：不整脈薬物治療に関するガイドライン（2009年改訂版）．http://www.j-circ.or.jp/guideline/pdf/JCS2009_kodama_h.pdf（2019年1月閲覧）
2）日本蘇生協議会監：JRC 蘇生ガイドライン 2015．医学書院，東京，p48, p93, 2016
3）日本循環器学会：心房細動治療（薬物）ガイドライン（2013年改訂版）．http://www.j-circ.or.jp/guideline/pdf/JCS2013_inoue_h.pdf（2019年1月閲覧）
4）宇都宮明美編：これだけは知っておきたい循環器ナーシングQ＆A．総合医学社，東京，p145, 2014

急性期から回復期の退院に向けた看護

1. 回復期の看護のポイント

1) 非薬物療法後の対応

- 非薬物療法後は，合併症を早期に発見し，対応することが大切である　表1．

表1　非薬物療法後のおもな合併症と対応

	合併症と対応
ペースメーカ/ICD	●出血：創部からの出血・腫脹を観察する．術前から抗凝固療法が行われている場合は出血のリスクが高く，注意が必要である ●感染：リードが感染すると開胸での除去や再手術が必要となる．重症化しないように発赤・腫脹といった感染徴候を観察し，早期対応していく ●リードの位置移動：徐々にリードは付着していくが，位置の移動によりペーシングができないことがある．心拍数が設定より少なくなっていないか観察し，少ない場合はX線写真でリードの位置を確認する ●その他，静脈閉塞，血栓塞栓症，三尖弁閉鎖不全などがある ●術中に血胸，気胸，リード穿孔による心タンポナーデが生じた場合は，これらに伴って出現する症状がないか観察する
アブレーション	●穿刺部の出血，血腫 ●徐々に心嚢液が貯留する場合もあるので心タンポナーデの徴候に注意が必要である

2) 退院後のセルフケア確立に向けた支援

- 次の①〜④の指導は，患者だけでなく患者の家族にも行う必要がある．また，服薬や定期受診などにおいては，医療者からの一方的な説明ではなく，患者と医療者がともに退院後の生活を考えることで患者自身が納得して行動できるように支援していく．

①内服薬の自己管理に向けた支援
- 内服薬の内容，必要性，作用・副作用，注意点について，患者の理解度に合わせて説明を行う．自己判断で中断しないようにその危険性についても説明を行う．

②自己検脈の指導
- 脈拍数を橈骨動脈で測定し，不整脈の有無を確認することを説明する．また，症状出現時にも測定する．

③定期受診
- 治療後の経過観察のために定期受診が必要なことを説明し，理解を得る．
- ペースメーカ植込み後は，電池残量やペーシング機能の確認・調整のためにも定期受診が重要であることを説明する．

④その他の指導
- ペースメーカ/ICD手帳の携帯：記載内容を説明する．併せて，外出時には携帯するように説明する．
- 電磁干渉：家電製品や電子機器の電磁干渉についての説明を行う．仕事によっては職場の電子機器が問題となることもあるため，患者の1日の行動をともに確認しながら具体的に説明していく．

- 身体障害者認定：身体障害者 1 級が取得できるため，所定の手続きについての説明を行う．
- 運動制限：術後 3 ヵ月程度，植込み側の上肢は肩までの挙上制限がある．しかし，過度の安静は安静解除後の動きに支障をきたすこともある．実際に日常生活を想像しながら，指導を行っていくことが大切である．
- 運転制限：ICD 植込み後 6 ヵ月は運転が禁止されている．その間 ICD が作動せず，かつ医師が運転可能と判断したら運転を再開することが可能となる．運転再開についての手続きなどについて説明しておく必要がある．

（中村明美）

参考文献
1) 日本循環器学会：心房細動治療（薬物）ガイドライン（2013 年改訂版）
2) 日本循環器学会：不整脈薬物治療に関するガイドライン（2009 年改訂版）
3) 日本蘇生協議会監：JRC 蘇生ガイドライン 2015. 医学書院，東京，2016
4) 日本循環器学会：不整脈の非薬物治療ガイドライン（2011 年改訂版）

5　先天性心疾患

1．心房中隔欠損

1．定　義

- 心房中隔欠損（atrial septal defect；ASD）とは，左右の心房の間の心房中隔に欠損孔があり，欠損孔を通じ血液の短絡が生じる先天性心奇形である．小児期は無症状で経過することが多い非チアノーゼ性の心疾患である．

2．分　類

- ASD は，欠損の位置により一次孔欠損，二次孔欠損，静脈洞欠損，冠静脈洞欠損に分類される 図1 表1 ．また，欠損の大きさにより症状が異なる 表2 ．

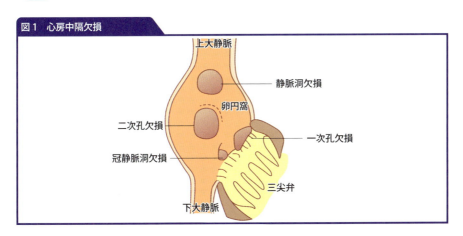

図1　心房中隔欠損

表1　欠損位置による分類

分　類	一次孔欠損	二次孔欠損	静脈洞欠損	冠静脈洞欠損
位　置	●心房中隔の前下方	●中心部分 ●卵円窩に一致	●後方部分	●冠静脈洞前壁や多孔型
カテーテル治療の適応	×	○	×	×
外科的治療の適応	○	○ （ASO 治療適応外の場合は外科的治療）	○	○

用語　ASO 治療（AMPLATZER™ Septal Occluders）：心房中隔欠損に対するカテーテル治療．

表2 欠損孔の大きさによる分類

欠損孔	小欠損	中欠損	大欠損
症　状	●ほとんどない ●自然閉鎖の可能性がある（1～2歳まで）	●小児期では気づかれないこともある ●加齢によって心不全徴候，不整脈，肺高血圧が出現する可能性がある	●心不全徴候や不整脈が出現する ●肺高血圧症状が出現することもある
Qp/Qs	●1.5未満	●1.5以上	●高いまたは1以下
治　療	●自然閉鎖の可能性あり（1～2歳まで）	●いずれ治療が必要	●早めに治療が必要

＊肺高血圧症により肺動脈の抵抗が上昇するに従ってQp/Qsは減少し，1またはそれ以下となることがある．

用語 Qp/Qs（pulmonary blood flow/systemic blood flow ratio）：肺体血流比．Qpは肺血流量，Qsは体血流量（肺以外の全身への血流量）を示す．通常，Qp/Qsは1であるが，短絡によって変動する．Qp/Qsが高いと肺血流量が多く，体血流量が少ない．Qp/Qsが低いと肺血流量が少なく，体血流量が多いことを示す．

3. 病態と必要な観察項目

1）主要病態

- 心房中隔が欠損していることで左房から右房へ血液の短絡（心房間交通）が生じる 図2．肺動脈への血液の流入が増加することで右房・右室の容量負荷となる．肺血流量の増加により肺血管抵抗が上昇し，右室負荷をきたす．肺高血圧症を合併することもある．
- 小児期は無症状で経過することが多いが，加齢とともに心不全徴候や不整脈が出現する．欠損孔が小さい場合には，生涯無症状で過ごすこともある．
- 予後はおおむね良好であるが，肺高血圧が高度であると予後は不良となる．

図2　心房間交通

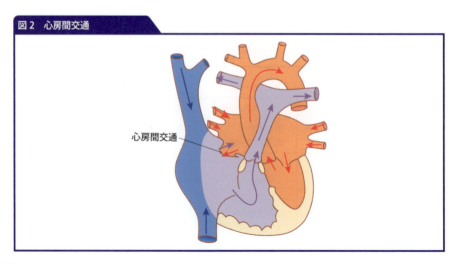

心房間交通

- 頻度は全先天性疾患の中で最も多く 7 〜 13％である．女性に多い．ダウン症候群の児に多く，内臓心房錯位症にも高頻度に合併する．

観察項目

症状	考えられること	観察すること
呼吸不全	●肺血流の増強．肺動脈への血液の流入が増加すると右房・右室の容量負荷となる	●肺うっ血症状 陥没呼吸，多呼吸，喘鳴 哺乳力不良，体重増加不良

根拠
- 出生後 1 〜 2 週間で生じる生理的な肺血管抵抗の低下により，肺血流量は増加し，肺うっ血をきたす
- 肺血流量が増加することにより，Qp/Qs が増加するが，大きな欠損の場合でも左房へ戻ってきた血流は心房中隔欠損により右房へ短絡することから左室の負荷は少ない
- 肺血流量が増加する一方，体血流量は減少する
- 肺高血圧が持続すると肺高血圧症となる
- ➡利尿薬による肺うっ血の軽減を図る

症状	考えられること	観察すること
不整脈	●右房負荷	●不整脈の有無 ●心拍数 ●心リズム ●血圧 ●気分不快 ●機嫌

根拠
- 心房中隔欠損による右房への短絡によって右房が拡大し，上室性不整脈をきたしやすい

4．治療

1）手術・カテーテル治療適応

- Qp/Qs が 1.5 〜 2 以上を示す肺体血流比不均衡．
- 右室の容量負荷を認める．
- 心房由来の不整脈を認める．
- 奇異性閉塞性の二次予防．

2）術式

（1）心房中隔欠損閉鎖術
- 手術の手順は以下の通りである．
  ① 胸骨正中切開で開胸し，人工心肺を使用する．
  ② 心停止下で欠損孔を閉鎖する．閉鎖方法には直接閉鎖とパッチ閉鎖がある 図3．
  ③ アプローチ方法には右側方開胸と正中切開による方法がある．
  ④ ほとんどの場合は直接閉鎖が可能であるが，大きな欠損孔の場合はパッチを用いて閉鎖する．パッチ閉鎖の材料には自己心膜かゴアテックス®などの人工材料を用いる．
  ⑤ 術後，血行動態はほぼ正常となる．

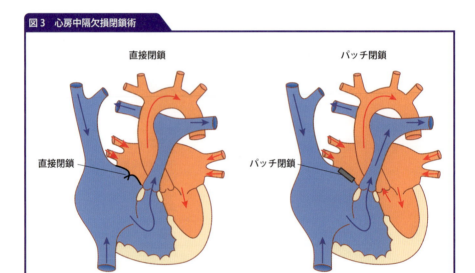

図3　心房中隔欠損閉鎖術

（2）経皮的心臓カテーテル心房中隔欠損閉鎖術
- カテーテル治療の手順は以下の通りである 図4．
  ① 経静脈的にカテーテルを挿入し，右房側より欠損孔を通して左房まで進める．
  ② 左房にあるカテーテルの先端まで閉鎖栓（AMPLATZER™）を進め，左房側の傘を開く．
  ③ 閉鎖栓の中心部まで広げ，欠損孔に近づける．
  ④ 閉鎖栓中心部を欠損孔の位置に合わせる．
  ⑤ 右心房側の傘を開く．
  ⑥ 閉鎖栓が確実に留置されたことを確認後，カテーテルとの接続を解除する．

図4 閉鎖栓の留意方法

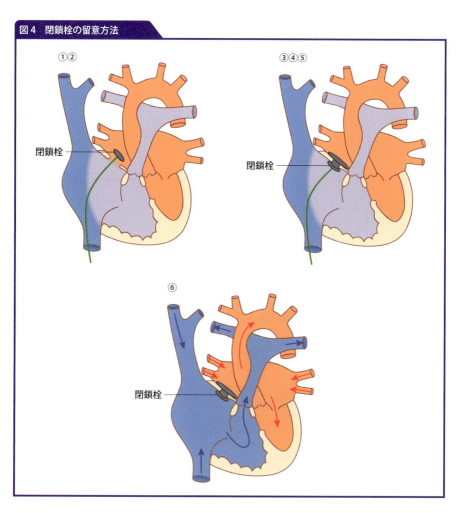

5. 病態関連図と看護問題

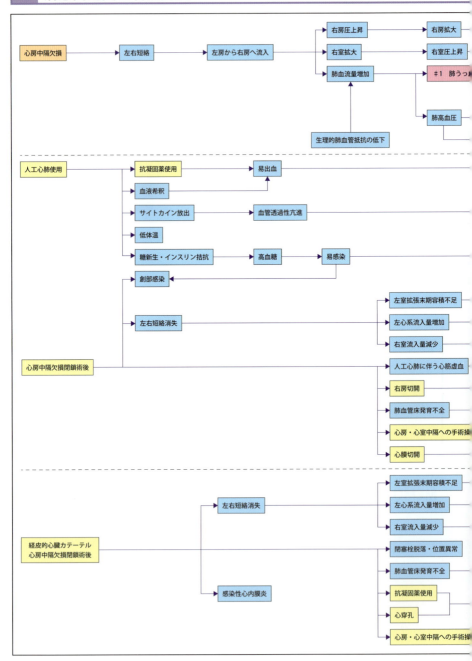

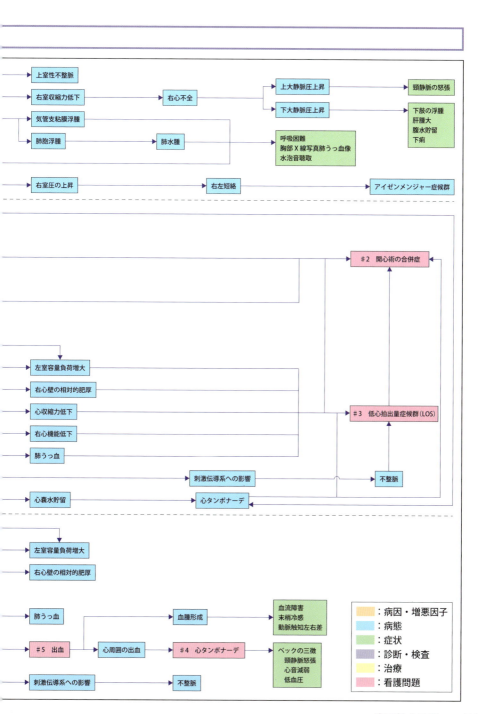

6. 看護問題，目標と介入のポイント

1）術前の看護問題

看護問題#1　肺うっ血
看護目標　心不全徴候による呼吸障害の悪化がない

看護計画

OP（観察項目）

【肺血流量増加】
- 呼吸不全徴候
  陥没呼吸，多呼吸，喘鳴，経皮的動脈血酸素飽和度（SpO_2）上昇，胸部X線写真での肺うっ血所見
- 体血流量減少徴候
  血圧低下，心拍数増加，尿量低下，末梢冷感，CRT延長，rSO_2低下
- 活動耐性低下
  活気不良，哺乳力低下，体重増加不良
- 不整脈
  右脚ブロック，I度房室ブロック

根拠・意味づけ
【肺血流量増加】
* 生後1〜2週間で肺血管抵抗は低下するため，肺血流量は増加する．肺血流量の上昇により肺うっ血症状が出現する
* 肺うっ血による頻呼吸は，アルカレミアによる肺血管抵抗の低下を招き，よりいっそう肺血流量を増加させる一因となる
* 呼吸負荷増大により呼吸努力症状が出現することで，哺乳量の低下から体重増加不良となる
* 右室負荷により，不整脈を伴う場合がある

臨床知からのポイント
- ほとんどは無症状であるが，欠損孔が大きく短絡量が多い場合には肺うっ血症状が出現する

CP（看護・治療項目）
- 水分バランス管理
- 運動での過負荷を避ける
- 哺乳量の維持

根拠・意味づけ
* 肺血流量増加による右心拡大による右心負荷が強くなれば，肺高血圧症状が出現するため，水分バランス管理のもとに利尿薬投与を行う

臨床知からのポイント
- 活動耐性の低さによる哺乳量の減少に対して，吸啜しやすく負担が少ない乳首を選択することで負担を軽減し，哺乳量を得られるようにする
- 十分な哺乳量が得られずに体重増加不良が続く場合は，経管栄養を併用することを検討する

EP（患者教育項目）
- 哺乳緩慢，不機嫌，体重増加不良がある場合には受診するように指導する

根拠・意味づけ
* 手術待機中に心不全徴候の悪化をきたす場合があるため，症状を観察し悪化したときには早めに受診するように促す必要がある

臨床知からのポイント
- 体重増加が得られないようであれば経管栄養の検討が必要となり，退院時には家族への指導が必要となる

EP	● ほとんどは無症状で過ごすが，症状が出現したときには肺高血圧による呼吸障害，心不全になっていると考えられるため，早く症状に気づいて受診することが必要となる
評価	● 欠損孔閉鎖の手術終了まで適宜評価する

> **用語** 末梢血管再充満時間（capillary refilling time；CRT）：皮膚を数秒程度押して血行を遮断し，離したあと皮膚が白色の状態から再び赤味を帯びるまでの時間．2秒以上は末梢血管の循環不全を示唆する．

2）術式別の看護問題

（1）心房中隔欠損直接閉鎖・パッチ閉鎖術後

看護問題 #2 開心術の合併症

看護目標 開心術に伴う合併症を早期発見し対応できる

看護計画

OP（観察項目）

【開心術の影響】
- 低心拍出量症候群（LOS）（「看護問題＃3 低心拍出量症候群（LOS）」参照）
- 心タンポナーデ（「看護問題＃4 心タンポナーデ」参照）
- 血糖値
- 電解質データ

【人工心肺使用の影響】
- 出血
  ACT値，創部の出血の有無，ドレーン挿入部の出血の有無，ドレーンの色調・性状，末梢ライン抜去部の再出血の有無
- 炎症反応の惹起
  浮腫，無気肺，胸水貯留，心嚢水貯留，頻呼吸，呼吸努力
- 低体温
- 胸部X線写真所見
- 心エコー所見

📝 根拠・意味づけ

【開心術の影響】
* 開心術後に，手術侵襲から心拍出量が低下した状態となり，組織循環や臓器への循環不良を起こす
* 手術侵襲の生体反応により，糖新生の亢進やインスリン抵抗性をきたし，血糖の上昇が起こる
* 術中の心筋保護液や低心拍出での排出困難，輸血の使用により高カリウム血症となる

【人工心肺使用の影響】
* 体外循環に伴う血液希釈および抗凝固薬の使用，回路と血液の接触による凝固・線溶系の活性化，低体温などの影響により，術後は易出血状態となる
* 回路と血液の接触によるサイトカインの放出により血管透過性の亢進，体外循環による血液希釈，膠質浸透圧の低下によって血管内から血管外の漏出が生じ，組織浮腫が引き起こされる

⚠ 臨床知からのポイント

- 小児では，全身の循環を維持するために必要な人工心肺の灌流量が成人よりも相対的に多く，また送血・脱血カニューレが細いため，血液への障害が成人と比べて大きく出る

CP（看護・治療項目）

- 水分バランス管理
- 血管拡張薬投与
- カテコラミン投与
- 電解質異常の是正
- 血糖管理
- 利尿薬投与

📝 根拠・意味づけ

* 高血糖により，高浸透圧利尿や電解質異常，感染症のリスク上昇，創治癒遅延などを引き起こす
* 胸水・腹水貯留により酸素化の悪化をきたす．ドレーンのキンクに注意し，積極的なミルキングにより有効なドレナージを行う

CP 看護・治療項目	● 末梢保温 ● 体温管理 ● ドレーン管理	＊低体温や高体温を予防するために，掛け物を調整する

> ⚠️ **臨床知からのポイント**
> ● ミルキングの刺激で不整脈や血圧低下，痛みの増強を引き起こす可能性があり，必要時には鎮痛薬の追加を検討する

EP 患者教育項目	● 家族に，心負荷を増加させないために安静が必要であることを伝える	🖉 **根拠・意味づけ** ＊両親がそばにいることで安心するとともに啼泣が強くなることもあり，心負荷が増強する．必要時には退室してもらう場合があることも事前に説明する必要がある

> ⚠️ **臨床知からのポイント**
> ● 両親と現状を共有し，できること，控えてほしいことを伝えてともにかかわっていくことが必要となる

評価	● 術後24〜72時間で評価する．リフィリング期と抜管後に改めて評価して心不全徴候がなければ終了とする

看護問題 #3　低心拍出量症候群（LOS）
看護目標　組織循環・臓器灌流が維持される

看護計画

OP 観察項目	● 意識障害 ● 血圧低下 ● 頻脈 ● CVP上昇，低下 ● CRT延長 ● 尿量低下 ● 呼吸障害 ● rSO_2低下，SpO_2低下 ● 肺野での水泡音（coarse crackles）聴取 ● 泡沫状気管分泌物 ● 腹水，胸水増加 ● 浮腫増悪 ● 肝腫大，肝機能増悪 ● 胸部X線写真の肺うっ血像 ● 心エコーでの評価 ● $S\bar{v}O_2$低下 ● 血清乳酸値上昇 ● ドレーンの量，性状変化 ● 痛み	🖉 **根拠・意味づけ** ＊術後，右房右室の容量負荷は改善される．その結果，術前に比べ左室容量負荷が増加する．過剰な輸液は，術後の心機能の低下と併せて両心不全となる可能性を考慮する ＊右房切開や閉鎖時の欠損孔辺縁の瘢痕などにより不整脈の原因となる ＊房室結節付近の操作により，一時的にⅡ度の房室ブロックを呈することがある．また，心房の操作などにより術後に心房細動を起こすことがある ＊人工心肺使用後，抗凝固薬の使用などが術後の出血リスク因子となるため，出血の持続，心タンポナーデに注意する

OP	! 臨床知からのポイント
	●術後血行動態は正常化し，比較的安定している．開心術後の合併症に注意して観察していく

CP 看護・治療項目		根拠・意味づけ
	●血管拡張薬投与 ●カテコラミン投与 ●利尿薬投与 ●水分バランス管理 ●適正な体温管理 ●痛みの管理 ●ドレーン管理 ●一時的経皮体外ペーシング	＊右房切開により心機能が低下しており，一時的に右心機能が低下する ＊高体温は酸素需要を増加させ，低体温は心負荷を増加させる ＊側方開胸でのアプローチの場合，呼吸時に創部痛を感じて呼吸が浅くなることや，咳嗽を我慢することにより無気肺形成のリスクがあるため，鎮痛をしっかり行う
	! 臨床知からのポイント	
	●新生児・乳児では循環調整機能が未熟なため，血管透過性の亢進によって浮腫が著明に生じやすい	

EP 患者教育項目		根拠・意味づけ
	●痛みが生じたときには看護師へ伝えるように患者・家族に伝える	＊痛みは，交感神経が優位となり頻拍や血圧上昇などを引き起こし，深呼吸や咳嗽の実施を抑制して無気肺などが生じるため，積極的に鎮痛を行う
	! 臨床知からのポイント	
	●小児は成長発達段階であるため，痛みを訴えることが難しい．そのような年齢においては機嫌や筋緊張，頻拍，浅呼吸などの生理的変化をアセスメントしていくことが重要である	

評価	●術後24〜72時間で評価する．リフィリング期に改めて評価し，組織循環が維持されていれば終了とする

（2）経皮的心臓カテーテル心房中隔欠損閉鎖術後

看護問題#4　心タンポナーデ
看護目標　心タンポナーデの症状の出現に気づき，対応できる

看護計画

OP 観察項目		根拠・意味づけ
	●刺入部の出血の有無 ●ベックの三徴 　頸静脈怒張，心音減弱，低血圧 ●脈圧の狭小化 ●奇脈 ●頻脈	＊閉鎖栓の脱落，位置不正，タンポナーデ，エロージョン（組織/心侵食），心穿孔，房室ブロック，空気塞栓，血腫が合併症として挙げられる ＊閉塞栓の脱落は術中もしくは術翌日に生じることが多いため，心電図モニタリングを行い不整脈の出現を観察する

先天性心疾患

OP	● CVP 上昇 ● 意識レベル低下 ● エコー所見	＊異物を留置するため血栓ができやすい ＊デバイスによる閉塞のため血栓予防が必要となり，少なくとも6ヵ月は抗凝固薬の投与が必要である
CP (看護・治療項目)	● 抗凝固薬の投与 ● 水分バランス管理 ● 必要時心嚢穿刺 ● ドレーン管理	🖉 **根拠・意味づけ** ＊デバイスという異物の挿入により血栓形成リスクが高くなるため，長期にわたり抗凝固薬の投与が必要となる．出血と同時に血栓のリスクの観察も重要である ＊心タンポナーデ 図5 が生じたら一刻も早く心嚢穿刺を行い，心嚢内に貯留した血液などを排出させ拡張障害を改善することが重要である
		❗ **臨床知からのポイント** ● 小児では，比較的少ない量の貯留でも心タンポナーデをきたしやすいため，適宜ドレーンのミルキングを実施する ● 心嚢穿刺となったときに素早く対応できるように心嚢穿刺セットを作成するなどの工夫をしておくことが望ましい

用語 エロージョン（組織/心侵食）：閉鎖栓と心房壁の摩擦によって心臓に孔が開き，心タンポナーデを引き起こすこと．

図5 心タンポナーデ

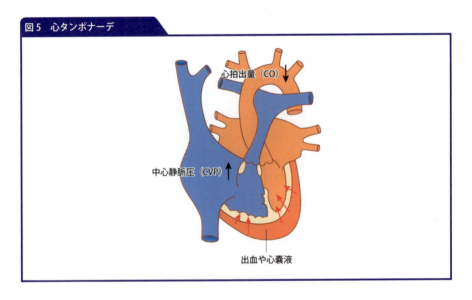

看護問題 #5 出血

看護目標 穿刺部からの出血を起こさない

看護計画

OP（観察項目）
- 意識レベル
- 安静状況
- 児の成長発達段階と理解度
- 穿刺部の出血の有無
- 足背動脈の触知の左右差
- 下肢の皮膚の冷感の有無と左右差
- 末梢血管再充満時間の左右差
- シーネでの固定状況
- テープ固定部の皮膚状態
- 体動の程度

根拠・意味づけ
- 穿刺は静脈や動脈に行うが，心カテーテル治療中は抗凝固薬が使用されているため注意する
- 施設によっても異なるが，術後3時間程度は刺入部からの再出血のリスクが高いため，安静を保ち再出血の予防が必要である
- 麻酔からの覚醒後に興奮する場合があり，体動により再出血することがある．穿刺部の動きを抑制するためにシーネ固定や穿刺部の圧迫固定を行う

臨床知からのポイント
- 出血の有無と同時に圧迫や血腫による末梢循環不全の有無を下肢の左右差から確認することも重要である

CP（看護・治療項目）
- 検査後はベッド上で横になっていることなど，事前に児の成長発達段階に応じた説明を行う
- 確実なシーネ固定
- 確実な刺入部の圧迫固定
- ベッドで安静を保つことができる遊びを実施する

根拠・意味づけ
- 年齢によっては事前に説明することで児の理解と協力が得られることもあり，必ずしも体幹抑制は必要ではない．事前の説明を必ず行ってから治療に臨む
- シーネ固定や刺入部の圧迫止血のためのテープの皮膚との接着面積が広く，皮膚トラブルのリスクが高まる．下地にフィルムテープを貼付してからテープ固定をするなど，皮膚トラブルの予防も行う

臨床知からのポイント
- 止血を確認できるまではベッド上で安静を強いられるため，ベッド上での遊びを取り入れて安静を保つ介入を行う
- シーネや体幹固定でも穿刺部の動きが多い場合には，タオルと砂嚢を使用して下肢の動きを抑制する 図6
- ベッド上で穿刺部を動かさずに安静を保つことができるように本人の状態によっては医師と相談し，横抱きなども検討する

EP 患者教育項目	● 術後数時間は安静が必要であり，ベッド上で安静にできるように年齢に応じた説明を本人に行う．また，協力が得られるように家族へ説明する	🏷️ **根拠・意味づけ** ＊ベッド上で安静にするためには両親の協力が必要である

⚠️ **臨床知からのポイント**
- 術後数時間で圧迫や固定が解除されるが，再出血のリスクがあるため，観察は退院まで継続する

評価	● 術後数時間で圧迫や固定が解除されるが，翌日まで観察を継続し，再出血がなければ終了とする

図6　心臓カテーテル治療後の固定の例

基本的な固定
- シーネを腰部から下腿部にかけて固定し刺入部の関節の動きを抑制する

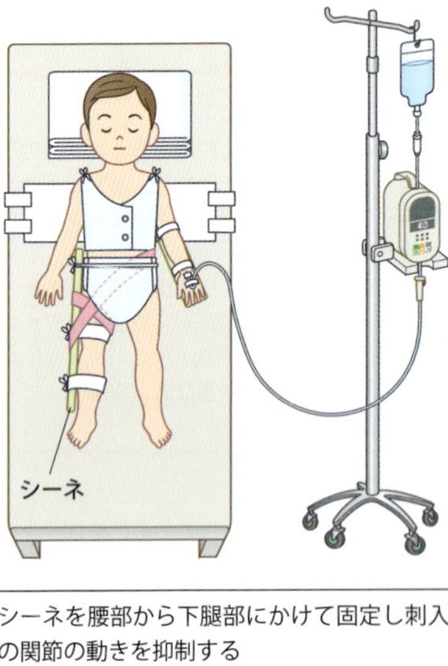

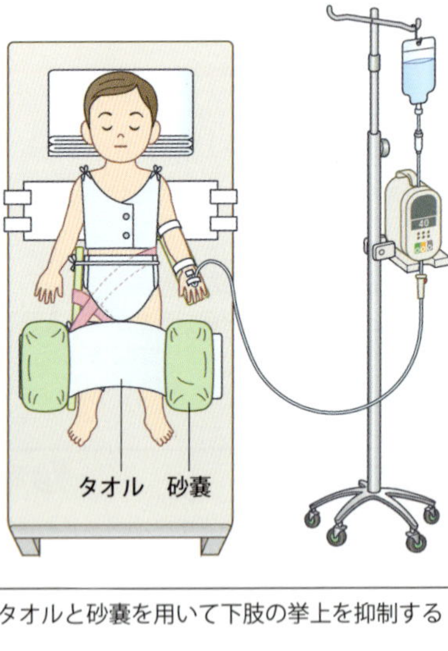

体動が多い場合
- タオルと砂嚢を用いて下肢の挙上を抑制する

（平塚未来）

2. 心室中隔欠損

1. 定 義

- 心室中隔欠損（ventricular septal defect；VSD）とは，左右の心室の間の心室中隔に欠損孔があり，欠損孔を通じ血液の短絡が生じる先天性心奇形である．短絡量により肺血流量の増加や肺高血圧症が問題となることがある非チアノーゼ性の心疾患である．新生児期に肺動脈絞扼術を必要とすることがある．

2. 分 類

- VSD の解剖学的な分類として，おもに東京女子医大分類，Kirklin 分類，Soto 分類，Anderson らの分類などが用いられる 図7 表3．また，欠損孔の大きさにより病態が異なる 表4．

図7　心室中隔欠損口の部位による分類

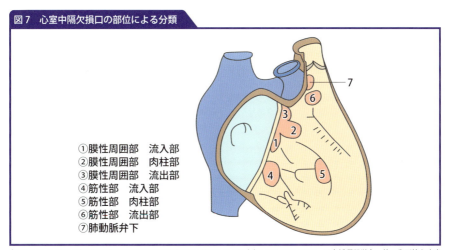

① 膜性周囲部　流入部
② 膜性周囲部　肉柱部
③ 膜性周囲部　流出部
④ 筋性部　流入部
⑤ 筋性部　肉柱部
⑥ 筋性部　流出部
⑦ 肺動脈弁下

(Soto B, et al：Classification of ventricular septal defects. Br Heart J 43(3)：332-343, 1980，日本循環器学会，他：先天性心疾患の診断，病態把握，治療選択のための検査法の選択ガイドライン．Circulation Journal 73, Suppl. III: 1133, 2009 より引用)

MEMO

表3 VSDの解剖学的分類

東京女子医大分類	Kirklin分類	Soto分類
1型：肺動脈弁下	1型：漏斗部中隔欠損	1：漏斗部 VSD infundibular
2型：漏斗部中隔孤立型		
3型：膜性部型	2型：膜様部中隔欠損	2：膜性部とその周辺 　流出部へ伸展 　肉柱部への伸展 　流入部へ伸展
4型：共通弁口型	3型：心内膜床欠損型中隔欠損	
5型：筋性中隔型	4型：筋性部中隔欠損	3：筋性中隔 　流入部 　肉柱部 　流出部

表4 欠損孔の大きさによる症状の違い

欠損孔	小さい	中等度	大きい	アイゼンメンジャー化
症状	●自覚症状はほとんどない ●自然閉鎖の可能性がある ●感染性心内膜炎リスクあり	●長期的には症状が出現する ●感染性心内膜炎リスクあり	●肺血流量の上昇により，心不全が出現する ●肺高血圧などの症状も出現しやすい	●肺高血圧の進行により，肺血管抵抗が上昇し，右左シャントとなりアイゼンメンジャー（Eisenmenger）化することがある ●呼吸困難，狭心痛，失神が生じる
心雑音	●全収縮期逆流性雑音 ●振戦（±）	●全収縮期逆流性雑音＋振戦 ●Ⅲ音	●全収縮期逆流性雑音 ●Ⅱ音亢進 ●Ⅲ音	●小さく短い収縮期逆流性雑音 ●拡張期逆流性雑音 ●Ⅱ音亢進
シャント方向	左→右	左→右	左→右	右→左
シャント量	少ない	中等量	多い	少ない
Qp/Qs	1.5未満	中等度	高い	正常～減少
左室容量負荷	なしまたは軽度	あり	強い 左房負荷あり	右室肥大
肺動脈圧	正常	正常より高い 左室圧の2/3以下	高い 左室圧と右室圧が等圧	高い

3. 病態と必要な観察項目

1）主要病態

- 心室中隔に欠損孔があることで左室から右室へ血液の短絡が生じ，肺動脈への血液の流入が増加することで左室の容量負荷となる．また，肺血流量の増加により肺動脈圧が上昇して右室負荷をきたし，肺高血圧症を合併する．さらに，肺体血流比（Qp/Qs）が増加し，全身へ送られる血流量が低下することで循環不全となる．
- 欠損部位により，生じやすい合併症は異なり，特に肺動脈閉鎖不全や不整脈は注意が必要である．
- 漏斗部に欠損孔がある場合は，大動脈弁の逸脱により大動脈弁閉鎖不全をきたすことがあり，大動脈弁逆流があれば手術適応となる 図8 ．
- 欠損孔の大きさによって右室への流入量は異なり，大動脈弁逆流，右室圧，肺血管抵抗により治療内容も異なる．
- 肺血流量の増加が持続すると肺高血圧となり，高度になると肺動脈から大動脈に血液が流れ，アイゼンメンジャー化する．

図8 大動脈弁の逸脱による大動脈弁逆流

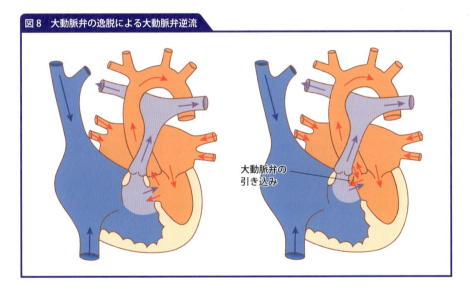

観察項目		
症状	考えられること	観察すること
呼吸障害	● 肺血流増加による肺うっ血 ● 拡張した肺動脈による気管の狭窄	● 肺うっ血症状 陥没呼吸，多呼吸，喘鳴，哺乳力不良，体重増加不良 ● 気管狭窄症状 喘鳴，嗄声
	根拠	
	● 出生後1～2週間で生じる生理的な肺血管抵抗の低下により，肺血流量は増加し，肺うっ血をきたす ● 大きなVSDがある場合，生理的な肺血管抵抗の低下は生後2～3ヵ月後に出現することがある ● 肺血流量が増加し，肺うっ血症状が出現する ● 肺血流量の増加により肺動脈が拡張し，太い肺動脈が気管を圧排することで気道狭窄が生じる ➡ 利尿薬による肺うっ血の改善を図る ➡ 安全に手術を行うために，肺動脈絞扼術（palmonaly artal banding；PAB）を行い肺うっ血の改善を図り，ある程度体重を増加をさせてから根治術を行うこともある	

4. 治療

- 手術は，心室中隔欠損閉鎖術が行われるが，肺血流量が多い場合には姑息的手術として肺動脈絞扼術が施行されることがある．
- 術式は，心室中隔欠損部の大きさや位置によって直接縫合もしくはパッチ閉鎖を行う．

1）手術適応

（1）姑息的手術：肺動脈絞扼術
- 2kg以下の低体重児
- 心尖部に近い欠損孔

（2）根治的手術：心室中隔欠損閉鎖術
- 欠損孔が中欠損以上．
- 左室心負荷が大きく，左室拡大を認めるもの（Qp/Qs＝1.5～1.8以上）．
- 肺動脈弁下欠損で大動脈弁逆流がある．
- 肺血管抵抗が高いが酸素負荷により肺血管抵抗軽減がある．

(3) 術　式
1）肺動脈絞扼術　図9
　①肺動脈に 2 ～ 3mm のテープを巻きつける．
　②肺動脈を狭窄させるため，肺血流量は減少し，肺うっ血を軽減させる．
2）心室中隔欠損閉鎖術　図10
　①胸骨正中切開で開胸し，人工心肺を使用する．
　②心停止下で欠損孔をパッチ閉鎖する．
　③血行動態はほぼ正常となる．
　④経食道エコーを使用し，パッチ閉鎖部からのリークがないか確認する．

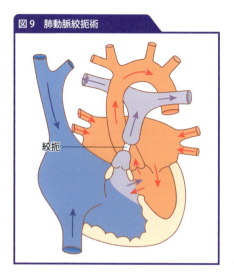

図9　肺動脈絞扼術

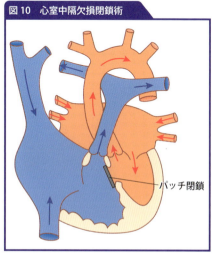

図10　心室中隔欠損閉鎖術

MEMO

5. 病態関連図と看護問題

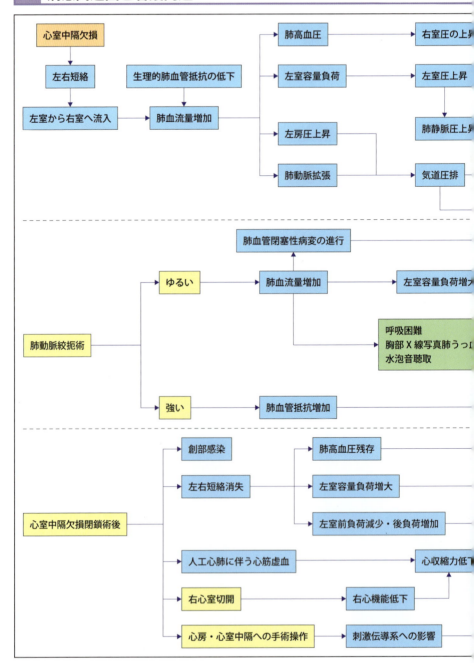

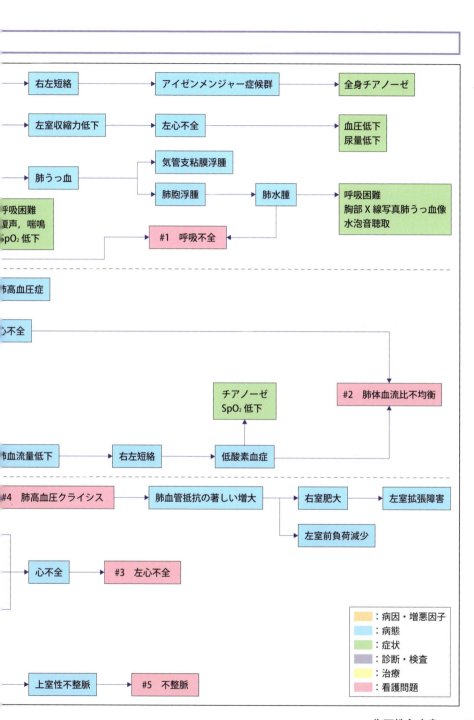

6. 看護問題，目標と介入のポイント

1）術前の看護問題

看護問題 #1 呼吸不全
看護目標 心不全徴候・気管狭窄による呼吸状態の悪化がない

看護計画

OP（観察項目）

【肺血流量増加】
- 呼吸不全徴候
  陥没呼吸，多呼吸，喘鳴，SpO_2上昇，胸部X線写真での肺うっ血所見
- 体血流量減少徴候
  血圧低下，心拍数増加，尿量低下，末梢冷感，CRT延長，rSO_2低下
- 活動耐性低下
  活気不良，哺乳力低下，哺乳量低下，体重増加不良
- アイゼンメンジャー症候群
  チアノーゼ，ばち状指，浮腫，頸静脈怒張，胸痛，動悸

【気管狭窄】
- 気管狭窄症状
  喘鳴，呼吸困難感，嗄声

根拠・意味づけ

【肺血流量増加】
* 生後1～2週間で肺血管抵抗は低下するため，肺血流量は増加する．一方で，体血流量は減少する．さらに，冠動脈への血流も減少して心収縮力が低下するため肺高血流量ショック（High Pulmonary Flow Shock）をきたす
* 肺うっ血による頻呼吸は，アルカレミアによる肺血管抵抗の低下を招き，よりいっそう肺血流量を増加させる一因となる
* 左⇒右短絡での高肺血流の持続により肺動脈の不可逆的な器質的閉塞性病変が進行する．さらに，肺高血圧が強くなり右⇒左短絡が生じ，チアノーゼなどの症状が出現してアイゼンメンジャー症候群となる．アイゼンメンジャー化した短絡の根治術は禁忌となる
* 肺血管抵抗（Rp）が上昇しており，トラゾリン負荷または酸素負荷でRpが低下しない場合も手術禁忌となる場合がある

【気管狭窄】
* 肺血流量の増加により，肺動脈が拡張して太い肺動脈が気管を圧排し，気管の狭窄を生じる

臨床知からのポイント
- 術前では左室から右室への短絡による肺血流量の増加がおもな病態となる．生後1～2週間での生理的肺高血圧が改善してくる時期には，症状が悪化することがあるため注意する

CP（看護・治療項目）

- 「1. 心房中隔欠損（ASD）」参照

根拠・意味づけ
* 「1. ASD」参照

臨床知からのポイント
- 心房中隔は房室結節付近の操作があるため，術後には不整脈に注意が必要である
- 房室ブロックの出現に注意し，不整脈が出現し循環不良になったときには一時体外ペーシングを使用する

EP	●「1. ASD」参照	🖉 **根拠・意味づけ**
		＊「1. ASD」参照
	❗ **臨床知からのポイント**	
	●「1. ASD」参照	
評価	●欠損孔が閉鎖され，中等度以上の遺残短絡がなければ終了とする	

用語 肺高血圧の定義：肺動脈平均圧（mean PAP；mPAP）25mmHg 以上，肺動脈楔入圧（pulmonary artery wedge pressure；PAWP）15mmHg 以下，肺血管抵抗（pulmonary vascular resistance；PVR）3U/m^2 以上，Rp/Rs 0.7 以上が術後ハイリスク群．

用語 Rp/Rs（pulmonary artery resistance/systemic artery resistance ratio）：肺体血管抵抗比　Rp：肺血管抵抗 /Rs：体血管抵抗で示され，通常は体血管抵抗が高いため，正常値は 0.3 以下である．肺血管抵抗が上昇すると Rp/Rs は高くなり，0.7 以上では肺高血圧を考える．

2）術式別の看護問題

(1) 肺動脈絞扼術後

看護問題 #2 肺体血流比不均衡

看護目標 肺血流量が適正に維持され，低酸素血症をきたさず，肺うっ血症状が改善する

看護計画

OP（観察項目）	●SpO_2 低下・上昇 ●rSO_2 低下・上昇 ●血清乳酸値 ●血圧低下，頻脈 ●尿量低下 ●呼吸障害 ●肺野での粗い断続性副雑音聴取 ●泡沫状気管分泌物 ●胸部 X 線写真の肺うっ血像 ●心エコーでの評価（絞扼部の圧較差） ●出血 ●ドレーン性状 ●皮膚温，CRT	🖉 **根拠・意味づけ** ＊肺動脈絞扼により肺血流量が減少し，左右短絡量が減少するため，体血流量が上昇する ＊肺うっ血の改善がされているのかを観察する ＊絞扼が強いと低肺血流症状としてチアノーゼや徐脈などが生じる ＊絞扼がゆるいと高肺血流が残存するため呼吸不全，心不全症状が残存する ＊絞扼のテープのずれによって片側の肺動脈の狭窄や閉塞が生じることがあり，心エコーや胸部 X 線写真での肺血流の左右差に注意する

❗ **臨床知からのポイント**

●肺動脈絞扼術後，絞扼の度合いによって肺血流量が変化する．絞扼度が強いと肺血流量が低下し，チアノーゼが出現する．絞扼度が弱いと肺血流量が減少せず，肺うっ血症状が残存する 表5．血流量のコントロールができず，循環動態が保てない場合には緊急で再手術となる

C P 看護・治療項目	●水分バランス管理 ●呼吸管理 ●血管拡張薬投与 ●カテコラミン投与 ●利尿薬投与 ●末梢保温	🖊 **根拠・意味づけ** ＊手術侵襲に伴う血管透過性の亢進や術中の輸液による希釈などにより組織浮腫が生じる．不感蒸泄や組織浮腫により循環血液量の低下をきたしやすく，水分バランスに注意が必要である ＊高体温は酸素需要を増加させ，低体温は心負荷を増加させる ＊末梢冷感による後負荷を軽減するため，保温に努める
	❗ **臨床知からのポイント**	
	●肺動脈絞扼術後の肺体血流比不均衡が是正されているかを観察し，絞扼がゆるいときには肺血管抵抗を上げる介入を行い，絞扼が強いときには肺血管抵抗を下げる介入を行う	
E P 患者教育項目	●家族に安静の必要性を説明し，協力を得る	🖊 **根拠・意味づけ** ＊啼泣時は穏やかにあやし，入眠中は見守るなど，患者の安静が得られるように家族に協力を求める
	❗ **臨床知からのポイント**	
	●長期的には成長に伴って肺動脈も成長するため，絞扼部に相対的な肺動脈狭窄度の増強が起こる．肺血流量の減少によるチアノーゼなどの症状に注意する	
評価	●術後24〜72時間で評価する．リフィリング期に高肺血流または低肺血流の所見がなければ終了とする	

表5 肺動脈絞扼術の度合いによる血流量の違い

タイプ	肺動脈絞扼術が強い	肺動脈絞扼術がゆるい
Qp/Qs	Qp < Qs 低肺血流量	Qp > Qs 高肺血流量
症状	●右左短絡による低酸素	●左室容量負荷
管理	●肺血管抵抗を下げる	●肺血管抵抗を上げる
治療	●水分バランス管理（プラス管理） ●鎮静・鎮痛管理 ●血管拡張薬投与 ●カテコラミン投与 ●酸素投与 ●アシドーシスは是正する ●必要最小限の吸引	●水分バランス管理（水分過多を避ける） ●利尿薬投与 ●血管拡張薬投与 ●カテコラミン投与 ●低い酸素濃度管理 ●高二酸化炭素の許容

(2) 心室中隔欠損閉鎖術後

看護問題 #3 左心不全
看護目標 酸素需給バランスが維持される（組織循環が維持される）

看護計画

OP（観察項目）

- 術中所見
  人工心肺時間，大動脈遮断時間
- 心エコー所見
  心収縮力，弁逆流，遺残短絡
- 不整脈の出現
- ST上昇
- SpO₂ 低下・上昇
- 血清乳酸値
- 血圧低下，頻脈
- 尿量低下
- 呼吸障害
- 肺野での水泡音聴取
- 泡沫状気管分泌物
- 胸部X線写真の肺うっ血像
- 出血
- ドレーン性状
- 皮膚温，CRT

根拠・意味づけ

* 短絡の消失により左室の前負荷は減少し，拡張末期容積は減少する．術前の左室の過拡張の程度により，収縮期末期容積は減少しないため，収縮障害が残存する
* 遺残短絡がある場合や短絡量が多い場合には，左室の容量負荷が残存するため心不全の原因となる
* 手術操作で三尖弁閉鎖不全や術前から大動脈弁逆流が出現していた場合には，術後も残存することがあり，弁置換なども同時に行うこともある
* 心房切開による心房性不整脈，パッチ装着による房室ブロック，大動脈遮断の心筋虚血による心室期外収縮の出現に注意する

臨床知からのポイント

- 術前の左室拡張末期容積が200% normal以上の場合には，術後収縮障害が残存する可能性があり，人工心肺による合併症，大動脈遮断に伴う心筋虚血症状に注意が必要である

CP（看護・治療項目）

- 抗凝固薬投与
- 水分バランス管理
- 血管拡張薬投与
- カテコラミン投与
- 利尿薬投与
- 適宜気管吸引を行う
- 末梢保温

根拠・意味づけ

* 術前の肺うっ血による症状の残存により気道分泌は多いため，適宜気管吸引を行う．気管吸引は肺高血圧クライシス（PH crisis）の発生リスクが高いため，注意する
* 短絡によって左室は全身と比較的抵抗の弱い右室に拍出していたが，短絡消失により体血流量が増えることで後負荷が上がることも収縮障害の一因である．後負荷軽減のため，末梢保温を行う

臨床知からのポイント

- 術後に肺血流量は正常化するが，術前の肺病変はすぐに正常化はしないため，呼吸管理が必要となる
- 術後急性期は，体位変換や気管吸引などの刺激に対する心電図波形の変化に注意する

EP 患者教育項目	●家族に安静の必要性を説明し協力を得る	🖊 根拠・意味づけ
		＊啼泣時は穏やかにあやし，入眠中は見守るなど，患者の安静が得られるように家族に協力を求める
	⚠ 臨床知からのポイント	
	●患者によってあやしやすい方法は異なるため，家族から情報を得て状況に応じて可能な方法を取り入れる	
評価	●術後 24 〜 72 時間で評価する．リフィリング期と抜管後に改めて評価し心不全徴候がなければ終了とする	

看護問題 # 4　肺高血圧クライシス（PH crisis）
看護目標　肺高血圧クライシスを起こさない

- 「7. 完全大血管転位の看護問題 # 2 肺高血圧クライシス（PH crisis）」参照．

看護問題 # 5　不整脈
看護目標　不整脈を起こさない

- 「各論 4. 不整脈」参照．

（平塚未来）

3．動脈管開存

1．定　義

●動脈管開存（patent ductus arteriosus；PDA）は，通常は生後 1 〜 3 日で閉鎖する下行大動脈と肺動脈の間の胎生期の血管（動脈管）の遺残で，動脈管が閉鎖せずに開存している疾患である．大動脈から肺動脈への血液の短絡が生じる．左心低形成症候群や大動脈離断，肺動脈閉鎖症など動脈管が開存していないと生後に生存できない疾患もある．

2．分　類

●大動脈造影側面像を用いた動脈管の形態に Krichenko 分類 表6 がある．おもに心臓カテーテル治療に用いられ，B 型，D 型は AMPLATZER™ Duct Occluder（ADO）でのカテーテル治療が困難な場合がある．

表 6　Krichenko 分類による動脈管開存の形態

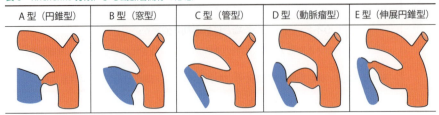

（Krichenko A, et al：Angiographic classification of the isolated, persistently patent ductus arteriosus and implications for percutaneous catheter occlusion. Am J Cardiol 63(12)：877-880, 1989 を参照して著者が作成）

3. 病態と必要な観察項目

1）主要病態

- 動脈管 図11 は肺動脈と下行大動脈をつなぐ血管であり，胎生期は肺動脈から下行大動脈に血液が流れる．通常，肺呼吸が始まり血中酸素分圧の上昇とプロスタグランジンの濃度低下によって生後1～2日で閉鎖する．動脈管の開閉にかかわる因子を 表7 に示す．
- 動脈管開存があると大動脈から肺動脈へ左右短絡が生じ，肺血流量が増加する．肺血流が増加すると，左房・左室の容量負荷となる．また，肺動脈への負荷が続くと肺高血圧となり，右室の圧負荷となる．
- 肺高血圧が高度になると，肺動脈から大動脈に血液が流れ，アイゼンメンジャー化する．
- 先天性心疾患の5～10％を占める．

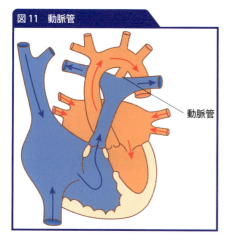

図11 動脈管

表7 動脈管の開閉にかかわる因子

項目	動脈管閉鎖	動脈管開存
血液酸素濃度	高い	低い
プロスタグランジン濃度	低い	高い
その他		一酸化窒素（NO）

観察項目

症状	考えられること	観察すること
心不全	・大動脈から肺動脈への短絡量が多く肺血流量が増加し，肺うっ血を生じて，心不全をきたす ・生後の大きな大動脈管の開存は乳児期に心不全に至る．治療を行わないと肺高血圧の状態を維持し，肺高血圧によりアイゼンメンジャー化する ・心不全徴候を認める場合には早期に治療が必要である	・多呼吸 ・頻脈 ・発汗多量 ・哺乳障害 ・易疲労感 ・息切れ ・体重増加不良 ・SpO_2上下肢差

根拠
- 出生後1～2週間で生じる生理的な肺血管抵抗の低下により，肺血流量は増加し，肺うっ血をきたす
- → 利尿薬・血管拡張薬を投与する

4. 治療

1）手術適応

- 中等度以上で手術適応となる.
- 多呼吸, 体重増加不良などの症状がある.
- 胸部X線写真, 心エコー検査などで肺血流増加所見, 左心系の容量負荷所見を認める.
- 動脈管の太さ（内径），長さなどによって治療法が異なる.

（1）外科手術
- 生後1ヵ月以内では症状がある場合のみ
- 肺高血圧がある生後6ヵ月までの児の動脈管の最小径 $\geqq$ 2.5mm

（2）カテーテル治療
- 解剖, 患者の体格がカテーテル治療に適しており, 他に外科手術を必要とする心血管系合併症を有さない.

2）術　式

（1）動脈管結紮術　図12
① 動脈管切離は第3もしくは第4肋間で開胸する.
② 絹糸などを用いて二重三重に結紮する.

（2）動脈管切離術　図13
① 側開胸し, 動脈管を切離し縫合する.

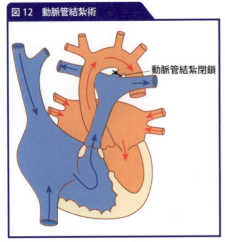

図12　動脈管結紮術

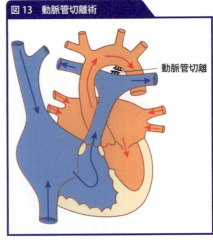

図13　動脈管切離術

(3) クリップによる動脈管閉鎖術 図14
　①側開胸し，チタン製のクリップで動脈管を挟み閉鎖する．
　②完全に閉鎖できない場合はクリップを追加する．
(4) カテーテル治療
　①コイルによる閉鎖
　　1) 下大静脈よりシースを挿入し，コイル（ニッケルクロム合金製の細いワイヤーをスプリングのような形状にしたもの）を動脈管へ留置し閉鎖する．
　　2) 動脈管が2mm以下が対象となる．
　②AMPLATZER™ Duct Occluder（ADO）を用いた閉鎖 図15．
　　1) 下大静脈からシース（ロングシース）を挿入し下行大動脈まで進める（①）．
　　2) 閉塞栓を広げ，動脈管を閉塞させる（②）．
　　3) 動脈側のシース（デリバリーシース）から造影剤が肺動脈へ逆流しなければ終了（③④）．
　　4) 動脈管のサイズが2mm以上12mm以下が対象で，体重は6kg以上が望ましい．

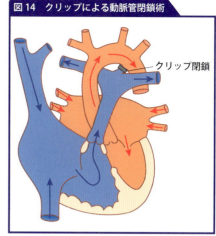

図14　クリップによる動脈管閉鎖術

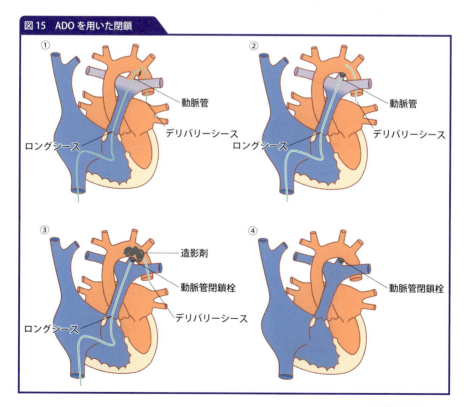

図15　ADOを用いた閉鎖

5. 病態関連図と看護問題

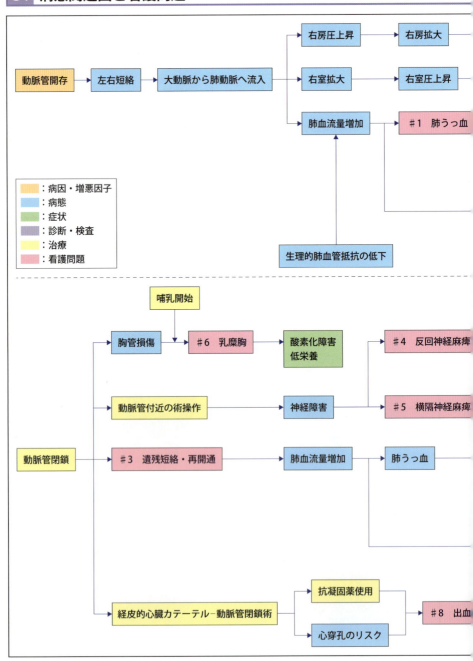

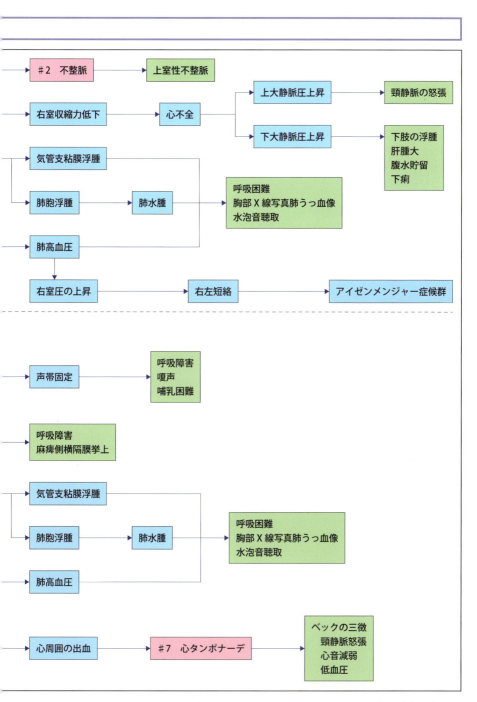

6. 看護問題，目標と介入のポイント

1）術前の看護問題

看護問題♯1 肺うっ血
看護目標 肺うっ血徴候がない

看護計画

OP（観察項目）
- 呼吸不全徴候
  陥没呼吸，多呼吸，喘鳴，SpO_2上下肢差，胸部X線写真の肺うっ血所見
- 体血流量減少徴候
  血圧低下，心拍数増加，尿量低下，末梢冷感，CRT延長，rSO_2低下
- 活動耐性低下
  活気不良，哺乳力低下，体重増加不良
- 連続性心雑音
- 心電図（左室容量負荷）
- 心エコーでの短絡血流，推定右室圧

根拠・意味づけ
- 大きな動脈管開存では大動脈拡張期圧の低下や左室拡張末期圧の上昇，頻脈による拡張期の短縮により，冠血流が減少する
- 肺高血圧を合併し肺血管抵抗が上昇すると右左短絡を合併するようになる．アイゼンメンジャー化すると右左短絡が主体になり下肢のSpO_2が上肢に比べて低値となる

臨床知からのポイント
- 出生後1〜2週間で生じる生理的な肺血管抵抗の低下により，肺血流量は増加し，肺うっ血をきたす

CP
- 「1．ASD」参照

根拠・意味づけ
- 「1．ASD」参照

臨床知からのポイント
- 「1．ASD」参照

EP
- 「1．ASD」参照

根拠・意味づけ
- 「1．ASD」参照

臨床知からのポイント
- 「1．ASD」参照

評価
- 動脈管閉鎖術を施行し終了する

看護問題 #2 不整脈
看護目標 不整脈を起こさない

- 「各論 4. 不整脈」参照.

2）術式別の看護問題

（1）動脈管閉鎖術後

看護問題 #3 遺残短絡・再開通
看護目標 肺うっ血を起こさない

看護計画

OP（観察項目）

- 短絡・再開通
- 呼吸不全徴候
  陥没呼吸，多呼吸，喘鳴，SpO_2 上下肢差，胸部X線写真での肺うっ血所見
- 体血流量減少徴候
  血圧低下，心拍数増加，尿量低下，末梢冷感，CRT 延長，rSO_2 低下
- 活動耐性低下
  活気不良，哺乳力低下，体重増加不良
- 連続性心雑音
- 心電図
  左室容量負荷
- 心エコーでの短絡血流，推定右室圧

根拠・意味づけ

＊術後動脈管の結紮術，クリップによる閉鎖では遺残短絡・再開通が生じる可能性がある．肺血流量の増加によるうっ血症状を観察し，短絡量が多ければ再手術となる

臨床知からのポイント

- 開心術ではないため比較的リスクは少なく合併症は稀である．結紮術，クリップによる閉鎖術では遺残短絡や再開通が問題となる
- 切離術では再開通はないが，手術時間の延長や吻合部からの出血が問題となる

CP（看護・治療項目）

- 水分バランス管理
- 呼吸管理
- ドレーン管理
- 利尿薬投与
- 適正な体温管理
- 安静保持

根拠・意味づけ

＊術前の肺血流量増加による肺高血圧が残存する左心不全進行があれば，水分バランス管理のもとに利尿薬やカテコラミン投与を行う
＊高体温は酸素需要（酸素消費量）を増加させ，低体温は心負荷を増加させる

臨床知からのポイント

- 術前に肺高血圧となっている場合には，術後も残存するため呼吸管理が必要である

		根拠・意味づけ
EP 患者教育項目	● 家族に安静の必要性を説明し，協力を得る	＊啼泣時は穏やかにあやし，入眠中は見守るなど，患者の安静が得られるように家族に協力を求める
	臨床知からのポイント	
	● 患者によってあやしやすい方法は異なるため，家族から情報を得て状況に応じて可能な方法を取り入れる ● 家族の面会中に患者が興奮してしまったら，必要性を説明したうえで面会を一時中断することも必要である	
評価	● 術後，24～72時間で評価する．問題がなければ終了とする ● 遠隔期では遺残短絡・再開通が問題となることもあり，経過観察は必要である	

看護問題#4　反回神経麻痺

看護目標　誤嚥せずに栄養摂取することができる

看護計画

		根拠・意味づけ
OP 観察項目	● 活気不良 ● 陥没呼吸，多呼吸，喘鳴 ● 嗄声 ● 喀痰排出困難 ● 嚥下困難 ● 哺乳時のむせ込み ● 咳嗽 ● 発熱 ● 喉頭鏡検査所見 　声帯固定状況	＊動脈管近傍を走行する迷走神経や反回神経があり，術操作により損傷する可能性がある ＊反回神経は声帯の動きを支配している神経である．損傷により声帯が動かなくなり，嗄声などの症状が出現する．両側声帯麻痺では気管切開が必要となる ＊食事や唾液によっても誤嚥し，誤嚥性肺炎を起こす可能性がある
	臨床知からのポイント	
	● 気管チューブ抜去後や経口摂取開始後に症状の出現がないか観察が必要である	
CP 看護・治療項目	● 経管栄養 ● 水分はとろみをつけて摂取する ● リハビリテーションの実施	＊誤嚥を予防しつつ栄養摂取できるように介入する
	臨床知からのポイント	
	● 言語聴覚士（ST）とともに長期的なリハビリテーションの実施が必要となる	
EP	● 家族に長期的な介入が必要であることを説明する	＊反回神経麻痺は成長に伴って改善することもあるが，残存することもある．長期的なリハ

EP 患者教育項目	●水分は一気に与えずにむせ込みをみながらゆっくり摂取させるように説明する ビリテーションが重要である

> ⚠️ **臨床知からのポイント**
> ●声帯麻痺の程度によっては気管切開が必要なこともあり，家族の不安は増大する．また，胃管などのデバイスをもって在宅へ移行する場合は家族の不安も強いため，医療ソーシャルワーカー（MSW），医師などと退院調整を行っていく必要がある

評価	●抜管後，経口栄養摂取後に評価する．症状がみられなければ終了とする

看護問題#5　横隔神経麻痺
看護目標　呼吸障害が出現しない

看護計画

OP 観察項目
- 呼吸障害
  陥没呼吸，多呼吸，喘鳴
- SpO_2低下
- 奇異呼吸
- 血液ガスデータ
  pH低下，PaO_2低下，乳酸値増加
- 胸部X線写真
  横隔膜挙上有無，無気肺形成
- 末梢冷感，CRT

📝 **根拠・意味づけ**
＊術操作により横隔神経が損傷すると，損傷側の横隔膜が弛緩し上方に挙上する．横隔膜が吸気時に挙上することで左肺の含気容量が低下し，呼吸運動に影響して呼吸障害が出現する

> ⚠️ **臨床知からのポイント**
> ●努力呼吸は，心負荷が増大するため循環の観察も同時に行う
> ●含気低下により酸素化障害，二酸化炭素の排出困難が考えらるため，$EtCO_2$モニタリングも同時に行うことが望ましい

CP 看護・治療項目
- 呼吸管理
- 適宜気管・口鼻腔吸引を行う
- 水分バランス管理
- 頭部挙上
- 排痰介助

📝 **根拠・意味づけ**
＊横隔神経麻痺により，含気が低下し無気肺になりやすい．呼吸理学療法を実施し，自己喀痰喀出が困難であれば気管吸引や口鼻腔吸引を実施する
＊横隔膜の挙上により呼吸運動が抑制されているため，頭部を挙上して横隔膜の挙上の体位をとる

> ⚠️ **臨床知からのポイント**
> ●横隔神経麻痺の程度によっては人工呼吸器からの離脱の遷延や非侵襲的陽圧換気（non-invasive positive pressure ventilation；NPPV）や横隔膜縫縮術が必要になることがある

EP 患者教育項目	●家族に安静の必要性を説明し，協力を得る	📝 根拠・意味づけ ＊啼泣時は穏やかにあやし，入眠中は見守るなど，患者の安静が得られるように家族に協力を求める
	⚠️ 臨床知からのポイント	
	●横隔神経麻痺の程度によっては，啼泣により呼吸状態が悪化する可能性がある ●家族の面会中に患者が興奮してしまったら，必要性を説明したうえで面会を一時中断することも必要である	
評価	●抜管後に評価を行い，横隔膜の麻痺による呼吸障害が出現しなければ終了とする	

【横隔神経麻痺】 図16
- 自発呼吸での横隔膜の収縮を支配しているのが横隔神経である．
- 左側は大動脈弓部から下行大動脈に沿って通過し横隔膜へ入る．
- 大動脈弓部の操作があるような手術では，術操作によって横隔神経の損傷により横隔神経麻痺をきたす．
- 神経麻痺により横隔膜が弛緩して挙上し，麻痺側の肺の含気が低下する．
- 改善がみられない場合は横隔膜縫縮術を行う．

図16 横隔神経麻痺

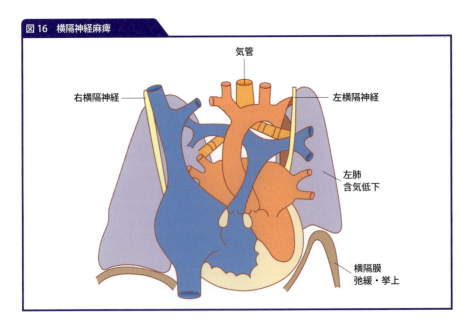

看護問題 #6　乳糜胸
看護目標　呼吸不全を起こさない

看護計画

OP（観察項目）

- ドレーン排液の性状・量（白濁）　図17
- 投与しているミルクの種類
- 呼吸不全徴候
  陥没呼吸，多呼吸，喘鳴，呼吸音減弱
- 胸部X線写真での胸水貯留
- 心エコーでの液体貯留状態

根拠・意味づけ

* 術操作により胸管を損傷すると乳糜胸となる
* 胸水により酸素化の悪化をきたす．ドレーンのキンクに注意し，積極的なミルキングにより有効なドレナージを行う

図17　乳糜排液

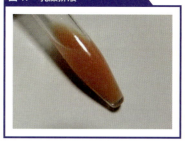

臨床知からのポイント

- ミルキング時に痛みを訴える場合には，積極的に鎮痛薬を使用し不穏や呼吸抑制を予防する

CP（看護・治療項目）

- 絶飲食
- 栄養管理
- 適切な薬剤投与
- 呼吸管理
- ドレーン管理

根拠・意味づけ

* 長鎖脂肪酸（long chain triglyceride；LCT）は，リンパ管から胸管を通って鎖骨下静脈へ流入する．中鎖脂肪酸（medium chain triglyceride；MCT）は，門脈系から直接肝臓へ取り込まれるため，MCTフォーミュラなどの特殊ミルクの使用が有効である
* オクトレオチド（サンドスタチン®）や胸膜癒着などで改善を認めなければ，外科的に胸管結紮術が必要となる

臨床知からのポイント

- 乳糜胸水が持続することにより蛋白喪失から低栄養となるため，栄養管理が重要である
- ドレーンの積極的なミルキングを実施し，胸水貯留による呼吸障害の出現を予防する
- ミルク哺乳や食事の摂取後に胸水の増大・色調変化が生じることがあるため注意する

EP 患者教育項目	● 呼吸状態は胸水の増減に伴い変化しやすいため，気になったときには伝えてもらうように家族の協力を得る ● 抱っこやADLの拡大などによって，ドレーン類の計画外抜去のリスクが上がるため，抱っこ時などにはチューブ類の扱いに対する注意を促す	🖉 **根拠・意味づけ** ＊食事などによる脂肪の摂取によって，胸水が増大し，呼吸状態の変化が生じる可能性がある ＊ドレーンが挿入されている場合には，活動範囲の増大に伴い計画外抜去のリスクも増大するため，活動前後に固定を確認するなどの安全対策が必要である
	⚠ **臨床知からのポイント** ● 家族からも観察の協力を得ることで異常の早期発見につながることもある ● ドレーンの計画外抜去の対策としては，体幹へのテープ固定やドレーンをポシェットに入れるなど子どもの体動に合わせて引っ張られないように工夫を行う	
評価	● 病状が改善するまで継続する	

（2）カテーテル治療による動脈管閉鎖術後

看護問題♯7　心タンポナーデ
看護目標　心タンポナーデの症状に気づき，対応できる

● 「1. 心房中隔欠損の看護問題♯4 心タンポナーデ」参照.

看護問題♯8　出　血
看護目標　穿刺部からの出血を起こさない

● 「1. 心房中隔欠損の看護問題♯5 出血」参照.

（平塚未来）

MEMO

4. 大動脈縮窄

1. 定 義

- 大動脈縮窄（coarctation of the aorta；CoA）とは，大動脈弓と下行大動脈の移行部に狭窄が生じている疾患である．狭窄の程度によっては動脈管依存型となるため，手術前には動脈管の管理も必要となる可能性がある．

2. 分 類

- 単純型：大動脈縮窄単独．CoA の約 40％が該当する．
- 複合型：大動脈縮窄と心室中隔欠損などの心奇形が合併．CoA の約 60％を占める．

3. 病態と必要な観察項目

1）主要病態

- 上行大動脈のバルサルバ洞より上部に狭窄が存在する．
- 左室の仕事量の増大により，左室肥大，相対的冠血流量の低下をきたす．
- 心室中隔欠損を合併している場合は，肺血流量増加に伴い心不全となる．
- 大動脈縮窄が高度で下半身の体血流が動脈管を経由して供給されている場合，下肢のチアノーゼが認められる 図18．
- 下半身の体血流が動脈管に依存している場合，動脈管が閉鎖すると動脈管性ショック（ductal shock）に至る．

図18 大動脈縮窄

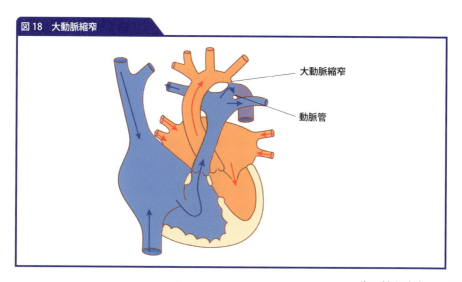

観察項目		
症状	❗ 考えられること	👁 観察すること
●チアノーゼ増悪 ●下肢血圧低下	動脈血の体循環への流入減少	●活気不良，意識レベル低下 ●顔色，皮膚色悪化 ●血液ガスデータ 　酸素化悪化，代謝性アシドーシス進行 ●下肢 SpO_2 低下，下半身の rSO_2 低下 ●心エコーによる血流評価
	✏️ 根拠	
	●下半身への血流は動脈管開存を経由して供給されるため，静脈血が混入し下肢の SpO_2 の低下を認める ●動脈管の狭窄により下半身への血流が減少する ●生後1〜2週間で肺血管抵抗が低下すると動脈管から下半身への血流が低下しショックをきたす ➡ プロスタグランジン E_1 投与による動脈管開存の維持 ➡ 肺血流量のコントロール（心室中隔欠損合併例）	

4. 治療

1）手術適応

- 年齢に関係なく上肢の高血圧がある場合．
- 単純型縮窄では圧較差 20mmHg 以上．
- 複合型では外科治療が第一選択．
- 治療にはバルーン拡張術，ステント留置術，カテーテルステント留置術，外科手術があるが，年齢や動脈管の開存などの状況によって決定される．

MEMO

2）術 式

（1）縮窄部切除・端々吻合
① 左開胸で大動脈弓と下行大動脈の血流を遮断し，動脈管と狭窄部を切除する 図19．
② 下行大動脈と大動脈弓を吻合する．

図19 縮窄部切除・端々吻合

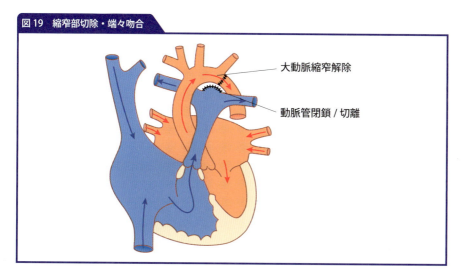

大動脈縮窄解除
動脈管閉鎖/切離

（2）鎖骨下動脈フラップ法
① 左開胸で大動脈弓と下行大動脈の血流を遮断し，動脈管を結紮する．
② 左鎖骨下動脈を剥離する．
③ 鎖骨下動脈を切開してフラップ状にし，大動脈の切開した部分に鎖骨下動脈のフラップを縫着する 図20．

図20 鎖骨下動脈フラップ法

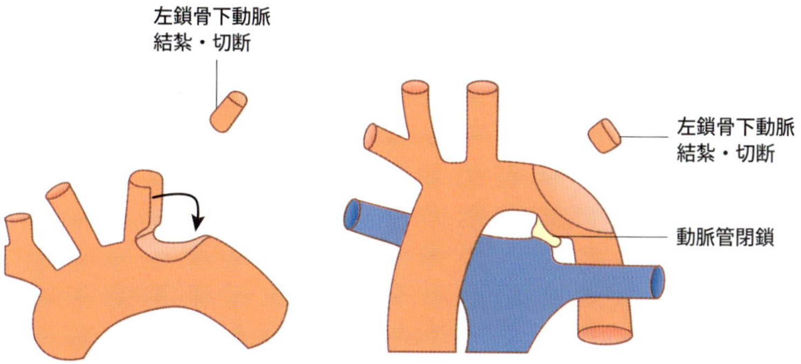

左鎖骨下動脈 結紮・切断

左鎖骨下動脈 結紮・切断

動脈管閉鎖

5. 病態関連図と看護問題

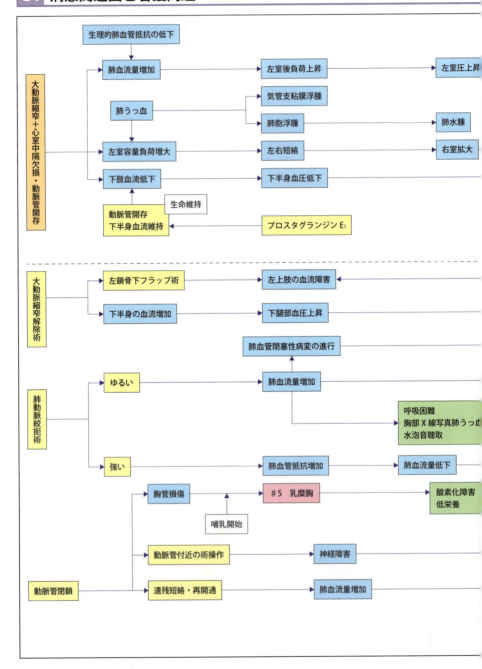

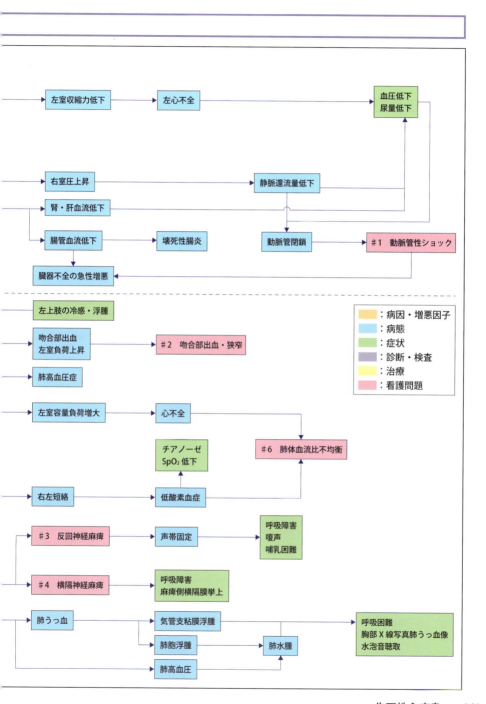

6. 看護問題，目標と介入のポイント

1）術前の看護問題

看護問題♯1　動脈管性ショック
看護目標　動脈管性ショックを起こさない

看護計画

OP（観察項目）

【肺うっ血症状】（複合型）
- 呼吸障害
- 上半身 rSO_2 上昇，SpO_2 上昇
- 肺での粗い断続性副雑音聴取
- 泡沫状気管分泌物
- 胸部X線写真の肺うっ血像
- 心エコーでの評価

【体血流減少】
- 下半身 rSO_2 低下，SpO_2 低下
- 血圧の上下肢差（上肢＞下肢）
- 頻脈
- CRT延長
- 尿量低下
- 便性（下痢）

【プロスタグランジン製剤の副作用】
- 無呼吸発作
- 発熱
- 低ナトリウム血症
- 下痢
- 肝機能障害

根拠・意味づけ

- 動脈管は通常生後1〜2日で閉鎖する．しかし，下半身の血流を動脈管に依存しているため動脈管の開存は必要不可欠である
- 縮窄部位が左鎖骨下動脈のよりも下部である場合，上肢の血圧は下肢に比べ高くなる．また，下半身の血流に肺大動脈の血流が流入するため SpO_2 は低下する

【体血流減少】
- 下半身の血流低下により，腸管血流の低下が生じ，腸管壊死をきたす場合があるので，腹部 rSO_2 の推移や便性に注意する

【プロスタグランジン製剤の副作用】
- 動脈管開存性を維持するため，プロスタグランジン製剤の投与が必要となることがあるが，呼吸中枢抑制作用があり，10〜20％程度の頻度で無呼吸発作を生じる

臨床知からのポイント

- 生後1〜2週間で肺血管抵抗が低下すると，肺血流量が増加し相対的に動脈管から下半身への血流が低下してショックをきたす

CP（看護・治療項目）

- 確実な薬剤投与
- 水分バランス管理
- 安静の保持
- 適正な体温管理
- 高濃度の酸素投与回避

根拠・意味づけ

- プロスタグランジン製剤は通常微量で投与され，対象が新生児であるために点滴漏れに気づきにくい．動脈管開存性を維持するためにも確実な薬剤投与が求められる
- 狭窄の程度によってはチアノーゼを呈し，下半身への酸素供給量が少なくなる．安静を保持し，酸素需要を最小限に抑えるように努める

C P		**⚠ 臨床知からのポイント**
	●SpO₂低下に対して安易に高濃度酸素を投与すると，動脈管閉鎖を誘発して動脈管性ショックをきたすため，注意が必要である．あらかじめ，SpO₂低下時にF$_I$O$_2$をどのくらい増加させるか医師と共有しておく	
E P 患者教育項目		**📝 根拠・意味づけ**
	●家族に緊急手術の可能性を説明し，連絡がとれるように調整しておく	＊動脈管性ショックとなると緊急手術となる
	⚠ 臨床知からのポイント	
	●入院後間もなく手術となることが多いため，産後まもない母親の体調にも気を配る	
評価	●原則として，根治術が行われるまで継続する	

用語 rSO₂（regional saturation of oxygen）：局所混合血酸素飽和度あるいは組織酸素飽和度と呼ばれる．rSO₂を測定することで局所の灌流状態や代謝の変化をモニタリングすることができる

【動脈管性ショック】
- 左心低形成では全身，大動脈離断や縮窄では下半身の血流が動脈管に依存している．通常生後24～48時間で動脈管は閉鎖していくため，プロスタグランジンE₁の投与により閉鎖を防ぐ必要がある．
- 薬剤投与ができないと動脈管は狭少化または閉塞し，体血流が減り循環が保てなくなる **図21**．
- 動脈管性ショック時にはプロスタグランジンE₁を増量するが，効果がない場合は緊急手術となる．

図21 動脈管性ショック

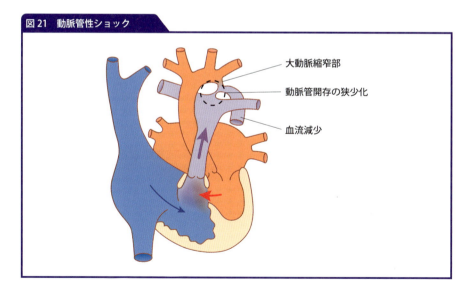

先天性心疾患

2）術式別の看護問題

（1）大動脈縮窄解除術後

看護問題 # 2 吻合部出血・狭窄
看護目標 下半身の血流が維持できる

看護計画

OP（観察項目）

- 下半身 rSO_2 低下，SpO_2 低下
- 血圧の上下肢差（20mmHg 以下）
- 頻脈
- CRT 延長，末梢冷感，皮膚色
- 尿量低下
- ドレーン排液の性状
- 腹部状況
  腹痛，腹部膨満，嘔吐，発熱，消化不良，哺乳不良，活気低下，便性（下痢）など
- 下半身の麻痺

根拠・意味づけ

* 鎖骨下動脈フラップ法では，鎖骨下動脈を使用する左手での血圧測定は避け，右手で測定することが望ましい
* 狭窄が改善されることで血行動態は正常化し，血圧差は改善する．吻合部狭窄を生じている場合には，血圧は上肢＞下肢となる
* 術後下半身への血流量が急激に増加するため，腸管浮腫による血流障害で壊死性腸炎を起こすことがある
* 術操作での下行大動脈遮断での虚血により下半身麻痺が生じることがある

臨床知からのポイント

- 吻合部の狭窄の残存に関しては上下肢の血圧差で評価する
- 壊死性腸炎予防のため，術後は絶飲食しているので，栄養開始時には注意する．また，腹部の虚血の観察として rSO_2 の使用も有効である

CP（看護・治療項目）

- 血管拡張薬投与
- 降圧薬投与
- カテコラミン投与
- 利尿薬投与
- 水分バランス管理
- 急性期は十分な鎮痛・鎮静を行う
- 適正な体温管理
- 末梢保温
- ドレーン管理

根拠・意味づけ

* 痛み・覚醒による興奮では，交感神経優位となって血圧が上昇し，吻合部からの出血などを引き起こすため，鎮痛・鎮静を行う
* 高体温は酸素需要を増加させ，低体温は心負荷を増加させる
* 末梢血管抵抗を緩和し後負荷を軽減するため末梢の保温に努める

臨床知からのポイント

- 狭窄解除後の急激な下半身への血流の増加による壊死性腸炎の予防のため，24～72 時間絶食するなどの対策をとる

EP（患者教育項目）	●安静の必要性を説明して家族の協力を得る	🔖 **根拠・意味づけ** ＊啼泣時は穏やかにあやし，入眠中は見守るなど，患者の安静が得られるように家族に協力を求める
	⚠️ **臨床知からのポイント**	
	●患者によってあやしやすい方法は異なるため，家族から情報を得て状況に応じて可能な方法を取り入れるとよい	
評価	●術後24〜72時間で評価する．リフィリング期，抜管後，経腸栄養開始後に改めて評価し下半身への血流障害がなければ終了とする ●遠隔期には，吻合部の再狭窄や大動脈弁下狭窄が出現する可能性がある	

看護問題#3　反回神経麻痺
看護目標　誤嚥せずに栄養摂取することができる

● 「3. 動脈管開存の看護問題#4 反回神経麻痺」参照．

看護問題#4　横隔神経麻痺
看護目標　呼吸不全を起こさない

● 「3. 動脈管開存の看護問題#5 横隔神経麻痺」参照．

看護問題#5　乳糜胸
看護目標　呼吸不全を起こさない

● 「3. 動脈管開存の看護問題#6 乳糜胸」参照．

（2）大動脈縮窄解除術＋肺動脈絞扼術脈後

看護問題#6　肺体血流比不均衡
看護目標　肺血流量が適正に維持され，低酸素血症をきたさず，肺うっ血症状が改善する

● 「2. 心室中隔欠損の看護問題#2 肺体血液比不均衡」参照．

（平塚未来）

引用文献
1）Soto B, Becker AE, Moulaert AJ, et al：Classification of ventricular septal defects. Br Heart J 43(3)：332-343, 1980
2）日本循環器学会，日本胸部外科学会，日本外科学会，他：先天性心疾患の診断，病態把握，治療選択のための検査法の選択ガイドライン．Circulation Journal 73,Suppl.III：1133, 2009
3）Krichenko A, Benson LN, Burrows P, et al：Angiographic classification of the isolated, persistently patent ductus arteriosus and implications for percutaneous catheter occlusion. Am J Cardiol 63（12）：877-880, 1989

急性期から回復期の退院に向けた看護

1．心房中隔欠損

1. 集中治療から一般病棟に転棟した患者の看護

1）開心術
- 外科手術後は，活動範囲の拡大に伴う心負荷の増大に伴う合併症の出現を観察する（「看護問題#2 開心術の合併症」参照）．
- 早期退院に向けた安静度拡大に伴う安全管理を行う．
- 家族に向けて，症状出現時の観察ポイントや治療継続のための退院時指導を行う．

2）経皮的心臓カテーテル治療後
- カテーテル治療後の合併症の出現の有無を経過観察する（「看護問題#5 出血」参照）．
- 感染，閉鎖栓の脱落のリスクがあるため，組織癒着し固定されるまで術後約1ヵ月は注意して観察を継続する 表1．
- 遠隔期における心侵食（心房壁の穿孔）の報告もあるため，年に1回の経過観察を検討する．

表1 AMPLATZER™ 閉鎖栓脱落の観察項目

観察項目	バイタルサインの変化，不機嫌，胸部不快感，胸痛・腹痛，チアノーゼ，不整脈など
検査	胸部X線写真，心エコー（脱落を確認）
治療	抗血栓薬（閉鎖栓への血栓付着の予防目的），経皮的または開胸によるAMPLATZER™閉鎖栓回収

2. 早期離床・安静度拡大による安全管理

- 活動範囲の拡大が安全に行えるように不要なライン類は早期に抜去できるようする．
- ライン類の計画外抜去を防ぐため，挿入部の確実な固定と衣服への固定を追加するほか，ドレーンをポシェットに入れるなどの工夫を行う．ドレーン類をポシェットに入れると観察がしづらくなるため，接続外れなどに注意して定期的な観察が必要である．

表2 早期リハビリテーションの中止基準（小児）

循環	不整脈，持続する頻脈，高血圧，低血圧
一般的指標	ライン・チューブ類の逸脱，骨格筋の外傷，痛みや不快感による鎮痛・鎮静薬の増量
呼吸	$SpO_2 < 85\%$への低下，頻呼吸，呼吸仕事量の増大

(Cameron S, et al：Early mobilization in the critical care unit；a review of adult and pediatric literature. J Crit Care 30；644-672, 2015 を参考に作成)

- 抱っこ，ベッド上での遊び，プレイルームでの遊びなどと活動範囲が拡大する際には，遊びに夢中になり過負荷となっている可能性を考慮し，小児の状態を観察する必要がある．過負荷の状態がみられたら，ベッドでの休息を促したり，ベッド上での遊びに切り替えたりする 表2 .

3. 退院時指導

- 新生児期での手術や治療が必要な場合，両親の不安が強く，子どもが先天性心疾患であること対するショックや混乱などがあることが多い．特に，初めての育児のときは，育児指導とともに心疾患がある小児の観察の指導を行い，家族が異常に気づけるように指導する 表3 .
- 退院後の日常生活の生活指導を行う．基本的には日常生活に支障はないが，定期受診を続けるように指導する．
- 手術後遠隔期には洞機能不全や心房性不整脈を認めることがあるため，外来での経過観察が必要である．

1）経皮的心臓カテーテル治療後

- 組織が癒着し固定されるまでの退院後1ヵ月程度は激しい運動を避け，胸部に強い衝撃を与えないように注意するように指導する．日常生活に注意点はないが，術後は定期的に外来を受診しAMPLATZER™閉鎖栓の脱落や心侵食（心穿孔）の有無の経過観察が必要である．

表3 先天性心疾患の退院時指導

内服指導	● 薬剤師からの薬剤指導の調整 ● 小児の特徴や成長発達段階に応じた内服方法を検討し，繰り返し練習を行うなどの指導を行う 　例：粉薬を少量の水で溶解してスポイトやスプーンで投与，お薬ゼリーの使用 ● 1日3回投与の薬などは小児の生活背景を考慮し，内服時間の調整を行う
子どもの観察	● 子どもの疾患理解を行うため，医師から疾患の説明と理解度の確認および補足説明を行う ● 普段から小児の状態を観察し，状態悪化を発見できるように体調観察についての指導を行う 表4 ● 不整脈がある場合には，脈に触れたり，胸に耳を当てる・聴音器により心音を聞いたりして普段の速さを把握することを指導する ● 異常による外来受診のタイミングの指導を行う 表5 ● 家族で喫煙者がいる場合には禁煙指導を行う
感染予防	● 感染性心内膜炎予防のために虫歯予防や定期的に歯科に受診する ● 心疾患の小児は流行性感染症を引き起こしやすく，重症化しやすいため，日頃から感染予防に努める ● 入浴などで皮膚を清潔に保つとともに子どものみならず家族も手洗いうがいなどを励行し感染予防に努める ● 旅行などで体力が低下すると感染しやすくなるため，過負荷とならならないように適宜休憩をとるなど注意する
予防接種	● 感染症の重症化を防ぐために予防接種をすることが望ましい ● 手術の前後は予防接種が受けられない場合もあるため，予防接種の種類やタイミングは主治医に相談が必要である
社会保障・福祉制度	● 指定難病である疾患も多く，手続きに時間もかかるためMSWと調整する

表4 普段の子どもの体調の観察

- 排尿の有無（量，回数）
- 排便の有無（量，回数，性状）
- ミルク量や食事の量
- 発熱の有無
- 呼吸状態（速さ，呼吸努力の有無）
- 末梢冷感の有無と程度
- 機嫌や活気
- 体重

現在の状況を家族と一緒に評価することで，退院後に家族が子どもの変化に気づけるように指導する．

表5 救急外来への受診を考慮する症状の例

- 高い熱が続いて出ている（38℃以上）
- 顔色が悪い
- おしっこがいつもより極端に少ない
- 食欲がない，ミルクが飲めない
- 吐くことが続く
- 下痢が続いている
- いつもと明らかに様子が違う
- 何をしても不機嫌が続く
- 手足やまぶたがむくむ（腫れぼったい感じ）
- 呼吸がいつもより早く，苦しそう
- 手術の跡が，ジュクジュクしたり，糸が見えたり，赤いとき

上記の症状が継続するときは早めの外来受診を促す

- 抗凝固薬内服時には，出血傾向であるため転倒や打撲に注意するように指導する．

2．心室中隔欠損

1. 集中治療から一般病棟に転棟した患者の看護

- 外科術後は，活動範囲の拡大に伴う心負荷の増大に伴う合併症の出現を観察する「1．ASDの看護問題#2 開心術の合併症」参照）．
- 早期退院に向けた安静度拡大に伴う安全管理を行う（「1．ASD」参照）．
- 家族に向けて，症状出現時の観察ポイントや治療継続のための退院時指導を行う．
- 術前に高流量負荷などによる肺うっ血や肺高血圧が残存するため，呼吸管理や水分バランス管理が必要となる．小児では不感蒸泄量も多いため，同じ時刻に体重測定を行うことでバランスを把握する．また，肺うっ血の影響で気道分泌物が多く，口鼻腔吸引などで気道浄化に努める．

1）肺動脈絞扼術術後

- 「看護問題#2 肺体血流比不均衡」参照．
- 啼泣などで肺体血流比不均衡となるため，長時間泣かせない対応が必要である．

2. 早期離床・安静度拡大による安全管理

- 早期退院に向けた安静度拡大に伴う安全管理を行う（「1．ASD」参照）．
- 哺乳は大きな運動負荷となる．哺乳時の心拍，末梢冷感，発汗，吸啜，哺乳量を観察し，哺乳後の努力呼吸・呼吸回数の増大から安静時に戻るまでの時間などを観察していく．飲みやすい乳首の選択（サイズ，形状）や体位を整える．術前に低栄養である場合には，特に予備力が少ないため哺乳や入浴，啼泣の影響を受けやすいため，環境調整も重要である．

3. 退院時指導

- 育児指導とともに心疾患がある小児の観察の指導を行い，家族が異常に気づけるように指導する 表3．
- 肺動脈の合併や肺高血圧の合併がなければ術後の予後は良好であり，生活の制限はない．
- 手術後遠隔期には不整脈を認めることがあるため，外来での経過観察が必要である．
- 大動脈弁逸脱を伴う例では，大動脈弁閉鎖不全進行の可能性があり，注意深い経過観察が必要である．

3．動脈管開存

1. 集中治療から一般病棟に転棟した患者の看護

1）開心術

- 術後の合併症の出現の有無を経過観察する（「看護問題#4 反回神経麻痺，看護問題#6 乳糜胸」参照）．
- 家族に向けて，症状出現時の観察ポイントや治療継続のための退院時指導を行う．

2）経皮的心臓カテーテル治療後

- 閉鎖栓の脱落のリスクがあるため，組織癒着し固定されるまで術後約1ヵ月は注意して観察を継続する 表1．

2. 早期離床・安静度拡大による安全管理

- 早期退院に向けた安静度拡大に伴う安全管理を行う（「心房中隔欠損」参照）．
- 反回神経麻痺がある場合では，誤嚥せずに栄養摂取するための長期的な介入が必要となる．声帯の一側性麻痺でもその程度により経口摂取による誤嚥・嚥下障害が生じることがあるため，必要時には言語聴覚士（ST）の介入を調整する．ミルクや水分にトロミをつけ粘性を高くするなど小児に応じて対応を行う．また，乳首を選択し誤嚥予防を図りつつ経口摂取できる方法を検討する．声帯の両側性麻痺では，気管切開を行うこともある．
- 経管栄養や経口摂取を開始することで乳糜胸が顕在化するため，経腸栄養開始時にはドレーンからの排液の性状や呼吸状態を観察が必要である．

3. 退院時指導

- 新生児期に手術を必要とする患者の家族は，育児が初めてであることも多い．そのため，小児の状態の変化にも気づくことができるように小児の観察ポイントも併せて指導する必要がある 表4．
- 経皮的心臓カテーテル治療後では，組織が癒着し固定されるまでの退院後1ヵ月程度は激しい運動を避け，胸部に強い衝撃を与えないように指導する．日常生活に注意点はないが，術後は定期的に外来を受診し，AMPLATZER™ 閉鎖栓の脱落の有無の経過観察が必要である．
- 抗凝固薬内服時は，出血傾向があるため転倒や打撲に注意するように指導する．
- 術前に肺高血圧がある場合は，退院後も在宅酸素を使用することがあるため，在宅酸素に関する指導を行う．

1）医療的ケア指導
- 気管切開を行った場合には，気管切開のケア，吸引，胃管からの経管栄養など小児の状態に応じた医療的ケアの指導を行う．
- 医療的ケアが必要な場合は家族だけでなく，社会資源として訪問看護などのサポートが受けられるように必要に応じて MSW と調整を行う．

4．大動脈縮窄

1．集中治療から一般病棟に転棟した患者の看護
- 術後の再縮窄を血圧の上下肢差から早期発見に努める（「看護問題 #2 吻合部出血・狭窄」参照）
- 術後に合併症の出現がないか経過観察する（「看護問題 #3 反回神経麻痺」「看護問題 #5 乳糜胸」参照）．
- 単純型縮窄：前負荷軽減目的での水分管理
- 複合型縮窄：心不全症状の出現・悪化の経過観察（術前の肺高血圧，心室中隔欠損の残存の状態により水分管理を行う）
- 新生児の育児指導，心不全の観察などを含めた退院時指導を行う．

2．早期離床・安静度拡大による安全管理
- 早期退院に向けた安静度拡大に伴う安全管理を行う（「1．ASD」参照）．
- 反回神経麻痺による声帯麻痺での誤嚥を予防するため，栄養摂取への介入を行う（「3．動脈管開存」参照）．
- 経腸栄養増量時には，壊死性腸炎の症状の出現や乳糜胸の観察を行う 表6 ．

表6　壊死性腸炎の症状

● 腹痛	● 哺乳不良
● 腹部膨満	● 活気低下
● 嘔吐	● 下痢
● 発熱	● 便潜血
● 消化不良	● X線写真上でのガス像の増加

3．退院時指導
- 新生児期に手術を必要とする患者の家族は育児が初めてであることも多い．そのため，小児の状態の変化に気づくことができるように小児観察のポイントも併せて指導する 表4 ．
- 複合型大動脈縮窄の術後では，術前の肺高血圧の影響や心室中隔欠損の残存により心不全治療が継続して行われるため，先天性心疾患の退院時指導 表3 と併せて心不全徴候の症状 表7 を指導し，異常の早期発見ができるように指導を行う 表8 ．
- 術後遠隔期の合併症として，再縮窄，大動脈瘤の形成，感染性心内膜炎などがある．定期的に外来で心エコーや心臓カテーテル検査を含む経過観察が必要である．

表7 心不全徴候の症状の例

- 経口摂取時の努力呼吸や強い発汗
- 呼吸が速くて努力呼吸がある
- 体重増加不良
- 経口摂取不良であるが体重増加がある（浮腫）
- あやしても収まらない不機嫌
- 顔色不良
- 手足が冷たい

表8 大動脈縮窄の退院時指導

内服指導	・小児の特徴や成長発達段階に応じた内服方法を検討し，繰り返し練習を行うなどの指導を行う 　例：少量の水で溶解させた粉薬をスポイトや注入器などで乳首に入れ，吸啜に合わせて投与するなど ・利尿薬使用による反応尿の観察を指導する
子どもの観察	・複合型では心不全の治療が継続されるため，普段の子どもの体調観察に加え心不全徴候についても指導を行う 表7 ．特に哺乳時は新生児にとって強い運動負荷となるため，心不全徴候が出現しやすい．退院後に症状の悪化に気づけるように，哺乳時には吸啜状況（吸啜，摂取時間，量，努力呼吸，末梢冷感，発汗の程度）を家族と一緒に確認する ・新生児から乳児期の小児は特に状態の変化が早いため，元気がない，呼吸状態の悪化，浮腫の明らかな増強などがあれば早めに外来受診することを説明する ・塩分過多とならないように，必要に応じて栄養指導を行う
育児指導	・沐浴，授乳，おむつ交換など

（平塚未来）

参考文献
1) 循環器病の診断と治療に関するガイドライン（2012年度合同研究班報告）
2) 中西敏雄編著：新版病態生理からみた先天性心疾患の周術期看護．メディカ出版，大阪，2015
3) Cameron S, Ball I, Cepinskas G, et al：Early mobilization in the critical care unit：a review of adult and pediatric literature. J Crit Care 30；644-672, 2015
4) 守本倫子：小児の声帯運動障害．喉頭 21(2)；98-101，2009

5．ファロー四徴症

1．定 義

- ファロー四徴症（tetralogy of Fallot；TOF）は，「心室中隔欠損」「右室流出路狭窄」「心室中隔への大動脈騎乗」「右室肥大」の4つを特徴とする先天性奇形で，不安定かつ進行性の低酸素血症を特徴とし，乳幼児期の手術を要する疾患である．

2．分 類

- 右室流出路狭窄により肺動脈弁輪は低形成となる．一方で大動脈弁輪は拡大・前方（右方）偏位し，心室中隔に騎乗する．通常，大きな心室中隔欠損により右室は体血管抵抗が負荷となるため，左右心室は等圧となり右室は肥大する．
- 大動脈弁と僧帽弁には線維性連続が認められる．
- 右室流出路狭窄（肺動脈弁下漏斗部狭窄あるいは肺動脈弁性狭窄）の程度によって病型はさまざまであるが，最重症型として肺動脈閉鎖（ファロー四徴症極型，心室中隔欠損を伴う肺動脈閉鎖）が十数％に合併する．

3．病態と必要な観察項目

1）主要病態

（1）右室流出路狭窄 図22
- 右室へ流入した静脈血は，右室流出路狭窄（漏斗部あるいは弁性）により肺血流量は減少し，肺動脈は発育不全となる．
- 一方で，大きな心室中隔欠損を介して右左短絡となり，混合血が全身に送られ，全身性のチアノーゼを呈する．
- 右室への圧負荷による右室肥大をきたす．
- 左心系に流れる血液量が減少し，左室拡張末期容積は減少し，左室低形成となる．

（2）肺動脈閉鎖合併 図23
- 右室へ流入した静脈血は，肺動脈閉鎖のために心室中隔欠損を介して大動脈に流入し，全身性のチアノーゼを呈する．
- 肺血流は，動脈管を介して混合血が流入し維持される．
- 肺血流量は，動脈管に依存しているが，動脈管が収縮し肺血流量が減少すると，全身性のチアノーゼは著明となり，肺動脈は発育不全となる．
- 左心系に流れる血液量が減少し，左室拡張末期容積は減少し，左室低形成となる．

図22 右室流出路狭窄

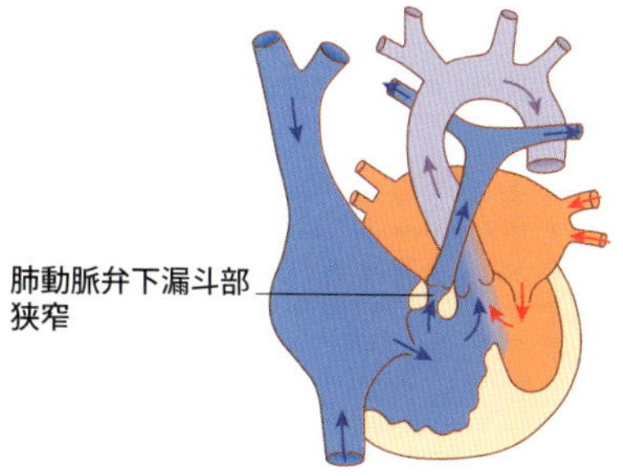

肺動脈弁下漏斗部狭窄

図23 肺動脈閉鎖合併

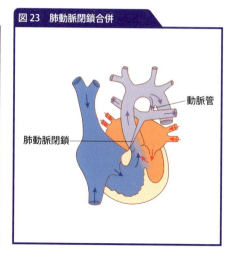

動脈管

肺動脈閉鎖

2）観察項目

症状	考えられること	観察すること
●チアノーゼ増強 低酸素発作 （hypoxic spell） 無酸素発作 （anoxic spell）	●右室流出路の急激な狭窄による肺血流量の著しい減少 ●肺血管抵抗の急激な上昇による肺血流量の著しい減少 ●体血管抵抗の急激な低下による肺血流量の著しい減少	●発作時の症状 　チアノーゼの増強，経皮的動脈血酸素飽和度（SpO_2），意識障害・けいれんの有無，頻脈，徐脈，頻呼吸，徐呼吸 ●発作の誘引となったもの 　啼泣，興奮，処置などの痛み，排便時の怒責，下痢，便秘，脱水傾向，発熱，強い咳込み，感冒症状，遊び，哺乳，貧血 ●治療への反応 　膝胸位への反応，酸素吸入への反応，β遮断薬内服後の発作の変化，鎮静薬投与への反応

根拠

- 漏斗部筋性狭窄では，交感神経作動性に狭窄が増強する結果，肺血流量が著しく減少し，ほとんど血流のない無酸素発作を呈することがある
- 交感神経の緊張，低酸素，アシドーシス，気道・胸腔内圧の上昇などにより肺血管抵抗が一過性に増強する結果，肺血流量が著しく減少し，低酸素血症を増悪させる

- チアノーゼ増強
  低酸素発作
  (hypoxic spell)
  無酸素発作
  (anoxic spell)

  - 体血管抵抗の急激な低下は，右左短絡を増加させ，体血流量を増加させる．その結果，相対的に肺血流量は著しく減少し，低酸素血症を増悪させる
  ➡ 無酸素発作の予防には，β遮断薬の内服が有効である．相対的貧血も発作の誘因となるため鉄剤を内服する
  ➡ 蹲踞(そんきょ)の姿勢は，体血管抵抗を上げて右左短絡を減少させ，低酸素血症の軽減を図ろうとする防御姿勢である．乳幼児では，膝胸位を取らせる（図27 参照）
  ➡ 無酸素発作の対応として，酸素吸入，鎮静薬（塩酸モルヒネ）でも改善しなければ，モニタ下で炭酸水素ナトリウム（メイロン®），β遮断薬（インデラル®），フェニレフリン（ネオシネジン®）を投与する

4. 治療

1）手術適応

（1）姑息的手術
- 動脈管依存性である場合や，右室流出路狭窄が高度で肺血流量が乏しく肺血管の発育が不十分な場合は，ブラロック・トーシッヒ（Blalock-Taussig）手術（BTシャント）により肺血流量を維持し，肺血管の発育と左室容積の拡大を図る．
- 肺動脈弁狭窄が高度である場合，プロスタグランジン製剤により動脈管開存を保ち，肺血流量を維持することがある．新生児期にBTシャントを行い肺血流量を維持し，人工血管を用いることができる体格になるまで成長を待ち，6ヵ月以降にラステリ（Rastelli）手術を行う．

（2）根治手術　表8
- 右室流出路狭窄が中等度以下で肺血流量が維持されており，無酸素発作が予防できている場合には，肺血管の発育を待って一期的に根治術を行う．姑息的手術後を行った場合も，肺血管の発育を待って二期的に根治術を行う．通常は，1～2歳で心内修復術を行う．

表8　ファロー四徴症根治手術の適応条件

PA index	$150 mm^2/m^2$ 以上
左室拡張末期容積（LVEDV）	正常の70％以上

$$PA\ index = \frac{右肺動脈断面積＋左肺動脈断面積（mm^2）}{体表面積（m^2）} \quad *正常\ 330 \pm 30 mm^2/m^2$$

2）術式

（1）ブラロック・トーシッヒ手術（BTシャント）図24
① 人工血管を用いて腕頭動脈から右肺動脈への短絡を形成する．
② 肺血流量が増加しチアノーゼは軽減する．一方で体血流量は減少する．
③ 肺血流量は，人工血管径（3～4mm）の選択やクリップのかけ具合によって調節する．
④ 動脈管を遮断しても酸素飽和度が維持できる場合には動脈管を閉鎖する．

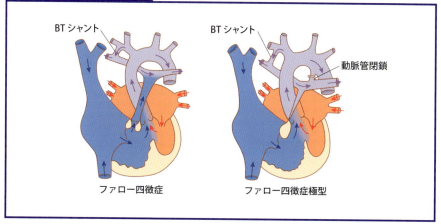

図24 BTシャント

（左）ファロー四徴症　（右）ファロー四徴症極型／動脈管閉鎖

（2）心内修復術（VSD閉鎖術，右室流出路形成術）図25
①先立ってBTシャントを行った場合には，BTシャントを閉鎖する．
②弁切開あるいは右室流出路筋を切除する．肺動脈弁輪径が狭い場合には経弁輪パッチ（transannular patch法）を行う．主肺動脈が狭い場合にはパッチ拡大を行い，右室流出路を形成する．
③心室中隔欠損孔をパッチ閉鎖する．
④血行動態が正常化する．

（3）ラステリ（Rastelli）手術 図26
①先立ってBTシャントを行った場合には，BTシャントを閉鎖する．
②右室内筋束を切除し，心室中隔欠損孔をパッチ閉鎖する．
③弁付き人工血管によって右室前壁から肺動脈への右室流出路を形成する．これにより，血行動態は正常化する．
④患者の成長とともに人工血管は相対的に狭くなるため，再手術による人工血管の交換が必要になる．

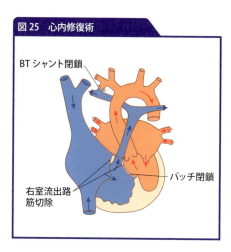

図25　心内修復術

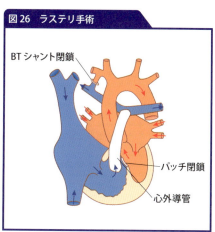

図26　ラステリ手術

先天性心疾患

5. 病態関連図と看護問題

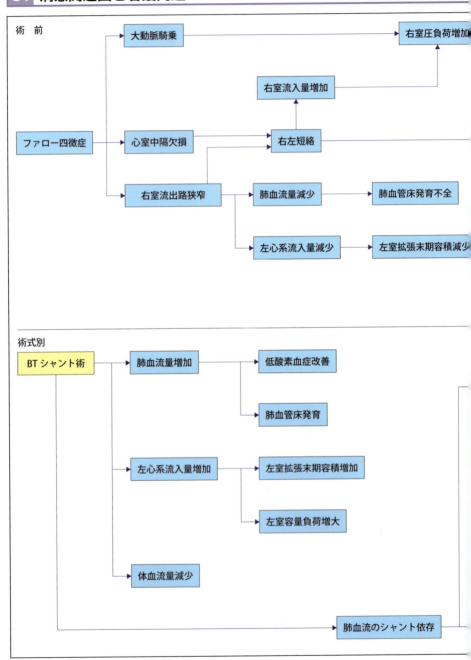

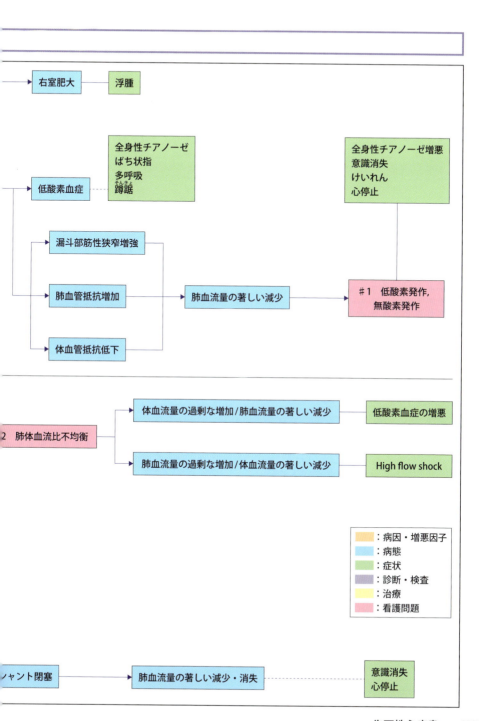

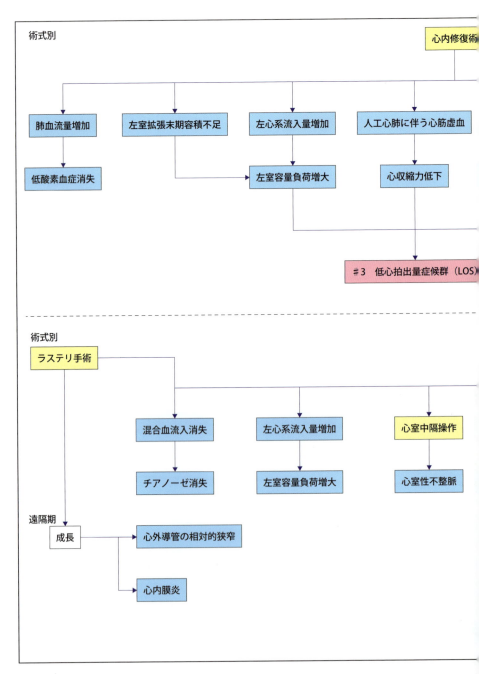

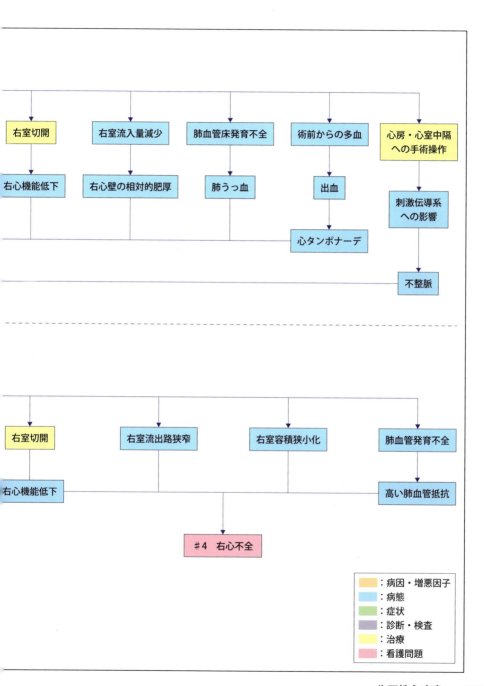

6. 看護問題，目標と介入のポイント

1）術前の看護問題

看護問題#1 低酸素発作，無酸素発作
看護目標 低酸素発作，無酸素発作を起こさない

看護計画

OP（観察項目）

🔖 根拠・意味づけ

【発作時の症状】
- チアノーゼの増強，SpO_2
- 意識障害・けいれんの有無
- 頻脈，徐脈
- 頻呼吸，徐呼吸

【発作の誘因となったもの】
- 啼泣，興奮，処置などの痛み
- 排便時の怒責，下痢，便秘
- 脱水傾向，発熱
- 強い咳込み，感冒症状
- 遊び，哺乳
- 貧血

* 低酸素血症の急性増悪によりけいれんや意識消失を起こすことがある
* 副交感神経から交感神経に切り替わる起床時に発作を起こすことが多い
* 興奮や緊張は交感神経を緊張させ，漏斗部筋性狭窄を増悪させ，右左短絡を増加させる
* 相対的貧血や発熱は体血管抵抗を低下させ，右左短絡を増悪させる

⚠️ **臨床知からのポイント**
- 常時 SpO_2 モニタリングをしていることが望ましい．特に，処置や検査時は必ずモニタリングをする
- 繰り返す低酸素発作に慣れて，無酸素発作への対応が遅れないように注意する

CP（看護・治療項目）

🔖 根拠・意味づけ

【発作時の対応】
- 新生児・乳児は膝胸位の姿勢で抱く
- 幼児や学童は膝胸位をとらせる 図27
- 酸素を吸入させながら落ち着かせる
- 抱くなどしても落ち着かなければ鎮静薬（塩酸モルヒネ）を投与する
- 必要時，モニタ下で炭酸水素ナトリウム（メイロン®），β遮断薬（インデラル®），フェニレフリン（ネオシネジン®）を投与する

* 膝胸位により体血管抵抗を増加させ，右左短絡を減少させる
* 内因性カテコラミンの減少，体血管抵抗の増加，静脈還流の減少，アシドーシスの是正によって，漏斗部筋性狭窄の改善，右左短絡の減少を図る

C P 看護・治療項目	⚠ 臨床知からのポイント	
	● 両親に抱いてもらうほうがより落ち着かせることができるが，興奮を長引かせないために薬剤投与をためらわない ● 苦痛を伴う処置では，あらかじめ鎮静やβ遮断薬の内服を酸素投与下に行うことで，発作の予防と早期対応を図る ● 炭酸水素ナトリウム（メイロン®）は，静脈炎を起こしやすいため，末梢静脈投与時には刺入部の状態に注意する	
E P 患者教育項目	【発作時の対応の指導】 ● 発作の誘因を説明し，予防と注意を促す ● 膝胸位をとり落ち着かせることを指導する ● 膝胸位，酸素投与でも改善がなければ救急車を呼ぶように説明する	📝 根拠・意味づけ ＊発作から心停止に至るおそれもあり，その予防と早期対応が重要である
	⚠ 臨床知からのポイント	
	● 発作の頻度が増えたり，回復までの時間がかかるようになっているときにも受診する必要がある	
評価	● 原則として，根治術が行われるまで継続する ● 薬物療法でも発作を繰り返す場合には，人工呼吸管理，緊急手術の適応となる	

図27 膝胸位（蹲踞）

新生児・乳児	幼児・学童
● 下肢を屈曲させて胸に近づけるように抱え込んだ状態で抱いてあやす	● 膝を胸につけるように座り込ませる．学童では自然と膝胸位となる（蹲踞^{そんきょ}）

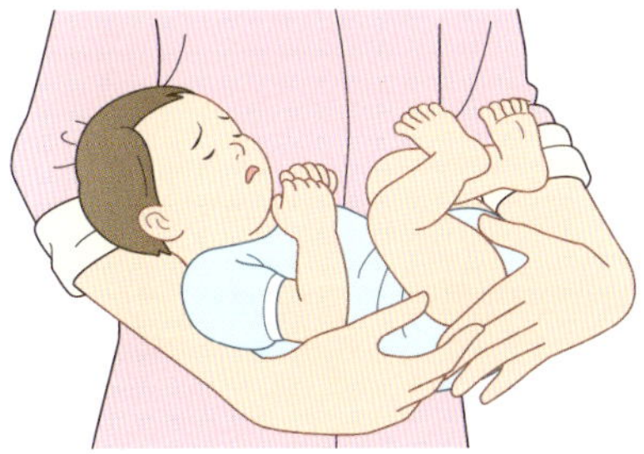

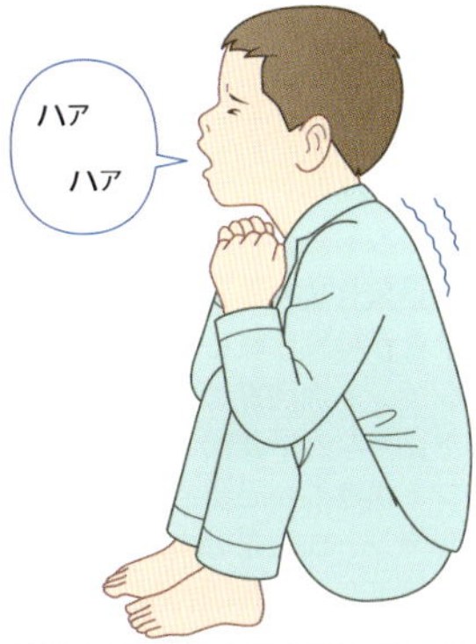

先天性心疾患

2）術式別の看護問題

（1）ブラロック・トーシッヒ手術（BTシャント）後

看護問題#2　肺体血流比不均衡
- **看護目標1**　肺血流量が適正に維持され，低酸素血症，ショックをきたさない
- **看護目標2**　シャントが閉塞しない

看護計画

OP（観察項目）

- シャント音
- SpO_2 低下・上昇
- rSO_2 低下・上昇
- 血清乳酸値
- 血圧低下，頻脈
- 尿量低下
- 呼吸障害
- 肺野での水泡音聴取
- 泡沫状気管分泌物
- 胸部X線写真の肺うっ血像
- 心エコーでの評価
- 血液データ（凝固）
- 出血
- ドレーン性状
- シャント側上肢の血色，皮膚温，毛細血管再充満時間（capillary refilling time；CRT）（反対側との差の有無）

根拠・意味づけ
- ＊大動脈-肺動脈圧較差により，シャント血流は拡張期にも維持されるため，シャント音は連続性のやや高調性の雑音として聴取される
- ＊上肢での血圧測定は，シャント側では血流が減少しているため低くなる
- ＊体動脈拡張期圧が肺動脈拡張期圧に近づくため，術前に比べて，拡張期圧は低くなる
- ＊抗凝固薬による再出血の可能性がある

! 臨床知からのポイント

- シャント開存性の評価としてシャント音を経時的に聴取することが重要である．シャント音は連続性雑音であり，収縮期にしか聴取できないのであれば，シャント血流が減少していることが推察される
- シャント血流量の低下は，循環血液量低下，肺血管抵抗増加，胸腔内圧増加，ヘマトクリット上昇などが要因となる．術直後では吻合部狭窄やねじれなども考慮され，その場合にはシャント再建術が必要となる
- シャント血流量の増加は，循環血液量増加，肺血管抵抗低下，胸腔内圧低下，ヘマトクリット低下などが要因となる．肺高血流量のため循環不全が持続する場合には，シャントをバンディングやクリッピングすることにより肺血流量を制限することもある

CP（看護・治療項目）

- 抗凝固薬投与
- 水分バランス管理
- 血管拡張薬投与
- カテコラミン投与
- 利尿薬投与
- 適宜気管吸引を行う

根拠・意味づけ
- ＊循環血液量減少は，シャント閉塞のリスク因子となる
- ＊術後の出血が収まってき次第シャント閉塞予防として抗凝固薬の投与を開始する．また，抗凝固薬は回復期には内服薬に移行していく

CP	● シャント側上肢では，血圧測定，体温測定は行わない ● 末梢保温	＊シャント側上肢の血流は反対側に比べ減少しており，血圧や体温は低く評価される．また，末梢循環不全を生じやすい

> ⚠ **臨床知からのポイント**
> ● 術後，利尿を進めている局面では，シャント血流量減少を予測して観察を行い，急激なマイナスバランスは避けなければならない

		🖉 **根拠・意味づけ**
EP（患者教育項目）	● 家族に抗凝固薬内服に伴い，出血傾向となるため，日常生活における外傷や打撲，内出血斑などに注意するように説明する	＊シャント閉塞予防のために抗凝固薬の内服は継続する必要があるため，入院中から服薬指導を行う

> ⚠ **臨床知からのポイント**
> ● 特に転倒・転落による頭部打撲は頭蓋内出血のリスクを伴うため，状況に応じて受診する必要がある

評価	● 術後 24 〜 72 時間で評価する．リフィリング期，抜管後に改めて評価を行う．抗凝固薬の持続点滴から内服薬に移行し，退院指導が行われるまで継続する

【肺体血流比】
● 肺血流量（Qp）と体血流量（Qs）の比で以下の通り表される．

$$Qp/Qs（肺体血流比）= \frac{(SaO_2 - S\bar{v}O_2)}{(SpvO_2 - SpaO_2)}$$

SaO_2：動脈血酸素飽和度，$S\bar{v}O_2$：混合静脈血酸素飽和度，$SpaO_2$：肺動脈血酸素飽和度，$SpvO_2$：肺静脈血酸素飽和度

Qp/Qs ＞ 1：肺血流量が多く，体血流量が少ない
Qp/Qs ＜ 1：肺血流量が少なく，体血流量が多い

● 至適 Qp/Qs は，臨床所見（臓器灌流が維持されているか，呼吸不全を呈していないか）から患者ごとに状況に応じて判断される．

（2）心内修復術後

看護問題 #3 低心拍出量症候群（LOS） 表9
看護目標 組織循環・臓器灌流が維持される

看護計画

		🖉 **根拠・意味づけ**
OP	● 意識障害 ● 血圧低下 ● 頻脈 ● CVP 上昇・低下	＊術後，肺血流量が増加し，左室流入量も増加する．その結果，術前に比べ左室容量負荷が増加する．術後の心機能の低下と合わせて左心不全を呈する

OP 観察項目	● CRT 延長 ● 尿量低下 ● 呼吸障害 ● rSO_2 低下，SpO_2 低下 ● 肺野での水泡音聴取 ● 泡沫状気管分泌物 ● 腹水，胸水増加 ● 浮腫増悪 ● 肝腫大，肝機能増悪 ● 胸部X線写真の肺うっ血像 ● 心エコーでの評価 ● $S\bar{v}O_2$ 低下 ● 血清乳酸値上昇 ● ドレーンの量・性状変化	＊右室切開により右心機能が低下している ＊術後，右室流入量が減少し，右室壁は相対的に厚くなる．その結果，右室コンプライアンスは低下し，拡張能が低下する．また，術前の肺血管の発育が不十分である場合，術後に右室圧が上昇する．そのため，右室容量負荷に対して容易に右心不全を呈する ＊術前からの多血は，術後の出血リスク因子となるため，出血の持続，心タンポナーデに注意する

! 臨床知からのポイント

● 両心不全をきたすおそれがあり，低心拍出量が何に起因しているのかをアセスメントする

CP 看護・治療項目	● 血管拡張薬投与 ● カテコラミン投与 ● 利尿薬投与 ● 体外式一時ペースメーカによる心拍管理 ● 水分バランス管理 ● 急性期は十分な鎮痛・鎮静を行う ● 適正な体温管理 ● ドレーン管理	根拠・意味づけ ＊交感神経の緊張によって後負荷は増大し，左心不全を増悪させる ＊高体温は酸素需要を増加させ，低体温は心負荷を増加させる ＊LOSにより組織酸素需給バランスが悪化している場合には，体外式一時ペースメーカにより心拍数を増加させ，心拍出量を維持することもある

! 臨床知からのポイント

● 酸素消費量を増加させないよう安静に努める
● 適時かつ厳密な水分バランスの記録により，患者の循環動態と治療に対する反応の把握に努める

EP 患者教育項目	● 家族に心負荷を増加させないよう水分制限が必要であることを説明する ● 安静の必要性を説明し，協力を得る	根拠・意味づけ ＊水分バランス管理は，経口摂取開始後も厳密に行われる．通常60％程度に制限され，徐々に増やしていく ＊啼泣時は穏やかにあやし，入眠中は見守るなど，患者の安静が得られるように協力を求める

! 臨床知からのポイント

● 水分制限や利尿薬投与により口渇が強くなるため不機嫌となることが多く，両親の不安要因となる
● 患者によってあやしやすい方法は異なるため，家族から情報を得て状況に応じて可能な方法を取り入れるとよい

評価	● 術後 24 〜 72 時間で評価する．リフィリング期，抜管後に改めて評価を行い，組織循環が維持されていれば終了とする

用語 低心拍出量症候群（low cardiac output syndrome；LOS）：開心術後に，心拍出量が低下し組織循環障害や臓器灌流障害をきたした状態で，LOS が持続すると多臓器不全に至る．

表9 LOS の原因

左室前負荷の減少	● 循環血液量減少（出血，加温に伴う血管拡張，血管拡張薬，麻薬，鎮静薬） ● 心タンポナーデ ● 陽圧換気と PEEP ● 右心機能不全（右室梗塞，肺高血圧） ● 緊張性気胸
心収縮力の低下	● 駆出率低下 ● 一過性の虚血/再灌流障害による気絶心筋，心筋虚血，梗塞
頻脈または徐脈性不整脈	● 充満時間の短縮をきたす頻脈 ● 徐脈 ● 心房収縮が欠如する心房性不整脈 ● 心室性不整脈
前負荷の増加	● 血管収縮 ● 過剰輸液と心室の拡張 ● 僧帽弁形成術または人工弁置換術後の左室流出路狭窄
拡張機能低下	● 一過性の心筋障害による弛緩障害または高い充満圧を伴う拡張障害
循環動態の変動や低血圧をきたす症候群	● 敗血症 ● アナフィラキシー反応 ● 副腎不全 ● プロタミン反応

（3）ラステリ術後

看護問題 # 4 右心不全
看護目標 右心不全徴候がない

● 「7. 完全大血管転位の看護問題 # 6 右心不全」参照．

（三浦規雅）

6．総肺静脈還流異常

1．定　義

- 総肺静脈還流異常（total anomalous pulmonary venous return；TAPVR）*は，すべての肺静脈が左心房と結合せず，右心房または体静脈に還流する先天性心奇形で，全身性のチアノーゼ，心不全を呈し，新生児期の手術を要する疾患である．4本ある肺静脈の一部に還流異常がある部分肺静脈還流異常（partial anomalous of pulmonary venous return；PAPVR）もある．
  *TAPVC（total anomalous pulmonary venous connection），TAPVD（total anomalous pulmonary venous drainage）ともいう．

2．分　類

- TAPVRは上心臓型（supracardiac type），傍心臓型（paracardiac type），下心臓型（infracardiac type），混合型（mixed type）に分類される（Darling分類）．

1）上心臓型　図28

（1）Ⅰa型
- 共通肺静脈（common pulmonary vein；CPV）が垂直静脈（vertical vein；VV）を介して無名静脈（innominate vein；IV）に還流する型．肺動脈や気管支と交差する部位で肺静脈狭窄（pulmonary venous stenosis；PVS）をきたしやすい．

（2）Ⅰb型
- 共通肺静脈が上大静脈に還流する型．

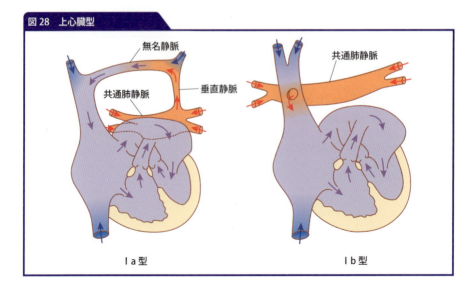

図28　上心臓型

2）傍心臓型 図29

（1）Ⅱa型
- 共通肺静脈が冠静脈洞（coronary sinus；CS）に還流する型.

（2）Ⅱb型
- 共通肺静脈もしくは各肺静脈が別々に右心房後壁に還流する型.

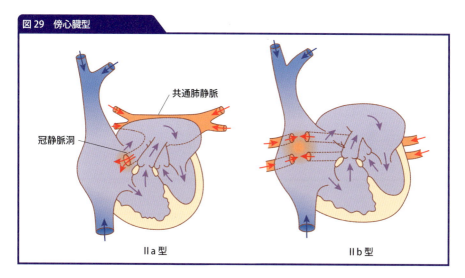

図29　傍心臓型

3）下心臓型 図30

- 共通肺静脈から下行した垂直静脈が食道裂孔を経て門脈，静脈管，肝静脈，下大静脈のいずれかに還流する型．食道裂孔や静脈管で肺静脈狭窄をきたしやすい．

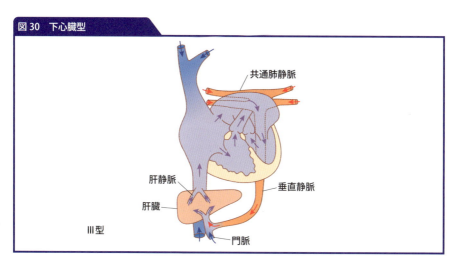

図30　下心臓型

4）混合型 図31

- 2つ以上の異常部位に還流する型．Ⅰa＋Ⅱaが多い．

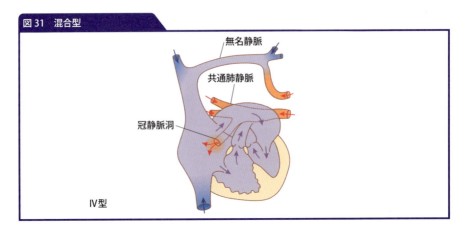

図31　混合型

Ⅳ型

3. 病態と必要な観察項目

1）主要病態

（1）肺静脈狭窄がない場合 図32

- すべての動脈血は静脈系に還流するため，心房間交通を介して全身に動静脈混合血が送られ，全身性のチアノーゼを呈する．
- 心房間交通は通常小さいことが多く，左心系に流れる血液量が減少し，左室拡張末期容積の減少が生じ，低心拍出量となる．一方で，右心系への容量負荷が増加し，右心系は肥大，肺血流量は増加する．
- 生理的な肺血管抵抗の低下とともに肺血流量が増加し，肺うっ血が進行する．

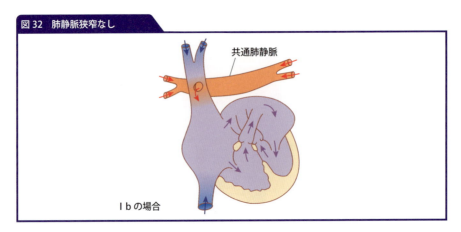

図32　肺静脈狭窄なし

Ⅰbの場合

（2）肺静脈狭窄がある場合　図33
- 肺静脈狭窄により肺静脈圧が増加する．その結果，高度の肺うっ血，肺高血圧となる．
- 心房間交通を介して左心系に流れる動脈血は減少するため，重度の全身性のチアノーゼと心不全を呈する．
- 生理的な肺血管抵抗の低下とともに肺血流量が増加するため，肺うっ血症状が急速に進行するが，動脈管が開存している場合には，体血流量は増加し，肺うっ血は軽減される．

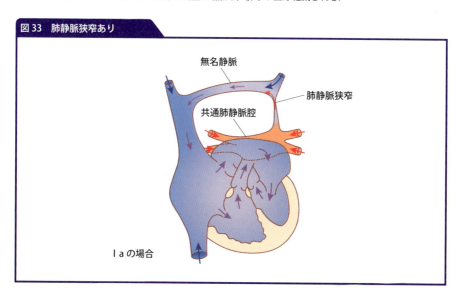

図33　肺静脈狭窄あり

観察項目

症　状	考えられること	観察すること
	● 肺静脈狭窄の増強 ● 肺血流量の減少（肺静脈狭窄がある場合） ● 肺血流量の増加（肺静脈狭窄がない場合）	● 肺静脈閉塞による症状 　チアノーゼ増悪，多呼吸 ● 肺うっ血症状 　陥没呼吸，多呼吸，喘鳴，哺乳力不良，体重増加不良
● 呼吸不全	**根　拠**	
	● 出生後1〜2週間で生じる生理的な肺血管抵抗の低下により，肺血流量は増加し，肺うっ血をきたす．肺静脈狭窄があれば，肺うっ血，肺高血圧は増強する ➡ 利尿薬による肺うっ血の軽減を図る ➡ 人工呼吸による調節呼吸とし，PEEPによる肺血流量減少を図る．高濃度酸素投与は肺血流量増加を助長するので避ける	

先天性心疾患

症状	考えられること	観察すること
●循環不全	●体血流量の減少	●体血流量減少徴候 活気不良，哺乳力低下，血圧低下，心拍数増加，尿量低下，末梢冷感，CRT延長，rSO_2低下，アシドーシス

根拠

- 心房間交通は通常小さく，左心系への還流が少ないため，左室は狭小化する一方，右心系は肥大する
- 出生後1〜2週間で生じる生理的な肺血管抵抗の低下により，肺血流量が増加する一方，体血流量は減少する
  → カテコラミン投与，利尿薬により心負荷軽減を図る

4. 治療

1）手術適応　表10

（1）肺静脈狭窄がない場合

- 原則として診断が確定次第，心内修復術を行う．肺動脈狭窄（PVS），肺静脈閉塞（pulmonary venous obstruction；PVO）がないか，あるいは軽度で肺うっ血，肺高血圧を呈しておらず，十分な心房間交通が維持されている場合には，生後数日〜数週間で手術を行う．Ⅱ型，Ⅰb型が多い．

（2）肺静脈狭窄がある場合

- PVSが中等度から高度あるいはPVOにより肺うっ血，肺高血圧を呈している場合は緊急手術を要する．Ⅰa型，Ⅲ型が多い．

表10　肺静脈狭窄の評価

肺静脈狭窄	波形パターン	狭窄部の血流速度	呼吸性変動
なし〜軽度	1峰性の層流	0.5〜1.0m/s	あり
中等度	連続性血流	>1.5m/s	あり
重度	連続性血流	<0.5m/s	なし

（鉾碕竜範：総肺静脈還流異常."心エコーハンドブック先天性心疾患"竹中克，他編．金芳堂，p97，2013より引用）

2) 術 式

(1) 心内修復術（総肺静脈還流異常修復）図34
① 総肺静脈と左房を吻合する．
② 心房中隔欠損孔を閉鎖する．Ⅱa型では心房中隔欠損を必要に応じて拡大し，右房後壁の肺静脈流入孔を含めて心房中隔欠損孔をパッチ閉鎖する．
③ 垂直静脈がある場合には，離断または結紮，あるいは放置して自然閉鎖とする．
④ これにより，動脈血はすべて左房に還流し，血行動態は正常化する．

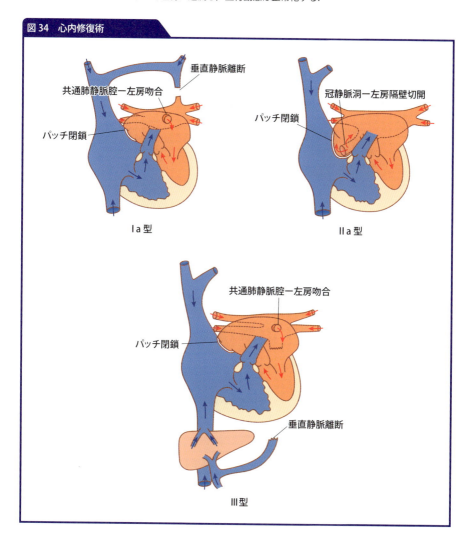

図34 心内修復術

5. 病態関連図と看護問題

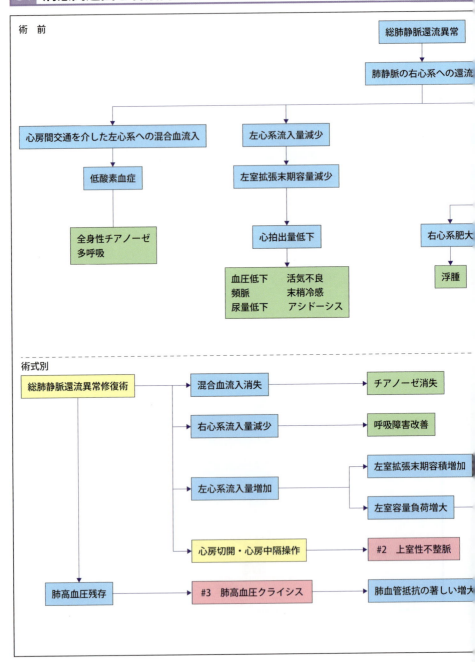

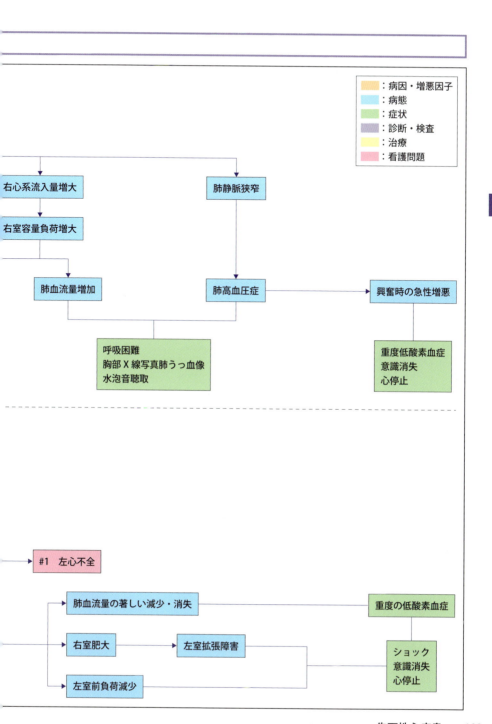

6. 看護問題，目標と介入のポイント

1）術式別の看護問題

（1）総肺静脈還流異常修復術後

看護問題 #1 左心不全
看護目標 左心不全徴候がない

看護計画

OP（観察項目）
- 左心房圧（LAP）上昇
- 血圧低下
- 頻脈
- Ⅱ音亢進，Ⅲ音・Ⅳ音聴取
- CRT延長
- 尿量低下
- 呼吸障害
- rSO_2 低下，SpO_2 低下
- 肺野での水泡音聴取
- 泡沫状気管分泌物
- 胸部X線写真の肺うっ血像
- 心エコーでの評価

根拠・意味づけ
* 通常，心房間交通が小さいことが多く，左室心筋の発育が不十分であり，術後の左室容量負荷に耐える左室収縮力が得られず，術後の心機能の低下と合わせて左心不全を呈する
* 左心不全によるLOSは，組織酸素需給バランスを悪化させ代謝性アシドーシスが生じる

臨床知からのポイント
- 左房圧は10mmHg前後とやや高めになるが，術後左心機能の回復に合わせて低下してくる

CP（看護・治療項目）
- 血管拡張薬投与
- カテコラミン投与
- 利尿薬投与
- 体外式一時ペースメーカによる心拍管理
- 水分バランス管理
- 急性期は十分な鎮痛・鎮静を行う
- 適正な体温管理

根拠・意味づけ
* 交感神経の緊張によって後負荷は増大し，左心不全を増悪させる
* 高体温は酸素需要を増加させ，低体温は心負荷を増加させる
* LOSにより組織酸素需給バランスが悪化している場合には，体外式一時ペースメーカにより心拍数を増加させ，心拍出量を維持することもある

臨床知からのポイント
- 左室後負荷軽減のため，末梢保温に努める（中枢温との較差−3℃程度を目指す）
- 術後急性期以降も，リフィリング期や抜管後には左室容量負荷が増加し，左心不全症状を呈することがあるため，利尿強化やNPPVが必要になることがある

		根拠・意味づけ
EP 患者教育項目	●心負荷を増加させないために水分制限が必要であることを家族に説明する ●家族に安静の必要性を説明し，協力を得る	*水分バランス管理は，経口摂取開始後も厳密に行う．通常60％程度に制限し，徐々に増やしていく *啼泣時は穏やかにあやし，入眠中は見守るなど，患者の安静が得られるように家族に協力を求める
	臨床知からのポイント	
	●水分制限や利尿薬投与により口渇が強くなるため不機嫌となることが多く，両親の不安要因となる ●患者によってあやしやすい方法は異なるため，家族から情報を得て状況に応じて可能な方法を取り入れるとよい	
評価	●術後24～72時間で評価する．リフィリング期，抜管後に改めて評価し，心不全徴候がなければ終了とする	

看護問題 #2　上室性不整脈
看護目標 不整脈を起こさない

● 「各論 4. 不整脈」参照．

看護問題 #3　肺高血圧クライシス（PH crisis）
看護目標 肺高血圧クライシスを起こさない

● 「7. 完全大血管転位の看護問題 #2 肺高血圧クライシス（PH crisis）」参照．

（三浦規雅）

MEMO

7. 完全大血管転位

1. 定義

- 完全大血管転位（transposition of the great arteries；TGA）とは，解剖学的右室から大動脈，解剖学的左室から肺動脈が起始する先天性心奇形で，チアノーゼ，心不全を呈し，新生児期（Ⅰ型・Ⅱ型）あるいは乳児期（Ⅲ型）に手術を要する疾患である．

2. 分類

- TGAは，形態によりおもに3種類に分類できる（マスタード分類） 表11 ．

表11 マスタード分類

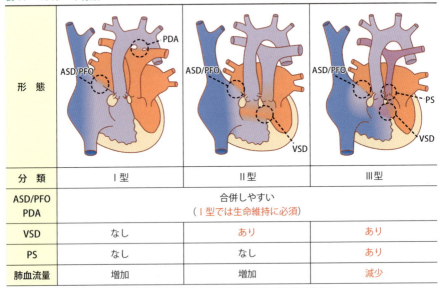

分類	Ⅰ型	Ⅱ型	Ⅲ型
ASD/PFO PDA	合併しやすい（Ⅰ型では生命維持に必須）		
VSD	なし	あり	あり
PS	なし	なし	あり
肺血流量	増加	増加	減少

＊心室中隔欠損がなく左室流出路狭窄を合併したⅣ型を分類するが頻度は少ない．
＊冠動脈の走行には多様な形態がありShaher分類（1〜9型）が多く用いられる．
＊卵円孔開存（patent foramen ovale；PFO），肺動脈弁狭窄（pulmonary stenosis；PS）

3. 病態と必要な観察項目

1）主要病態

(1) Ⅰ型 図35
- 心房間交通を介した左房-右房短絡により動脈血が右房へ流入し，全身に動静脈混合血が送られるが，通常は少ないためチアノーゼは強い．
- 高い体血管抵抗で拍出するために右室は肥大する．
- 肺血流量の増加によって，左心系の容量負荷となる．動脈管が開存している場合，肺血流量はさらに増加し，肺うっ血，肺高血圧がより著明となる．
- 大きな心房間交通がある場合，もしくはバルーン心房中隔裂開術（balloon atrioseptostomy；BAS）などで確保された場合，動脈血の右房への流入が増加するため，チアノーゼは軽度となる．左心系の圧負荷が軽減するため，呼吸器症状は軽度であるが，生理的な肺血管抵抗の低下とともに左室圧も低下するため，左室心筋の退縮をきたし，ジャテーン（Jatene）手術（大動脈スイッチ手術）時に不利となる．

(2) Ⅱ型 図36
- 心室中隔欠損孔を介して右室-左室短絡となり肺血流量が増加し，肺うっ血，肺高血圧となる．
- 肺血流量の増加によって，左心系の容量負荷となる．生理的な肺血管抵抗の低下とともに肺血流量は増加し，肺うっ血は進行する．
- 心房間交通があれば左房-右房短絡となり，動脈血の右房への流入が増加するため，チアノーゼは軽度となる．
- 心室中隔欠損の存在により，左室圧は体血圧と同等に保たれるためジャテーン手術（大動脈スイッチ手術）には有利である．その一方で，肺血管の閉塞性病変は進行しやすく肺高血圧となる．

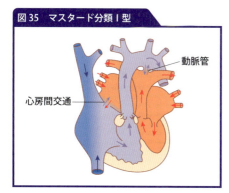

図35　マスタード分類Ⅰ型

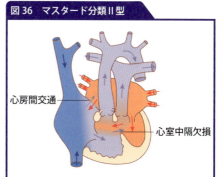

図36　マスタード分類Ⅱ型

（3）Ⅲ型 図34
- 肺動脈弁狭窄によって左室圧は高く，心室中隔欠損孔を介して左室-右室短絡となり全身には動静脈混合血が流れるが，肺血流量減少のために重度のチアノーゼを呈する．
- 肺血流量減少による肺血管低形成や左室容積の減少が生じる．
- 肺動脈狭窄が軽度の場合には，Ⅱ型と同様の血行動態となり，肺血管の閉塞性病変が進行することがある．

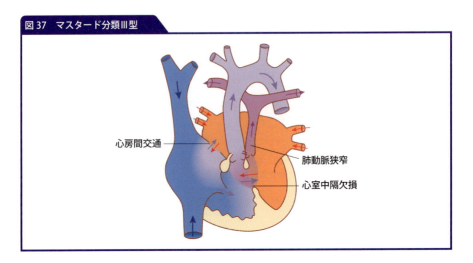

図37　マスタード分類Ⅲ型

観察項目		
症状	❗考えられること	👁観察すること
	●動脈血の体循環への流入減少（Ⅰ型） ●肺血流量減少（Ⅲ型）	●活気不良，意識レベル低下 ●顔色，皮膚色悪化 ●血液ガスデータ 　酸素化悪化，代謝性アシドーシス進行 ●SpO₂低下，rSO₂低下 ●心エコーによる血流評価
●チアノーゼ増悪	✏️根拠	
	●Ⅰ型では，動脈血の体循環への流入は心房間交通もしくは動脈管に依存している．Ⅲ型では，肺動脈弁狭窄が高度な場合，肺血流量は動脈管に依存している ●動脈管はSpO₂の上昇により経時的に閉鎖する ●放置すると重度の低酸素症をきたし死に至る ➡プロスタグランジン製剤による動脈管開存維持，あるいはバルーン心房中隔裂開術（BAS）による心房間交通路の拡大が必要となる．Ⅲ型ではBTシャントの適応となる ➡動脈管に依存している場合，高濃度酸素は禁忌である	

症 状	考えられること	観察すること
呼吸不全	●肺血流量の増加（Ⅰ型，Ⅱ型）	●肺うっ血症状 陥没呼吸，多呼吸，喘鳴，哺乳力不良，体重増加不良 ●体血流量減少徴候 血圧低下，心拍数増加，尿量低下，末梢冷感，CRT延長，rSO₂低下，アシドーシス

根 拠

- 出生後1〜2週間で生じる生理的な肺血管抵抗の低下により，肺血流量は増加し，肺うっ血をきたす
- 肺血流量が増加する一方，体血流量は減少する
→ 利尿薬による肺うっ血の軽減を図る
→ 早期にジャテーン手術（動脈スイッチ手術）を行うが，緊急的にはBASにより左心系の減圧を図ることができる

4. 治 療

1）手術適応 図38

（1）Ⅰ型

- 肺血管抵抗が高い生後1〜2週間以内の手術が望ましいが，すぐに手術できない場合には，N₂吸入療法によって肺血管抵抗を高く維持することや，プロスタグランジン製剤により動脈管開存を保ち，左心圧を維持することもある．左室圧が低下し，左室心筋の退縮を認める場合には，肺動脈絞扼術（PAB）により左室圧負荷を増加させ，BTシャントにより肺血流量を維持し，左室心筋の条件 表12 が整うのを待つこともある．

表12 ジャテーン手術の適応条件

左室圧/右室圧比（LVP/RVP）	0.8以上
左室後壁圧（LVPW）	3mm以上
左室拡張末期容積（LVEDV）	正常の70%以上

（2）Ⅱ型

- 新生児期の手術が望ましいが，肺高血圧によって左室圧が維持されるため新生児期を過ぎてもジャテーン手術が可能である．しかし，肺血管の閉塞性病変が不可逆的となる前（遅くとも2〜3ヵ月以内）に手術を行う．

（3）Ⅲ型

- 肺動脈弁狭窄が高度である場合，プロスタグランジン製剤により動脈管開存を保ち，肺血流量を維持することがある．新生児期にBTシャントを行い肺血流量を維持し，人工血管を用いることができる体格に成長するまで待ち，6ヵ月以降にラステリ手術を行う．

図 38　手術適応

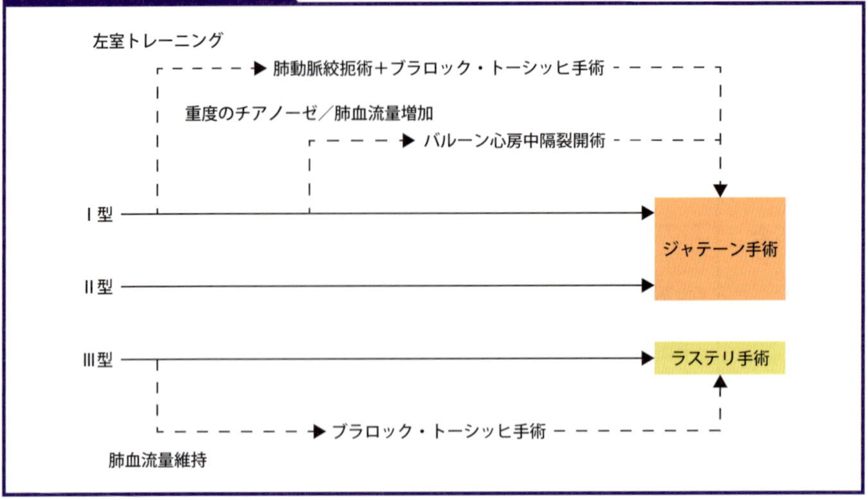

左室トレーニング
肺動脈絞扼術＋ブラロック・トーシッヒ手術
重度のチアノーゼ／肺血流量増加
バルーン心房中隔裂開術
Ⅰ型
Ⅱ型
Ⅲ型
ジャテーン手術
ラステリ手術
ブラロック・トーシッヒ手術
肺血流量維持

2）術　式

（1）バルーン心房中隔裂開術（BAS）図 39

①経静脈的にカテーテルを挿入し，卵円孔を介してバルーンカテーテルを左房まで進める．
②バルーンを膨らませた状態で右房に向かって引き抜き心房中隔を裂開する．
③心房間交通の拡大により，動脈血の右房への流入は増加し，チアノーゼは改善する．
④左心系の減圧が図られることにより肺うっ血は改善し，呼吸障害が軽減する．

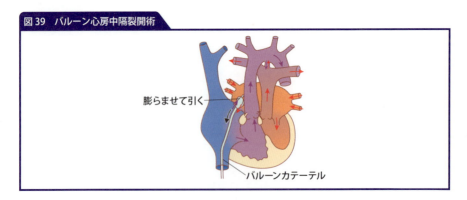

図 39　バルーン心房中隔裂開術

膨らませて引く
バルーンカテーテル

（2）ジャテーン手術 図 40

①大動脈を冠動脈起始部より高位で切離し，肺動脈も同じ高さで切離する．冠動脈をボタン状に切り取り，新しい大動脈の基部に移植する．大動脈と肺動脈を入れ替え，それぞれ端々吻合する．
②心房間交通，心室中隔欠損孔がある場合にはそれぞれ閉鎖する．
③左室から動脈血が大動脈に，右室から静脈血が肺動脈に送られ，血行動態は正常化する．
④遠隔期には，冠動脈狭窄，右室流出路狭窄，大動脈弁閉鎖不全をきたすことがある．

（3）ブラロック・トーシッヒ手術　図41
①人工血管を用いて腕頭動脈から右肺動脈への短絡を形成する．
②肺血流量は増加しチアノーゼは軽減する．一方で体血流量は減少する．
③肺血流量は，人工血管径（3〜4mm）の選択やクリップのかけ具合によって調節する．

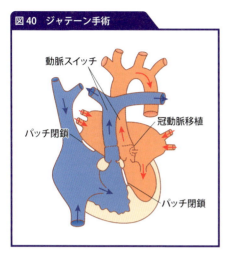

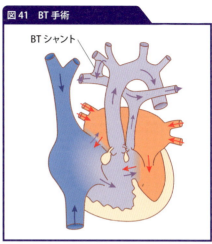

（4）ラステリ手術　図42
①心室中隔欠損孔を介し大動脈へ動脈血を流ることができるように心室内トンネルを作成する．
②主肺動脈は切離・閉鎖し，弁付き人工血管によって右室前壁から肺動脈への右室流出路を形成する．
③心房間交通がある場合には閉鎖する．
④左室から動脈血が大動脈に，右室から静脈血が肺動脈に送られ，血行動態は正常化する．
⑤患者の成長とともに人工血管は相対的に狭くなるため，再手術による人工血管の交換が必要になる．

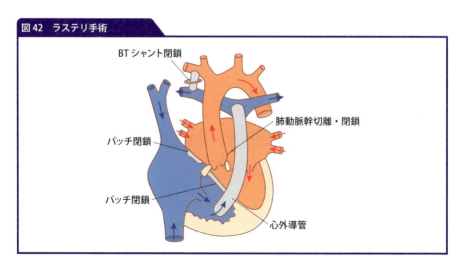

5. 病態関連図と看護問題

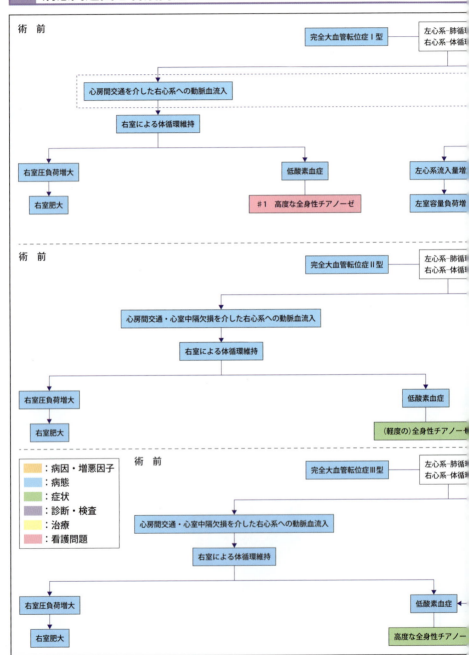

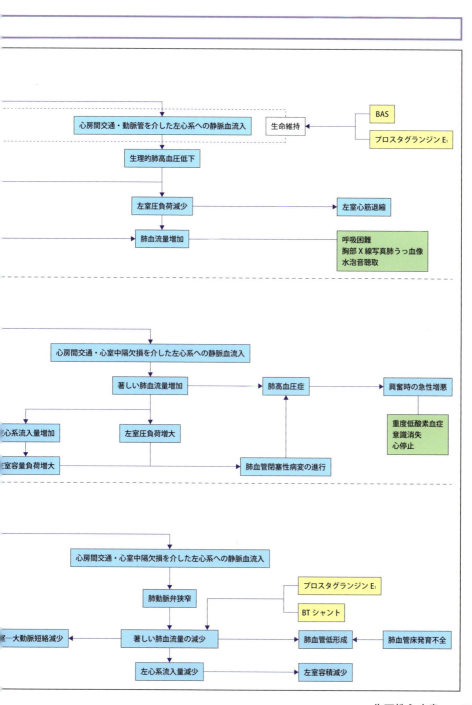

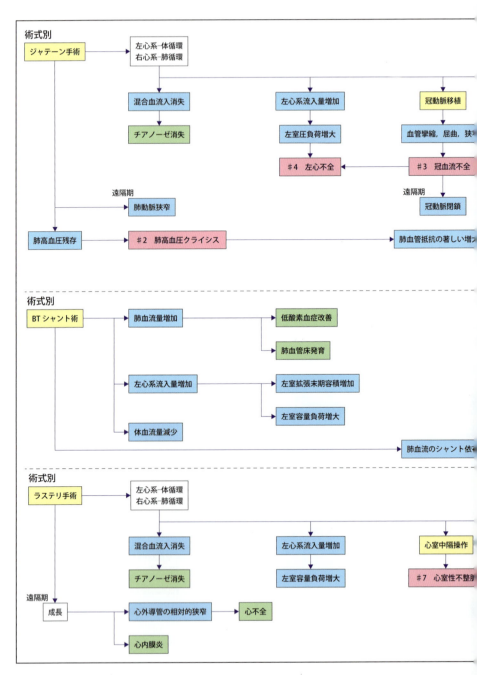

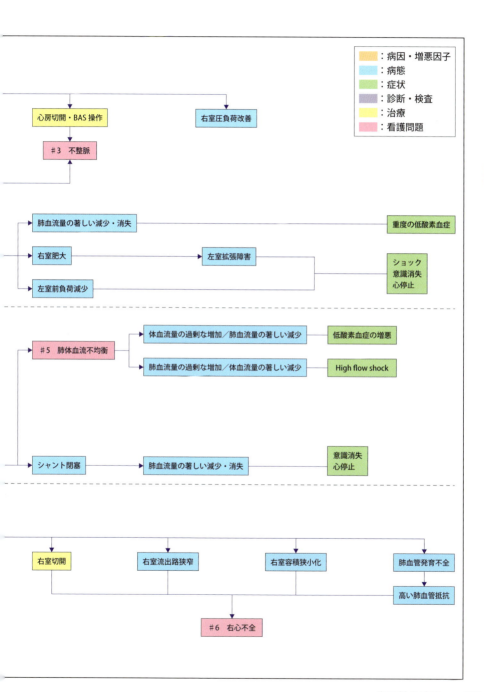

6. 看護問題，目標と介入のポイント

1）術前の看護問題

看護問題#1 高度な全身性チアノーゼ
看護目標1 肺血流量が適正に維持され，呼吸不全，心不全がない
看護目標2 プロスタグランジン製剤投与による副作用の出現がない

看護計画

OP（観察項目）

【動脈血の体循環流入減少・肺血流量減少】
- 活気不良，意識レベル低下
- 顔色，皮膚色悪化
- 血液ガスデータ
  pH低下，PaO_2低下，乳酸値増加
- SpO_2低下，rSO_2低下
- 心エコーによる評価

【肺血流量増加】
- 呼吸不全徴候
  陥没呼吸，多呼吸，喘鳴
  SpO_2上昇
  胸部X線写真での肺うっ血所見
- 体血流量減少徴候
  血圧低下，心拍数増加，尿量低下，末梢冷感，CRT延長，rSO_2低下
- 活動耐性低下
  活気不良，哺乳力低下，体重増加不良

【プロスタグランジン製剤の副作用】
- 無呼吸発作
- 発熱
- 低ナトリウム血症
- 下痢
- 肝機能障害

📝 根拠・意味づけ

【動脈血の体循環流入減少・肺血流量減少】
* Ⅰ型では，動脈血の体循環への流入は心房間交通もしくは動脈管に依存している．Ⅲ型では，肺動脈弁狭窄が高度な場合，肺血流量は動脈管に依存している
* 動脈管は，SpO_2の上昇により経時的に閉鎖する．動脈管閉鎖により低酸素血症は増悪する．低酸素血症に伴う組織酸素需給バランスの悪化から代謝性アシドーシスが生じる

【肺血流量増加】
* 生後1～2週間で肺血管抵抗は低下するため肺血流量は増加する．一方で，体血流量は減少する．さらに，冠動脈への血流も減少し心収縮力は低下するため肺高血流量ショック（high pulmonary flow shock）をきたす
* 肺うっ血による頻呼吸は，アルカローシスによる肺血管抵抗の低下を招き，よりいっそう肺血流量を増加させる一因となる

【プロスタグランジン製剤の副作用】
* 動脈管開存性を維持するため，プロスタグランジン製剤の投与が必要となることがあるが，呼吸中枢抑制作用があり，10～20%程度の頻度で無呼吸発作を生じる

⚠ 臨床知からのポイント

- SpO_2高値の持続は，皮膚色もよく状態が安定しているように捉えがちであるが，呼吸回数増加や血圧低下などを伴っている場合，肺血流量が過剰であると推察され，プロスタグランジンE_1投与量の調整や緊急手術を必要とすることもあり，速やかに医師に報告する
- 新生児では，中枢性無呼吸のみならず閉塞性無呼吸も生じやすい．無呼吸発作の早期発見，原因の鑑別のためにも，$EtCO_2$のモニタリングが望ましい

CP 看護・治療項目	●確実な薬剤投与 ●水分バランス管理 ●安静の保持 ●適正な体温管理 ●高濃度の酸素投与回避	📝 **根拠・意味づけ** ＊プロスタグランジン製剤は通常微量で投与され，対象が新生児のため点滴漏れに気づきにくい．動脈管開存性を維持するためにも確実な薬剤投与が求められる ＊肺血流量増加による左心不全進行があれば，水分バランス管理のもとに利尿薬やカテコラミン投与を行う ＊高度のチアノーゼを呈しており，全身への酸素供給量は少ない．安静を保持し，酸素需要を最小限に抑えるように努める ＊高体温は酸素需要を増加させ，低体温は心負荷を増加させる

⚠ **臨床知からのポイント**
- 活動耐性が低く十分な哺乳ができない場合，経管栄養を考慮する．空腹による啼泣に対しては，乳首などであやすが，チアノーゼの増悪などの随伴症状があれば催眠薬や鎮静薬によって安静を得る必要がある
- SpO_2 低下に対して安易に高濃度酸素を投与することは，Ⅰ型やⅢ型では動脈管閉鎖を誘発し，Ⅱ型では肺高血流量ショック（high flow shock）をきたすため，注意が必要である．あらかじめ SpO_2 低下時に F_iO_2 をどのくらい増加させるかを医師と共有しておく

EP 患者教育項目	●家族に緊急手術の可能性を説明し，連絡がとれるように調整しておく ●家族に安静の必要性を説明し，協力を得る	📝 **根拠・意味づけ** ＊Ⅰ型では緊急的に BAS が行われる場合がある

⚠ **臨床知からのポイント**
- 出生後数日間は，おもな面会者は父親のみであるため，丁寧な状況説明と確実な連絡手段の確保が求められる

評価	●原則として，根治術が行われるまで継続される ●投与酸素濃度や安静保持方法は状況に応じて適宜変更していく

MEMO

2）術式別の看護問題

（1）ジャテーン手術後

看護問題 #2 肺高血圧クライシス（PH crisis）
看護目標 肺高血圧クライシスを起こさない

看護計画

OP（観察項目）

【肺高血圧クライシス誘発因子】
- 血液ガスデータ
  pH 低下，PaO_2 低下，$PaCO_2$ 増加，乳酸値増加
- 呼吸状態
  呼吸器との同調性，分泌物の貯留の有無
- 鎮静スコア
- 痛みのスコア
- 循環血液量減少徴候
  血圧低下，心拍数増加，尿量低下，末梢冷感，CRT 延長，rSO_2 低下

【肺高血圧クライシス徴候】
- 刺激に対する反応
  SpO_2 低下，CVP 上昇，血圧低下，頻脈（引き続く徐脈），顔色不良
- 心エコーによる評価

根拠・意味づけ

【肺高血圧クライシス誘発因子】
* pH 低下，PaO_2 低下，$PaCO_2$ 増加，循環血液量減少などによって肺血管抵抗が増加して易刺激性を高め，体動，興奮，気管刺激などにより肺血管攣縮が惹起される
* 術前 Rp/Rs（肺体血管抵抗比）> 0.7 で肺高血圧クライシスのリスクが高いとされている

【肺高血圧クライシス徴候】
* 刺激を契機に生じた CVP 上昇，SpO_2 低下，血圧低下は肺高血圧クライシスを誘発した可能性がある

臨床知からのポイント

- 術後 24 時間頃までが起こりやすいが，術前の肺高血圧の程度や手術侵襲からの回復遅延によって遷延することもある．刺激に対するモニタ値の変化を観察し，易刺激性が持続している局面かその局面は脱したかを見極める

MEMO

CP 看護・治療項目	【肺高血圧クライシスの予防】 ● 気管吸引は必要最小限・短時間で行う ● 体位変換は緩徐・愛護的に行う ● 不快刺激の除去に努める ● 易刺激性がある場合，気管吸引や刺激を伴う処置の前に，鎮痛薬・鎮痛薬をボーラス投与する ● 適正な体温管理 ● 水分バランス管理 ● カテコラミン投与 ● 血管拡張薬投与 【肺高血圧クライシスへの対応】 ● 速やかに純酸素投与での手動換気に切り替え，浅く早い過換気とする ● 鎮静薬・鎮痛薬のボーラス投与 ● 輸液蘇生 ● 炭酸水素ナトリウムのボーラス投与を考慮 ● カテコラミン増量を考慮 ● 一酸化窒素（nitric oxide；NO）吸入療法の検討 ● プロスタグランジン I₂ 投与の検討	🖊 根拠・意味づけ 【肺高血圧クライシスの予防】 ＊体動，興奮，気管刺激などによる交感神経の緊張は肺血管攣縮を惹起するため，易刺激性がある場合は，十分な鎮静・鎮痛が有効である ＊高体温は酸素需要を増加させるため，冷却によって 35～36℃に維持することもあるが，末梢保温し後負荷を増加させないように努める ＊カテコラミンによる適切な心機能の補助は肺高血圧に対する循環維持として必須である ＊適正な循環血液量を維持し肺血流量を保つことは肺血管攣縮の予防となる 【肺高血圧クライシスへの対応】 ＊肺血管抵抗を下げるには純酸素，過換気によるアルカローシスが有効である ＊交感神経の緊張を抑制するためには，鎮静薬・鎮痛薬が有効である ＊著しい低心拍出量をきたした場合には，輸液負荷やカテコラミン増量により臓器血流を維持し，必要時には代謝性アシドーシスを是正する ＊NO 吸入療法は，体循環拡張に作用せず，肺血管抵抗のみを選択的に拡張させ，肺体血流比不均衡を改善することもでき，先天性心奇形術後の肺高血圧の残存に有効である

⚠ 臨床知からのポイント

● 肺高血圧クライシスの進行は急速であり，無処置では死に至るおそれがある．まずはその予防が重要であるが，肺高血圧クライシスが引き起こされたとき，早急に対応できるように準備をしておく
● 肺高血圧クライシスは，気管吸引を契機とすることが多い．しかし，分泌物の貯留もまた肺高血圧クライシスを誘発するため，適時の気管吸引は必須である．気管吸引に先立っては，十分な酸素化を促し，一度吸引するごとに肺高血圧クライシスの徴候がないかモニタ値を確認し，安定を確認してから次の吸引操作に移るような慎重さが求められる．状況に応じて鎮静薬を投与してから行うこともある

EP 患者教育項目	● 家族に安静の必要性を説明し協力を得る	🖊 根拠・意味づけ ＊易刺激性が持続している局面では，患者への声かけやタッチングなども遠慮してもらう必要がある

⚠ 臨床知からのポイント

● 患者への声かけやタッチングなどを遠慮してもらう場合には，その局面でなくなったならば，その旨を説明し，患者への声かけやタッチングを促し，家族の不安の除去に努める

評価	● 少なくとも術後 24 時間は慎重な観察・対応を原則とする．その後，徐々に刺激を増やしつつ評価を繰り返し，抜管とともに終了とする

5 先天性心疾患

【肺高血圧クライシス（pulmonary hypertensive crisis；PH crisis）】 図43
- 左右シャントが存在する先天性心奇形では，高肺血流量の持続により血管壁の肥厚から肺血管の狭小化や弾性の低下をきたし，肺高血圧を呈する．あるいは，肺血流量が低下している先天性心奇形では肺小動脈の低形成をきたし，肺高血圧を呈する．
- 根治術後の血行動態の正常化とともに肺高血圧は改善するが，開心術後や人工心肺による侵襲により血管内皮細胞障害が惹起され，肺血管は易刺激性となる．また，開心術後の一過性の心機能低下や循環不全によっても，肺高血圧は残存する．
- 刺激により肺血管攣縮が引き起こされると，肺血管抵抗の増加により右室後負荷が急速に増加する．肥大した右室により左室は圧排される．また，肺血管抵抗の増加により肺血流量は急速に減少する．これら左室拡張障害と左室前負荷低下から，著しい心拍出量低下と低酸素血症を呈する．これを肺高血圧クライシスといい，術後にしばしば生じる危急事態である．

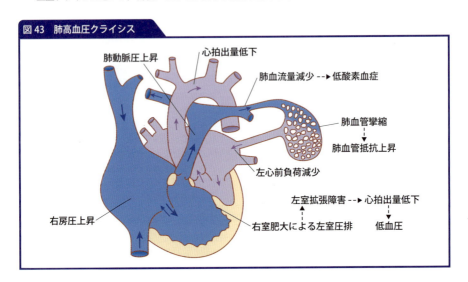

図43 肺高血圧クライシス

看護問題 #3 冠血流不全，不整脈

看護目標1 冠循環が維持される
看護目標2 不整脈の出現がない

看護計画

OP（観察項目）
- 心電図（ST変化）
- 血圧低下
- 頻脈
- 不整脈の出現
- 心エコーによる評価
- 血液データ（電解質）

根拠・意味づけ
* ジャテーン術後の冠動脈病変の発生機序としては，早期では冠動脈の攣縮・屈曲，遠隔期では内膜肥厚による狭窄が考えられる
* 術前にBASによる洞房結節動脈損傷を生じている場合，心房性不整脈を生ずるおそれがある
* 電解質異常（カリウム，カルシウム，マグネシウム）は不整脈の誘発因子となる

OP	⚠️ 臨床知からのポイント	
	●心電図変化は，術直後に記録した波形と比較しながら観察していく ●術後急性期は，電解質異常に対して鋭敏に反応し，その安全域は狭いことを認識しておく	

CP（看護・治療項目）

- 心筋虚血性変化出現時は，速やかに医師に報告する
- 不整脈出現時は，波形を記録し速やかに医師に報告する
- 血管拡張薬投与
- カテコラミン投与は必要最小限とする
- 低めの血圧（50〜70mmHg）を許容する
- 水分バランス管理
- 急性期は十分な鎮痛・鎮静を行う
- 適正な体温管理

📝 **根拠・意味づけ**

＊覚醒，高体温，高めの血圧は心筋酸素需要を増やし，冠血流不全を生じる
＊興奮や高体温などによる頻脈は，発作性上室頻拍（PSVT）の誘発因子になる

⚠️ **臨床知からのポイント**

- 術後急性期は，体位変換や気管吸引などの刺激に対する心電図波形の変化に注意する
- 離床を進めるにあたっては，その前後での心電図波形の変化に注意する

EP（患者教育項目）

- 安静の必要性を説明して家族の協力を得る
- 心筋虚血や不整脈出現の可能性を説明し，退院後長期にわたり胸痛や胸部不快などの症状に注意するように指導する

📝 **根拠・意味づけ**

＊啼泣時は穏やかにあやし，入眠中は見守るなど，患者の安静が得られるように家族の協力を求める
＊胸痛や胸部不快は心筋虚血による症状の可能性があり，受診の必要がある

⚠️ **臨床知からのポイント**

- 抱っこや哺乳が可能な状態であれば，積極的に家族の協力を得ることで，十分な安静を得ることができる

評価

- 術後，24〜72時間で評価し，十分な覚醒が得られた状態で改めて評価する．離床を進め，問題がなければ終了とする
- 遠隔期に心エコー，心電図，造影検査などにより冠動脈病変が生じれば，改めて立案する

看護問題 #4　左心不全

看護目標　左心不全徴候がない

看護計画

OP
- 左心房圧上昇
- 血圧低下

📝 **根拠・意味づけ**

＊術前の左室圧が不十分な場合や，左室心筋の発育が不十分な場合は，術後の左室圧負荷に

OP（観察項目）	●頻脈 ●II音亢進，III音・IV音聴取 ●CRT延長 ●尿量低下 ●呼吸障害 ●rSO_2低下，SpO_2低下 ●肺野での水泡音聴取 ●泡沫状気管分泌物 ●胸部X線写真の肺うっ血像 ●心エコーでの評価	耐える左室収縮力が得られず，術後の心機能の低下と合わせて左心不全を呈する ＊左心不全によるLOSは，組織酸素需給バランスを悪化させ代謝性アシドーシスが生じる ＊肺高血圧クライシスによる心拍出量低下との鑑別に左心房圧モニタリングが有用である

臨床知からのポイント
●左心房圧は通常5～10mmHg程度で管理される．左心不全では，CVPに先行して左心房圧が上昇する

CP（看護・治療項目）	●血管拡張薬投与 ●カテコラミン投与 ●利尿薬投与 ●低めの血圧（50～70mmHg）を許容する ●体外式一時ペースメーカによる心拍管理 ●水分バランス管理 ●急性期は十分な鎮痛・鎮静を行う ●適正な体温管理	**根拠・意味づけ** ＊交感神経の緊張によって後負荷は増大し，左心不全を増悪させる ＊高体温は酸素需要を増加させ，低体温は心負荷を増加させる ＊LOSにより組織酸素需給バランスが悪化している場合には，体外式一時ペースメーカにより心拍数を増加させ，心拍出量を維持することもある

臨床知からのポイント
●左室後負荷軽減のため，末梢保温に努める（中枢温との較差－3℃程度を目指す）
●術後急性期以降も，リフィリング期や抜管後には左室容量負荷が増加し，左心不全症状を呈することがあるため，利尿強化やNPPVが必要になることがある

EP（患者教育項目）	●家族に心負荷を増加させないよう水分制限が必要であることを説明する ●安静の必要性を説明して家族の協力を得る	**根拠・意味づけ** ＊水分バランス管理は経口摂取開始後も厳密に行われる．通常60％程度に制限され，徐々に増やしていく ＊啼泣時は穏やかにあやし，入眠中は見守るなど，患者の安静が得られるように家族に協力を求める

臨床知からのポイント
●水分制限や利尿薬投与により口渇が強くなるため不機嫌となることが多く，両親の不安要因となる
●患者によってあやしやすい方法は異なるため，家族から情報を得て状況に応じて可能な方法を取り入れるとよい

評価	●術後24～72時間で評価する．リフィリング期，抜管後に改めて評価し，心不全徴候がなければ終了とする

(2) ブラロック・トーシッヒ手術後

看護問題 #5　肺体血流比不均衡
- **看護目標1**　肺血流量が適正に維持され，低酸素血症，ショックをきたさない
- **看護目標2**　シャントが閉塞しない

● 「5. ファロー四徴症の看護問題 #2 肺体血流比不均衡」参照.

(3) ラステリ手術後

看護問題 #6　右心不全
- **看護目標**　右心不全徴候がない

看護計画

OP（観察項目）

- CVP上昇
- 血圧低下
- 呼吸障害
- rSO₂低下，SpO₂低下
- 胸水，腹水増加
- 浮腫増悪
- 心エコーでの評価
- 肝腫大，肝機能増悪

根拠・意味づけ
- 右室切開により右心機能が低下している
- 術前の肺血管の発育が不十分である場合，術後に右室圧が上昇する
- 心外導管が胸骨により圧迫され右室流出路狭窄が生じる
- 心室内トンネル形成によって右室容積が狭小化している

臨床知からのポイント
- 中心静脈圧の上昇は，右心負荷の有用な指標ではあるが，心機能のみならず循環血液量，血管コンプライアンス，胸腔内圧などの要素に影響を受けることを理解して評価する

CP（看護・治療項目）

- 血管拡張薬投与
- カテコラミン投与
- 利尿薬投与
- 水分バランス管理
- 急性期は十分な鎮痛・鎮静を行う
- 適正な体温管理
- ドレーン管理

根拠・意味づけ
- 肺血管抵抗増加は，右室後負荷増加となる
- 胸水・腹水貯留により酸素化の悪化をきたす．ドレーンのキンクに注意し，積極的にミルキングにより有効なドレナージを行う

臨床知からのポイント
- 術後急性期の体位変換は，心外導管の胸骨による圧迫を考慮して慎重かつ緩徐に行う．側臥位に体位をとった後に血圧の低下や中心静脈圧の上昇を認めたら，速やかに仰臥位に戻す

EP 患者教育項目	●家族に心負荷を増加させないよう水分制限が必要であることを説明する	📝 **根拠・意味づけ** ＊水分バランス管理は経口摂取開始後も厳密に行われる．通常60％程度に制限され，徐々に増やしていく
	❗ **臨床知からのポイント**	
	●水分制限や利尿薬投与により口渇が強くなるため不機嫌となることが多く，両親の不安要因となる	
評価	●術後24～72時間で評価する．リフィリング期，抜管後に改めて評価し，心不全徴候がなければ終了とする ●遠隔期には，患者の成長に伴い人工血管が相対的に細くなるため右心不全を呈する	

看護問題 # 7　心室性不整脈

看護目標　不整脈を起こさない

●「各論4．不整脈」参照．

(三浦規雅)

引用文献

1）竹中克，戸出浩之編：心エコーハンドブック先天性心疾患．金芳堂，京都，p97，2013

急性期から回復期の退院に向けた看護

1. 複雑先天性心疾患術後の急性期から回復期に向けた看護

1）水分管理

- 術後急性期は，必要水分量の 60 〜 80％程度の輸液量とするが，手術侵襲後や LOS に伴う乏尿によりサードスペースに水分を貯留する傾向となる．回復期にはこれらの水分が血管内に灌流するために水分制限と積極的な利尿が必要となる．小児では自己管理が難しいため，水分管理について，養育者の理解と協力を得る必要がある．
- 水分制限や利尿薬の服用に伴い，口渇や虚脱感が生じる．氷片摂取や含嗽などで口渇を緩和したり，気分転換活動を提供する．乳児では乳首などを活用する．安静が維持できないようであれば，医師と協議して水分摂取量の変更を検討する　表1．
- 小児の水分出納はダイナミックであり，心不全や脱水に容易かつ急速に傾きやすい．これらの徴候に注意を払いながら，水分バランスと体重の推移を厳密に記録する．

表1　水分管理における注意すべき症状

症　状	体　重	考慮すべきこと
頻呼吸，努力呼吸，SpO$_2$ 低下，水泡音の聴取，湿性咳嗽，浮腫，冷汗，頻脈，尿量減少，活動耐性低下	急速な増加	心不全
頻呼吸，頻脈，血圧低下，末梢冷感，ツルゴール低下，尿量減少，活気低下	急速な減少	脱水

2）酸素需給バランスに応じた身体活動の調整

- 急性期からの早期離床を進めることは，臥床による合併症や集中治療後症候群（post intensive care syndrome；PICS）の予防からも重要である．しかし，術後の侵襲や手術に伴う血行動態の変化に伴う心負荷を考慮する必要がある．
- 人工呼吸器からの離脱は，肺血管抵抗を下げ，前負荷を増やすことには有利であるが，一方で後負荷を増加させる．前負荷・後負荷の増加に対して心機能の回復が不十分であれば，肺うっ血，心拍出量低下，うっ血性心不全を招く．特に，肺うっ血や胸水増加による呼吸障害や循環不全の進行に注意する．
- 哺乳や離床は酸素需要を亢進させるため，頻脈や多呼吸に注意して進める．啼泣や発熱もまた酸素需要を亢進させるため，緩和に努める．

3）抗血小板，抗凝固療法

- 姑息術としてブラロック・トーシッヒ手術（BT シャント）を行った場合や，人工物を用いた手術を行った場合は，抗血小板療法（アスピリン）や抗凝固療法（ワルファリン）の一方もしくは両方を内服する．
- いずれも，外傷時には止血に時間を要するため，侵襲的処置の場合には止血を十分に行い，再出血を予測して観察する．また，離床する場合には，家族に説明し注意を促す．特に，転倒・転落による頭部外傷には十分に注意しなければならない．
- ワルファリンを内服する場合には，ビタミン K を含む食事は注意を要し，特に，納豆，クロレラ，青汁などはビタミン K を豊富に含むため禁忌である．緑黄色野菜の大量摂取は避けなければならないことを家族に指導する．

2. 複雑先天性心疾患術後の回復期から遠隔期を見据えた看護

1）運動制限

- 複雑心奇形根治術後の運動制限については，明確な指標はなく，症状や検査結果に応じて総合的に判断される 表2 表3．
- ただし，小児期における遊びや部活動などの身体活動は，心身の成長発達に欠かせないものであるため，無理のない範囲で活動できることが望ましい．特に，自己管理の難しい幼少期には，養育者の見守りが必要である．

表2　先天性心疾患術後の運動時の問題点と検査のポイント

先天性心疾患	失神・突然死の要因	検査のポイント
ファロー四徴症	心室性不整脈	修復方法，肺動脈発育，肺動脈狭窄，肺動脈弁閉鎖不全，拡張した右室，広いQRS波，遺残短絡，肺高血圧，心室性不整脈，修復後経過年数
総肺静脈還流異常症	徐脈，心房性心室性不整脈	不整脈，肺高血圧，肺静脈狭窄
完全大血管転位症（ジャテーン手術）	虚血	冠動脈病変，心筋虚血，心室機能，大動脈弁閉鎖不全，遺残短絡，肺動脈狭窄

表3　ファロー四徴症根治術後の運動制限の例

症状・検査結果	運動制限
自覚症状，右室流出路狭窄，著明な右室拡大，右室駆出率の低下，危険な不整脈がない	厳しい練習がある部活動以外の体育の授業はすべて認める
著明な右室拡大，右室機能の低下がある	不整脈の有無で個別に判断する

2）不整脈

- 一般的に，先天性心疾患術後患者は，運動中の不整脈の頻度が増加し，重症度も増大するとされている．また，加齢に伴う不整脈の増加も指摘されている．
- 洞機能不全，心房性・心室性不整脈はいずれの複雑先天性心疾患術後でも生じやすく，ファロー四徴症や完全大血管転位症後では房室ブロックが生じやすいとされている．
- アダムス・ストークス発作を伴う場合や心機能低下合併例では，突然死に至ることがあるため，定期的な経過観察や検査が不可欠である．

3）感染性心内膜炎

- 内皮で覆われていない人工膜や人工物の近辺に遺残病変が存在している場合には，感染性心内膜炎（infective endocarditis；IE）発症のリスクが高いとされ，歯科処置や手術の際に抗菌薬による予防処置を行うことが推奨されている 表4．

4）疾患特有の遠隔期の問題点

- 総肺静脈還流異常症根治術後の肺静脈狭窄のように術後1ヵ月程度から早期に問題となるものから，

表4 小児/先天性心疾患におけるIEの基礎心疾患別リスクおよび歯科口腔外科手技に際する予防的抗菌薬投与の推奨とエビデンスレベル

IEリスク	推奨クラス	エビデンスレベル
1．高度リスク群（感染しやすく，重症化しやすい患者）		
● 人工弁術後 ● IEの既往 ● 姑息的吻合術や人工血管使用例を含む未修復チアノーゼ型先天性心疾患 ● 手術，カテーテルを問わず人工材料を用いて修復した先天性心疾患で修復後6ヵ月以内 ● パッチ，人工材料を用いて修復したが，修復部分に遺残病変を伴う場合 ● 大動脈縮窄	I	B
2．中等度リスク群（必ずしも重篤とならないが，心内膜炎発症の可能性が高い患者）		
● 高度リスク群，低リスク群を除く先天性心疾患（大動脈二尖弁を含む） ● 閉塞性肥大型心筋症 ● 弁逆流を伴う僧帽弁逸脱	IIa	C
3．低リスク群（感染の危険性が特になく，一般の人と同等の感染危険率とされる患者）		
● 単独の二次孔型心房中隔欠損 ● 術後6ヵ月を経過し残存短絡を認めない心室中隔欠損または動脈管開存 ● 冠動脈バイパス術 ● 弁逆流を合併しない僧帽弁逸脱 ● 生理的，機能的または無害性心雑音 ● 弁機能不全を伴わない川崎病の既往	III	C

（日本循環器学会：感染性心内膜炎の予防と治療に関するガイドライン（2017年改訂版）．http://www.j-circ.or.jp/guideline/pdf/JCS2017_nakatani_h.pdf（2019年1月閲覧））

ファロー四徴症における肺動脈弁閉鎖不全のように成人期になって問題になるものまで発症時期はさまざまである 表5 ．

表5 疾患特有の遠隔期の主要な問題点

先天性心疾患	主要な問題点	発生率	治療
ファロー四徴症	肺動脈弁閉鎖不全	60〜90%	肺動脈弁置換
	右室流出路狭窄	―	パッチ拡大，弁輪拡大など
総肺静脈還流異常症	肺静脈狭窄	3〜15%	パッチ拡大，バルーン拡張，Planche法
完全大血管転位症（ジャテーン術後）	大動脈弁閉鎖不全	5〜40%	大動脈弁置換
	右室流出路狭窄	3〜30%	パッチ拡大，弁輪拡大など
	冠動脈閉塞・狭窄	3.6〜17.4%	バルーン冠動脈形成，ステント留置，バイパス手術

（三浦規雅）

引用文献
1) 日本循環器学会：感染性心内膜炎の予防と治療に関するガイドライン（2017年改訂版）．http://www.j-circ.or.jp/guideline/pdf/JCS2017_nakatani_h.pdf（2019年1月閲覧）

参考文献
1) 藤原直：小児心臓血管外科手術．中外医学社，東京，2011
2) 金子幸弘，平田康隆，木村光利，他：カラーイラストでみる先天性心疾患の血行動態．文光堂，東京，2012
3) 鉾碕竜範：総肺静脈還流異常．"心エコーハンドブック先天性心疾患"竹中克，戸出浩之編．金芳堂，京都，p97，2013
4) 高本眞一監，角秀秋編：小児心臓外科の要点と盲点．文光堂，東京，2006
5) 坂本貴彦：代表的な手術方法その工夫と問題点．日小循誌 31 (1-2)：39-51，2015
6) 中澤誠，木村しづ江編著：医師・看護婦のための病態生理からみた先天性心疾患の周手術期看護．メディカ出版，大阪，2001
7) Richard E. Klabunde，百村伸一監，石黒芳紀，讃井將満監訳：臨床にダイレクトにつながる循環生理．羊土社，東京，2014
8) 日本循環器学会，日本胸部外科学会，日本小児循環器学会，他：先天性心疾患術後遠隔期の管理・侵襲的治療に関するガイドライン（2012年改訂版）
9) 日本循環器学会，日本小児循環器学会，日本心臓病学会，他：心疾患患者の学校，職場，スポーツにおける運動許容条件に関するガイドライン（2008年改訂版）
10) 日本循環器学会，日本心臓病学会，日本心エコー図学会，他：感染性心内膜炎の予防と治療に関するガイドライン（2017年改訂版）
11) 日本循環器学会，日本胸部外科学会，日本小児循環器学会，他：先天性心疾患術後遠隔期の管理・侵襲的治療に関するガイドライン（2012年改訂版）

6　高血圧症，動脈硬化症

1．高血圧症

1．定　義

- 血圧とは，心臓が全身に血液を駆出するときの力が血管壁に及ぼす圧力のことをいい，循環血液量，心拍数，心筋収縮力，血管床の面積，動脈壁の弾性，血液の粘膜などの影響を受け，常に変動している．高血圧とは，拡張期または収縮期の血圧が断続的または継続的に上昇している状態である．高血圧の基準は 140/90mmHg 以上（診察室血圧）としている．

2．分類，種類

- 高血圧は，遺伝的因子や環境因子が相互に作用して生じる「本態性高血圧」と，原因疾患をもつ「二次性（症候性）の高血圧」に大別される　表1．

表1　本態性高血圧症と二次性高血圧症の鑑別

	本態性高血圧症	二次性高血圧症
発症年齢	35〜60歳	若年（＜35歳）または高齢（＞60歳）
症状の進行	徐々	急速
家族歴	あり	ないことが多い
薬物に対する反応	良好	治療抵抗性あり
一般検査	正常	●電解質異常 ●蛋白尿 ●腎機能異常 ●内分泌検査異常 　　　　　　　　　　など
身体所見	正常	特異的所見あり

1）本態性高血圧症

- 高血圧にはさまざまな分類があるが，最も多いのは，原因が明らかでない，すなわち血圧上昇をきたす基礎疾患を見出しえない本態性高血圧である．
- 遺伝的な素因があることが多く，中年以降に高血圧となる．
- 高血圧の人の 80〜90％は，この本態性高血圧で，近年，循環血液量の増加や全末梢血管抵抗の増加が原因と考えられている．

2）二次性高血圧症

- 高血圧の明らかな原因疾患があり，高血圧がその疾患の徴候になったものを二次性高血圧という．
- 悪性高血圧は重篤な劇症高血圧で，本態性および二次性のいずれにもみられる．

（1）腎性高血圧症
- 腎実質性（慢性糸球体腎炎，糖尿病性腎症，慢性腎盂腎炎），腎血管性．

（2）内分泌性高血圧症
- 先端巨大症，甲状腺機能亢進症，副腎性（原発性アルドステロン症，クッシング（Cushing）症候群，褐色細胞腫）．

（3）血管性高血圧症
- 大動脈炎症候群（高安病），大動脈縮窄症．

（4）神経性高血圧症
- 脳圧亢進（脳腫瘍，脳出血）・脳炎．

（5）その他
- 妊娠中毒症，ピル，甘草（グリチルリチン）などの長期服用，リドル（Liddle）症候群．

3．病態と必要な観察項目

1）観察項目
- 血圧を決定する因子で特に重要なものは，心拍出量と末梢血管抵抗である．血圧は血管を流れる血液量（心拍出量）が増えれば高くなり，血管の収縮により血管抵抗が上昇しても高くなる．

MEMO

観察項目

症状	考えられること	観察すること
●頭痛 ●頭重感 ●耳鳴り ●めまい ●動悸 ●吐気・嘔気 ●鼻出血 ●顔面紅潮 　など （いずれも特有の症状とはいえない）	●末梢血管抵抗の増加 ●心拍出量の増加 ●交感神経機能亢進 ●脳血流障害 　など	【病歴の聴取】 ●高血圧歴・治療歴 　過去の血圧値，罹患時期と治療経過 　降圧薬の効果と副作用 ●高血圧素因，妊娠歴 　家族歴：両親の高血圧，糖尿病，心血管疾患 　生下時・幼少時の体重・推移 　妊娠歴：妊娠高血圧，糖尿病，蛋白尿 ●生活習慣 　運動習慣，睡眠習慣，食事習慣，飲酒，喫煙，性格・精神心理状態 ●二次性高血圧を示唆する要因 　肥満，睡眠時無呼吸症候群，腎臓病，薬剤，褐色細胞腫，原発性アルドステロン症・腎血管性高血圧 ●臓器障害 　脳血管障害，心臓疾患，腎臓，末梢動脈疾患 【身体所見】 ●血圧 　安静・座位，左右差，起立性変動 ●脈拍 ●身長・体重 　BMI，腹囲 ●顔面・頸部 　貧血・黄疸，甲状腺腫，頸部血管雑音，頸静脈怒張 ●胸部 　心音，肺音 ●腹部 　血管雑音，肝腫大，腎臓腫大 ●四肢 　動脈拍動，皮膚温，浮腫， ●神経 　四肢の運動障害，感覚障害，腱反射亢進 ●皮膚所見 　腹壁皮膚線条, 多毛（クッシング症候群）

症状	考えられること	観察すること
●頭痛 ●頭重感 ●耳鳴り ●めまい ●動悸 ●吐気・嘔気 ●鼻出血 ●顔面紅潮 など (いずれも特有の症状とはいえない)	●末梢血管抵抗の増加 ●心拍出量の増加 ●交感神経機能亢進 ●脳血流障害 など	【一般検査】 ●血液検査 　血球,ヘモグロビン,ヘマトクリット,クレアチニン,尿酸,ナトリウム,カリウム,トリグリセライド(TG),HDLコレステロール,総コレステロール,総コレステロール(LDLコレステロール),血糖,ALT,γ-GT など ●尿検査 　尿蛋白,尿糖,尿沈査 ●胸部X線写真 　心胸比 ●心電図 【二次性高血圧を疑う場合】 ●血液検査 　レニン活性,アルドステロン,コルチゾール,ACTH,カテコラミン3分画 ●検尿 　メタネフリン2分画,カテコラミン3分画 ●腹部エコー ●夜間経皮酸素分圧モニタリング 【その他】 ●CT,MRI,エコー 【その他の特殊検査】 ●腎血流シンチグラフィ,副腎シンチグラフィ,副腎静脈サンプリング,睡眠ポリグラフィ など

根拠

- 高血圧は「サイレントキラー」ともいわれ,自覚症状もなく脳,腎臓,心臓,眼の血管に障害が及んだ場合は,生命維持の危機や健康な生活に障害をもたらす可能性がある
- 糖尿病とともに動脈硬化を促進する因子の一つである
- 血圧上昇に伴う症状で多く認められるものは,頭痛・頭重感,鼻出血,耳鳴,めまい,動悸,手の震えやしびれ,肩こり,悪心・嘔吐,顔面紅潮などがあるが,いずれも高血圧特有の症状とはいえない
- 普段,血圧が安定した患者に急に血圧の上昇がみられた場合は,身体の中で何らかの重大な変化が起きているというサインであることがあるため,血圧異常以外の症状が伴っていないか観察するなど,注意深い対応が必要である

2）血圧測定

（1）測定方法
- ①患者の腕を心臓の高さに保ち，安静時に測定する．
- ②適切な大きさのカフ（測定部位の円周×0.4）を使用し，収縮期血圧と拡張期血圧を測定する．

（2）測定場所・時間
- 測定する場所が診察室または家庭・職場なのか，また，時間帯（早朝・昼間・夜間）による違いがあるため注意が必要である 表2 表3 図1．
- 白衣高血圧：診察室で測定した血圧が高血圧であっても，診察室外では正常域血圧を示す状態．
- 仮面高血圧：診察室で測定した血圧が正常域血圧であっても，診察室外では高血圧を示す状態．仮面高血圧は早朝・昼間・夜間の時間帯別および各々の原因病態がある．

表2　成人における血圧値の分類

	分類	収縮期血圧（mmHg）		拡張期血圧（mmHg）
正常域血圧	至適血圧	< 120	かつ	< 80
	正常血圧	120-129	かつ/または	80-84
	正常高値血圧	130-139	かつ/または	85-89
高血圧	I度高血圧	140-159	かつ/または	90-99
	II度高血圧	160-179	かつ/または	100-109
	III度高血圧	≧ 180	かつ/または	≧ 110
	（孤立性）収縮期高血圧	≧ 140	かつ	< 90

（日本高血圧学会高血圧治療ガイドライン作成委員会編：高血圧治療ガイドライン2014．日本高血圧学会，p19より引用）

表3　診察室血圧に基づいた心血管病リスク層別化

リスク分類 （血圧以外の予後影響因子）	I度高血圧 140-159/90-99 mmHg	II度高血圧 160-179/100-109 mmHg	III度高血圧 ≧ 180/≧ 110 mmHg
リスク第一層 （予後影響因子がない）	低リスク	中等リスク	高リスク
リスク第二層 （糖尿病以外の1-2個の危険因子，3項目を満たすMetSのいずれかがある）	中等リスク	高リスク	高リスク
リスク第三層 （糖尿病，CKD，臓器障害/心血管病，4項目を満たすMetS，3個以上の危険因子のいずれかがある）	高リスク	高リスク	高リスク

* MetS：メタボリックシンドローム
（日本高血圧学会高血圧治療ガイドライン作成委員会編：高血圧治療ガイドライン2014．日本高血圧学会，p33より引用）

図1 仮面高血圧に含まれる病態とその因子

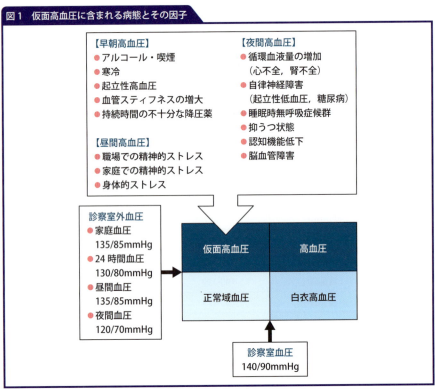

(日本高血圧学会高血圧治療ガイドライン作成委員会編:高血圧治療ガイドライン2014. 日本高血圧学会, p23 より引用)

MEMO

4. 治療

- 本態性高血圧は進行性の疾患であり，自然治癒はまずない．高血圧の治療目的は，血圧をコントロールすることによって高血圧合併症の罹患率と死亡率を低下させることにある 図2 表4．

図2 初診時の高血圧管理計画

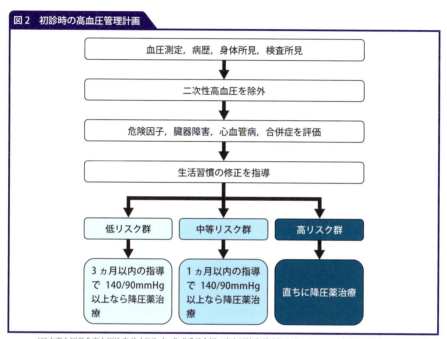

（日本高血圧学会高血圧治療ガイドライン作成委員会編：高血圧治療ガイドライン2014．日本高血圧学会，p33 より引用）

表4 降圧目標

	診察室血圧	家庭血圧
若年，中年，前期高齢者患者	140/90mmHg 未満	135/85mmHg 未満
後期高齢者患者	150/90mmHg 未満 （忍容性があれば 140/90mmHg 未満）	145/85mmHg 未満（目安） （忍容性があれば 135/85mmHg 未満）
糖尿病患者	130/80mmHg 未満	125/75mmHg 未満
CKD患者（蛋白尿陽性）	130/80mmHg 未満	125/75mmHg 未満（目安）
脳血管障害患者 冠動脈疾患患者	140/90mmHg 未満	135/85mmHg 未満（目安）

注　目安で示す診察室血圧と家庭血圧の目標値の差は，診察室血圧 140/90mmHg，家庭血圧 135/85mmHg が，高血圧の診断基準であることから，この二者の差をあてはめたものである

（日本高血圧学会高血圧治療ガイドライン作成委員会編：高血圧治療ガイドライン2014．日本高血圧学会，p35 より引用）

1）ライフスタイルの是正

- 治療の基本であり，高血圧の予防と降圧効果が高い．
- 特に脂質代謝・糖代謝異常など他の心血管系疾患危険因子のある患者には重要である．
- 肥満，喫煙，運動不足，ストレス，塩分の過剰摂取，飲酒などの日常生活習慣の改善が重要となる．

2）薬物療法

- 重要臓器（心臓，腎臓，脳など）への影響の程度との兼ね合いで使用される 図3 表5 ．

図3 高血圧の治療薬

血 圧 ＝ 心拍出量 × 全末梢血管抵抗
　　　＝ 1回拍出量 × 心拍数 × 全末梢血管抵抗

血圧決定因子		降圧効果のある薬剤
心拍出量	心収縮力	● 交感神経抑制薬（β遮断薬）
	心拍数	
	循環血液量	● 利尿薬
全末梢血管抵抗		● 交感神経抑制薬（β遮断薬，α遮断薬） ● レニン・アンジオテンシン・アルドステロン系（RAA系）阻害薬 　（ACE阻害薬，アンジオテンシンⅡ受容体拮抗薬） ● カルシウム拮抗薬

（1）利尿薬，β遮断薬
- 心拍出量を減らすことによって血圧を下げる作用をもつ．
- 利尿薬は全体の血液量を減らすことによって心拍出量を減らし，β遮断薬は心機能を抑制することによって心拍出量を減らしている．

（2）カルシウム拮抗薬，ACE阻害薬，α遮断薬
- 血管を拡張させ末梢血管抵抗を減らすことによって血圧を下げる働きをもつ．
- カルシウム拮抗薬は，血管の平滑筋細胞へのカルシウム流入を遮断することにより血管を拡張させる．
- ACE阻害薬は，アンジオテンシンⅠからⅡへの変換酵素を阻害して血管を収縮させるアンジオテンシンⅡの産生を抑制し，血管を拡張させる．
- α遮断薬は交感神経系の血管収縮に関与するα受容体を遮断することにより血管を拡張させる．

表5　薬剤の種類と特徴

降圧薬の種類	機　序	特　徴	副作用	禁　忌
カルシウム拮抗薬	●血管平滑筋細胞内へのCa²⁺流入を抑制し、血管拡張作用をもたらす	●禁忌が少ない ●短時間作用型のカルシウム拮抗薬は、反射性の頻脈を生じ、虚血性心疾患の予後を悪化させる	●血管拡張による頭痛 ●反射性の頻脈 ●下腿浮腫	●心ブロック（ジルチアゼム） ●妊娠
ACE阻害薬	●ACEを阻害して、アンジオテンシンIIの産生を抑制する	●心臓のリモデリングを抑制させる ●糸球体内圧を低下させる ●空咳の誘発によりコンプライアンスが低下する	●空咳 ●高カリウム血症 ●血管浮腫	●妊娠 ●高カリウム血症 ●両側腎動脈狭窄
アンジオテンシンII受容体拮抗薬	●アンジオテンシンIIのタイプ1受容体に結合し、アンジオテンシンIIの作用を阻害する	●ACE以外のキマーゼなどによるアンジオテンシンIIの作用を抑制するため、ACE阻害薬と同様、もしくはそれ以上の降圧効果がある	●高カリウム血症 ●血管浮腫	●妊娠 ●高カリウム血症 ●両側腎動脈狭窄
利尿薬	●腎臓からのナトリウムおよび水排泄を促進し、循環血液量を減少させる	●虚血性心疾患の予後を延長する ●使用過多による脱水症状を併発する	●低カリウム血症 ●高尿酸血症 ●血糖値上昇 ●高脂血症	●痛風 ●高尿酸血症
交感神経抑制薬（β遮断薬）	●β₁受容体を遮断し、心拍出量を低下させる。また、血管抵抗を下げる	●虚血性心疾患の予後を延長する ●副作用の性質上、高齢者に用いにくい	●不眠 ●抑うつ ●倦怠感 ●糖脂質代謝の悪化	●喘息 ●心ブロック ●末梢循環不全
交感神経抑制薬（α遮断薬）	●血管平滑筋のα受容体を遮断し、血管抵抗を下げる	●高脂血症、インスリン抵抗性を改善する ●作用が弱い ●単独で用いられることが少ない	●起立性低血圧（特に初回投与時）	●起立性低血圧

（医療情報科学研究所編：病気がみえる vol.2 循環器. メディックメディア, pp266-267, 2006より引用）

MEMO

5. 病態関連図と看護問題

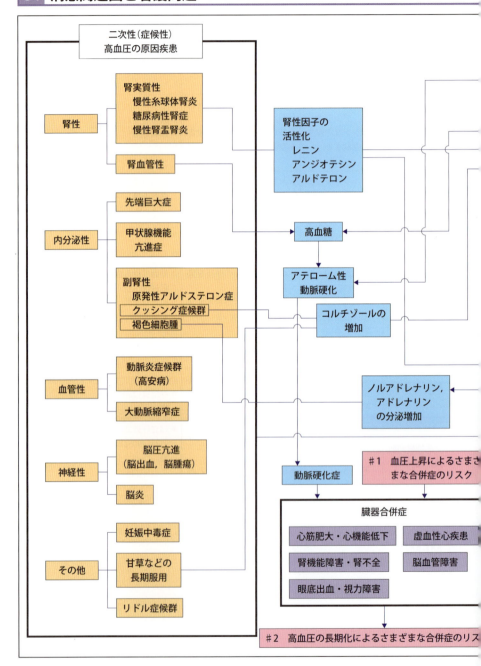

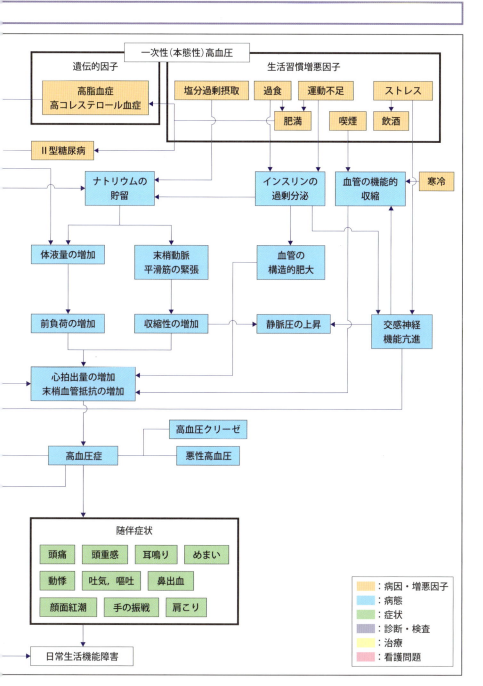

6. 看護問題，目標と介入のポイント

1）急性期

看護問題#1 血圧上昇によるさまざまな合併症のリスク
看護目標1 合併症を起こすことなく血圧コントロールできる
看護目標2 安静を保持し，不安やストレスが軽減できる

看護計画

OP（観察項目）
- 病態や基礎疾患
- 合併症の把握

🖉 **根拠・意味づけ**
- ＊自覚症状や他覚症状，さまざまな検査データを把握し，血圧上昇の要因を評価し対応する．また，すでに何らかの合併症が認められる場合はそれらについても対応する

❗ **臨床知からのポイント**
- 高血圧は循環器疾患を引き起こす要因となるだけでなく，腎血管や眼底など全身の血管に悪影響を及ぼすため，常に合併症に留意し，その徴候・前駆症状などがないか観察する必要がある

CP（看護・治療項目）
- 自覚症状の緩和
- 日常生活の援助

🖉 **根拠・意味づけ**
- ＊自覚症状がある場合，それらの緩和に努めることで，さらなる血圧上昇や合併症の出現・悪化を予防する
- ＊日常生活に支障をきたしている場合や日常生活動作（ADL）が血圧コントロールに影響を及ぼす場合は，必要な援助を行うことで症状の悪化を予防する

❗ **臨床知からのポイント**
- 自覚症状には頭痛や息切れ，倦怠感などがあり，日常生活に支障をきたすものもある
- 安静が保たれるような環境の調整や日常生活援助を行い，患者が安楽になるよう援助する

EP（患者教育項目）
- 不安の軽減

🖉 **根拠・意味づけ**
- ＊血圧は，環境因子の影響を受けやすいため，不安やストレスの緩和を図ることの必要性を説明し，理解を得る
- ＊過度な身体負荷も血圧上昇につながることを説明し，生活環境について指導する

❗ **臨床知からのポイント**
- 急性期には，数時間以内に降圧を図る必要があるため，緊急処置や治療効果，症状の改善を評価するためにモニタリングが行われるが，慣れない環境におかれる患者にとって精神的な緊張も伴う．不安や緊張は自律神経に作用して血圧のコントロールに影響を及ぼすことも考えられるため，治療の経過や成り行きの説明を行い，不安の軽減に努める

評価
- 医師の指示のもと薬物療法などにより速やかに血圧が最適値まで降下し，合併症を併発することなく症状緩和ができたか

2）慢性期

看護問題 #2 高血圧の長期化によるさまざまな合併症のリスク
看護目標 血圧値を適正に維持できるよう，疾患や治療に対する知識をもち，日常生活の自己管理・維持ができる

看護計画

OP（観察項目）
- 病状や起こりうる合併症に対する理解度
- 生活習慣における問題と改善のための知識と理解度

🖊 **根拠・意味づけ**
＊自覚症状がない，または乏しい場合が多いため，血圧コントロールの重要性に対する正しい知識や理解があることは重要である

❗ **臨床知からのポイント**
- 高血圧は自覚症状がないことが多く，放置することで重症化や合併症を起こすことから，患者や家族の受け入れ状況を把握する

CP（看護・治療項目）
- 患者や家族からの情報を得て，問題点を把握し，患者に合った生活指導を計画する

🖊 **根拠・意味づけ**
＊慢性期や患者自身が自己管理することができるよう支援する必要がある

❗ **臨床知からのポイント**
- 自覚症状がないことが多く，日常生活環境の変容を起こしにくいということを理解し，患者個々の生活状況を把握し，患者個々に合った援助方法を工夫する必要がある

EP（患者教育項目）
- 疾患，治療に対して患者の認識を高める
- 自己管理に必要な知識と方法について指導する
- 病態の知識と出現する症状・合併症
- 高血圧の危険因子と日常生活の注意点
  食事：低塩・低コレステロール，カフェインを控える
  節酒
  減量：標準体重の維持
  運動：適度な運動の励行
  禁煙：喫煙の悪影響と禁煙の勧め
  （受動喫煙の予防）
  便通の調節
  急激な温度差や冷感刺激を避ける
  入浴温度・時間
- 薬物療法の指導
- ストレスの軽減

🖊 **根拠・意味づけ**
＊高血圧は日常生活習慣に大きく影響しているため，患者や家族がそのことを理解して，日常生活を送ることができるように支援する

		臨床知からのポイント
EP	患者教育項目	●自覚症状がなく運動機能的には日常生活に支障がないため，病気であるという自覚に欠ける患者もいる．気づかないうちに身体に悪影響を及ぼし，生命への危険をもたらす可能性があることを患者が認識・理解できるよう指導する ●患者が血圧管理をしたいと考えていても，ライフスタイルを変更することは容易ではない．リスクファクターを明確にし，個々の患者に合った管理方法を検討し指導を行う必要がある．また，コントロールを維持するには，日常生活面への具体的な指導が必要となる ●自己管理を継続していくうえで家族の協力が必要であり，家族にも患者の病状や管理の必要性が理解できるようにかかわる必要がある ●長く培ってきた生活習慣を変更することは容易ではなく，ストレスがたまり，自己管理を放棄したり，治療途中で無気力になってしまう患者もいる．患者が今抱えている不安や不満の感情を表出できるよう配慮し，適切な行動の選択ができるように援助する
評価		●日常生活の適正管理により血圧が安定維持できているか

2. 動脈硬化症

1. 定 義

- 動脈は弾力性に富んでおり，全身の組織や細胞に酸素や栄養を運搬しているが，加齢性の変化で弾力性が失われて硬くなったり，動脈の内壁にさまざまな代謝産物が沈着して壁細胞が増殖，再構築などをきたした状態を「動脈硬化」という．
- 動脈硬化が起こることで，身体にさまざまな症状が出現した状態を「動脈硬化症」という．臨床的には，動脈の内腔が狭窄し，やがて閉塞して起こる虚血と，動脈壁が破綻することによる出血が重要である 図4 図5 .

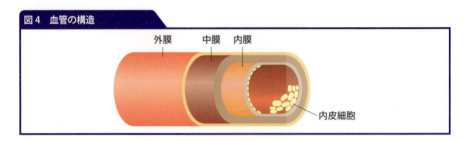

図4 血管の構造

図5 年齢と動脈硬化の進行

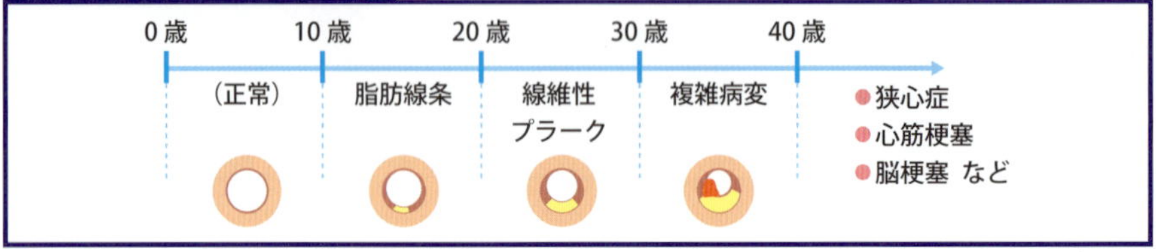

2. 分類，種類

1）動脈硬化の種類と起こり方 表6 図6

● 動脈硬化には，動脈の部位や起こり方によって3つのタイプに分類される．

（1）アテローム（粥状）硬化
● 大動脈や脳動脈，冠動脈などの比較的太い動脈に起こる動脈硬化．動脈の内膜にコレステロールなどの脂肪からなるドロドロした粥状物質が蓄積してアテローム（粥状硬化巣）が形成され，次第に肥厚することで動脈の内腔が狭くなる．

（2）中膜硬化
● 動脈の中膜に石灰質が蓄積して骨化する．中膜が壊れやすくなり，血管壁が破れることもある．大動脈や下肢の動脈，頸部の動脈に起こりやすい．

（3）細動脈硬化
● 脳や腎臓の中の細い動脈が硬化して血流が滞る動脈硬化．高血圧症が長く続いて引き起こされることが多いのが特徴．
● 血管の内膜を覆っている血管内皮が何らかの理由で傷害されると，白血球の一種であるマクロファージが血液中のコレステロールを取り込み，アテロームを形成する．
● さらに，傷ついた部分を補修するために血小板が付着し内膜の肥厚を助長する．
● アテロームが大きくなると表面の膜が薄くなり，破綻する．破綻すると血栓が作られ，これを繰り返しながら動脈硬化が進行し，血管が狭窄して血流がうっ滞，閉塞する．

表6 動脈硬化症の分類

	アテローム（粥状）硬化	細動脈硬化	中膜硬化
部位	大型〜中型動脈	臓器内の小動脈	中型動脈
病理学的特徴	外膜・中膜・内膜／内膜の硬化／潰瘍化／アテローム（粥腫）	内膜の線維性肥厚／内膜の硝子化による肥厚／蛇行	中膜の輪状石灰化
臨床的意義	● 脳梗塞 ● 心筋梗塞 ● 胸部・腹部大動脈瘤	● 脳出血 ● 腎硬化症 ● ラクナ梗塞	● 高齢の健常者にもみられる ● 狭窄を生じず，臨床的意義は少ない

（医療情報科学研究所編：病気がみえる vol.2 循環器．メディックメディア，p220，2006 より引用）

図6 粥状硬化のメカニズム

① 血小板の接着
酸化 LDL，機械的刺激，免疫複合体，ホモシステイン，トキシンなどが内皮を刺激し，血小板の接着・凝集が起こる

② 泡沫細胞の生成
内膜に侵入した単球がマクロファージに分化し，酸化 LDL を取り込んで泡沫細胞となる

③ 脂肪線条の形成
泡沫細胞が集簇することで脂肪線条が形成される

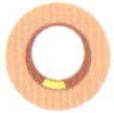

④ 平滑筋細胞のプラーク内での増殖
血小板から分泌された PDGF により中膜から平滑筋細胞がプラーク内へ侵入し，増殖する

⑤ プラークの線維化
プラークが線維化し，血小板沈着によってプラークが増大する

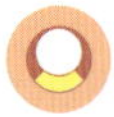

⑥ 血栓による閉塞
プラークの破裂と血栓によって閉塞が起こる

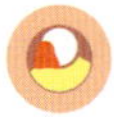

3. 病態と必要な観察項目

● 観察項目は「1．高血圧症」参照．

1）動脈硬化の危険因子

- 動脈硬化の危険因子にはさまざまな要素があり，加齢や性差，遺伝的要因なども危険因子の一つと考えられている．
- 多くの場合，生活習慣の是正により予防できるものもある．
- 複数の因子が重なることで，動脈硬化の危険性が高くなる 図7．

(1) 脂質異常症（高脂血症）
- 血液の中の「LDL および HDL コレステロール」「リン脂質」「遊離脂肪酸」「トリグリセリド（中性脂肪）」のいずれかの値が正常値の範囲内にない場合．

(2) 高血圧
- 高血圧が長期にわたることで血管壁がもろくなり動脈硬化が起こる原因となる．

(3) 糖尿病
- 糖尿病により慢性の高血糖が続くことで，高血圧や脂質異常症などの合併症を発症するリスクが高くなり，同時に動脈硬化が進行する．

図7 動脈硬化が起こるしくみ

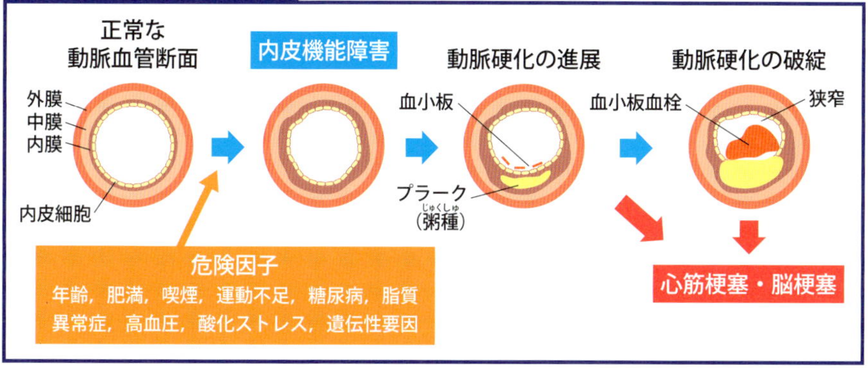

正常な動脈血管断面：外膜／中膜／内膜／内皮細胞

内皮機能障害 → 動脈硬化の進展（血小板，プラーク（粥腫）） → 動脈硬化の破綻（血小板血栓，狭窄） → 心筋梗塞・脳梗塞

危険因子：年齢，肥満，喫煙，運動不足，糖尿病，脂質異常症，高血圧，酸化ストレス，遺伝性要因

（川端和美：知っておくべき心血管系の解剖生理 呼吸器．循環器達人ナース 36（3）：37，2015 より引用）

(4) 肥 満
- 肥満は，脂質異常症や高血圧，糖尿病などの原因となり，それにより動脈硬化が促進されるといった悪循環のもととなる．

(5) メタボリックシンドローム
- 内臓脂肪の蓄積に加え，高血糖，高血圧，脂質異常症（高脂血症）のうちの2つが加わるとメタボリックシンドロームと呼ぶ．メタボリックシンドロームになると，アディポサイトカインというホルモン様物質が脂肪細胞から分泌され，高血圧や高血糖の状態となり動脈硬化が進行する．

(6) 痛 風
- 痛風は，脂質異常症を伴っている場合が多く，動脈硬化の危険因子とされている．

(7) 食事や嗜好品
- 肉類や乳製品などに偏った食事や，過食，不規則な時間での食事などは，脂質異常症，高血圧，肥満を招く．さらに，喫煙は血管に悪影響を与え，アルコール類は脂質異常症や糖尿病，肥満，痛風などの原因となる．

(8) 運動不足
- 運動不足は消費エネルギーが少なくなり，余分なエネルギーの蓄積が肥満を引き起こす．

(9) ストレス
- 精神的・肉体的ストレスは血圧を上昇させたり，偏食や嗜好品の多量摂取につながり，ひいては肥満や動脈硬化の要因となる．

(10) 加齢・性差
- 加齢により血管の柔軟性を失わせる．特に中高年以降は動脈硬化の危険性が高まる．また，男性のほうが女性よりも動脈硬化の進行を認める．女性は，閉経後にホルモンの関係で動脈硬化の危険性が高まる．

(11) 遺 伝
- 高血圧や脂質異常症などは，遺伝的な要因が大きいといわれている．また，遺伝によって高血圧などになりやすい体質を受け継ぐとともに，食生活などの環境要因は親から子へと影響を与えやすく，動脈硬化の誘因となる疾患を招きやすい．

2）動脈硬化の起こりやすい部位と疾患

- 動脈硬化は全身の動脈で起こるが，その部位によって疾患と症状が異なる．また，血管分岐部など血流のより遅い部分に起こりやすい．

（1）脳動脈（脳実質内の小動脈，脳底動脈，椎骨動脈），頸動脈
- 脳梗塞，脳出血，くも膜下出血，老年性認知症など．

（2）冠動脈
- 狭心症，心筋梗塞など．

（3）胸部大動脈，腹部大動脈
- 大動脈瘤，大動脈解離．

（4）腎実質内の小動脈
- 腎硬化症．

（5）腎動脈
- 腎血管性高血圧症．

（6）末梢動脈
- 閉塞性動脈硬化症．
- 下肢の動脈に硬化が起こり，血流が障害されることで下肢のしびれや痛みなどの症状が出現する．歩行時に痛みが出現し，少し休むと血流が改善し症状が改善する間欠性跛行が特徴的である．症状の進行により足指が壊死する．

3）動脈硬化の検査と診断

（1）血液検査
- 血清中の脂肪量を測定する．HDL コレステロール値，LDL コレステロール値，トリグリセリド値を参考にする．

【基準値】
高 LDL コレステロール血症：LDL コレステロール値 140mg/dL 以上
低 HDL コレステロール血症：HDL コレステロール値 40mg/dL 未満
高トリグリセリド血症：トリグリセリド値 150mg/dL 以上

（2）その他の検査
- 眼底検査
- エコー検査
- CT 検査
- MRI 検査
- 心電図検査

4．治療

- 動脈硬化は自覚症状に乏しく，何らかの症状が出現したときにはかなり進行した状態になっていることが多いため，日常生活習慣の是正が重要となる．

1）ライフスタイルの是正

（1）食事療法
- 動脈硬化を促進させる肥満や高血圧，脂質異常症を予防するために，食生活習慣を是正する．
  ①毎日 3 食を規則正しい時間にゆっくり摂取する．
  ②栄養バランスを考え，偏食や過食をしない．

③食物繊維を十分に摂取する．

(2) 運動療法
- 身体に負担をかけない適度な有酸素運動（ウォーキング，水泳，水中ウォーキング，体操など）を推進する．

2）薬物療法

- 動脈硬化症の危険因子である脂質異常症，高血圧症，糖尿病などがある場合，それらの指標となる検査値により薬物投与を行う．
- 動脈硬化の治療薬には，血栓溶解薬，抗凝固薬，抗血小板薬，血管拡張薬がある．危険因子と治療薬は 表7 に示す．

表7 危険因子と治療薬

危険因子	治療薬
高血圧	降圧薬
ストレス	抗不安薬
糖尿病	糖尿病治療薬
高脂血症	抗高脂血症薬
高尿酸血症	高尿酸血症治療薬

MEMO

5. 病態関連図と看護問題

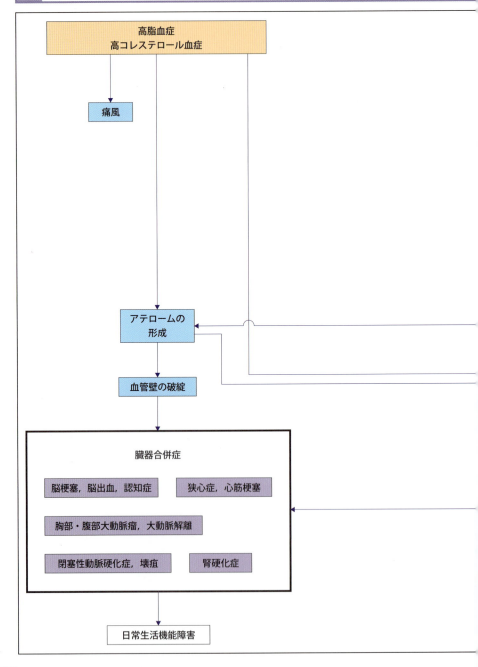

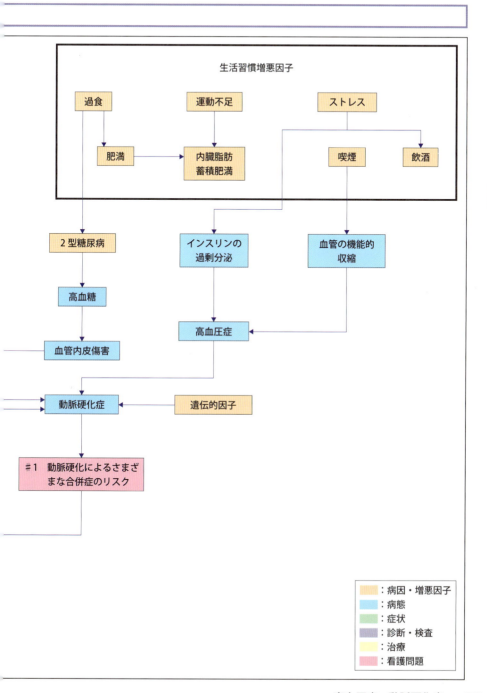

6. 看護問題，目標と介入のポイント

看護問題#1 動脈硬化によるさまざまな合併症のリスク
看護目標 動脈硬化が起こる原因や予防に対する知識をもち，症状の進行を抑制できるよう日常生活の自己管理・維持ができる

看護計画

OP（観察項目）

- 血管病変に随伴する症状の観察

🔖 **根拠・意味づけ**
* 動脈硬化自体は自覚症状がないため，合併症として起こる全身の血管病変に伴う症状を観察する

❗ **臨床知からのポイント**
- 動脈硬化症は，高血圧と同様に循環器疾患を引き起こす要因となるだけでなく，腎血管や眼底など全身の血管に悪影響を及ぼすため，常に合併症に留意し，その徴候であるめまい，前駆症状などがないか観察する必要がある

CP（看護・治療項目）

- 高血圧症の慢性期の看護に準ずる
- 日常生活の援助

🔖 **根拠・意味づけ**
* 日常生活の改善・維持が中心となるため，個々に応じた症状への看護を行う

❗ **臨床知からのポイント**
- 医師の指示のもと，血圧，血糖，体重測定および患者の年齢や病態に応じた食事療法，運動療法を行う
- 薬物療法を行う場合，確実に投与し，薬物の効果・副作用についても観察・評価する

EP（患者教育項目）

- 自己管理に必要な知識と方法について指導する
- 日常生活の注意点

🔖 **根拠・意味づけ**
* 動脈硬化症は，日常生活習慣がその病態の進行に大きくかかわっている．したがって，生活習慣の改善・維持が重要である

❗ **臨床知からのポイント**
- 患者に合った食事療法，運動療法を取り入れ，メタボリックシンドロームの予防・是正（肥満の解消，高血圧・糖尿病・脂質異常症）の方法を指導する
- 薬物療法を的確に自己管理できるように指導する

評価
- 日常生活習慣の改善・維持ができているか（動脈硬化の危険因子に関連したデータの改善・維持）

（若林世恵）

引用文献

1) 日本高血圧学会高血圧治療ガイドライン作成委員会編：高血圧治療ガイドライン2014．p19, p23, p33, p35
2) 医学情報科学研究所編：病気がみえる vol.2 循環器．メディックメデイア，東京，p26, pp266-267, 2006
3) 川端和美：知っておくべき心血管系の解剖生理．呼吸器・循環器達人ナース 36(3)：37, 2015

参考文献

1) 医学情報科学研究所編：病気がみえる vol.2 循環器．メディックメデイア，東京，2006
2) 日本高血圧学会高血圧治療ガイドライン作成委員会編：高血圧治療ガイドライン2014
3) 安倍紀一郎，森田敏子：関連図で理解する循環機能学と循環器疾患のしくみ 病態生理，疾患，症状，検査のつながりが見てわかる．日総研出版，愛知，2005
4) 関口恵子編：根拠がわかる症状別看護過程こころとからだの56症状・事例展開と関連図．南江堂，東京，2005
5) 日本医師会ホームページ：知って得する病気の知識

急性期から回復期の退院に向けた看護

- 高血圧症および動脈硬化症は，生活習慣が及ぼす影響が大きいため，急性期から回復期，それ以降に関しても日常生活習慣の改善・維持が重要となる．
- 自覚症状がないことも多く，その危険性について患者や家族に説明するとともに，退院後も定期的に受診する必要性について理解を得ることが重要である．

1. 高血圧症

1. 高血圧症の看護

- 高血圧が長期化すると，さまざまな合併症のリスクが生じる．
- 疾患や治療について説明することで，患者自身が日常生活の自己管理を通して血圧値を適正に維持できるよう促すことが重要である．

1）疾患・治療に対する意識づけ

- 自覚症状がなく運動機能的には日常生活に支障がないため，病気であるという自覚に欠ける患者もいる．気づかないうちに身体に悪影響を及ぼし，生命への危険をもたらす可能性があることを患者が認識，理解できるよう指導する．

2）自己管理に必要な知識と指導法

- 患者が血圧を管理していきたいと考えていても，ライフスタイルを変更することは容易ではない．医

表1 高血圧の危険因子と日常生活の注意点

危険因子	日常生活の注意点
食　事	バランスのとれた食事を心がけ，低塩・低コレステロール，カフェインを控える
節　酒	適量であれば問題ないが，脱水による高血圧，肥満の原因となりうるため注意する
減　量	糖質・脂質を控え，標準体重を維持する
運　動	適度な運動の励行（心疾患などがある場合，可能な運動負荷の範囲を医師と事前に相談し，具体的な運動の取り入れ方を指導する）
禁　煙	喫煙は動脈硬化を促進し，高血圧を誘発する因子となるため禁煙を勧める．また，受動喫煙の予防も大切である
排　泄	排便時の過剰な腹圧，ストレスが血圧上昇の誘発因子となるため，必要に応じて薬剤の投与も検討する
温度差	急激な温度差や冷感刺激を避ける
入　浴	温度差（寒冷刺激）や長時間の入浴はストレスとなり血圧上昇の誘発因子となる

療者はリスクファクターを明確にし，患者一人ひとりに合った管理方法を検討し，指導を行う必要がある．コントロールを持続していくためには，日常生活面への具体的な指導が必要となる．
- 自己管理を継続していくうえで家族の協力が必要であり，家族にも患者の病状や管理の必要性が理解できるようにかかわる．

（1）高血圧の指導内容
- 病態の知識と出現症状，合併症について説明する．
- 患者自身で血圧を測定し，記録することによって視覚的に自覚を促す．
- 高血圧の危険因子と日常生活の注意点を 表1 に挙げる．
- 薬物療法の指導：処方された薬剤について薬効・副作用および注意点を説明し，正しく内服するよう指導する．長期間継続的に服用する場合が多いため，自己中断しないことや，副作用などの症状が出た際には速やかに受診することの重要性を理解してもらう．
- ストレスの軽減：長く培ってきた生活習慣を変更することは容易ではなく，ストレスフルな状態になり，自己管理を放棄したり，治療途中で無気力になってしまう患者もいる．患者が今抱えている不安や不満の感情を表出できるよう配慮し，適切な行動の選択ができるように援助する．

2．動脈硬化症

1. 動脈硬化症の看護

- 動脈硬化症は，高血圧症と同様に循環器疾患を引き起こす要因となるだけでなく，腎血管や眼底など全身の血管に悪影響を及ぼす．そのため，常に合併症に留意し，その徴候・前駆症状などがないか観察する．
- 動脈硬化は高血圧症と同様に自覚症状に乏しく，何らかの症状が出現したときにはかなり進行した状態になっていることが多い．そのため，日常生活習慣の是正が重要となる．
- 患者に動脈硬化の原因や予防について説明し，症状の進行を抑制するために日常生活の自己管理を維持できるように促すことが大切である．
- 動脈硬化症の慢性期の看護については，高血圧症に準ずる．

1）ライフスタイルの是正

（1）食事療法
- 動脈硬化を促進させる肥満や高血圧，脂質異常症を予防するために，食生活習慣を是正する．
  ・毎日3食を規則正しい時間にゆっくり摂取する
  ・栄養バランスを考え，偏食や過食をしない
  ・食物繊維を十分に摂る

（2）運動療法
- 身体に負担をかけない適度な有酸素運動（ウォーキング，水泳，水中ウォーキング，体操など）を推進する．

2）薬物療法
- 動脈硬化症の危険因子である脂質異常症，高血圧症，糖尿病などがある場合，それらの指標となる検査値にもとづいて薬物投与を行う．

（若林世恵）

7 動脈閉塞（バージャー病を含む）

1. 定　義

- 心臓および冠動脈以外の動脈は末梢動脈と考えられており，末梢動脈に閉塞性の病態を呈する疾患を末梢閉塞性動脈疾患という．閉塞性病変の病態は，動脈硬化や血管炎など多様な原因が考えられている．閉塞様式は，症状出現が急性の場合と慢性の場合に大別され，それぞれ時間軸に特徴がある．

2. 分　類

1）急性閉塞性疾患

（1）急性動脈閉塞（acute arterial occlusive disease）表1

- 四肢末梢，内臓動脈などの全身の動脈が急性に閉塞したときに種々の病態を示す疾患．
- 迅速な診断と適切な治療を行わなければ，肢壊死や虚血再灌流障害を併発し，腎不全，呼吸不全，循環不全などの多臓器障害により死に至る危険性がある．

表1　急性動脈閉塞の病因分類

	塞栓症	血栓症
発生頻度の高い疾患	● 心房細動，不整脈 ● 僧帽弁膜症，逸脱症 ● 壁在血栓 　心筋梗塞後早期（2週後），うっ血性心不全，左室瘤，心筋症 ● 心内膜炎 ● 人工弁置換 ● 大動脈瘤，末梢動脈瘤 ● blue toe syndrome ● shaggy aorta syndrome	● 閉塞性動脈硬化症 ● バージャー病 ● 大動脈解離
稀な疾患	● 心原性 　左房粘液腫，動静脈瘻，卵円孔開存 ● その他の塞栓子 　空気，腫瘍，心臓カテーテル検査	● 変性疾患，血管炎，膠原病 　線維筋性異形成，Ehlers-Danlos syndrome，末梢動脈外膜嚢腫，巨細胞性動脈炎，結節性多発動脈，全身性エリテマトーデス ● 機械的 　血管外傷，医原性血管損傷，胸郭出口症候群，膝窩動脈捕捉症候群 ● 血液疾患 　真性多血症，血小板増加症 ● その他 　悪性腫瘍，感染症，うっ血性心不全，ショック

（笹嶋唯博：急性動脈閉塞の治療—外科治療か血栓溶解療法か．Heart View 11(11)：1265，2007 より引用）

用語 **虚血再灌流障害（傷害）（ischemia-reperfusion injury）**：虚血状態にある組織に血液の再灌流が生じた際に，その組織の微小循環に生体にとっての毒性物質が産生されて種々の障害（傷害）が起こった状態

2）慢性閉塞性疾患

（1）閉塞性動脈硬化症（arteriosclerosis obliterans；ASO）

- おもに，下肢の大血管が慢性に閉塞することによって血流障害をきたし，重症の場合には重症下肢虚血（critical limb ischemia；CLI）にまで至る 表2 . おもに，四肢末梢動脈の動脈硬化により血管内腔の狭窄や閉塞を生じ，骨格筋や皮膚の虚血によるさまざまな症状を呈する疾患である．

表2　下肢の生存可能と危機の判別

区分	解説／予後	所見		ドプラ信号*	
		感覚消失	筋力低下	動脈	静脈
Ⅰ．生存可能	即時に危機はなし	なし	なし	聴取可能	聴取可能
Ⅱ．危機的　a．境界型	直ちに治療すれば救済可能	軽度（足趾）またはなし	なし	（しばしば）聴取不能	聴取可能
b．即時型	即時の血行再建術により救済可能	足趾以外にも，安静時疼痛を伴う	軽度，中等度	（通常は）聴取不能	聴取可能
Ⅲ．不可逆的	大幅な組織欠損または恒久的な神経障害が不可避	重度，感覚消失	重度，麻痺（硬直）	聴取不能	聴取不能

＊足関節血圧の測定は非常に大切である．しかしながら，重症のALIでは罹患した動脈の血流速度が非常に遅いため，ドプラ信号がとれない場合がある．測定にあたり動脈の血流信号と静脈の血流信号を見分けることが肝要である．動脈の血流信号は律動音（心拍動と同期）をもっているのに対して，静脈の信号はより一定で，呼吸運動に影響されたり末梢の圧迫によって強調されたりする（トランスデューサーで血管を圧迫しないよう注意が必要）．

(TASC II Working Group；日本脈管学会編訳：下肢閉塞性動脈硬化症の診断・治療指針Ⅱ．メディカルトリビューン，p70，2007より引用)

（2）バージャー病（Buerger disease）

- 閉塞性血栓血管炎とも呼ばれ，四肢（手足）の動脈および静脈に炎症が起こり，そこに血栓ができて血管腔が閉塞し，血流障害を呈する疾患である．

3. 病態と必要な観察項目

- 血流障害はすべての末梢血管で生じる可能性がある．血流障害の生じている部位（特に下肢）やその範囲の観察が重要になる．
- 症状の観察を通して生命危機につながる症状を早期に発見する．また，時間経過をおさえたアセスメントを行い，末梢血流障害の程度を把握する．

1）急性閉塞性疾患

（1）急性動脈閉塞（おもに四肢動脈閉塞）

- 心臓・血管や，他の部位から塞栓子によって動脈を閉塞させる塞栓症である 図1．
- 四肢動脈閉塞の場合，時間経過とともに四肢のみならず，生命予後にもかかわる場合がある．
- 動脈が急激に閉塞すると，筋肉や組織は急性虚血に陥る．虚血部位の組織が破壊されるとミオグロビン，CPK などの代謝産物が組織外に流出する．その結果，腎尿細管障害や全身性代謝障害をきたし，重篤な多臓器障害を引き起こしやすい．
- 虚血肢の場合，神経は 4～6 時間，筋肉は 6～8 時間，皮膚は 8～12 時間で不可逆的変化を生じるといわれている．
- 虚血肢の場合，6～8 時間以内の血流改善が救肢（リム・サルベージ）の目安とされている．

図1 四肢動脈塞栓症の起こりやすい部位

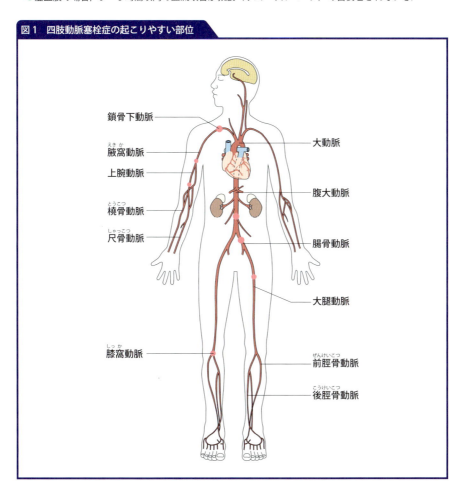

観察項目

症状	考えられること	観察すること
●急性循環障害に伴う 5P 痛み：Pain 蒼白：Pale 脈拍消失：Pulselessness 知覚鈍麻：Paresthesia 麻痺：Paralysis	●四肢の血流の急激な減少	●痛みの部位と程度 ●皮膚の色調 　蒼白，チアノーゼ，斑紋状チアノーゼ ●末梢動脈の触知，ドップラー触診器による血流音 　下肢の場合：膝窩動脈，後脛骨動脈，足背動脈 　上肢の場合：上腕動脈，橈骨動脈，尺骨動脈 ●毛細血管再充満時間 ●血管雑音の有無 ●感覚の消失，しびれの有無 ●四肢末梢の動き

根拠
- 急激な血流障害が生じると，閉塞血管よりも末梢に激しい痛みを生じる
- 血流障害により虚血に陥った部位は皮膚の色調が白くなる．色調の変化をきたしている部位のマーキングを行うことで，虚血の範囲のアセスメントが可能となる
- 後脛骨動脈の脈拍欠損は，動脈閉塞疾患にとって信頼性の高い徴候と考えられている
- 毛細血管再充満時間が 3 秒以上かかる場合，末梢循環が減少していることが示唆される
- 動脈が閉塞している場合，血管雑音が聴取されることがある
- 末梢動脈の触知や聴診が可能な部位をマーキングしておくことで，統一した評価が可能になる
- 血流障害に伴う症状は虚血部位に現れるため，左右差を比較しながら観察する必要がある

症状	考えられること	観察すること
●胸痛 ●背中の痛み	●急性大動脈解離に伴う四肢動脈閉塞	●意識レベル ●血圧 　上下肢の血圧差 ●末梢動脈触知 ●症状の経過

根拠
- 四肢の急性動脈閉塞は，急性大動脈解離に伴う場合がある
- 急性大動脈解離の解離腔が左右腸骨動脈に及んだ場合に，四肢の急性動脈閉塞が起こる
- 急激な四肢の血流障害が出現した場合は，急性大動脈解離を発症している場合があることを念頭において観察する必要がある

2）慢性閉塞性疾患

（1）閉塞性動脈硬化症
- 慢性閉塞性疾患は，閉塞性動脈硬化症と閉塞性血栓血管炎に大別される．
- 近年，閉塞性血栓血管炎は顕著に減少し，閉塞性動脈硬化症が90％を占める．
- 50歳以上の高齢男性に好発し，喫煙，糖尿病，高血圧，脂質異常症などの動脈硬化の危険因子を有している場合が多い．
- 慢性下肢虚血の臨床症状の重症度分類にはFontaine分類とRutherford分類 表3 があり，虚血の進展過程に応じた病態アセスメントに用いられている．Rutherford分類は，Fontaine分類と比べて下肢の機能障害や皮膚症状の評価を詳細に行うことができるため，下肢救済にかかわる治療方針を決める際に用いられることがある．

表3　慢性下肢虚血の重症度分類

Fontaine分類		Rutherford分類		
度	臨床所見	度	群	臨床所見
I	無症候	0	0	無症候
IIa	軽度の跛行	I	1	軽度の跛行
IIb	中等度から重度の跛行		2	中等度の跛行
			3	重度の跛行
III	虚血性安静時疼痛	II	4	虚血性安静時疼痛
IV	潰瘍や壊疽	III	5	小さな組織欠損
			6	大きな組織欠損

観察項目

症状
- 自覚症状
  しびれ，冷感，痛み

考えられること
- 症状出現部位に虚血症状が生じている

観察すること
- どの部位から末梢側にしびれがあるか
- 冷感の有無，時間帯や温度差による症状の変化
- 痛みの程度
  どの程度の時間・距離を歩くと痛みを感じるか
  どの程度休憩すると痛みが改善するか
  どこから痛みが出現し，どのように広がっていくか
  安静時に痛みを感じているか

根拠
- 痛みが生じている部位から血流障害に伴う虚血部位を予測できる
- 安静臥床時に痛みが生じている場合，臥床することによって下肢の血流が減少して痛みを強く感じている場合がある

観察項目

症状	考えられること	観察すること
● 血流の程度 ● 皮膚の色調 ● チアノーゼ ● 運動前後の変化	● 症状出現部位よりも近位から血流障害が生じている	● 末梢動脈の触知と左右差 ● ドップラー聴診器による血流音 ● 皮膚表面の温度・皮膚の状態 ● 四肢血圧 ● ABI（ankle brachial index）：足関節収縮期圧 / 上肢収縮期圧

根拠
- 中枢側の末梢動脈で拍動が消失している場合，動脈の狭窄・閉塞が起きていると予測できる
- 末梢動脈の触知が困難な場合，ドップラー聴診器で血流音の確認を行う．血流音の途絶は，治療の緊急性を判断する際に重要となる
- ABIの正常値は 1.0〜1.3 である．0.9 以下は，何らかの虚血があることが示唆される．0.4 以下は重度の虚血が生じていることが示唆され，血流障害の重症度のアセスメントに用いられる

症状	考えられること	観察すること
● 歩行状態 ● 跛行の程度 ● 出現までの時間 ● 歩行可能までの時間	● 筋肉への血流が低下し運動機能に障害をきたしている	● 足趾・足関節の動き ● 間欠性跛行（痛みの出現に伴う歩行状態）表4

根拠
- 神経や筋肉の血流が減少すると，関節の動きが阻害され運動能が低下する
- 歩行運動による筋肉の酸素需要の増大に酸素供給が追いつかないため，痛みが出現し，歩行困難になる

表4　病変部位と間欠性跛行症状の出現部位

病変部位	間欠性跛行症状の出現部位
腸骨・大腿動脈	腓腹部
内腸骨動脈	臀部
末梢動脈	下肢末梢・足底部

4. 治療

1）急性動脈閉塞症 表5

- 急性動脈閉塞症の場合，患者の全身状態や虚血肢の局所状態の程度によって，治療の優先順位や虚血肢治療の方針を決定する．
- 急激な塞栓症の場合，発症から治療までの時間が肢の予後を左右する．
- 発症6時間以内は golden time とされており，この時間以内であれば，高率に救肢が可能とされている．

表5 急性下肢虚血の臨床的分類と代表的治療

分類	代表的治療
I	経カテーテル直接血栓溶解療法
II a	
II b	外科的血行再建（血栓塞栓除去術）
III	壊死部の切断

(1) 血栓溶解療法
- 血管内カテーテルを動脈血栓内に留置し，血栓溶解薬（ウロキナーゼ）を動注する．ほかに，抗凝固薬（ヘパリン）を経静脈的に投与する方法がある．

(2) 外科的治療
- バルーンカテーテルを用いて血栓塞栓除去術が実施される．局所に水疱形成や壊死をきたしている場合は，易感染により敗血症の原因となるため，壊死部の切断が選択される．

(3) 発症時の注意点
- 動脈が急激に閉塞すると筋肉・組織は急性虚血に陥る．虚血部位の組織破壊によってカリウムやミオグロビンなどの細胞内物質が細胞外に流出する．その結果，高度の虚血，または虚血後の再灌流（血行再建をふくめて）により，筋内の崩壊から生じたミオグロビンが腎障害，代謝性アシドーシス，高カリウム血症，心不全を呈する．その結果，虚血再灌流障害へと進行し，筋・腎・代謝症候群（myonephropathic metabolic syndrome；MNMS）を発症する場合がある．その進行は多臓器障害へとつながっていく危険があり，全身管理が必要となる．

2) 慢性閉塞性疾患

(1) 閉塞性動脈硬化症
- 喫煙など生活習慣の改善や，高脂血症や糖尿病，高血圧の正常化が基本となる．その他，QOLの改善や健康寿命の延長効果の側面を考慮し，間欠性跛行と重症虚血肢の程度に応じて血行再建の方法が決定される 表6

表6 間欠性跛行患者に対する血行再建適応の条件

患者背景	● 跛行によって，日常生活もしくは患者にとって重要な活動が阻害されていること ● 良好な治療効果と予後が予測されること ● 運動を制限するような他の疾患（狭心症や慢性閉塞性肺疾患など）を有さないこと
他治療の結果と治療の選択	● 運動療法や薬物療法によっても跛行改善効果が不十分であったこと，もしくは不十分と予測されること
病変形態	● 低いリスクで実施でき，長期開存が期待できる解剖学的形態であること

（日本循環器学会：末梢閉塞性動脈疾患の治療ガイドライン（2015年改訂版）．http://www.j-circ.or.jp/guideline/pdf/JCS2015_miyata_h.pdf（2019年1月閲覧））

(2) 閉塞部位別血行再建
- 大動脈－腸骨動脈病変の血行再建
  膝窩－大動脈バイパス術
  左右腸骨・大腿動脈バイパス術
  ＊人工血管が用いられる．
- 大腿－膝窩動脈病変の血行再建
  大腿－膝窩動脈バイパス術
  ＊人工血管の開存率が高く，自家静脈グラフトが用いられる．

5. 病態関連図と看護問題

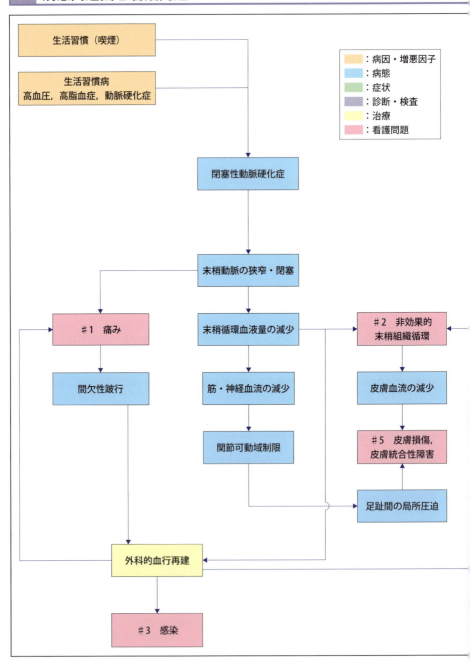

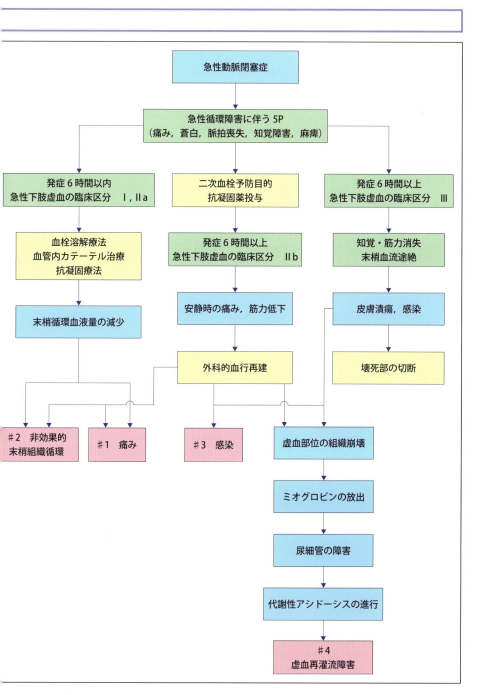

6. 看護問題，目標と介入のポイント

看護問題#1　痛み
看護目標　痛みのコントロールを図ることができる

看護計画

OP（観察項目）

- 痛みの出現パターン（急激に出現した痛みの有無）
- 活動に伴う痛みの出現パターン　どの程度の時間・距離を歩くと痛みを感じるか，どの程度休憩すると痛みが改善するか，どこから痛みが出現し，どのように広がっていくか，安静時に痛みを感じているか
- 客観的スケールを用いた痛みの程度（NRS，VAS）
- 創部の発赤，腫脹，熱感
- 表情
- 使用している鎮痛薬の種類，量，頻度

根拠・意味づけ

- 血流障害に伴い痛みが出現する
- 痛みが生じている部位から血流障害に伴う虚血部位を予測する
- 臥床することによって下肢の血流が減少し，痛みを強く感じる場合がある
- 安静時に出現する痛みの存在は，虚血症状の重症度を表している
- 活動に伴う痛みの出現は間欠性跛行の出現を示唆する
- 外科的血行再建の術後は，炎症反応や術後感染に伴い痛みが出現している場合がある．局所の観察を行い，痛みの原因をアセスメントする

臨床知からのポイント

- 急激な痛みの出現は急性動脈閉塞が疑われる．発症後6時間以内の血行再建を目指し迅速な観察と報告を行う
- 活動に応じた痛みの出現は，間欠性跛行の評価指標となる．治療方針の決定とともに，患者の日常生活活動の見通しを立てるために必要な観察項目である

CP（看護・治療項目）

- 確実な薬物投与　血栓溶解薬，抗凝固薬，抗血小板薬
- 鎮痛薬の投与
- 末梢保温　手袋や厚手の靴下の着用，足浴
- 急激な痛みが出現した場合は医師へ報告
- 下肢に痛みが出現した場合，末梢を下垂させ痛みの変化を評価する

根拠・意味づけ

- 急性動脈閉塞の場合，迅速な血行再建が救肢につながるため，静脈路管理や確実な内服確認が重要となる
- 痛みの持続は内因性カテコラミン（ノルアドレナリン）の放出により末梢血管収縮（α作用による）を引き起こし，末梢血液循環の阻害要因となるため，積極的な痛みの緩和を図る必要がある
- 寒冷刺激は末梢血管が収縮して痛みが助長する要因となる．急激な保温は組織の代謝を促進し，痛みが増強する場合がある．痛みの評価を行いながら保温ケアを検討することが大切である

臨床知からのポイント

- 急性期には適切な輸液管理を行い末梢の血流を保つことが重要となる．末梢血管の収縮をきたす要因を取り除くケアを心がける

EP 患者教育項目	● 痛みの特徴について説明を行い，痛みの範囲・程度が変化した場合には速やかに看護師に伝えるよう説明する ● 痛みに対して鎮痛薬を使用できることを説明する ● 鎮痛薬の使用できる回数・間隔を説明し，投与のタイミングを患者とともに考えていくことを説明する	🖉 **根拠・意味づけ** ＊症状の早期発見は患者の協力が不可欠となる ＊発症時の症状を患者とともに確認していくことが大切である

❗ **臨床知からのポイント**
● 症状の感じ方は患者ごとに違うことを念頭に，個々の患者に合わせた対応が求められる

評価	● 客観的評価スケールを用いて定量的な評価を行う ● 急性動脈閉塞症・閉塞性動脈硬化症の病態の特徴をふまえて痛みの出現パターンの評価を行い，異常の早期発見につなげる

看護問題 #2　非効果的末梢組織循環
看護目標　血流の変化による症状を緩和し，患肢の循環促進を図ることができる

看護計画

OP 観察項目	● 末梢動脈の触知と左右差 ● ドップラー聴診器による血流音 ● 皮膚表面の温度・皮膚の状態 ● 四肢血圧 ● ABI：足関節収縮期圧/上肢収縮期圧 ● 歩行前後・術前後での末梢循環の変化	🖉 **根拠・意味づけ** ＊末梢動脈の拍動の確認は，動脈の狭窄・閉塞の部位の予測につながる．動脈触知が困難な部位よりも中枢側で狭窄・閉塞が生じていると考えることができる ＊末梢動脈の触知が困難な場合，ドップラー聴診器で血流音の確認を行う．血流音の途絶は，治療の緊急性を判断する際に重要となる ＊ABIの正常値は1.0～1.3である．0.9以下は，何らかの虚血があることが示唆される．0.4以下は重度の虚血が生じていることが示唆され，血流障害の重症度評価に有用である

❗ **臨床知からのポイント**
● 血流音の推移を観察するために聴取部位をマーキングする必要がある
● 勤務者が交代するタイミングで血流音を確認することで，血流音の変化が捉えやすくなる

CP 看護・治療項目	●確実な薬物投与（抗凝固薬，抗血小板薬，血管拡張薬） ●末梢保温 ●下肢の血流を増やすために頭部を30°程度ギャッチアップする ●安静度範囲内での下肢運動療法の実施状況と症状の変化を評価する	📝 **根拠・意味づけ** ＊末梢循環の維持には末梢部の保温が有効な場合がある ＊適度な運動療法は側副血行路の発達を促進し，末梢循環の改善につながる．患者の症状に応じ運動の内容を検討する必要がある

❗ **臨床知からのポイント**
- 運動療法の開始は発症後の末梢血流の程度によって判断される．症状の変化を医師や理学療法士などと共有することが大切である

EP 患者教育項目	●運動療法の必要性を説明し，指示の範囲に応じた運動を継続するよう説明する ●下肢の痛みが出現したときは皮膚の冷たい感じが出現していないか確認するよう説明する ●皮膚の冷たい感じが出現したときは休息をとり，症状がどれくらいの時間で改善したか確認するよう説明する	📝 **根拠・意味づけ** ＊末梢循環の改善のために，適度な運動療法が必要となる ＊自覚症状出現時の対処方法について患者の理解を確認し，自己管理能力の向上につなげる必要がある

❗ **臨床知からのポイント**
- 運動に伴う症状が出現している中で，過度な運動療法，あるいは，過度な安静保持とならないよう，患者の理解の程度と活動状態を総合的に判断することが運動耐容能の改善につながる

評価	●入院時の末梢循環の状態を把握し，治療前後，運動療法前後の変化を評価する ●患者の自己管理能力を高めるため，末梢循環の評価結果は患者と共有する

MEMO

看護問題#3 感染

看護目標 炎症徴候を早期に発見し，敗血症への移行を回避できる

看護計画

OP（観察項目）

- 皮膚の状態
  皮膚損傷している部位
  足趾間の皮膚障害
- 皮膚障害を生じている部位の発赤・腫脹・熱感の有無
- 体温・熱型
- 検査データの推移（白血球，白血球分画，CRP，栄養状態，貧血の有無）
- 外科的血行再建を実施した場合，創部の発赤・熱感・腫脹・痛みの有無

根拠・意味づけ

* 末梢の血流障害が生じていると皮膚が脆弱になるため，皮膚損傷を生じていないか注意深く確認する必要がある
* 血流障害により創傷治癒が遅延する可能性があるため，術後創部の観察を綿密に行う

臨床知からのポイント

- 局所の血流障害に伴う皮膚損傷は，長期的に注意が必要な観察項目となる．運動療法などの活動範囲が広がると外力を受ける機会が増えるため，定期的な観察が大切である

CP（看護・治療項目）

- 清拭，部分浴，入浴を実施する
- スタンダードプリコーションの徹底
- 抗菌薬を投与する場合，指示通り実施する
- 皮膚損傷部や創部に感染徴候を認めた場合は医師に報告する

根拠・意味づけ

* 血流障害により組織代謝が阻害されている．そのため，易感染状態にあることを念頭に感染徴候に留意する必要がある
* 外科的血行再建において人工血管を使用している場合，感染のリスクが高い
* 術後創部の感染は血管吻合部の感染へ波及する危険性があり，感染徴候の早期発見は重要となる

EP（患者教育項目）

- 患者自身に清潔保持の必要性を伝え，手洗いを励行するよう説明する
- 感染徴候の特徴を伝え，症状出現時には速やかに伝えるよう説明する

根拠・意味づけ

* 感染予防と早期発見にはセルフケアの確立が必要となる．患者の理解力に応じた指導を行う

臨床知からのポイント

- グラフト（人工血管）感染は全身への影響が大きく敗血症へ移行する危険がある．速やかな治療の開始に向け，異常の早期発見が重要となる

評価

- 皮膚の状態，創部，検査データの推移をみながら，総合的に評価を行う

看護問題 #4　虚血再灌流障害

看護目標　異常の早期発見を行い，生命危機状態への移行を回避できる

看護計画

OP（観察項目）

- 末梢循環不全の症状が出現してから血行再建までの経過時間
- 循環動態
  血圧の変動，脈拍・心拍数の変化，不整脈の有無，発熱の有無，総輸液量と尿流出量，尿性状
- 呼吸状態
  呼吸回数の変化，頻呼吸の有無，呼吸困難感の有無，異常呼吸音の有無
- 検査データ
  CPK，LDH，AST，ミオグロビン上昇の有無，血清クレアチニン値上昇の有無，カリウム値上昇の有無
  血液ガス分析：代謝性アシドーシスの程度

根拠・意味づけ

* 尿の性状が赤～ピンク色に変化した場合はミオグロビン尿が疑われる．ミオグロビンやCPKの上昇は腎機能障害を引き起こし，代謝性アシドーシスが助長される．急性血液浄化療法の導入も念頭におく必要がある
* カリウムの上昇は重症不整脈を誘発する危険がある
* 虚血に伴う組織損傷は炎症反応を伴う．広範囲の場合は過大侵襲となり全身性炎症反応症候群（systemic inflammatory response syndrome；SIRS）に移行する危険性がある．SIRSの診断基準 表7 を参考に体温・呼吸回数の観察を頻繁に行い，異常の早期発見につなげる

臨床知からのポイント

- 急性期に重要な観察項目となる．再灌流後は検査データの推移をモニタリングしながら，症状の観察を継続することが重要である

CP（看護・治療項目）

- 薬物・輸液管理
- 経尿道膀胱留置カテーテルを留置し，水分出納バランスを把握する
- 心電図モニタを装着し，不整脈のモニタリングを継続する
- 急変に備え，救急カート・除細動器が使用できるように環境を整える

根拠・意味づけ

* 組織崩壊に伴う代謝産物の排出を促すために輸液負荷を行う．体液過剰に傾きやすいため，水分出納バランスの管理は重要となる

臨床知からのポイント

- 急性動脈閉塞症の場合，虚血により細胞外に流出した代謝産物が血行再建とともに全身へ循環し，全身状態が急激に変化する場合がある

表7　SIRSの定義

以下の4項目のうち，2項目以上を満たす
1. 体温　>38℃　または　<36℃
2. 脈拍数　90回/min 以上
3. 呼吸数　>20回/min　または　$PaCO_2$　<32mmHg 以下
4. 白血球数　>12000/mm^3　または　<4000/mm^3　あるいは　未熟顆粒球>10%

EP 患者教育項目	・治療後にも十分なモニタリングが必要となることを説明する	🖊 **根拠・意味づけ** ＊再灌流後は異常の早期発見が必要となることを理解してもらう

❗ **臨床知からのポイント**
・治療経過の理解を促すことは不安の軽減につながる

評価	・発症から血行再建後の全過程を通して検査データ，全身状態の評価が必要である ・血行再建後の検査データの推移をもとに，継続的に虚血再灌流障害の程度を評価する

看護問題 #5 皮膚損傷，皮膚統合性障害
看護目標 皮膚損傷のない状態を維持できる

看護計画

OP 観察項目	・下肢の皮膚色の変化 ・冷感の有無 ・水疱形成の有無，滲出液の量 ・感染徴候の有無 ・体毛消失の有無	🖊 **根拠・意味づけ** ＊虚血肢の場合，発赤や熱感はわかりにくいことが多い．局所の痛みや滲出液の性状・臭気は感染徴候を判断する要素となる ＊血流障害により表皮の血流が低下し，体毛が消失することがある

❗ **臨床知からのポイント**
・足部・足趾間は変化をきたしやすい．詳細な観察によって異常の早期発見に努める

CP 看護・治療項目	・局所の圧迫を避けるために，患肢の位置を頻回に変える ・締め付けのきつい衣服の着用を避ける ・部分浴を行い，足部・脚部を清潔に保つ ・足部（足趾間）は乾燥させる ・爪のケアは部分浴や入浴後に行う ・爪の肥厚が過度の場合，専門医の受診を勧める	🖊 **根拠・意味づけ** ＊虚血肢の場合，皮膚損傷を生じると創傷治癒が難渋することが多い．愛護的なケアを行い，予防に努めることが重要となる ＊皮膚損傷は日常生活行動と密接なかかわりがある．患者の生活様式を確認し，個々の患者に応じた生活指導を行う必要がある

❗ **臨床知からのポイント**
・ケアを行うときは十分な観察を行う機会となる

MEMO

EP 患者教育項目	● 感染徴候について説明し，異常時は速やかに伝えるよう指導する ● 足部のケアの必要性を説明し，日々のケア方法について指導する ● 素足での生活を避け，締め付けの少ない厚手の靴下・靴の着用を勧める ● 低温熱傷を回避するために，温熱製品（カイロや湯たんぽ）の使用は避けるよう指導する	**根拠・意味づけ** ＊虚血肢の皮膚は脆弱であるため，外的刺激を回避できる日常生活行動を獲得する必要がある
	臨床知からのポイント ● 皮膚損傷をきたす患者は，生活様式が影響している場合がある．個々の患者の生活行動を確認し，個別的な介入が必要になる	
評価	● 皮膚状態は長期的な観察と評価が必要となる．患者の生活様式に合わせた評価方法を検討し，患者とともに継続的に評価する．皮膚状態は写真による記録とともにチームで共有できる評価方法とその客観的な記録が不可欠である	

（小幡祐司）

引用文献

1) 笹嶋唯博：急性動脈閉塞の治療—外科治療か血栓溶解療法か．Heart View 11(11)：1265, 2007
2) TASC II Working Group；日本脈管学会編訳：下肢閉塞性動脈硬化症の診断・治療指針II．メディカルトリビューン，p70, 2007
3) 日本循環器学会：末梢閉塞性動脈疾患の治療ガイドライン（2015年改訂版）．http://www.j-circ.or.jp/guideline/pdf/JCS2015_miyata_h.pdf（2019年1月閲覧）

参考文献

1) 仲村直子：下肢救済における看護のスペシャリティ 循環障害ケア．Nursing Today 26(2)：40, 2011

急性期から回復期の退院に向けた看護

- 急性の動脈閉塞と慢性の血行障害と区別して診ることが必要となる.
- 足部,下肢の血流低下があるとささいな傷でもなかなか治癒しない.
- 感染が起きると敗血症,敗血症性ショックを合併することにもなりかねないため,常に血行がよいかどうかを観察する.

1. 末梢動脈疾患（PAD）の概念

- 末梢動脈疾患（peripheral arterial disease；PAD, 末梢閉塞性動脈疾患）は下肢動脈に限局しないアテローム性動脈硬化による慢性閉塞性動脈疾患の総称である.
- 粥状動脈硬化や血管の中膜の石灰化に起因する疾患である.
- PAD の中に閉塞性動脈硬化症（arteriosclerosis obliterans；ASO）という区分があり,重症度の高い病

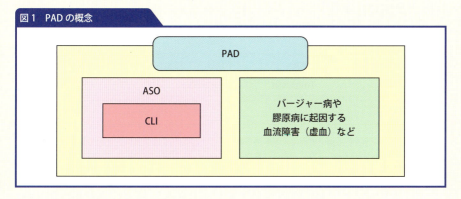

図1　PADの概念

表1　動脈閉塞患者の観察項目

主観的な観察項目	● しびれ,冷感の有無・程度 ● 間欠性跛行の程度（歩行可能な距離） ● 安静時の痛みの有無・程度 ● 薬物療法における効果と副作用 ● バージャー病の場合：指趾の蒼白,チアノーゼ,気温や季節による症状変化の有無,皮膚脈に沿った発赤,硬結,痛み
客観的な観察項目	● 冷感,皮膚の色調 ● 浮腫の有無・程度・左右差 ● 動脈触知の有無・左右差 ● 潰瘍の状態：部位,深さ,壊死の形状,滲出液の有無,感染の有無 ● ABI（足関節/上腕血圧比） ● CLI には SPP（皮膚灌流圧） ● 抗血小板療法や抗凝固療法中の出血傾向の有無 ● ADL の状況 ● 検査データ

態を重症下肢虚血（critical limb ischemia；CLI）と呼ぶ 図1．
- 現在，ASOとCLIとほぼ同義である．
- 血管炎の病態を呈するバージャー病（thromboangiitis obliterans；TAO）もPADに含まれる．
- PAD患者の観察項目を 表1 に挙げる．

2. 急性期の看護

- 患者の自覚症状と潰瘍の程度を把握し，痛みの緩和に努める．
- 患者が安楽に入院生活を送れるよう療養環境を整え，必要に応じた日常生活の援助を行っていくことが重要である．

1）観察のポイント

- 虚血の徴候である5P徴候を身体所見，触診，ドップラーにより観察する 表2．

表2　5P徴候

Pain	痛み
Pulseless	脈拍消失
Pallor	蒼白
Paresthesis	知覚鈍麻
Paralysis	麻痺

- 症状の大部分は四肢末梢の虚血によるものであり，間欠性跛行や皮膚潰瘍，壊死を認める．
- その他に四肢の安静時の痛み，冷感，知覚異常，チアノーゼなどが出現する．
- 血液が途絶していた四肢に血流が急激に再開すると，さまざまな全身症状が起きるため注意する．

2）看護ケア

- 急性期の看護ケアのポイントを 表3 に挙げる．

表3　急性期の看護ケアのポイント

苦痛の軽減	下肢の保温	・皮膚の温度が低下し，血管は攣縮の状態であるため保温する
	下肢の腫脹の軽減	・血流再開が成功した場合，多くは下肢の腫脹が見られ，腫脹の程度は阻血の範囲，阻血時間に左右される ・下肢を挙上し腫脹の軽減を図る
確実な治療	水分コントロール	・脱水傾向になると血液の粘稠度が高くなり血栓形成を増長するため水分コントロールに注意する
	抗凝固療法	・血栓再形成予防のために行う
日常生活援助	清潔援助	・痛みの状態に合わせて必要な清潔の援助を行う ・下肢の保護・保温に努める

3. 回復期・慢性期の看護

● 疼痛や間欠性跛行の程度を把握し，状態に応じた日常生活の援助を行う．

1）動脈性下肢潰瘍の特徴

● 動脈性下肢潰瘍の特徴を 図2 に示す．

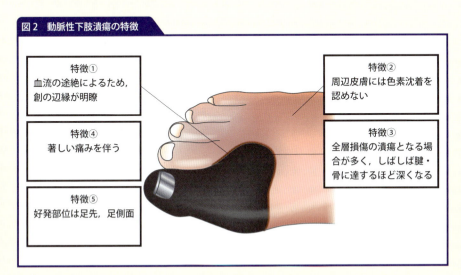

図2　動脈性下肢潰瘍の特徴

- 特徴①　血流の途絶によるため，創の辺縁が明瞭
- 特徴②　周辺皮膚には色素沈着を認めない
- 特徴③　全層損傷の潰瘍となる場合が多く，しばしば腱・骨に達するほど深くなる
- 特徴④　著しい痛みを伴う
- 特徴⑤　好発部位は足先，足側面

表4　回復期・慢性期の看護ケアのポイント

苦痛の軽減	鎮痛薬の投与	●医師の指示に従い投与する ●潰瘍処置や膿瘍のある場合は効果的に使用する
確実な治療	確実な薬剤投与	●抗凝固療法中は血液検査データでコントロールの状態を把握し，出血傾向の出現に注意する
	潰瘍の処置	●安静時の痛み，潰瘍がある場合は保温に努める ●処置内容については医師の指示の下に行う ●写真撮影などにより，皮膚の観察と治療の評価を行う
日常生活援助	清潔援助	●下肢潰瘍や安静時の痛みがある場合，状態に応じて必要な清潔の援助を行う ●爪の手入れ方法を指導する ●水虫などがあれば治療する
	転倒予防	●下肢に傷をつくらないよう環境の整備を行う ●歩行困難や潰瘍形成により靴をしっかりと履けない状態にあるため，転倒予防に努める
	内服管理	●自己管理できる状態であれば自身で管理できるよう支援する
	禁　煙	●禁煙指導や禁煙外来を活用する

2）観察のポイント

- 虚血状態であるため，皮膚潰瘍を発症すると治癒困難となる．そのため，下肢の皮膚状態の観察と早期対応が重要となる．

3）看護ケア

- 回復期・慢性期の看護ケアのポイントを 表4 に挙げる．

4. 退院に向けての生活指導

- 動脈硬化の危険因子である脂質異常症，高血圧，糖尿病，禁煙，高尿酸血症があれば，生活改善への指導を行う．
- 虚血状態であるため，皮膚潰瘍を発症すると治癒困難となるので，予防のための指導が必要となる．
- バージャー病は喫煙によって再発する可能性が極めて高いため，禁煙が最も重要である．

1）患者指導のポイント

- 生活習慣の改善と併せて，皮膚潰瘍を発症しないための患者・家族を含めた自己管理がとても重要である．
- 入院早期から患者の病識を確認しながら計画的に患者指導を進めていく．

（1）下肢の保護
- 清潔保持・保湿，保温の必要性について説明する．
- 下肢の傷は治癒困難であることを説明し，清潔の保持と観察を毎日行うよう説明する．
- 下肢に傷ができないように靴下を着用してもらう．
- 傷が生じた場合は，早期に治療が必要であることを説明する．
- 深爪に注意してもらう．
- 趾先を圧迫させないために，靴の形状や素材に注意してもらう（潰瘍は通常，指趾に多い．下肢では第1趾で最も頻度が高く，これは靴による鈍的外傷の影響が示唆される）．

（2）苦痛の軽減
- 安静にしてもらう．
- 患肢を保温してもらう．
- バージャー病の場合，寒冷刺激により再発・進行を繰り返すことが多い．そのため，寒冷刺激の避け方を指導する．
- 医師の指示のもと鎮痛薬を使用することを説明する．
- 医師の指示があれば足の炭酸浴を行ってもらう（炭酸浴は末梢血流量の増加や皮膚温受容器の刺激と冷受容器の抑制を目的として行われる）．

（3）創傷処置
- 潰瘍処置を自宅で実施できるよう家族を交えて説明する．
- 患者の理解度や家族の協力状況によっては地域の保健師と連携をとり，処置が継続できるよう調整する．

（4）内服管理
- 用法・用量を守って内服することが大切であることを伝える．
- ワルファリン内服時は拮抗作用のある食物摂取（納豆，クロレラなど），易出血状況の注意点について説明する．

（5）食事指導
- 高血圧，脂質異常症，糖尿病がある場合や食事内容に問題がある場合には，栄養士と連携を図り，家

族を交えて食事指導を行う.

(6) 歩行,水分摂取の必要性
- 側副血行路を発育させるため,病状に適した歩行の仕方を医師に確認し,患者に説明する.
- 歩行が原因で傷や潰瘍ができることがあるため,歩行時には患者に合った装具を選択する.

(7) 禁　煙
- 最も重要であり,禁煙の必要性とともに喫煙は再発の可能性が高いことを十分に理解してもらう.
- 必要時や希望時は禁煙外来をすすめる.

（庭山由香）

参考文献
1) 松岡美木,市岡滋：動脈性下肢潰瘍の創傷ケア．"ナースのためのアドバンスド創傷ケア"真田弘美,大浦紀彦,溝上祐子,他編．照林社,東京,pp56-64,2012
2) 熊田佳孝：脈管疾患①動脈疾患．"はじめよう！フットケア"西田壽代監；日本フットケア学会編．日本看護協会出版会,東京,pp48-52,2013
3) 勢登ヨネ子：閉塞性動脈硬化症（ASO）・末梢動脈疾患（PAD）．"循環器看護ケアマニュアル,第2版"伊藤文代編．中山書店,東京,pp121-128,2018
4) 中尾貴子：バージャー病．"循環器看護ケアマニュアル,第2版"伊藤文代編．中山書店,東京,pp137-142,2018

8 大動脈瘤，大動脈解離

1. 定 義

1）大動脈瘤
- 大動脈の一部の壁が全周性，または局所性に（径）拡大，または突出した状態をいう．
- 大動脈正常径は，胸部 30mm，腹部 20mm で直径が正常径の 1.5 倍を超えると瘤と呼ばれる．

2）解離性大動脈瘤
- 大動脈解離（aortic dissection）において，径拡大をきたし瘤を形成した場合は，解離性大動脈瘤（dissecting aneurysm of the aorta）という．

3）大動脈解離
- 大動脈壁が中膜のレベルで 2 層に剥離し，動脈走行に沿ってある長さをもち 2 腔になった状態をいう．
- 大動脈壁内に血流，もしくは血腫（血流のある型がほとんどであるが，血流のない＝血栓化した型もある）が存在する動的な病態をいう．

2. 分 類

1）大動脈瘤の分類

（1）瘤壁の形態による分類 図1
真性動脈瘤：動脈壁の脆弱化から限局的に動脈が拡張，多くは全周性で紡錘の瘤．
仮性動脈瘤：内〜中膜が破綻し外膜下に形成される瘤．
解離性大動脈瘤：内膜から血流が侵入し中膜組織を分離し 2 層になる．急性期は解離のみで瘤の形成なし．

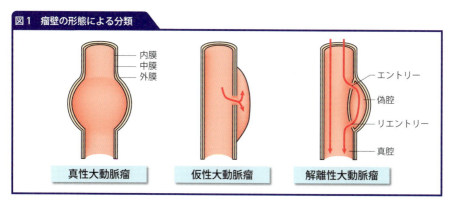

図1　瘤壁の形態による分類

（2）存在部位による分類

胸部大動脈に生じるものを胸部大動脈瘤（thoracic aortic aneurysm；TAA）という。
胸部と腹部に連続に生じるものを胸腹部大動脈瘤（thoracoabdominal aortic aneurysm；TAAA）という。
腹部に生じるものを腹部大動脈瘤（abdominal aortic aneurysm；AAA）という。

2）大動脈解離の分類 表1 図2

大動脈解離の臨床的病型は，①解離の範囲，②偽腔の血流状態，③病期の3つの視点から分類される。

表1　大動脈解離の臨床的分類

	分類名	状　態	分　類
解離の範囲	スタンフォード（Stanford）分類	上行に解離あり	A型
		上行に解離なし	B型
	ドベーキー（DeBakey）分類	上行にエントリーあり 横隔膜を越える	Ⅰ型
		上行に限局	Ⅱ型
		下行に限局	Ⅲa型
		下行にエントリーあり 横隔膜を越える	Ⅲb型
偽腔の血流状態	偽腔開存型	偽腔に血流あり	
	ULP型	偽腔の大部分に血流はないが，tear近傍に限局した偽腔内血流あり	
	偽腔閉塞型	tearおよび偽腔内に血流ない	
病期	急性期	発症2週間以内	
	慢性期	発症2週間以降	

図2　解離の範囲による分類

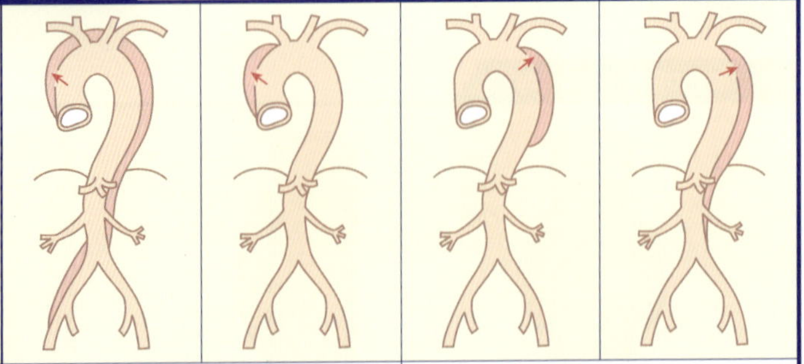

解離の範囲				
スタンフォード分類	A型		B型	
ドベーキー分類	Ⅰ型	Ⅱ型	Ⅲa型	Ⅲb型
治療	人工血管置換		内科的治療	

3. 病態と必要な観察項目

- 解離や瘤の生じている部位と血管の状態（拡張，破裂，狭窄/閉塞）によって異なった症状を認める．
- 症状や観察された内容から解離や瘤の位置，破裂リスクの有無などをアセスメントし，生命危機に直結する症状を早期に発見する．

1）上行/弓部大動脈解離/瘤 図3 図4

- 左心室から上行大動脈を経て弓部大動脈（腕頭，左総頸，左鎖骨下動脈）⇒下行大動脈と血流を送る．
- 上行大動脈の基部にある少し膨らんだ部分をバルサルバ洞といい，その左右には冠動脈がつながる．

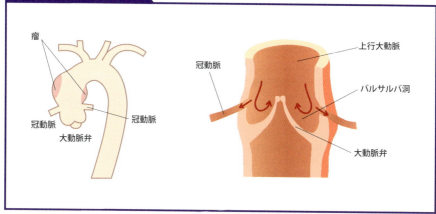

図3 上行大動脈瘤と冠動脈

- 弓部大動脈分枝は脳へ血流を送る重要血管である．心臓から血液を送る通り道の根幹であり，この部分の解離や瘤に伴う血流の障害は心臓，脳を含む全身の臓器血流障害へとつながり，生命危機に直結する．
- 胸背部痛の訴えがある場合，特に既往に胸部大動脈解離（瘤）がある場合は，まず第一に解離や瘤破裂を疑う．

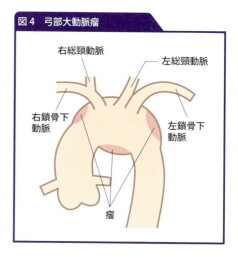

図4 弓部大動脈瘤

観察項目

症状

- 胸痛
- 背中が痛い

考えられること
- 上行/弓部大動脈解離の拡大
- 上行/弓部大動脈瘤破裂

観察すること
- 神経学的所見
  意識レベル，麻痺・けいれん・頭痛の有無，瞳孔所見
- 脈拍
- 血圧測定
  急激な血圧低下，左右上肢の血圧差，API（*1）
- 脈拍触知差，上肢の痛み
  冷感，チアノーゼの有無
- 症状の経過
  いつから，どこが，どのように
- 画像所見の確認
  CT，エコー，胸部X線写真
- 血液検査
  ヘモグロビン（Hb），炎症反応，凝固機能

根拠
- 胸背部痛から大動脈解離が考えられる場合，観察項目から，解離や瘤の位置，生命の危機状況に陥る状況かどうかを考えていく
- 脳への血流は上行大動脈 ⇒ 弓部大動脈 ⇒ 腕頭・左総頸動脈へと供給される
  ▶破裂や偽腔による血管の狭窄から血流障害が起こると，容易に脳虚血に至るため，神経学的所見の観察が必要
- 上肢血流は右手は腕頭動脈 ⇒ 右鎖骨下動脈，左手は左鎖骨下動脈から供給される
  ▶血圧の左右差は左右どちらかの鎖骨下動脈の解離や瘤による虚血が考えられる．また，上肢血圧差はないが下肢血圧が低値である場合は弓部大動脈以降の血管の解離や瘤の存在が考えられる（API値の経時的変化を追う）
- 大動脈解離や瘤破裂では突然出現する激しい痛みが特徴的症状（上行～弓部は胸・背部の痛み）．解離の進行に伴い下行に移動していく
  ▶破裂に伴う出血性ショック，血流障害による脳虚血は生命危機に直結するため，緊急に人工血管置換術を行う

考えられること
- 解離拡大や瘤による冠動脈狭窄に伴う心筋梗塞

観察すること
- 心電図
  不整脈/ST変化の有無
- 血圧測定
  急激な血圧低下の有無
- 末梢循環状態
  四肢末梢冷感，チアノーゼ
- 血液データ
  心筋逸脱酵素や炎症反応上昇の有無

根拠
- 上行大動脈基部のバルサルバ洞から，心筋を栄養する冠動脈がつながる
  ▶冠動脈根幹部の大動脈まで解離し偽腔で冠動脈が狭窄した場合は，心筋の壊死，心筋梗塞に伴う症状が出現
  ▶冠動脈の狭窄から心筋梗塞に至る場合，急激な心不全や不整脈出現から生命危機に陥るリスクが考えられる
  ▶冠動脈再建を含む人工血管置換術を行う

*1 API（上肢下肢血圧比）＝下肢血圧÷上肢血圧（正常値≧1.0）

症状	考えられること	観察すること
●急激な血圧低下 ●頻脈 ●意識レベル低下	●破裂による出血性ショック ●心タンポナーデ	●出血性ショック症状の有無 　急激な血圧低下，頻脈，意識レベル低下，末梢冷感・蒼白 ●心タンポナーデ症状の有無 　血圧低下，脈圧低下，頻脈，CVP上昇

根拠
- 大動脈で破裂が起こると，急激に出血性ショックに至る
  ▶多量な出血から生命危機に至る
- 上行大動脈基部は心臓を包む心嚢内に位置する
  ▶大動脈基部の解離破裂例では，出血が心膜腔内に貯留し，心タンポナーデを起こす（心臓の拡張障害），十分な心拍出量が得られずショック状態に陥る
  ➡ 緊急に人工血管置換術を行う

症状	考えられること	観察すること
●呼吸困難 ●息切れ	●大動脈弁輪拡張・弁損傷に伴う大動脈弁閉鎖不全症	●左心不全徴候 　労作時・発作性夜間呼吸困難，血性泡沫性痰，起座呼吸，血液ガスデータ（酸素化評価），血圧低下，尿量減少，胸部X線写真（肺水腫陰影の有無）

根拠
- 上行大動脈基部には大動脈弁を含む
  ▶解離や瘤が大動脈基部に及ぶと弁輪拡張や損傷に伴って急性の大動脈弁閉鎖不全症（AR）を呈する
  ▶急性ARで急激に左室容量負荷が増大し，急性左心不全・肺水腫が出現，重篤な呼吸不全となる
  ➡ 大動脈弁置換を含む大動脈弁基部の置換術（ベントール手術）を行う

症状	考えられること	観察すること
●声のかすれ	●反回神経麻痺による嗄声，嚥下障害	●反回神経麻痺症状 　嗄声の有無，飲み込みにくさ・むせ込みの有無

根拠
- 弓部大動脈をくぐるように左反回神経が，右鎖骨下動脈をくぐるように右反回神経が通る
  ▶解離や瘤で膨らんだ血管によって神経が圧迫されて声帯の運動を司る反回神経の麻痺を生じ，嗄声や嚥下障害の原因になる
  ▶術後合併症としての反回神経麻痺もあるため，術操作の影響の有無と鑑別するためにも術前からの症状の有無を確認する

2）下行大動脈解離/瘤　図5

- 大動脈は縦隔内に存在し，下行大動脈は食道，脊柱の左側，左胸腔を通る．下肢運動を司る脊髄を栄養するアダムキュービッツ動脈が分岐する．

図5　下行大動脈瘤と脊髄動脈

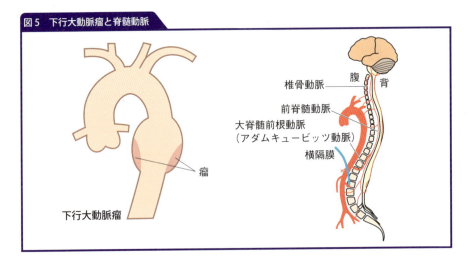

観察項目

症状	考えられること	観察すること
● 下肢のしびれ ● 下肢のチアノーゼ ● 冷感 ● 痛み	解離や瘤拡大，破裂による下行大動脈より末梢の血流障害での下肢虚血	● 下肢の虚血症状 　しびれ，冷感，チアノーゼ，動脈の触知状況．触診が難しい場合はドップラー聴診器で聴取（大腿，膝窩，足背，後頸骨） ● 四肢血圧，API測定（式はp.270参照） ● 血液データ 　クレアチンキナーゼ（CK），ミオグロビンなどの筋逸脱酵素

根拠

- 下行大動脈で解離や瘤に伴い血流障害が起こると，それよりも末梢側では虚血が起こる
- ▶血圧が上肢＞下肢のときは弓部大動脈よりも末梢側での血流障害が考えられる
- ▶左右下肢の血圧差がある場合は腸骨動脈以降の血流障害が考えられる（APIは値の経時的変化を追う）
- ▶術前から動脈の位置のマーキング，四肢の血圧を記録することで術後の合併症有無のアセスメントに有用である
- ▶術前から下肢の虚血がある場合は，術後の再還流に伴うミオグロビンの遊離から，臓器障害へと移行するリスクが高い

症状	考えられること	観察すること
● 呼吸困難	● 下行大動脈解離/瘤からの出血に伴う左血胸	● 呼吸状態 呼吸音（左肺の呼吸音減弱，消失），回数（頻呼吸の有無），呼吸困難感，経皮的動脈血酸素飽和度（SpO₂） ● 血液データ 酸素化，Hb値 ● 胸部X線写真

根拠
- 大動脈は縦隔内に存在し，下行大動脈は食道，脊柱の左側，左胸腔を通る
- 下行大動脈は心臓の裏側，背骨のすぐ前側を下行し横隔膜を貫く
  ▶ 下行大動脈で解離/瘤の破裂が起こると左胸腔に血液が流出し，左血胸となる
  ➡ 急激な呼吸不全，出血性ショックに至るリスクがあるため緊急に外科的処置（人工血管置換術）が必要となる

症状	考えられること	観察すること
● 下肢の麻痺	● 下行大動脈解離に伴う肋間動脈の狭窄や閉塞による対麻痺	● 下肢の自動運動の有無 ● 運動左右差の有無 ● 下肢感覚の有無 ● 画像診断 アダムキュービッツ動脈位置の同定

根拠
- 下行大動脈から脊髄下部への栄養血管である肋間動脈⇒アダムキュービッツ動脈（第9〜11胸椎付近から分岐）が分岐
- この動脈は前脊椎動脈を経て脊髄の前2/3を栄養
  ▶ アダムキュービッツ動脈に狭窄や閉塞が起こると脊髄の前方，すなわち運動神経領域が冒されやすく，下肢の対麻痺が起こる
  ▶ 症状は一過性である場合もあるため，経時的変化を追う
  ➡ 肋間動脈再建を含む人工血管置換術の実施例では，術前からアダムキュービッツ動脈位置の画像診断や術後合併症としての対麻痺を予測し対策することが重要である(*2)

症状	考えられること	観察すること
● 眼瞼下垂	● 下行大動脈瘤による交感神経圧迫に伴うホルネル症候群	● 瞳孔縮小の有無 ● 眼瞼下垂の有無 ● 眼球陥没の有無

根拠
- 胸部大動脈瘤が交感神経を圧迫すると症状が起こる（*3）
  ➡ ホルネル症候群を認める場合は，第8頸髄〜第2胸髄付近の胸部大動脈に瘤が存在することを示す

---

*2 対麻痺の対策としては予防的に術前からスパイナルドレナージ行い，脳脊髄圧を下げて脊髄灌流圧を維持する．
・脊髄灌流圧＝末梢側平均動脈圧−（脳脊髄圧または中心静脈圧）で表わされる．
・平均動脈圧も灌流圧維持の重要な因子であり，平均動脈圧≧60mmHgを目標に管理する．

*3 眼と脳を接続する交感神経線維は第8頸髄〜第2胸髄を走行するため，胸部大動脈瘤による神経の圧迫を受けると症状出現する．
・瞳孔散大筋は交感神経によって支配されるため，障害を受けると縮瞳する．
・眼瞼の挙上に作用する筋肉は交感神経に支配されるため，障害を受けると挙上が困難となり眼瞼下垂する．

大動脈瘤，大動脈解離

3）腹部大動脈瘤 図6

- 腹部大動脈は腹部臓器を栄養する分枝血管をもつため，多臓器に虚血による影響を及ぼしやすい．
- 自覚症状は乏しいが，腹部大動脈瘤破裂例では腹部の激痛が特徴的症状である．
- 大動脈解離・大動脈瘤の位置によって術中の動脈遮断位置が違うため，術前の画像所見や症状から術後合併症のリスク予測も行う．

図6 腹部大動脈と分枝血管

胸腹部大動脈瘤

（図：胸腹部大動脈と分枝血管の模式図。腹腔動脈、右腎動脈、左腎動脈、上腸間膜動脈、下腸間膜動脈、右総腸骨動脈、右外腸骨動脈、右内腸骨動脈、上行・弓部・下行・胸腹部・腹部（腎動脈上）・腹部（腎動脈下）、横隔膜を示す）

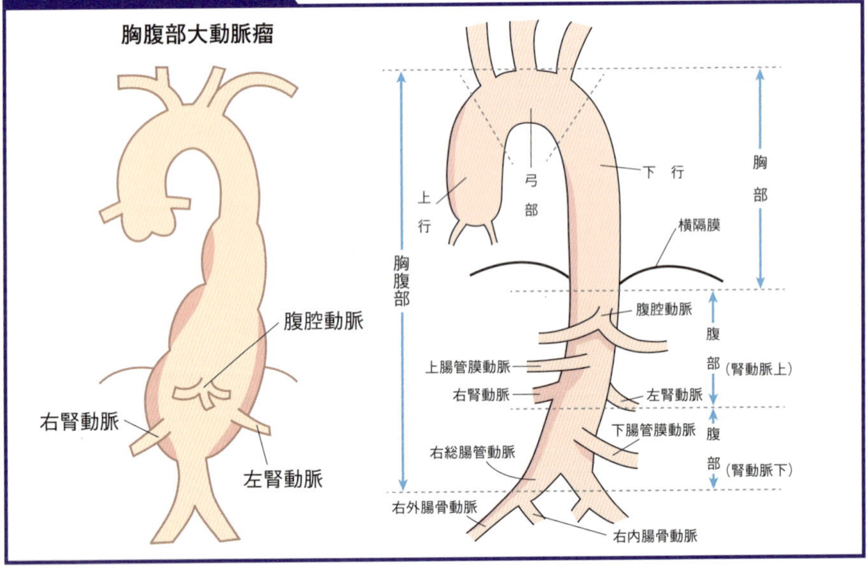

観察項目

症状	考えられること	観察すること
●腹部拍動 ●腹痛 ●尿量減少	●腹部大動脈瘤の存在 ●大動脈瘤の破裂 ●瘤破裂や解離性大動脈瘤による血管狭窄に伴う腹部臓器や腸管，腎動脈の虚血	●腹部の状態 　痛みの有無，触診による拍動の有無，膨満の有無，腸蠕動音 ●嘔気・嘔吐の有無 ●急激な血圧低下，脈拍上昇の有無（出血性ショック症状の有無） ●尿量，尿性状，尿比重 ●血液データ 　腸管虚血：Hb，筋逸脱酵素，代謝性アシドーシスの有無 　肝胆道系の虚血：AST/ALT，LDH，ビリルビン，腎機能データ（BUN/Cr），電解質 ●CT所見

	根 拠
● 腹部拍動 ● 腹痛 ● 尿量減少	● 腹部大動脈は破裂するまでは自覚症状に乏しい．無痛性の腹部拍動性腫瘤は特徴的所見である ● 大動脈瘤破裂時は急激な腹痛が出現する ▶急激な腹痛とともに腹部緊満，出血性ショック症状を呈する場合は破裂が考えられ，生命危機状態となる ➡ 緊急に腹部人工血管置換術を実施する ● 瘤破裂や解離性大動脈瘤による血管狭窄で，腹部臓器の栄養血管が障害されると臓器虚血を起こす 図6 ▶腹部症状とともに代謝性アシドーシスや筋逸脱酵素上昇認める場合は腸管虚血を疑う ▶瘤や解離の存在部位から，どの部位の腹部臓器の虚血を招きやすいか考え，症状の有無を観察する ➡ 術前から腹部臓器の虚血をきたす場合，術後も腸管浮腫や腸管虚血を合併しやすい ➡ 腸管虚血から壊死に至る場合は壊死した腸管の切除術が必要になる ● 腹部大動脈から2本の腎動脈が分岐する ▶破裂や瘤に伴う虚血で腎障害となる ➡ 腎動脈を含む部位に瘤がある場合，手術時に腎動脈遮断が必要になるため，術後も腎障害リスクが高い

症 状	考えられること	観察すること
● 下肢のしびれ ● 下肢のチアノーゼ ● 冷感 ● 痛み	● 下肢の虚血	●「下行大動脈の下肢虚血」参照
	根 拠	
	●「下行大動脈の下肢虚血」参照	

4. 治 療

大動脈瘤は放置すれば破裂し生命にかかわるため，根治治療には手術が必要で，瘤切除と人工血管置換術が基本となる．

1）手術適応

● **大動脈解離**
スタンフォードA型，ドベーキーⅠ型，ドベーキーⅡ型（上行大動脈に解離がある）．
● **大動脈瘤**
紡錘状瘤で胸部および胸腹部大動脈瘤：動脈瘤径が60mm以上
腹部大動脈瘤：50mm以上
急速な拡大傾向（半年で5mm以上），有症候性（背部，腰部，腹部の痛み），
感染性や炎症性，末梢塞栓の原因となっている場合も手術適応

2）大動脈瘤発生部位別の人工血管置換術の特徴 図7 表2 表3

（1）上行大動脈置換術の術式
- 冠動脈の上から脳に血液を送る1本目の血管（腕頭動脈）の手前までの上行大動脈を人工血管に置き換える術式である．
- まず，正中切開で開胸し，人工心肺を使用して体外循環を確立する．そして，中枢体温を16〜18℃まで下げ，超低体温循環停止法で一時的に身体の循環を止めて血管を吻合する．循環停止中は，脳から血液が戻ってくる静脈（上大静脈）から逆向きに脳へ血液を送り（逆行性脳灌流法），脳を保護する．

（2）ベントール（Bentall）手術（大動脈基部置換術）
- 大動脈解離や大動脈瘤で大動脈弁輪拡張を含む場合には，大動脈基部を人工弁付き人工血管に取り換える手術が選択される．
- 上行大動脈置換術と同様に人工心肺を使用して体外循環を確立後，超低体温循環停止法によって，脳を保護しながら実施する．

表2 人工血管置換術の手技の特徴

瘤の発生部位	手技の特徴	
上行大動脈	●上行大動脈置換術 ●大動脈弁輪拡張を含む場合は，弁の修復や置換術 ●冠動脈狭窄がある場合は再建術	
弓部大動脈	●弓部大動脈置換術	●弓部分枝の再建と脳保護
下行大動脈	●下行大動脈置換術	●肋間動脈の再建と脊髄麻痺の予防
腹部大動脈	●腹部大動脈置換術	●腹部主要臓器の再建範囲の検討と分枝灌流準備

図7 人工血管置換術

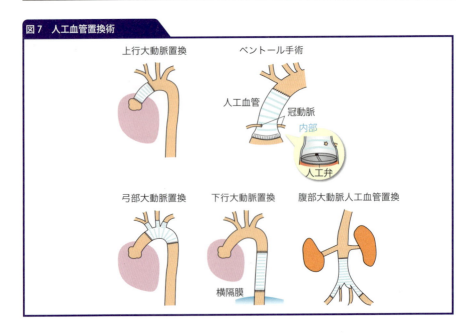

- 瘤壁を切開して大動脈基部を除去し，人工弁付き人工血管を吻合する．大動脈基部から分岐する冠動脈は一度切り離し，人工血管につくった冠動脈口に吻合し，再建する．
- 大動脈弁を温存する方法として自己弁温存大動脈基部置換術（大動脈弁を温存したまま人工血管置換＋冠動脈再建）などもある．

(3) 弓部大動脈置換術
- 正中切開で開胸し，人工心肺を導入して体外循環を開始する．大動脈の中枢側と末梢側をクランプし，瘤を切除する．切除後，超低体温循環停止と脳分離送血を開始して脳を保護しつつ人工血管を吻合する．復温し人工心肺から離脱する．

用語 脳保護法：超低体温（中枢温 16 ～ 18℃程度）にして脳を含む臓器の代謝を低下させ，循環を完全に停止する方法．この間に大動脈を修復し，血流を再開させる．

表3 脳分離送血の特徴

	逆行性脳灌流法（RCP）	選択的順行性脳灌流法（SCP）
方 法	上大静脈に挿入した脱血カニューレから人工心肺で酸素化した血液を上大静脈⇒脳⇒総頸動脈に循環させる	弓部三分枝に送血カニューレを挿入し，酸素化した血液を順行性（通常と同じ流れで）に脳へ送る
送 血	静脈から脱血して静脈への送血のため順行性に比べ不確実	静脈から脱血し動脈へ送血するため逆行性に比べ確実な脳への送血が可能
安全限界時間	60 分超えると脳障害のリスクが高まる	80 分以内
中枢神経障害リスク	・頸部分枝の操作が不要なため，粥腫を脳へ送り込むことなく，空気除去が簡便 ・非生理的な静脈圧がかかることで静脈外へ水分が漏出し，脳浮腫のリスクがある	・動脈硬化による弓部3分枝の粥腫によって脳塞栓を起こしやすい ・ローラーポンプからの直接送血のため，過剰送血で脳出血起こす

(4) 下行大動脈置換術
- 通常は第 5 ～ 6 肋間付近の左開胸下に下行大動脈瘤に到達（近位下行大動脈瘤に対しては第 4 ～ 5 肋間開胸，横隔膜近傍の遠位下行瘤の場合は第 7 ～ 8 肋間開胸を用いる場合もある）．
- 正中切開からの開胸で到達可能なのは，気管分岐部程度である．
- 左開胸のため分離肺換気（左肺の虚脱）を行い瘤の前後をクランプし，瘤を切除して人工血管と置換する．
- クランプ下部位より末梢側への送血目的に人工心肺を使用（逆行性大腿動脈送血）するが，循環停止は通常は行わない．
- 下行大動脈から分岐する脊髄栄養血管であるアダムキュービッツ動脈の位置を術前から同定する．栄養血管を含む部位で人工血管置換が必要である場合は再建する．再建中は脊髄を栄養する側副血行の血流維持，再建後は虚血を招かないよう脊髄灌流圧を維持するため，血圧を高めに維持するなどの対策が重要である．

(5) 腹部大動脈人工血管置換術
- 正中開腹し腹部大動脈瘤へ到達，動脈瘤の中枢側と末梢側をクランプする．
- 動脈瘤の中枢側が腎動脈直下より中枢にある場合は，腎動脈よりも中枢側の大動脈をクランプしなければならない（腎機能が正常であれば 30 ～ 60 分の虚血は可能）．
- 血管クランプ後に瘤を切除，グラフトの中枢と末梢側をそれぞれ吻合する（腹部大動脈のみの置換ではⅠ型グラフト，総腸骨動脈までの置換ではY型グラフトを使用）．
- 置換終了後は動脈のクランプを解除し閉腹する．

3）ステントグラフト挿入術　図8

- 大腿動脈や橈骨動脈からカテーテルを挿入して瘤のある血管内腔にステントを留置し，瘤への血流を遮断する．
- ステントグラフト外側～瘤内側が血栓・縮小化する術式である．
- 外科的人工血管置換術ではハイリスクと判断される症例（高齢，基礎疾患，臓器機能低下）に対して行われる（上行大動脈瘤単独に対しての適応はない）．
- 通常は大腿動脈を露出させてガイドカテーテル挿入，ステントグラフトを挿入する．
- カテーテル挿入に伴う血栓形成を予防するため，術中はヘパリンを投与してACT250～300sec程度で管理し，大腿動脈切開部の閉鎖とともにプロタミンを投与し，ACTを正常域に戻す．
- 開胸や開腹がないため低侵襲で行うことができ，カテーテル挿入部の出血や血腫がなければ翌日から食事摂取や歩行が可能となる．
- 長期にわたる安全性と有効性は確立されていないため，定期的なCTなどでの画像評価による経過観察が必要となる．
  TEVAR：胸部大動脈瘤に対する経カテーテル・ステントグラフト内挿術
  EVAR：腹部大動脈瘤に対する経カテーテル・ステントグラフト内挿術
- ステントグラフト挿入術後に問題となるのはエンドリーク（ステントグラフト留置後に圧着不良や移動，落ち込みが起こり，瘤内に血液が漏れること）である．エンドリークは部位により分類されるが，問題となるのはtype Iとtype IIIである　図9．

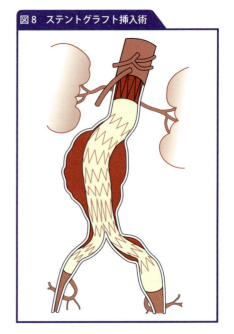

図8　ステントグラフト挿入術

4）内科的治療の適応と治療方法

（1）大動脈解離
①適応
- スタンフォードB型，ドベーキーIIIa型，ドベーキーIIIb型，ドベーキーII型（上行大動脈に解離がない）．ただし，切迫破裂の徴候があれば手術適応．

②治療内容
＊超急性期（発症48時間以内）
- 第一選択は降圧療法と鎮痛である．降圧薬の投与等で収縮期血圧100～120mmHgで管理し，解離進展による痛みが消失する程度まで降圧する．
- 解離による激烈な痛みに対しては鎮痛（モルヒネの投与）および安静で解離の進展を防ぐ．破裂の危険が高い発症48時間以内は絶対安静．
- 頻回なエコー検査にて，心嚢液の貯留量の変化，解離の主要分岐への進展の変化などを注意深く観察する．

図9 エンドリークの分類

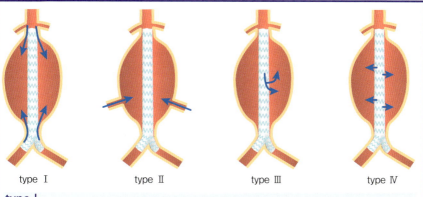

type I
ステントグラフトの端から血液が瘤内に浸入している状態

type II
瘤から出ていた腰動脈などから血液が逆行し，瘤内に入る状態

type III
ステントグラフト間の接合部，あるいはステントグラフトの損傷により血液が瘤内に浸入している状態

type IV
ステントグラフトの膜を通過して血液が瘤内に浸入している状態

＊急性期以降（発症48時間～2週間以内）
- 降圧療法は超急性期と変わらず続ける．
- 長時間の安静の保持でせん妄や呼吸器合併症を起こしやすい．
- エコーやCTで解離拡大や臓器虚血所見がなければ，厳重な血圧管理（130mmHg未満）と経過観察のもと，安静臥床による合併症予防のためリハビリテーションを進めていく（ベッド上他動体位変換/頭部挙上⇒ベッド上での他動座位⇒自力座位⇒立位/足踏みといった順に徐々に進める）．

（2）大動脈瘤
①適　応
- 大動脈瘤径：50mm以下

②治療内容
- 降圧療法と生活習慣改善が柱となる．降圧薬を使用し，収縮期血圧100～120mmHgで管理する．
- 大動脈瘤の形成要因であり，動脈硬化促進の因子となる糖尿病や高脂血症，高血圧，肥満などの治療のほか，生活習慣の改善を指導する．

5. 病態関連図と看護問題

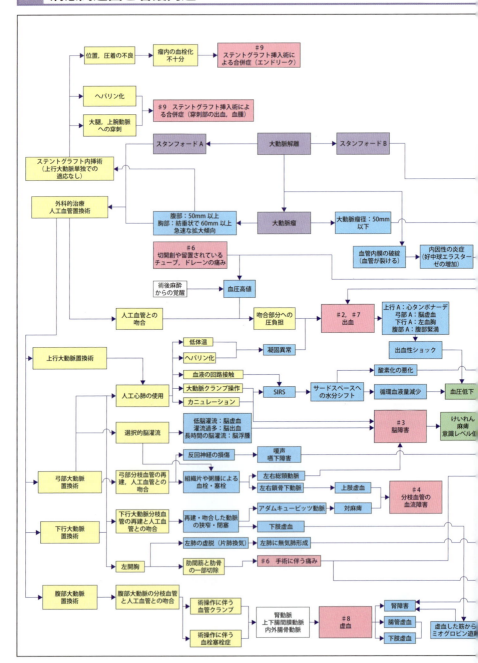

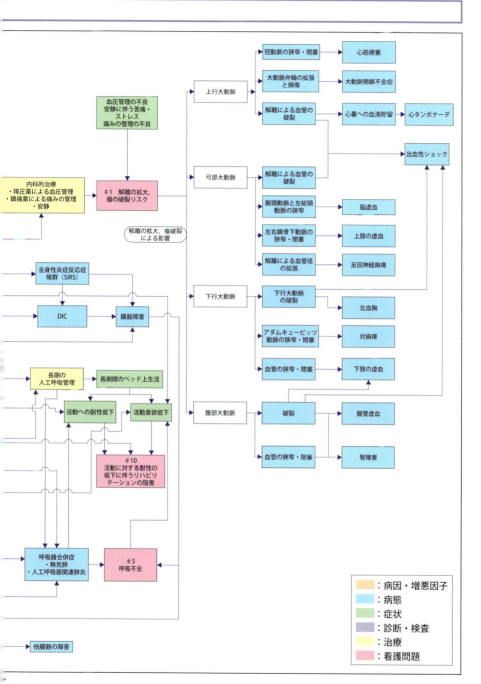

6. 看護問題，目標と介入のポイント

1）保存療法時と術前の看護問題

看護問題#1 解離の拡大，瘤の破裂リスク
看護目標1 解離の拡大，瘤の破裂がない
看護目標2 解離の拡大，瘤の破裂に伴う症状を早期発見できる

看護計画

OP（観察項目）

- バイタルサイン
  高血圧の有無，急激な血圧低下，四肢の脈拍触知，血圧差，脈拍数上昇，体温低下
- 中枢神経系の観察
  意識レベル，瞳孔所見，麻痺の有無，けいれんの有無
- 呼吸状態
  呼吸回数，パターン，音，SpO_2
- 痛みの有無
- 検査所見
  CT，エコー，胸部X線写真，血液データ
- 解離性大動脈瘤の存在位置によって違う症状と観察
  （「瘤の存在部位別の症状」参照）

根拠・意味づけ

* もともと動脈硬化や高血圧症の患者が多いが，解離や瘤の拡大・破裂につながるため，持続する高血圧は避ける
* 大動脈瘤の破裂時は急激な出血性ショック症状をきたす
* 上行大動脈の解離や瘤の場合は心タンポナーデの症状に注意（急激な心拍出量低下からショック，死に至る）
* 上行〜弓部大動脈に解離や大動脈瘤がある場合，解離や瘤の拡大で脳へ血流を送る血管（腕頭動脈，左総頸動脈，鎖骨下動脈）が閉塞，圧迫されて脳虚血に至る
* 解離の拡大，瘤の破裂では，急激かつ激烈な痛みがある（上行〜下行大動脈瘤の場合は胸背部の激痛，腹部大動脈瘤の場合は腹部の激痛）
* 出血性ショック症例では低体温，代謝性アシドーシス・凝固異常の存在は救命困難となる（体温の上昇：血管内膜の破綻を伴う大動脈解離は，術前からSIRSの状況となるため）
* その他の観察項目の根拠は，「瘤の存在部位別の症状」参照

臨床知からのポイント

- 出血や虚血から急激にショック状態へ移行する可能性あるため，観察の間は長く空けない
- 出血性ショック，心タンポナーデ症状，意識障害出現時は速やかに医師に報告
- 痛みの訴えがある場合は，解離の進展や瘤の破裂を疑い出血性ショックの有無も併せて確認
- 術前の症状から術後の合併症出現リスクを考える
  例）術前から脳虚血症状がある場合，術後のけいれんや麻痺の出現リスク高い

CP 看護・治療項目	【超急性期（発症48時間以内）】 ● 降圧薬による血圧コントロール ● 鎮痛薬投与による痛みのコントロール ● 安静保持 ● 処置やケアの分散 ● リラクセーション ● 日常生活動作（ADL）の介助 【急性期以降 （発症48時間〜2週間以内）】 ● 血圧コントロール ● ベッドサイドリハビリテーション 　（ベッド上他動体位変換/頭部挙上⇒ベッド上での他動座位⇒自力座位⇒立位/足踏みといった順に徐々に進める）	📝 **根拠・意味づけ** 【超急性期（発症48時間以内）】 ＊ 解離拡大や瘤破裂させないことが第一である ＊ 降圧薬の経静脈的持続投与などで収縮期血圧100〜120mmHgで管理し，解離進展による痛みが消失する程度まで降圧する ＊ 解離による激烈な痛みは血圧上昇の原因となるため鎮痛薬（モルヒネの投与）使用する ＊ 発症48時間以内は絶対安静が必要とされるが，動けないストレスや痛みの存在から，興奮し血圧上昇をきたすことがある ＊ 多数の検査や処置，ケアが重なると血圧上昇の原因となる 【急性期以降（発症48時間〜2週間以内）】 ＊ 上記に加え，安静に伴う合併症に対して予防とリハビリテーションに向けたケア介入 ＊ 長時間の安静の保持でせん妄や筋力低下などの合併症を起こしやすい ＊ エコーやCTで解離拡大がなく，臓器虚血所見がなければ，厳重な血圧管理（130mmHg未満）と観察のもとリハビリテーションを開始する
	⚠️ **臨床知からのポイント** ● 安静に伴うストレスからせん妄を起こしやすいため，ストレス緩和も意識する 　例）足浴やストレッチ，睡眠薬や鎮静薬の使用など ● ベッド上安静のため床上排泄を余儀なくされる．羞恥心に配慮し，便秘の場合は緩下薬を使用するなど，羞恥心や怒責から過度に血圧上昇をきたさないよう注意する	
EP 患者教育項目	● 痛みの出現時は速やかに看護師に伝えるよう説明する ● 安静の必要性を説明する ● 血圧管理を指導する	📝 **根拠・意味づけ** ＊ 痛みは疾患の悪化徴候のため我慢しないよう説明する ＊ 上記と同時に痛みに対しては速やかな鎮痛薬使用で軽減できることを説明し，不安を軽減する ＊ 解離拡大や瘤破裂の予防のため，治療の一環として安静が重要であることを説明する ＊ 経静脈的な薬剤投与から内服薬に降圧薬を移行する場合，確実に内服するよう指導する ＊ 血圧上昇につながる動作は控えるよう指導する（怒責，階段の昇降など）
	⚠️ **臨床知からのポイント** ● 患者のみならず，家族も同席のもと指導し，家族から患者本人への意識づけも行ってもらう	
評価	● 発症48時間後に目標に対しての初回評価 ● 目標が達成されていれば以降2週間後まで3〜5日おきやCT等の画像検査を行った際に評価 ● 目標を達成するために必要な項目を追加，または変更していく ● 瘤破裂に至った場合は，計画を中止し，新たな計画を立案して介入	

2）術式別の術後の看護問題

（1）上行置換，弓部置換，下行置換

看護問題#2　出　血
看護目標　創部/ドレーンからの出血がなくバイタルサインが安定している

看護計画

OP（観察項目）

- バイタルサイン
  血圧，高血圧，低血圧，四肢血圧差の有無，脈圧，心拍数，頻脈，徐脈，四肢の脈拍触知状況，体温
- 留置されているドレーンの状況
  心嚢，前縦隔，胸腔，排液量，性状，刺入部の状態
- チアノーゼの有無
- 冷感の有無
- 意識レベル，鎮静レベル
  GCS，RASS
- 痛みの状況
  NRS，VAS，CPOT-J
  痛みの部位
- 血液データ
  赤血球（RBC），Hb，ヘマトクリット（Ht），血小板，PT，APTT，INR

根拠・意味づけ

- 血圧上昇は創部や吻合部からの出血の誘因となる
- ドレーンからの大量の出血や持続的な出血（0.5mL/kg/hr以下程度が正常），血性度増強は吻合部からの出血を疑う
- 術後出血から，ショックへと至る場合もあるため，血圧だけでなくショック症状にも注意
- 上行大動脈置換術後の出血は心嚢内への血液溜まりから拡張障害を起こし，心タンポナーデとなる
- 四肢の血圧や脈拍触知差は人工血管吻合部からの出血による低循環状態も原因として考える
- 長時間の手術や人工心肺使用に伴う術後の低体温では，凝固機能を抑制して出血を助長し，心収縮力も抑制させるため，術後体温の観察も重要である
- 術直後は人工心肺の影響から凝固系の異常を呈し，易出血状態となっている
- 下行大動脈置換では左開胸手技が必要となるため，胸腔ドレーンが留置され，人工血管の縫合部から出血がある場合は左血胸となる

臨床知からのポイント

- 術後直後は痛みや覚醒傾向であること，手術に伴う内因性カテコラミンの放出など，血圧が上昇しやすい
- 術直後1時間はドレーン量の観察は15分以上空けない
- 量の増加や血性度が増強した場合は，バイタルサインの確認とともに速やかに医師に報告する
- 止血薬投与後は排液量や性状変化を観察．粘性が上がるためドレーンの閉塞がないか確認（心嚢ドレーンが閉塞の場合は心タンポナーデとなる危険が高い）
- 出血を疑う場合は，Hb値や凝固線溶系データも確認する
- 高血圧への対応として降圧薬を投与するが，その影響で低血圧となる場合もあるため，変動に注意する
- 術直後も体温が低い場合があり，全身観察は室温調整して保温しながら行う

CP（看護・治療項目）	●血圧コントロール ●ドレーン管理 　確実な固定，屈曲・閉塞の予防 ●体温管理 ●止血薬や輸血の投与 　カルバゾクロム，トラネキサム酸，プロタミンなど ●鎮痛・鎮静薬での苦痛の緩和 ●処置の分散	📝 **根拠・意味づけ** ＊収縮期血圧 100～140mmHg 前後を目標に，血圧が高い場合は経静脈的に降圧薬を投与する ＊心囊ドレーンのドレナージが不十分だと心タンポナーデにつながる ＊止血薬投与後やドレーン内にコアグラがある場合はミルキングして閉塞予防をする ＊術直後も体温が低い場合は急激な復温は避け1℃/hr程度を目標に37℃前後まで復温する ＊ドレーンからの出血がある場合，止血薬や血小板，FFPなどを輸血投与 ＊術前からの解離の存在や手術に伴う出血で凝固因子を消費しているため，FFP投与は過剰消費した凝固因子の補充が目的である ＊術後は創部痛，気管チューブ留置に伴う痛み，術中の同一体位による痛みなどさまざまな痛みの原因が考えられる
	⚠ **臨床知からのポイント** ●何が原因で血圧が上昇してしまうのかアセスメントする ➡降圧薬投与だけでなく血圧上昇の原因となる要因に介入する 　例）覚醒に伴う血圧上昇：鎮静薬，痛みによる血圧上昇：鎮痛薬 ●止血薬や血小板を投与などしても出血量減少がみられない場合，再開胸止血術となる	
EP（患者教育項目）	●患者のおかれた状況の説明 　手術経過，術後の状態，留置されている気管チューブ，ドレーンなどの留置物の位置や重要性を説明する ●輸血の必要性を説明する ●気分不快などの身体症状出現時は速やかに医療者に伝えるよう説明する	📝 **根拠・意味づけ** ＊緊急手術，高齢などの要因からせん妄へとつながりやすい．興奮に伴うバイタルサインの変動や計画外抜去を予防する
	⚠ **臨床知からのポイント** ●家族にも協力を得て，本人に状況を説明する ●可能であれば，術前から術後の状況が理解しやすい説明をしておくとよい	
評価	●術後24時間以内に初回の評価を行い，48時間で再度評価 ●創部やドレーンからの出血がなくても，血液検査上のHb値などからも出血の有無を評価 ●出血を招くような状況を回避できているかOP/CP/EP内容を検討し，必要時追加・変更していく	

看護問題#3 脳障害

看護目標 中枢神経系合併症に伴う異常を早期に発見できる

看護計画

OP（観察項目）

- 意識レベル
- 瞳孔所見
  瞳孔径，対光反射，瞳孔不同，眼振，眼球の偏位
- 四肢の麻痺の有無
- けいれん
  発生部位，持続時間
- 呼吸状況
  自発呼吸の有無，呼吸パターン
- 血圧
- 術前の情報
  脳疾患の既往の有無，意識レベル，運動障害の有無，肝・腎機能障害の有無
- 術中の情報
  脳灌流法，脳灌流時間，再建部位，壁在血栓，粥腫の状況，水分バランス
- CT，MRI，脳波の所見

根拠・意味づけ

- 上行/弓部置換術では体外循環を用い人工血管置換を行う必要がある．特に弓部置換では腕頭動脈や左総頸動脈の再建が必要であり，「選択的順行性脳灌流法」「逆行性脳灌流法」を併用する（術中にどちらを使用したか，脳灌流時間の情報を収集）
- 人工心肺中の低灌流に伴う脳虚血や灌流過多で脳出血を起こす
- 人工心肺回路内に混入した小気泡や組織片，血栓で脳塞栓を起こす
- 選択的順行性脳灌流法では，もともと動脈硬化（粥状硬化）があると，頸部分枝へのカニュレーションで脳塞栓症を起こしやすい
- 逆行性脳灌流法では60分を超えると脳障害のリスクが高まるといわれ，脳浮腫を惹起するといわれる
- 帰室後は覚醒状況と瞳孔所見を必ず観察し，覚醒が得られたら四肢の運動状況，麻痺の有無，離握手などの指示に従えるかを確認
- 既往に脳疾患がある場合，それにかかわる症状の情報を収集しておく（術後の症状出現との鑑別のため）

臨床知からのポイント

- 瞳孔不同や眼球の異常運動出現時は，麻痺やけいれんなどの症状出現の有無も併せて観察し，速やかに医師に報告する
- けいれん出現時は，けいれん時間，出現部位や広がり方の観察とともに，医師に速やかに報告する（抗けいれん薬の準備）
- 脳合併症を疑う場合は，CTやMRIの検査が必要となるため，検査出棟の準備する
- 腎機能や肝機能障害のある患者は，麻酔効果が遷延し，覚醒遅延を起こしやすい

CP（看護・治療項目）

【合併症を疑う場合】
- 確実な薬剤投与
  けいれん：抗けいれん薬
  脳活動抑制を目的にプロポフォール投与
- 脳塞栓
  抗凝固療法
- 脳浮腫
  グリセリン，D-マンニトール
- 吸引などのケアや処置などの刺激となる行為を分散する
- けいれんで気管チューブ咬合してしまう場合はバイトブロックを挿入する
- 検査出棟準備をしておく

根拠・意味づけ

- 脳塞栓に対しての抗凝固療法は，術後出血助長のリスクもある
- けいれんを誘発するような刺激を与えないようにする
- けいれん時の低酸素はさらに脳ダメージを助長する

C P	**! 臨床知からのポイント** ● 虚血や出血に伴う脳障害の場合，それ以上範囲の拡大がないよう血圧管理目標値を医師と設定
E P (患者教育項目)	● 症状出現時はすぐに医療者に伝えるよう患者や家族に説明する ● 検査や治療内容をわかりやすく説明する　　**根拠・意味づけ** ＊合併症の早期発見と対処のため患者や家族の協力も得る **! 臨床知からのポイント** ● 脳障害の合併症出現時は患者・家族ともに不安に陥りやすい．検査や症状について医療者から理解しやすい説明を心がける
評価	● 術後覚醒が得られたら，術後合併症として脳障害の有無の初回評価を行う ● 意識レベル清明，麻痺などの症状がなければ看護目標達成とする ● 覚醒遅延や麻痺・けいれんなどの症状がある場合は脳合併症疑われるため，目標未達成として看護介入を継続する ● 脳障害の原因が判明したら，原因に対しての看護計画を立案．治療の効果や症状に合ったOP/CP/EPを追加していく

看護問題 #4　分枝血管の血流障害

看護目標　異常症状を早期に発見し対処できる

看護計画

O P (観察項目)	● 四肢の血圧測定 　術前の情報も収集する ● 四肢の動脈触知 　左右橈骨，左右足背，後頸骨動脈 ● 冷感，チアノーゼの有無 ● 痛みやしびれの有無 ● 対麻痺の有無 　下肢の自動運動有無と左右差 　感覚知覚の変化 ● スパイナルドレーン 　排液量，設定圧，刺入部，固定状況 ● 尿量 ● 腎機能	**根拠・意味づけ** ＊帰室直後に四肢の血圧測定．その後は経時的変化を追う ＊弓部大動脈置換では右上肢の血流路の腕頭動脈，左上肢の血流路である左鎖骨下動脈を人工血管と吻合する． ＊下行大動脈は下肢血流路 →これらの吻合部分トラブルや血栓・アテロームによる塞栓が起きると，四肢の循環障害を起こす ＊左右の血圧差：腕頭/鎖骨下動脈の血流障害 ＊上肢と下肢の血圧差：弓部大動脈以降の血流障害 ＊下行大動脈には第9〜11胸椎から分岐するアダムキュービッツ動脈がある．この動脈は前脊椎動脈を経て脊髄の前2/3を栄養する →下行大動脈置換でこの部分の再建を行い，血流障害を起こすと対麻痺となる ＊対麻痺の出現リスクが高い症例では，予防的に術前からスパイナルドレナージ行い，脳脊髄圧を下げて脊髄灌流圧を維持する

! 臨床知からのポイント
● 動脈触知が困難な場合はドップラー聴診器を使用し，聴診部位をマーキングする
● 血流障害を疑う場合，色調や冷感の有無などと併せて観察し医師に報告する
● 術直後には対麻痺はないが，時間が経ってから出現する遅発性対麻痺もあるため，経時変化を追っていく

CP 看護・治療項目	● 血圧コントロール ● 虚血が疑われる部位の持続的な圧迫の予防，肢位の調整，圧迫するような包帯の除去 ● 保温 ● スパイナルドレーンの管理　確実な固定，設定圧の確認	🖉 **根拠・意味づけ** ＊術後の血圧低下，脱水は分枝血管の虚血を惹起する．平均血圧の維持を図るとともに，低血圧が持続する場合は症状の出現の有無も併せて観察していく ＊術後に対麻痺発生した場合もスパイナルドレーンを留置する

⚠️ **臨床知からのポイント**

● 血栓・塞栓症状で血流障害が起こっている場合は，血管造影検査，血栓や塞栓の除去手術も考慮する

EP 患者教育項目	● 自覚症状出現時は速やかに医療者に伝えるよう説明する ● 留置物や安静度について説明する	🖉 **根拠・意味づけ** ＊客観的観察だけでなく，主観的症状の有無が合併症の早期発見と対処につながる

⚠️ **臨床知からのポイント**

● 不安を増大させないよう，行っている治療やケアの目的を説明し，安静など患者の協力が得られるようにする

評価	● 血流障害を招くような状況を回避できているか，術後 24 時間以内に初回の評価を行い，48 時間で再度評価を行う ● 創部やドレーンからの出血がなくても，血液検査上の Hb 値などからも出血の有無を評価する ● 出血を招くような状況を回避できているか OP/CP/EP の内容を検討し，必要時追加・変更していく ● 術後血流障害を疑う症状がなければ看護介入を終了するが，遅発性の血流障害発症時は再度立案し介入する

看護問題 #5　呼吸不全

看護目標1　人工呼吸器から離脱できる
看護目標2　無気肺，肺炎などの肺合併症を起こさない
看護目標3　反回神経麻痺（嗄声，嚥下障害）がない

看護計画

OP 観察項目	● 呼吸状態 　呼吸音，回数，深さ，パターン，1 回換気量 / 分時換気量，SpO_2 ● 意識レベル，鎮静レベル ● 痛みの有無 ● 血液データ（酸素化，炎症反応） ● 胸部 X 線，CT	🖉 **根拠・意味づけ** ＊解離した大動脈が高度に炎症を生じる場合，術前から SIRS の状態，炎症性の胸水貯留や臓器障害に伴う急性肺障害を呈する場合がある ＊人工心肺使用や手術に伴う侵襲からの体液変化（血管透過性亢進し血漿成分の間質への移動と，その後のリフィリング）も合わせて重篤な呼吸不全を呈する場合がある（*1） ＊下行大動脈置換術では左開胸到達法の影響で，左肺の虚脱，長時間の右側臥位に伴う無気肺，肋骨や筋層切開

OP（観察項目）	● 尿量，水分バランス，体重 ● 胸腔ドレーン 　エアリーク有無，呼吸性変動の有無，皮下気腫の有無，出血の有無 ● 術前の嗄声や嚥下障害の有無の情報収集 ● 発声，咳嗽や嚥下の状況 ● 気道内分泌物性状	による痛みなどを起こし，術後酸化悪化の要因となる ＊嚥下障害がある場合や，術後の痛みの管理が不十分な場合は，呼吸が浅く十分に咳嗽できず，喀痰できないため，肺合併症を起こす危険がある ＊弓部大動脈をくぐるように左反回神経が走行し，右鎖骨下動脈をくぐるよう右反回神経が走行している．術前の瘤による圧迫や術操作で麻痺を生じる ＊術前から反回神経麻痺や嗄声がある場合は，術後も症状が残る場合がある．術前の症状と比較できるよう情報を収集しておく

⚠ 臨床知からのポイント

● 遠位弓部や下行大動脈の破裂例では，術前から左血胸となっているため，術後の人工呼吸器離脱まで時間がかかることが多い
● 反回神経麻痺に伴う誤嚥性肺炎などを生じた場合，重症が長期化する

CP（看護・治療項目）	● 循環動態の維持 ● 水分バランス管理 ● 薬剤を使用した鎮痛・鎮静管理 ● 口腔内清潔保持 ● カフ圧管理 ● 体位ドレナージ，吸引 ● 早期リハビリテーション 　深呼吸の促し，頭部挙上⇒背面開放⇒端座位⇒立位⇒歩行 ● 人工呼吸器離脱後は飲水や食事時の体位の調整，形態の工夫（とろみ剤使用など） ● 空咳，空嚥下，発声練習	**📖 根拠・意味づけ** ＊酸素運搬を低下させる状況の回避のため，循環動態の維持を図る（過度な循環血液量の過不足の回避，処置やケアの分散） ＊リフィリング時期の過度な輸液は肺水腫の原因となるため，尿量増加時は水分バランスだけでなく呼吸状態にも注意し，適正な水分管理を行う ＊頭部挙上30°以上にして肺拡張を促すとともに，人工呼吸器関連肺炎を予防する ＊開胸術に伴う痛みの存在は，胸郭運動抑制につながる ＊循環動態安定が得られれば，安静に伴う無気肺形成など合併症予防のため積極的にリハビリテーションを開始 ＊反回神経麻痺がある場合，誤嚥しやすいため経口摂取時は左記の介入とともにそばで見守り，むせ込みの有無や嚥下運動の状況を観察・記録する ＊理学療法士（PT）や言語聴覚士（ST）とリハビリテーションの内容を相談し，看護師側でも実施する

⚠ 臨床知からのポイント

● 術前から反回神経麻痺症状がある場合は，早期にSTが介入できるように医師と協議する

EP（患者教育項目）	● 人工呼吸管理の目的や必要性を患者・家族に説明 ● 口腔ケアの目的と効果を説明 ● リハビリテーションの目的と効果を説明 ● 飲食時に体位や形態を調整する必要性について説明	**📖 根拠・意味づけ** ＊長時間の人工呼吸管理は精神的にも苦痛を生じる．目的や必要性を説明し，今後の治療の見通しがもて，自らも積極的に取り組めるようにする

⚠ 臨床知からのポイント

● 術後だけでなく可能であれば術前からも上記を説明しておくと術後ケアがスムーズにいく

評価	●看護目標 1，2 が達成できない場合はその要因を明らかにする 例）痛みにて呼吸運動抑制とリハビリテーション開始が困難なため，目標 2 が達成されていない．鎮痛薬の内容を変更するとともに安静時も頭部挙上の体位を維持していく ●看護目標 3 は気管チューブ抜去後に評価する．反回神経麻痺がなければ計画終了とする．症状がある場合は，別計画を立案し介入していく

＊1
- 疾患自体や手術などの侵襲で微小血管の透過性が亢進し，細胞外液がサードスペース（間質）へ漏出．
- 侵襲後 48～72 時間以降，血管透過性が正常化するとともにサードスペースへ漏出した水分が血管内へ戻ってくることをリフィリングという．
- リフィリングで循環血液量が増加すると肺循環血液量も増加する．過剰な輸液投与や低心機能，腎機能障害があると，肺循環血液量が過多となり，肺毛細血管からの水分漏出へとつながり肺水腫，呼吸不全へ至る．

看護問題 #6　手術に伴う痛み
看護目標　痛みがない

看護計画

		根拠・意味づけ
OP 観察項目	●本人の痛み訴え内容 痛みの部位，痛みの出現のタイミング，持続時間，痛みの程度，NRS，VAS ●創部の発赤，熱感，排膿の有無 ●表情 ●意識レベル，鎮静レベル ●バイタルサイン ●鎮痛薬使用後の効果 ●客観的な痛みのスケール CPOT-J ●安静時と活動時の痛みの有無 ●使用している鎮痛薬の内容と量，頻度 ●血液データ（WBC，CRP）	＊上行・弓部大動脈置換術では胸骨正中切開（胸骨の切開） ＊下行大動脈置換術では左開胸（肋骨と肋間筋の一部切除） ＊腹部大動脈置換術は腹部正中切開（腹部筋肉の切開） ➡各術式から痛みの原因を考える ＊外科的手術では切開に伴う組織の損傷，神経への刺激から必然的に痛みが発生する ＊創部の感染は組織炎症を惹起し，内因性発痛物質を遊離する．発痛作用を発揮しさらなる痛みの原因となる ＊人工呼吸管理中の患者は気管チューブ留置による痛みも考えられる ＊コミュニケーションが可能であれば，本人の自覚症状を中心に痛みに関する情報を収集する ＊鎮静管理など，コミュニケーションが不可能な状況では左記のスケールやバイタルサインの状況など，客観的な情報収集，評価を行う
CP 看護・治療項目	●鎮痛薬投与 麻薬性鎮痛薬（オピオイド），麻薬拮抗性（非麻薬性），鎮痛薬，非ステロイド性抗炎症薬（NSAIDs） ●鎮痛薬投与方法の選択 経静脈的持続投与，単回の経静脈投与，持続硬膜外鎮痛法，内服薬（定期的な内服，頓用）	＊痛みの存在は，血圧上昇から吻合部の出血，リハビリテーション意欲の減退，安静に伴う合併症へとつながるため，早期に介入する ＊使用する鎮痛薬は，痛みの原因によって効果が得られやすいものを考えて使用する ＊急性の痛みではフェンタニルなどのオピオイドが第一選択で，経静脈的持続投与，持続硬膜外鎮痛法で用いる ＊NSAIDs はオピオイドで十分な鎮痛効果が得られなかった場合の追加投与や，リハビリテーション時の単回投与として用いる

CP（看護・治療項目）	●同一体位による苦痛 　体位変換，体位調整 ●チューブ・カテーテル類の位置の調整と皮膚保護材の検討 ●コミュニケーション方法の工夫 　文字盤，筆談 ●療養環境の整備 　モニタ音や室内光の調整，臭気への配慮 ●安楽を目的としたケア 　休息，足浴，手浴，洗髪，散歩	*NSAIDs は炎症鎮痛薬であり，創部の炎症性の痛みに特に効果的である *人工呼吸管理に伴う苦痛に対しては，鎮痛・鎮静薬を組み合わせて行う 　例）気管チューブ違和感：フェンタニル＋デクスメデトミジン *硬膜外カテーテルからの局所麻酔（ロピバカイン）とオピオイドの持続投与は，安定した鎮痛効果が得られるとともに PCA として患者自身でもコントロールが可能 *痛みに対しては，リハビリテーションの時間に合わせて使用するなど，予防的に投与することも検討する（患者とも鎮痛薬使用のタイミングなど話し合う） *腹部大動脈人工血管置換術後は，仰臥位では創部に張力がかかり痛みを惹起しやすくなるため，頭部挙上か下肢の屈曲などを行う *創部のみでなく，留置物に伴う苦痛も考え，固定方法を工夫する *人工呼吸管理中は患者自身が訴えを表出できないとストレスとなるため，コミュニケーション方法を工夫する

⚠ 臨床知からのポイント

- オピオイドの副作用として消化管機能の抑制がある．特に術後低循環動態の患者に使用すると，イレウスなどの消化管の障害をきたすことがあるので，注意深く観察する
- 術後は痛みのみでなく，安静や周囲の環境，本人の不安などさまざまなものが苦痛の要因となるため，患者の訴えや状況から苦痛の原因をアセスメントし，介入方法を工夫する

EP（患者教育項目）	●入室前訪問で痛みに対しては鎮痛薬の使用などで対応できること，術後留置されるデバイスや療養環境について事前に説明する ●痛みの状況や使用した鎮痛薬の効果についての表現方法を説明する ●痛みの出現時は我慢せず，速やかに伝えることを説明する	**根拠・意味づけ** *術後の療養にマイナスなイメージを抱かないよう，鎮痛を十分に行えることや，療養環境の具体的内容など不安を軽減できるよう説明する

⚠ 臨床知からのポイント

- 痛みや不安が原因でリハビリテーションが妨げられないよう，我慢しないことが大切だと伝える

評価	●患者自身の痛みに対しての訴え内容と，客観的評価スケールから目標達成の有無を評価 ●未達成の場合は，その原因を明らかにして，目標と OP/CP/EP の内容を検討，必要時追加・変更していく

8　大動脈瘤，大動脈解離

用語 NRS（numerical rating scale）：数値評価スケール．痛みを「0：痛みなし」から「10：これ以上ない痛み（これまで経験した一番強い痛み）」までの11段階に分け，痛みの程度を数字で選択する方法．

用語 VAS（visual analog scale）：視覚的評価スケール．「0」を「痛みはない」状態，「100」を「これ以上の痛みはないくらい痛い（これまで経験した一番強い痛み）」状態として，現在の痛みが10cmの直線上のどの位置にあるのかを示す方法．

用語 CPOT-J（Japanese version of the critical-care pain observation tool）：客観的評価スケール．人工呼吸の有無にかかわらず，患者が痛みを自己申告できない場合に使用が推奨される．2点以上で痛みの存在を示す **図10**．

図10 CPOT-J

指標	状態	説明	点
表情	筋の緊張が全くない	リラックスした状態	0
	しかめ面・眉が下がる・眼球の固定，まぶたや口角の筋肉が萎縮する	緊張状態	1
	上記の顔の動きと眼をぎゅっとするに加え固く閉じる	顔をゆがめている状態	2
身体運動	全く動かない（必ずしも無痛を意味していない）	動きの欠如	0
	緩慢かつ慎重な運動・痛部位を触ったりさすったりする動作・体動時注意をはらう	保護	1
	チューブを引っ張る・起き上がろうとする・手足を動かす/ばたつく・指示に従わない・医療スタッフをたたく・ベッドから出ようとする	落ち着かない状態	2
筋緊張 （上肢の他動的屈曲と伸展による評価）	他動運動に対する抵抗がない	リラックスした状態	0
	他動運動に対する抵抗がある	緊張状態・硬直状態	1
	他動運動に対する強い抵抗があり，最後まで行うことができない	極度の緊張状態あるいは硬直状態	2
人工呼吸器の順応性 （挿管患者）	アラームの作動がなく，人工呼吸器と同調した状態	人工呼吸器または運動に許容している	0
	アラームが自然に止まる	咳きこむが許容している	1
	非同調性：人工呼吸の妨げ，頻回にアラームが作動する	人工呼吸器に抵抗している	2
または			
発声 （抜管された患者）	普通の調子で話すか，無音	普通の声で話すか，無音	0
	ため息・うめき声	ため息・うめき声	1
	泣き叫ぶ・すすり泣く	泣き叫ぶ・すすり泣く	2

（山田章子，他：日本語版 Critical-Care Pain Observation Tool（CPOT-J）の信頼性・妥当性・反応性の検証．日集中医誌 23：133-140，2016 より引用）

（2）腹部大動脈人工血管置換術

看護問題 #7　出　血
看護目標　出血がなくバイタルサインが安定している

看護計画

OP（観察項目）

- バイタルサイン
  血圧（高血圧，低血圧，下肢血圧差の有無），心拍数（頻脈，徐脈，下肢の脈拍触知状況），体温
- 腹部膨満や緊満の有無
- 腹痛の有無
- 創部からの出血の有無
- チアノーゼの有無
- 冷感の有無
- 意識レベル
- 痛みの状況
  痛みの部位
- 尿量
- 血液データ
  RBC, Hb, Ht, 血小板, PT, APTT, INR
- 心疾患の既往の有無

根拠・意味づけ
- 高血圧は創部出血やグラフト吻合部破綻のリスクとなる
- 術後の痛み，半覚醒状況は高血圧の原因となる
- 腹部大動脈瘤の手術ではドレーン留置がない場合が多い．そのため，バイタルサインや本人の自覚症状，血液データなどを総合して出血の有無をアセスメントする
- 急激な血圧低下，腹部緊満の出現はグラフトから腹腔内への出血を示唆するため，ショック症状の出現に注意する

臨床知からのポイント
- 術前から動脈硬化がある患者が多く，手術のため降圧薬の内服を中断している場合などは高血圧となりやすい
- 高頻度で既往に虚血性心疾患を有している患者が多いため，術後心筋梗塞などの徴候にも注意
- 腹部大動脈瘤破裂例では術前から凝固線溶系異常をきたしている場合が多く，術侵襲も加わり，より術後出血を起こしやすい

CP（看護・治療項目）

- 出血の徴候がある場合は速やかに医師に報告
- 血圧コントロール
  降圧薬の持続点滴
- 痛みのコントロール
  鎮痛薬の投与，苦痛となる体位の回避
- 処置の分散
- 止血薬，輸血投与

根拠・意味づけ
- 医師の指示に従い Bp100～160mmHg 以内を目標に薬剤を調整する
- 降圧薬で低血圧を招くと腹部臓器や末梢の虚血を誘発するため注意する
- 腹部正中切開で，仰臥位頭部挙上0°だと創部に張力がかかり痛みが増強する．そのため，頭部挙上体位が望ましい

C P	**!** 臨床知からのポイント ● 創部の痛みなのか術後出血徴候としての腹痛なのか，バイタルサイン，腹部状況や血液データ，画像所見を併せて考える．創部痛との思い込みで出血徴候を見逃さないように注意する ● 止血薬，輸血を投与しても術後出血がある場合は再開腹止血術となる
E P 患者教育項目	● 腹痛や気分不快などの症状出現時は我慢せず医療者に伝えるよう説明する ● 創部痛に対して鎮痛薬を使用できることを説明する **根拠・意味づけ** ＊合併症の早期発見と対処のため自覚症状が大切 ＊痛みへの不安からバイタルサイン変動，せん妄などを招かないようにする **!** 臨床知からのポイント ● 術後だけでなく，可能であれば術前から上記を説明するとよい
評価	● 術後24時間以内に初回の評価を行い，48時間で再度評価する ● 創部やドレーンからの出血がなくても，血液検査上のHb値などから出血の有無を評価する ● 出血を招くような状況を回避できているかOP/CP/EPを検討し，必要時追加・変更していく

看護問題 #8　虚血

- 看護目標1　腸管虚血症状出現がない
- 看護目標2　下肢の冷感，チアノーゼがない
- 看護目標3　腎障害を起こさない

看護計画

O P 観察項目	【腸管虚血に特徴的な項目】 ● 腹部状態 　膨満や緊満，腹痛，腸管蠕動運動の状況 ● 下血の有無や胃管排液性状 ● 血液データ 　CK，ミオグロビンなどの筋逸脱酵素 　GOT/GPT，炎症反応，Lacなどから代謝性アシドーシスの有無 ● 発熱の有無 ● 腹部X線写真，CTエコー 【下肢虚血に特徴的な項目】 ● 動脈の触知状況 　足背，後頸骨，膝窩，大腿動脈 ● 冷感	**根拠・意味づけ** 【腸管虚血】 ＊腸管の栄養血管である上下腸間膜動脈や内腸骨動脈の再建で血流が改善されなかった場合や，術操作に伴う塞栓症から腸管虚血が起こる（術中発症するものや術後2〜3日後に遅発性に出現するものもある） ＊腹部大動脈瘤の破裂症例では，腸管虚血をきたし，術後の血流再開と血管透過性亢進，大量補液で腸管浮腫を起こす ＊虚血のため組織に十分な酸素供給されないと嫌気性代謝促進し，乳酸アシドーシスを招く ＊術後の低心拍出，循環血液量減少状態が続いた場合は，腸管の低灌流を招き，腸間膜動脈の攣縮，腸管壊死となる非閉塞性腸管虚血症（NOMI）なども疑う 【下肢虚血】 ＊人工血管吻合部狭窄や大動脈内のアテロームが末梢側に飛ぶと血栓・塞栓症を起こす

OP（観察項目）	●チアノーゼ ●しびれの有無 ●API ●筋逸脱酵素（CK，ミオグロビン）の上昇の有無 【腎障害に特徴的な項目】 ●バイタルサイン ●尿量，尿色，尿比重 ●水分バランス ●体重 ●浮腫の有無 ●腎機能データ（BUN/Cr），ミオグロビン値，電解質 ●術前，術中の情報 　術前の腎機能，解離による腎動脈閉鎖の有無，腎動脈遮断の有無・時間	＊術前から動脈触知部位をマーキングし，触知が難しい場合はドップラー聴診器使用する ＊API（下肢血圧÷上肢血圧）は正常値≧1.0 だが，術前から低値である場合が多く，術前と比較し経時的変化を追う ＊破裂例では術前から虚血となっている場合が多く，術後も低循環動態が続くと壊死に至る症例が多い 【腎障害】 ＊解離性大動脈瘤での腎動脈閉鎖症例，腎動脈上部での大動脈遮断を要する場合，腎動脈再建を行う場合は腎虚血から腎機能障害が起こる ＊下肢や腸管の虚血を起こした症例では，破綻した筋組織からミオグロビンの遊離が起こり，腎細動脈に詰まることで急性腎不全を招く（再灌流障害） ＊尿量だけではなく尿色（ミオグロビン尿）にも注意 ＊術後の循環血液量減少，低血圧持続は腎血流低下から腎障害の要因となる

臨床知からのポイント

- 術後は出血予防のため降圧を行うが，組織の虚血持続を防ぐためにも過度に低血圧が持続しないよう注意する
- 足背動脈が触れていても，足指の色調や温感などに異常がある場合は，末梢血管の閉塞が疑われる．動脈触知だけではなく，末端までの丁寧な観察を行う
- 腹部大動脈瘤の破裂例では，再灌流障害として腎障害を招くとともに他臓器に影響し多臓器障害に至ることもある

CP（看護・治療項目）	●虚血を疑う症状があった場合は速やかに医師に報告 ●医師の指示範囲内での血圧コントロール（過度な血圧低下の回避） ●水分バランス管理 ●虚血を助長させないよう，下肢の保温 ●下肢の血流を妨げるような圧迫の回避 　枕を使用し下肢の徐圧，圧痕形成するような包帯やストッキングの除去	### 根拠・意味づけ ＊腸管壊死に対しては緊急的に開腹術（減張・壊死腸管の切除，ストーマ増設）となる ＊下肢末梢での血栓が疑われる場合は，抗トロンビン薬，またはプロスタグランジン投与，塞栓症ではフォガティーカテーテルでの塞栓物の除去が考えられる ＊術後にノルアドレナリンなど血管収縮作用のある薬剤を投与されている場合，虚血を助長しやすい ＊循環血液量の維持は組織血流維持のために重要である ＊下肢の虚血例では容易に皮膚損傷を起こす

臨床知からのポイント

- 腸管虚血が疑われ，代謝性アシドーシスをきたしている症例では，急激な全身状態悪化が考えられる．速やかな検査・治療の開始が必要である
- 急性腎不全に至った場合，ブラッドアクセスカテーテルを挿入し，人工透析を用いた腎保護も実施される

EP（患者教育項目）	● 術後起こりやすい合併症とその症状を説明する ● 自覚症状の出現時は我慢せず，医療者に伝えるよう説明する ● 腸管虚血例では禁飲食の必要性を説明する ● 検査・処置の必要性を説明する	**根拠・意味づけ** ＊合併症の早期発見と対処のため自覚症状の有無を追うことが大切 ＊目的や必要性を説明して患者の協力を得るとともに不安軽減に努める

臨床知からのポイント
● 症状出現時も速やかに対処を行えることや今後の治療の進め方など，その都度医師や看護師から説明する機会を設けていく

評価	● 各目標は術後3日以内で初回の評価を行い，症状がなければ目標達成とし計画終了とする ● 未達成の場合，虚血の部位と原因を検査などから明らかにしOP/CP/EPの内容を検討，必要時追加・変更していく

（3）ステントグラフト挿入術

看護問題 #9 ステントグラフト挿入術による合併症（穿刺部出血，エンドリーク）
看護目標1 穿刺部の出血・血腫がない
看護目標2 エンドリークに伴う異常を早期発見できる

看護計画

OP（観察項目）	【穿刺部の出血・血腫に対して】 ● バイタルサイン ● 穿刺部（大腿動脈，上腕動脈）の出血，血腫の有無 ● 穿刺部の痛みの有無 ● 動脈触知状況 　橈骨，足背，後頸骨，膝窩，大腿動脈 ● 冷感 ● チアノーゼ ● しびれの有無 ● 凝固・線溶系データ 【エンドリークに対して】 ● エンドリークによる治療をした血管の障害時に起こる症状（「下行，腹部大動脈の観察項目」参照） ● CTエコー	**根拠・意味づけ** 【穿刺部の出血・血腫に対して】 ＊通常は大腿動脈を露出させガイドカテーテルやステントグラフトを挿入する ＊血管の蛇行が強い場合は上腕動脈−大腿動脈にガイドのカテーテル（pull through wire）を通してからステントグラフと挿入する場合もある ＊カテーテル挿入に伴う血栓形成を予防するため，術中はヘパリン投与しACT250〜300sec程度に管理され，大腿動脈切開部の閉鎖とともにプロタミン投与しACTを正常域に戻す ➡術後も凝固異常が続いている場合は特に出血や血腫の形成に注意が必要である 【エンドリークに対して】 ＊エンドリークとは内挿後に何らかの原因により大動脈瘤内の血栓化が十分に得られないか，あるいは瘤壁に血圧のかかる状態が継続する現象をいう ＊ステントグラフトの圧着不良や落ち込みで発生する ＊ステントグラフト挿入位置の血管がどのように分岐しどこを栄養するかを考え，症状がないかを観察する

OP	**⚠ 臨床知からのポイント**	
	● 術中に造影を行いステントグラフト位置の確認やエンドリークの有無を確認する．術後は腎機能や尿量，尿比重なども観察し，造影剤による腎機能障害に注意する ● エンドリークが疑われる場合は造影CT検査を実施して，エンドリークの有無を判定する	
CP（看護・治療項目）	● 穿刺部位の安静 　シーネで過度な屈曲の防止 ● 出血や血腫がある場合は，アンギオロールなどで圧迫止血 ● 血圧コントロール ● 止血薬投与	**💊 根拠・意味づけ** ＊術直後は穿刺部位の安静を保てるようシーネなどで関節の過度な屈曲を防ぐ ＊圧迫止血する場合は，末梢部の虚血に注意する ＊高血圧持続はステントグラフトの落ち込みや，穿刺部からの出血を起こしやすい
	⚠ 臨床知からのポイント	
	● エンドリーク typeⅠ・Ⅲが発生した場合は，経腰的直接穿刺による塞栓術や，腹腔鏡下のクリッピング術が行われる	
EP（患者教育項目）	● 穿刺部の安静の必要性を説明 ● 定期的なCT検査の必要性の説明	**💊 根拠・意味づけ** ＊安静指示が守られないことで生じる合併症リスクを患者に説明し，協力を得られるようにする
	⚠ 臨床知からのポイント	
	● エンドリークは身体症状からの診断は困難であり，定期的な画像検査の必要性を入院中から説明しておく	
評価	● 看護目標1は術後48時間以内で初回評価，症状がなければ目標達成とし計画終了．血腫の形成や出血持続があれば計画継続．出血や血腫形成の原因を明らかにし，介入していく 　例）凝固機能の延長があり，穿刺部に出血がみられる．引き続き凝固機能とともに出血持続の有無を確認していく ● エンドリークは術後に症状がなければ，一度計画終了．定期検査などでエンドリーク発生した場合は，再度計画を立案介入していく	

3）早期リハビリテーション開始に向けた時期の看護問題

看護問題 #10 活動に対する耐性の低下に伴うリハビリテーションの阻害

看護目標1 リハビリテーション中の循環変動が20％以内でおさまる
看護目標2 リハビリテーションが進められる

看護計画

OP（観察項目）	● リハビリテーション前・中・後のバイタルサイン 　血圧，脈拍，不整脈，ST変化の有無 ● 安静時と活動時の痛みの有無（NRS，CPOT）と部位	**💊 根拠・意味づけ** ＊人工血管置換術では，術中に胸骨や肋骨の操作，腹部切開の必要があるため，痛みの存在で呼吸運動を妨げ，呼吸器合併症の発生の要因となる ＊痛みの存在はリハビリテーション意欲の減退，安静に伴う合併症へとつながるため，早期に介入する

OP（観察項目）

- 使用している鎮痛薬の種類，量，頻度
- 意識レベル
- 活動と休息状況（夜間睡眠状況と日中の活動量）
- 麻痺の有無 +8
- 水分バランス
- 活動時の息切れや疲労感の有無
- 血液データ
  Hb，酸素化，炎症データ

* 人工心肺の使用や手術に伴う侵襲による体液変化（血管透過性の亢進による血漿成分の間質への移動と，その後のリフィリング）で，循環や呼吸状態が変調しやすい
* 貧血や脱水状況は運動負荷時に活動耐性低下につながる
* 夜間休息が十分ではない場合や，日中の傾眠はリハビリテーション意欲の減退につながる
* 筋力低下や麻痺がある場合は，転落や転倒リスクを考慮してリハビリテーションを勧める

！臨床知からのポイント

- 術後の高炎症や貧血，脱水の存在は，運動負荷時の酸素需要と供給のアンバランスにより血圧低下，不整脈，SpO_2 低下など呼吸や循環動態の変調をきたす．リハビリテーションが可能かどうか実施前の観察とアセスメントとともに医師と開始可否について協議する
- リハビリテーション中は厳重なモニタリング下，自覚症状の有無なども確認しながら行う

CP（看護・治療項目）

- 活動中のバイタルサインが医師の指示範囲を逸脱する場合は速やかにリハビリテーションを中止する
- 痛みのコントロール
- 水分管理
- 貧血の改善
- ベッド上で患者自身ができる ADL の実施
- 段階的なリハビリテーションの実施
- 頭部挙上⇒ベッド上座位⇒端座位⇒立位⇒歩行
- 休息や睡眠の確保
- 生活リズムの確立
- リハビリテーション時のチューブ・カテーテル類の誤抜去の予防，テープ固定の確認と補強，位置の調整

根拠・意味づけ

* 痛みに対しては，リハビリテーション時間に合わせて使用するなど，予防的に投与することも検討（患者とも鎮痛薬使用のタイミングなど話し合う）
* 循環動態が安定している場合は，術後早期から積極的に頭部挙上やベッド上座位などのリハビリテーションを開始（安定が得られない場合でも，ROM 運動や腰上げ，洗面動作など負担にならないようなベッド上で行えるものを促してセルフケア能力を維持・回復できるよう，過剰に介助しない）する
* 活動後は十分な休息時間を設け，夜間は睡眠できるように音などの環境に配慮，必要時睡眠薬の使用も検討する
* 昼夜のリズムを確立し，せん妄を予防する
* リハビリテーション前後で留置物の位置の変化の有無を確認し，誤抜去がないように留置物を支える看護師を配置する

！臨床知からのポイント

- 理学療法士（PT）と連携し，患者のリハビリテーションの目標や方法を共有する
- 人工呼吸器のままリハビリテーションを進める場合，チューブの振動に伴うバッキング予防や誤抜去予防のため，チューブを口元から保持する
- リハビリテーションに消極的な場合は端座位での足浴や車椅子での散歩など，気分転換やストレス緩和を目的としたケアと組み合わせる
- 緊急手術を受けた患者や高齢の患者は，覚醒後に現状が理解できず，チューブを引き抜こうとするなどの危険行動を起こしやすい

EP 患者教育項目	● 早期リハビリテーション開始によるメリットを説明する ● 痛みに対しては鎮痛薬の使用などで対応できることを説明する ● 気分不快などの症状出現時は看護師に速やかに伝えてほしいことを説明する ● リハビリテーション後の休息の確保の重要性を説明する ● リハビリテーションの短期・長期目標，方法を説明する	**根拠・意味づけ** ＊リハビリテーションに対してマイナスなイメージを抱かないよう早期離床のメリットや鎮痛を十分に行うことができるなど，不安の軽減に向けた説明をする ＊意欲が十分で過度に運動を続けようとしてしまう場合があるため，現在の身体状況と併せて休息の必要性も説明する ＊患者も目標をもって取り組めるよう方法や目標を共有する ＊リハビリテーション後は，支持的な声かけで達成感が得られるようにする

臨床知からのポイント
● リハビリテーションに消極的な場合は，家族にも協力してもらえるようリハビリテーションの内容を説明し，一緒に行ってもらうなど工夫する

評価	● 看護目標1はリハビリテーションの開始時に初回評価を行う．目標が達成され，リハビリテーションが進められていれば計画終了とする ● 未達成の場合は，その原因を明らかにして，目標とOP/CP/EPの内容を検討し，必要時追加・変更していく

（吉田律子，露木菜緒）

引用文献
1）山田章子，池松裕子：日本語版 Critical-Care Pain Observation Tool（CPOT-J）の信頼性・妥当性・反応性の検証．日集中医誌 23：133-140，2016

参考文献
1）坂本美賀子：大動脈瘤解離．重症集中ケア 9（1）：61-69，2010
2）安達秀雄編著：ナースの心臓血管外科学．中外医学社，東京，p105，2005
3）道又元裕監：ICU 3年目ナースのノート．日総研出版，愛知，pp103-119，2013
4）日本循環器学会，日本医学放射線学会，日本胸部外科学会，他：大動脈瘤・大動脈解離診療ガイドライン（2011年改訂版）
5）道又元裕監，窪田博，他編：見てわかる循環器ケア．照林社，東京，p238，2013
6）日本集中治療医学会，J-PAD ガイドライン作成委員会編：日本版・集中治療室における成人重症患者に対する痛み・不穏・せん妄管理のための臨床ガイドライン
7）医療情報科学研究所編：病気がみえる vol.2 循環器．メディックメディア，東京，2003

急性期から回復期の退院に向けた看護

1. 集中治療室から一般病棟に転棟（転床）した患者の看護

- 再解離と破裂の予防（「病態と必要な観察項目」「看護問題＃1 解離の拡大，瘤の破裂リスク」参照）．
- 術後の合併症の出現がないかの経過観察（外科術後）．
- 早期退院と社会復帰を目指したリハビリテーション介入．

2. 大動脈瘤／大動脈解離の心臓リハビリテーション（内科的治療）

- 循環器疾患のリハビリテーションプログラム（以下，リハ）は，表1 のように3段階に分けられる．

表1　循環器疾患のリハビリテーションプログラムの分類

Phase Ⅰ	急性期～入院中
Phase Ⅱ	退院早期 （発症1～2ヵ月）
Phase Ⅲ	発症2ヵ月以降

- 急性大動脈解離の亜急性期の合併症は，病型や病態により予後が異なるため，1つのリハプログラムで対応することは困難なことから，「標準リハコース」「短期リハコース（その他の合併症を起こす可能性の低い病態）」の2つが作成・推奨されている 表2 表3 ．
- 大動脈径が50mm以上の例，FDP40μg/mL以上の例は内科治療であっても，これらのリハコースは不適当で，個別に対応する必要がある．

表2　標準リハコースの対象

適応基準： スタンフォードA偽腔閉塞型と スタンフォードB型	● 大動脈の最大径が50mm未満 ● 臓器虚血がない ● DICの合併（FDP40μg/mL以上）がない
除外基準（使うべきでない状態）	1）適応外の病型 2）適応内の病型であるが，重篤な合併症がある場合 3）不穏がある場合 4）再解離 5）縦隔血腫 6）心タンポナーデ，右側優位の胸水

表3 短期リハコースの対象

適応基準：スタンフォードB型	●最大短径40mm以下 ●偽腔閉塞型ではULPを認めない ●偽腔開存型では真腔が1/4以上 ●DICの合併（FDP40μg/mL以上）がない
除外基準（使うべきでない状態）	1）適応外の病型 2）適応内の病型であるが，重篤な合併症がある場合 3）再解離

1）Phase I リハビリプログラム 表4

表4 Phase I リハビリテーションプログラム

ステージ	コース	病日	安静度	活動・排泄	清潔
1	標準・短期	発症～2日	他動30度	ベッド上	部分清拭（介助）
2	標準・短期	3～4日	他動90度	ベッド上	全身清拭（介助）
3	標準・短期	5～6日	自力座位	ベッド上	歯磨き，洗面，ひげそり
4	標準・短期	7～8日	ベッドサイド足踏み	ベッドサイド便器	歯磨き，洗面，ひげそり
5	標準	9～14日	50m歩行	病棟トイレ	洗髪（介助）
5	短期	9～10日	50m歩行	病棟トイレ	洗髪（介助）
6	標準	15～16日	100m歩行	病棟歩行	下半身シャワー
6	短期	11～12日	100m歩行	病棟歩行	下半身シャワー
7	標準	17～18日	300m歩行	病院内歩行	全身シャワー
7	短期	13～14日	300m歩行	病院内歩行	全身シャワー
8	標準	19～22日	500m歩行	外出・外泊	入浴
8	短期	15～16日	500m歩行	外出・外泊	入浴
		退院			

（1）リハビリテーションの手順
● リハの開始基準は，負荷前収縮期血圧が130mmHg未満，負荷の合格基準は負荷後の収縮期血圧が150mmHg未満とされている．合格しなければ降圧薬を増量し，翌日に再施行となる．
● 本来，負荷中の血圧が最も重要なため，携帯型自動血圧計が使用可能な施設では，これを用いて負荷中の血圧を評価し，リハの合否を判定することが推奨されている．

3. 大血管術後リハビリテーション（外科的治療） 表5 表6

● 術後の廃用症候群の予防，早期退院と社会復帰を目的に，大動脈瘤・大動脈解離術後，合併症のない場合には大血管術後リハビリテーションが実施される．

- 大血管術後リハの効果
  - 身体機能の改善による在院日数の短縮
  - 早期離床が可能になり，術後合併症（感染，肺炎，胸水貯留，せん妄など）の発生率の低下
  - 早期社会復帰や社会復帰率の向上
  - 生命予後や QOL の改善
  - 高齢者の術後早期回復率向上

表5　大血管術後リハビリテーションの実施事項

①血圧コントロール （至適血圧でのコントロール）	●至適血圧は，術直後では尿量維持と脳血流維持に配慮したうえで，なるべく低血圧を目指す ●（ADL の拡大とともに目標血圧は患者により若干変更するが）基本的には 130mmHg 未満に維持する
②運動負荷試験	●座位，立位，病棟内歩行，シャワー，入浴というように運動を順次，拡大する ●通常の歩行のほかにトレッドミル，自転車エルゴメータなどによる運動も可能 ●負荷試験の合格基準は，施設や患者により若干異なるが，一般的には負荷前 130mmHg 以下，負荷後 150mmHg 未満を目安とする

表6　大血管疾患リハビリテーション進行の中止基準

1．炎　症	●発熱 37.5℃以上　　●炎症所見（CRP の急性増悪期）
2．不整脈	●重症不整脈の出現　　●頻脈性心房細動の場合は医師と相談する
3．貧　血	●Hb8.0g/dL 以下への急性増悪 ●無輸血手術の場合は Hb7.0g/dL 台であれば医師と相談
4．酸素化	●SpO_2 の低下（酸素吸入中も 92％以下，運動誘発性低下 4％以上）
5．血　圧	●離床期には安静時収縮期血圧 100mmHg 以下，140mmHg 以上 ●離床時の収縮期血圧の 30mmHg 以上の低下 ●運動前収縮期血圧 100mmHg 以下，160mmHg 以上
6．虚血性心電図変化，心拍数 120bpm 以上	

1）大血管術後リハビリテーションプログラム　表7

（1）リハビリテーションの手順
- 術前：血圧を監視しつつ，呼吸機能の強化を図るトレーニングを行う．
- 術後：段階的に ADL の拡大を図る　表7　．早期からの歩行練習は有用で，段階的に ADL を拡大し，運動療法室での自転車エルゴメータなどによる運動療法（低強度の運動療法を推奨）へと進める．

表7 大血管術後のプログラム進行基準例

血圧		残存解離なし 収縮期血圧 ≦ 160mmHg	残存解離あり 収縮期血圧 ≦ 140mmHg	胸部下行大動脈瘤 収縮期血圧 ≦ 140mmHg
ステージ	I	1 病後日～	7 病後日まで	3 病後日まで
	II	2 病後日～	14 病後日まで	3 病後日～
	III	3 病後日～	14 病後日～残存偽空血栓化を評価しながら	5 病後日～酸素化を評価しながら
	IV	4 病後日～		
	V	5 病後日～		
	VI	6 病後日～	21 病後日～	10 病後日～
	VII	7 病後日～		

4. 大動脈瘤／大動脈解離のリハビリを受ける患者の看護

● 心リハ実施における達成目標とリスク要因を明らかにするために，心リハ開始前に情報収集をする 表8 ．

表8 心リハ開始前に行う情報収集

病歴等	現病歴と既往歴（これまでの心血管系各種診断と治療，心機能評価），合併症（末梢動脈疾患，脳血管疾患，肺疾患，腎疾患，糖尿病，整形外科疾患，精神・神経系疾患など），再解離・瘤破裂症状（前項参照），薬物（種類，用量，回数，服薬状況など），冠危険因子の有無（高血圧，脂質異常症，糖尿病，喫煙，肥満，運動不足，家族歴など）
身体所見	循環・呼吸状態，治療前の ADL
検査所見	安静時 12 誘導心電図：不整脈の有無，胸部 X 線写真，血液生化学的検査，CT 検査，運動負荷試験
治療方針	大動脈瘤/大動脈解離のリハは治療方針や病態によりプログラムが異なるため，適宜検査結果や治療方針を医師に確認する
セルフケアの支援：Phase I リハプログラムに応じたセルフケア支援	排泄，高齢者への支援，清潔・その他．初期安静時間[*1]があるため，表9 に挙げた事項に注意する
セルフケアの支援：大血管術後リハの進行に応じたセルフケア支援	早期離床に向けた支援，高齢者への支援，転倒予防 表10

＊1：初期安静時間：Phase I リハビリテーションプログラム（表4）のステージ1～3の時期

表9　Phase I リハプログラムに応じたセルフケア支援での注意事項

排泄	● 大動脈解離では腸管血流の低下から麻痺性イレウスを発症させることがある ● 床上での排泄が難しいことから排便のコントロールが困難となり，便秘になりやすく，イレウスの要因となる ● 破裂の危険性は発症1週間くらいまで高いため，第6病日までは床上とする．第7病日にベッドサイドでの足踏み2分間負荷をクリア後，ベッドサイド便器（室内トイレ）が可能となる
高齢者への支援	● 高齢者などでは強制的な安静による不穏や認知症の悪化予防が懸念される ● せん妄のため，決められた安静が守れない場合には，守れる段階のリハ負荷を施行して合格できればその段階までリハ up を行う
清潔，その他	● 身体を清潔に保つことは，感染だけでなく精神の安定，入院中のQOLを確保する意味で重要 ● ラジオ・テレビなどは，せん妄を予防するうえで積極的に活用する

表10　大血管術後リハの進行に応じたセルフケア支援

早期離床に向けた支援	● 術後早めに早期離床に向けて持続点滴を中止し，バルーンカテーテル抜去などできる限り身体に挿入・装着されているライン類が少なくなるようにする ● できるだけ座位の機会を多く（数時間/day）とる（推奨） ● 鎮痛を図り，歩行器使用による歩行練習を開始する
高齢者への支援，転倒予防	● 立位練習や筋力低下が認められたときには足踏み練習を行ったり，歩行距離を短くした負荷を繰り返し行うなどの工夫をし，段階的に負荷を上げていく ● ふらつき・転倒を助長する使用薬剤，血圧，せん妄 ● 認知障害の有無の評価も重要 ● 患者は歩行ができる喜びや室内での排泄による精神的苦痛などから，一人で歩行し転倒する危険性がある．危険性が回避されたと判断されるまでは，PT・看護師，介助者とともに歩行するよう指導する ● 種々の理由で術後管理が長引き，転院となった場合にも，看護サマリーなどを活用し，転院先での適切な心リハ施行により，社会復帰を目指す

5. 退院時に向けた指導　表11

● ADL が確立されてくるため，退院に向けた二次予防などの疾患・生活指導を行う．慢性期での患者管理の最大の目標は再解離と破裂の予防である．
● 再発症時の症状や対処，退院後の日常生活の注意点（血圧・排便コントロール，塩分制限，水分摂取の必要性，胸骨保護），および術後合併症（人工血管感染・創感染，輸血による副作用），さらに緊急受診の方法などを家族も含めて指導する．

表11　退院時指導

血圧指導	●高血圧は自覚症状がほとんどないため，高血圧を認識できるようなかかわりが重要 ●まず食事と運動を中心とした生活習慣の修正，次に薬物療法の遵守 表12 表13 ●退院後の外来での収縮期血圧の管理指標を医師に確認し，血圧測定法・時間帯，記録法などを指導する．可能であれば退院指導の理解度を外来看護師へ確認してもらうように引継ぎを行う ●冬季は血圧が高くなるため，冬季の暖房に配慮するよう指導する．特にトイレや浴室，脱衣所などの暖房が見落とされやすいので注意が必要
食事療法の指導	●表13 を参考に行う．栄養士からも栄養相談が受けられるように調整する
服薬指導	●薬剤師から服薬指導が行われるように調整する ●血圧コントロールのために服薬遵守は必須となるため，患者の生活スタイルに沿った服薬スケジュールとなるように，生活背景を把握したうえで調整を行う
排便コントロール	●便秘に伴う排便時のいきみは血圧を上昇させる．大動脈解離では腸管血流の低下から麻痺性イレウスを発症させることがあるため，場合によっては，便秘予防のための緩下薬投与を医師へ相談する
睡眠，睡眠時無呼吸	●閉塞性睡眠時無呼吸症候群（OSAS）では，睡眠時に咽頭腔の閉塞による気流の途絶，低酸素血症，交感神経系の亢進，そして吸気努力による胸腔内圧の強度陰圧化が周期的に生じる．OSAS に伴う交感神経系の亢進により，睡眠時の血圧は周期的に上昇を繰り返し，大動脈拡張・大動脈解離などの主要リスク因子である ●睡眠障害精査が行える施設では検査を行い，必要時は適切な治療（CPAP 治療，口腔内装置，手術）が行えるようにする

表12　降圧目標

	診察室血圧	家庭血圧
老年, 中年, 前期高齢者患者	140/90mmHg 未満	135/85mmHg 未満
後期高齢者患者	150/90mmHg 未満 （忍容性があれば 140/90mmHg 未満）	145/85mmHg 未満（目安） （忍容性があれば 135/85mmHg 未満）
糖尿病患者	130/80mmHg 未満	125/75mmHg 未満
CKD 患者（蛋白尿陽性）	130/80mmHg 未満	125/75mmHg 未満（目安）
脳血管障害患者 冠動脈疾患患者	140/90mmHg 未満	135/85mmHg 未満（目安）

注　目安で示す診察室血圧と家庭血圧の目標値の差は，診察室血圧 140/90mmHg，家庭血圧 135/85mmHg が，高血圧の診断基準であることから，この二者の差をあてはめたものである．
（日本高血圧学会高血圧治療ガイドライン作成委員会編：高血圧治療ガイドライン 2014，日本高血圧学会，p35 より引用）

表13 生活習慣の修正項目

1．減　塩	6g/day 未満
2a．野菜・果物	野菜・果物の積極的摂取[*1]
2b．脂　質	コレステロールや飽和脂肪酸の摂取を控える 魚（魚油）の積極的摂取
3．減　量	BMI（体重（kg）÷[身長（m）][2]）が 25 未満
4．運　動	心血管病のない高血圧患者が対象で，有酸素運動を中心に定期的に（毎日 30 分以上を目標に）運動を行う
5．節　酒	エタノールで男性 20 〜 30mL/day 以下 女性 10 〜 20mL/day 以下
6．禁　煙	（受動喫煙の防止も含む）

生活習慣の複合的な修正はより効果的である．
[*1]：重篤な腎障害を伴う患者では高 K 血症をきたすリスクがあるため，野菜・果物の積極的摂取は推奨しない．糖分の多い果物の過剰な摂取は，肥満者や糖尿病などのエネルギー制限が必要な患者では勧められない．

（日本高血圧学会治療ガイドライン作成委員会編：高血圧治療ガイドライン 2014．p40 より引用）

（横山さち）

引用文献
1） 高血圧治療ガイドライン日本高血圧学会治療ガイドライン作成委員会編：高血圧治療ガイドライン 2014．p35，40

参考文献
1） 日本循環器学会，日本医学放射線学会，日本胸部外科学会，他：大動脈瘤・大動脈解離診療ガイドライン（2011 年改訂版）
2） 日本循環器学会，日本冠疾患学会，日本胸部外科学会，他：心血管疾患におけるリハビリテーションに関するガイドライン（2012 年改訂版）．2013/8/22 更新版
3） 日本高血圧学会高血圧治療ガイドライン作成委員会編：高血圧治療ガイドライン 2014．pp39-44，2014
4） 鈴木久美，野澤明子，森一恵編：成人看護学慢性期看護，改訂第 2 版（看護学テキスト NiCE）．南江堂，東京，pp222-233，2015

9 心臓弁膜症

1. 定 義

- 心臓の4つの弁膜（僧帽弁，大動脈弁，三尖弁，肺動脈弁）に起こる機能障害である．心臓弁膜症の種類と発生頻度を 図1 に示す．
- 僧帽弁，大動脈弁において，狭窄症と閉鎖不全症を合併している場合も多い．僧帽弁狭窄症に三尖弁閉鎖不全症が合併するなど，2つの弁膜に機能障害が起こる場合もある．肺動脈狭窄症（PS）は，そのほとんどが先天性である．本稿では，おもに大動脈弁疾患と僧帽弁疾患について解説する．

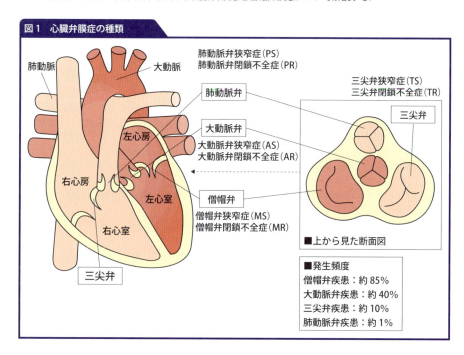

図1　心臓弁膜症の種類

2. 分 類

1）病態からみた分類

(1) 狭窄症
- 弁交連部が融合して狭くなり，弁が開放したときに血液は狭い弁口を通って流れる．
- 弁口が狭くなっているため，血液を拍出するときに大きな抵抗を受ける．このため，心房や心室に圧負荷がかかる．
- 圧負荷により心筋は内側に向かって肥大する．これを求心性肥大という．心筋が厚くなるため，心収縮力は強くなるが，コンプライアンス（伸展性）が低下し拡張しにくくなるため，適度な前負荷が必

要になる.
- 重症度は弁口面積で決まる．圧較差で代用する場合もある．
- 基本的には手術による解剖学的修正を行わなければ解決できない．

(2) 閉鎖不全症
- 弁がしっかり閉じないため，圧の高いほうから低いほうに血液が逆流する．
- 一般に狭窄症よりも原因が多彩である．
- 逆流した血液によって血液量が増えると心筋が大きく引き伸ばされる．このため，心房や心室に容量負荷がかかる．
- 容量負荷により心筋は外側に向かって肥大する．これを遠心性肥大という．心筋は薄くなり，収縮力は低下する．適度な前負荷がないと充満されず空打ちの状態になるが，過剰な前負荷は拍出しきれなくなる．
- 重症度は逆流度で決まる．
- 慢性のものと急性のものがあり，病態生理や治療法がそれぞれ異なる．急性の場合は可及的速やかに手術療法を実施する必要がある．慢性の場合は薬物療法が有効な場合が多い．
- それぞれの弁の閉鎖不全症は逆流症といわれることもある．

2) 弁膜ごとの分類

(1) 大動脈弁
- 大動脈弁狭窄症（aortic stenosis；AS）：何らかの原因により大動脈弁口の狭窄をきたし，左室から大動脈への血流が障害される．
- 大動脈弁閉鎖不全症（aortic regurgitation；AR）：何らかの原因により大動脈弁が拡張期に完全に閉鎖しないため，大動脈から左室へ血液が逆流する．

(2) 僧帽弁
- 僧帽弁狭窄症（mitral stenosis；MS）：何らかの原因により僧帽弁口の狭窄をきたし，左房から左室への血液流入が障害される．
- 僧帽弁閉鎖不全症（mitral regurgitation；MR）：何らかの原因により僧帽弁口の閉鎖が不十分となり，収縮期に左室から左房へ血液が逆流する．

3. 病態と必要な観察項目

- 軽症のものは無症状なことが多い．しかし，進行するに従って心不全症状が出現する．
- 各疾患によって，圧負荷や容量負荷の影響が心臓のどの部位に及び，どこが求心性肥大・遠心性肥大するかにより病態が異なる．そのため，同じ心不全症状でもその原因が異なる．
- 慢性大動脈弁疾患は左室が代償するため，無症状の期間が長く続き，ひとたび症状が出現すると急速に悪化する．一方，慢性僧帽弁疾患は徐々に症状が出現する．

1）大動脈弁狭窄症（AS）図2

（1）原因
- 加齢（動脈硬化）による石灰化：弁輪部より始まる石灰化によって弁尖の動きを阻害する．ASの大部分を占める．
- リウマチ性変化：冠尖の後連部の癒合を主体とする病変である．狭窄に加え，閉鎖不全を合併することが多い．近年は減少してきている．
- 先天性二尖弁：比較的若年から弁の石灰化をきたす病態で，40歳代から狭窄をきたす．70歳未満で弁置換を必要とするASの大部分が大動脈二尖弁とされている．

（2）重症度
- 心臓カテーテル検査で観血的に左室内腔圧や左室と大動脈の圧較差を測定し，弁口面積を算出する 表1．狭心痛がある場合には，冠動脈疾患の評価が必要となる．
- 心エコーなどの発達により，病態の評価が容易となり，心臓カテーテル検査は，必須検査ではなくなっている．収縮期に左室-大動脈圧格差が20mmHgであれば診断が確定される．しかし，ASと閉塞性肥大型心筋症の鑑別が必要になる．

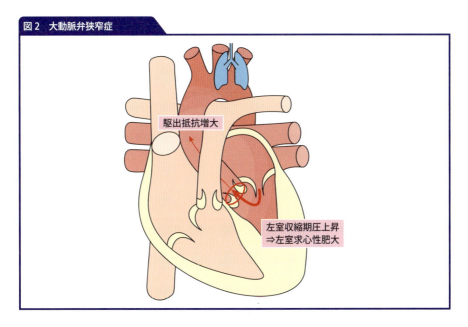

図2　大動脈弁狭窄症

表1　大動脈弁口面積と圧較差

重症度	弁口面積	圧較差	臨床症状
正常	2.3〜3.5cm^2	20mmHg未満	なし
軽度狭窄	1〜2cm^2	20〜50mmHg	なし，圧較差を生じる
中等度	0.5〜1cm^2	50〜80mmHg	息切れ，易疲労感など初期症状
重度	0.5cm^{2}以下	＞80mmHg	失神，狭心痛，左心不全症状出現

（3）病態と観察項目
- 重症であっても，左室が肥大することで代償するため，長期間，無症状で経過する．
- 症状が出現すると進行は速く，予後不良となる（平均余命：狭心痛5年，失神3年，心不全2年）．

観察項目

症状

考えられること	観察すること
冠動脈血流低下による心筋虚血	● 症状の経過 　いつ，どこが，どのように，どれくらい続いたか ● 痛みの大きさ（NRS） ● 血圧，脈拍測定 ● 意識レベル ● 呼吸苦，顔面蒼白，冷汗など随伴症状の有無 ● 12誘導心電図 　症状出現時のST-T変化，不整脈の有無 ● 血液検査：心筋逸脱酵素の確認

● 狭心痛

根拠
- 狭窄した大動脈弁に血液を通過させるためには高い左室内圧を必要とする
  - ▶ 左室壁が肥厚し，求心性肥大をきたす．肥大した心筋は酸素需要量が増大する
- 冠動脈の血流は心筋の内圧が下がる拡張期に流れる
  - ▶ 左室の求心性肥大により心筋は厚くなり，心筋の内圧は上昇，冠動脈を圧迫し，冠動脈の血流量が低下する
- 上行大動脈基部のバルサルバ（Valsalva）洞から冠動脈につながる
  - ▶ 左室の駆出抵抗が上昇し，大動脈圧が低下すると冠動脈の駆動圧が下がるため，冠動脈の血流が低下する
- 動脈硬化の進行に伴い大動脈弁狭窄症を発症した場合は，冠動脈狭窄を合併していることが多い．その場合，どちらの病態による狭心痛かは鑑別できない
- 心筋虚血が進行すると致死性不整脈の出現により突然死することもある

症状

考えられること	観察すること
急激な心拍出量の低下による脳血流低下	● 症状の経過 　いつ，何をしていたときか ● 神経所見 　意識レベル，四肢麻痺の有無，瞳孔所見 ● 転倒した場合は外傷の有無

● 失神

根拠
- 労作時に心拍出量を増大し，骨格筋への血流を増大させる
  - ▶ 左室圧受容体反射が正常に働かなくなっていることに加え，肥大した心筋の酸素需要の増大と冠動脈血流低下により心筋虚血があり，労作時でも心拍出量を増加できない．心拍出量の低下から，脳血流が低下し，失神に至る．重症になると体動や体位変換でも失神が出現することがある

症状	考えられること	観察すること
●労作時呼吸困難 ●息切れ ●易疲労感	左室拡張障害による左心不全症状	●左心不全症状−肺うっ血 　起座呼吸，夜間発作性呼吸困難，咳嗽・喀痰増加 ●左心不全症状　低心拍出量 　夜間多尿，乏尿，動悸，意識障害，末梢冷感・湿潤 ●血圧・脈拍・呼吸数測定 ●不整脈の有無 　特に心室性不整脈 ●小脈，遅脈の有無 ●尿量 ●心雑音の有無 　収縮期駆出性雑音 ●副雑音の有無 　水泡音（coarse crackles），笛音（wheeze）（肺水腫による気管支粘膜の浮腫） ●喀痰の性状 ●血液ガスデータ 　酸素化の評価 ●血液検査 　肝機能，腎機能 ●胸部X線写真 　肺うっ血陰影 ●12誘導心電図 　胸部誘導（特にV5，V6）でストレイン型のST-T変化（ST低下＋陰性T波），左室側誘導（Ⅰ，V5，V6）でR波増高，左軸偏位

根拠

- 左室が肥厚すると左室のコンプライアンスは低下するため，左室拡張末期圧は上昇する
  ▶ 左房も駆出に時間がかかり徐々に肥大し，左房圧は上昇，肺毛細血管圧も上昇し，肺うっ血となる．重症化に伴い安静時でも呼吸困難感が出現し，代償的に頻呼吸となる
- 肥大した心筋の酸素需要量増大と冠動脈の血流低下による心筋虚血で心拍出量は低下する
  ▶ 低心拍出量に伴う骨格筋血流の低下により，嫌気性代謝による乳酸の蓄積が進み，代謝性アシドーシスになると易疲労感，全身倦怠感が出現する．特に下肢の骨格筋の血流が低下しやすく，下肢の筋肉疲労を訴えることもある．アシドーシスが悪化すると代償反応により頻呼吸を助長する
- 左室の血液は狭い弁口を通って強い圧力で拍出される．血流速度が速くなって乱流が生じ，第2肋間胸骨右縁を最強点とする粗い収縮期駆出性雑音，しばしば頸部放散を伴う
- 弁口が狭く血液の駆出に時間がかかるため，脈の立ち上がりが悪くなることで遅脈を生じ，心拍出量低下による脈圧減少で小脈を生じる

2）大動脈弁閉鎖不全症（AR）図3

（1）原　因

- 大動脈弁の開閉のメカニズムは，弁尖，弁下部支持組織，交連部，弁輪，バルサルバ洞および上行大動脈を含む大動脈弁複合（aortic complex）を考慮する必要がある．そのため，弁自体に原因がある場合と大動脈に原因がある場合がある　表2．

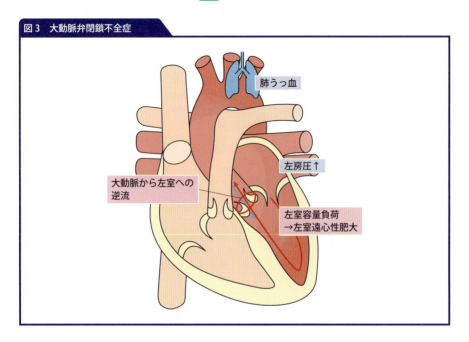

図3　大動脈弁閉鎖不全症

表2　大動脈弁閉鎖不全症の原因

大動脈弁に原因がある	大動脈に原因がある	
弁膜の器質的変化	上行大動脈起始部拡大	バルサルバ洞の変化
●リウマチ性心内膜炎 ●先天性大動脈弁膜症 ●感染性心内膜炎 ●心室中隔欠損	●大動脈炎症候群 ●大動脈弁輪拡張症（AAE） ●解離性大動脈瘤 ●動脈硬化	●マルファン（Marfan）症候群 ●先天性心疾患 ●特発性

- 近年，加齢に伴う動脈硬化性の大動脈弁閉鎖不全症が増加しつつある．
- 急性の大動脈弁閉鎖不全症は，感染性心内膜炎や大動脈解離，外傷などによって起こる．代償性の左室の拡大は間に合わず，左房からの流入に加えて大動脈からの逆流により左室拡張末期圧は急激に上昇する．前負荷の増加，左室圧の上昇により心拍出量は低下する．左室の収縮・拡張能は維持される．
- 大動脈弁輪拡張症（annuloaortic ectasia；AAE）：バルサルバ洞を含めた大動脈弁輪が拡張し，大動脈弁閉鎖不全症をきたす．上行大動脈の拡大も伴う．動脈硬化，マルファン症候群，大動脈炎症候群にも合併する．

（2）重症度
- 心臓カテーテル検査で弁の性状や大動脈拡張の程度を判定する．
- 逆流の重症度は大動脈造影で Sellers 分類で評価することができる 表3 ．逆流の程度に左室収縮力（左心室拡張末期径や拡張末期容量）の計測を加味して判定する．
- AR の患者は脈圧が大きく，止血が難しいことがあるので心臓カテーテル検査施行時には注意する．

表3　Sellers 分類（大動脈造影のよる大動脈弁逆流の重症度評価）

Ⅰ度：造影剤のジェット状逆流を認めるが，左室腔を造影するほどではない
Ⅱ度：造影剤のジェット状逆流によって，左室は淡く造影される
Ⅲ度：逆流量が多いためジェット流を形成せず，左室腔が全体的に濃く造影される
Ⅳ度：左室腔が大動脈よりも濃く造影される

（3）病態と観察項目
- 慢性の AR は無症状のまま長時間経過するが，心不全症状が出現すると急速に悪化する．
- 軽・中等度症例で 10 年死亡率 5 ～ 15％，重症例での 5 年死亡率は 25％，10 年で 50％とされており，心不全症状出現後は平均 1 ～ 2 年で死亡する．狭心痛出現後，平均予後は 5 年とされている．

観察項目

症状	考えられること	観察すること
 狭心痛	冠動脈血流低下による心筋虚血	・症状の経過 　いつ，どこが，どのように，どれくらい続いたか ・痛みの大きさ（NRS） ・血圧，脈拍測定 ・意識レベル ・呼吸苦，顔面蒼白，冷汗など随伴症状の有無 ・12 誘導心電図 　症状出現時の ST-T 変化，不整脈の有無 ・血液検査 　心筋逸脱酵素の確認
	根拠	
	・拡張期に大動脈から左室へ血液が逆流する ▶容量負荷により左室は遠心性肥大し，心筋酸素消費量が増大するため，心筋は相対的な虚血状態に陥る ・上行大動脈基部のバルサルバ洞から冠動脈につながり，冠動脈の血流は心筋の内圧が下がる拡張期に流れる ▶拡張期の左室への血流の逆流から大動脈圧の低下が生じて冠動脈駆動圧が下がり，冠動脈血流が低下する	

症状	考えられること	観察すること
●労作時呼吸困難 ●息切れ	●左室拡張障害による左心不全症状	●左心不全症状−肺うっ血 　起座呼吸，夜間発作性呼吸困難，咳嗽・喀痰増加 ●左心不全症状−低心拍出量 　夜間多尿，乏尿，動悸，意識障害，末梢冷感・湿潤 ●血圧・脈拍・呼吸数測定 ●不整脈の有無 　特に心室性不整脈 ●大脈，速脈の有無 ●クインケ（Quincke）徴候（爪を軽く圧迫すると爪床部が拍動する），ミュッセ（de Musset）徴候（頸動脈の強い拍動により，脈拍に伴う頭部の頷くような動き）の有無 ●ヒル徴候（Hill's sign）（上腕動脈＜大腿動脈圧となり，圧差が 60mmHg 以上になる）の有無 ●尿量 ●心雑音の有無 　拡張早期雑音，Ⅲ・Ⅳ音聴取 ●副雑音の有無 　水泡音，笛音（肺水腫による気管支粘膜の浮腫） ●喀痰の性状 ●血液ガスデータ 　酸素化の評価 ●血液検査 　肝機能，腎機能 ●胸部 X 線写真 　肺うっ血陰影 ●12 誘導心電図 　左室側誘導（Ⅰ，V5，V6）でR波増高，左軸偏位

MEMO

- 労作時呼吸困難
- 息切れ

根 拠

- 拡張期の大動脈から左室への逆流によって，左室には容量負荷がかかり，左室拡張末期圧が上昇する
  - ▶ 左房も駆出に時間がかかり徐々に肥大し，左房圧は上昇，肺毛細血管圧も上昇し，肺うっ血となる．労作性呼吸困難が初期症状としては多く，一度出現すると急速に増悪する．重症化に伴い，安静時呼吸困難，発作性夜間呼吸困難，起座呼吸へと進展する
- 左室の心筋酸素消費量増大，拡張期の左室への血流の逆流から大動脈圧の低下が生じて冠動脈血流が低下することで心筋虚血を生じる
  - ▶ 慢性に進行した大動脈弁閉鎖不全症では，代償として左室拡張末期容積が増大するために拡張末期圧はそれほど上昇せず，スターリングの法則によって左室駆出量が増加して心拍出量は維持される．これが代償できなくなると心筋虚血の影響により左室機能が低下し，心拍出量が低下する
- 急性の大動脈弁閉鎖不全症では，代償機序として左室を肥大させる余裕がないため，急激な左室拡張末期圧の上昇によって左房圧が上昇して肺うっ血や心拍出量の低下をきたし，著しい心不全症状やショックを呈する．また，大動脈圧が急激に低下し，冠血流が減少する
- 狭い弁口を通って血液が逆流するため，乱流が生じて大動脈弁が振動する．第3肋間胸骨左縁（エルブの領域）に拡張早期雑音を聴取する
- 収縮期血圧の急上昇（代償的な心拍出量増加）と拡張期血圧の急低下（逆流により大動脈圧が急低下する）によって脈圧が増大する．大脈，速脈，クインケ徴候，ミュッセ徴候が出現する．拡張期血圧が0mmHgになることもある．また，収縮期に大量の血液が大腿動脈に直接流れ込むため，ヒル徴候がみられる

用語　スターリングの法則：心臓の拡張期に左室が血液で充満すればするほど（前負荷の増大），次の収縮で拍出される血液量が増加すること．しかし，心筋はゴムのような組織であり，これには限界があるため，ある程度まで充満すると心拍出量は増加しなくなる．心収縮力が低下すると正常より早期に心拍出量が限界に達し，低下する．

MEMO

3）僧帽弁狭窄症（MS）図4

（1）原　因
- 20～40歳代の女性に多い．
- リウマチ熱（リウマチ熱に起因した発症は治療の進歩により減少している．罹患後15～20年の無症状期を経て発症する）の炎症反応により弁尖の線維性肥厚，石灰化，交連部の癒合，腱索の肥厚や短縮などの所見を呈する僧帽弁輪の高度な石灰化が起こる．最初は僧帽弁閉鎖不全症として現れ，その後に僧帽弁狭窄症が出現する．
- 感染性心内膜炎による巨大な疣贅
- 先天性僧帽弁狭窄症

（2）重症度
- 僧帽弁狭窄症の診断，重症度評価には心エコー検査が必須である．
- 弁口面積の減少，僧帽弁前尖拡張期後退速度（DDR）の低下，弁尖輝度の増強，後尖の異常前方運動，弁尖の短縮，肥厚など弁の構造的変化をきたす．
- 交連部，弁尖，あるいは腱索の癒着により，僧帽弁口が$2cm^2$以下になると異常所見を呈する 表4 ．
- 経食道心エコーは左房内血栓の有無を確認する際に行う．
- 心エコーにより診断，重症度評価が可能なため，心臓カテーテル検査は必須ではなくなってきた．

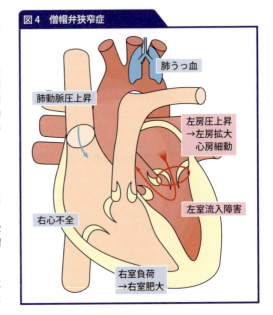

図4 僧帽弁狭窄症

- 肺うっ血
- 肺動脈圧上昇
- 左房圧上昇→左房拡大　心房細動
- 右心不全
- 左室流入障害
- 右室負荷→右室肥大

表4 僧帽弁弁口面積と症状

	弁口面積	収縮期肺動脈圧	平均圧較差	症　状
軽　度	＞1.5cm²	＜30mmHg	＜5mmHg	強度の運動で症状
中等度	1.0～1.5cm²	30～50mmHg	5～10mmHg	軽度の運動で症状
重　症	＜1.0cm²	＞50mmHg	＞10mmHg	日常生活に障害

（Bonow RO, et al：ACC/AHA 2006 guidelines for the management of patients with valvular heart disease: a report of the American College of Cardiology/American Heart Association Task Force on Practice Guidelines (writing Committee to Revise the 1998 guidelines for the management of patients with valvular heart disease) developed in collaboration with the Society of Cardiovascular Anesthesiologists endorsed by the Society for Cardiovascular Angiography and Interventions and the Society of Thoracic Surgeons. J Am Coll Cardiol 48：e1-148, 2006 を参考に作成）

（3）病態と観察項目
- 僧帽弁膜症は左房が代償するため，徐々に症状が進行する．
- 左房が代償できなくなると呼吸器症状が出現する．

観察項目

症　状	考えられること	観察すること
		左心不全症状−肺うっ血

症　状	考えられること	観察すること
●労作時呼吸困難 ●息切れ ●易疲労感	●左房拡張障害による 　左心不全症状	起座呼吸，夜間発作性呼吸困難，咳嗽・喀痰増加 ●左心不全症状-低心拍出量 　夜間多尿，乏尿，動悸，意識障害，末梢冷感・湿潤 ●血圧・脈拍・呼吸数測定 ●不整脈の有無 　特に心室性不整脈 ●尿量 ●心雑音の有無 　Ⅰ音亢進，僧帽弁開放音，拡張期駆出性雑音 ●副雑音の有無 　水泡音，笛音（肺水腫による気管支粘膜の浮腫） ●喀痰の性状 ●血液ガスデータ 　酸素化の評価 ●血液検査 　肝機能，腎機能 ●胸部X線写真 　肺うっ血陰影 ●12誘導心電図 　Ⅰ・Ⅱ誘導で2峰性P波，V1誘導でP波の陰性部分が深くなる

根　拠

- 左房から左室への血液流入が障害され，左房の血液がうっ滞し，左房内圧が上昇し，左房の圧負荷となる
  - ▶左房は拡大し，左房の拡張障害をきたす．左房の拡張障害により肺静脈圧が上昇し肺うっ血をきたす
  - ▶左室への血液流入が障害されるため，心拍出量は低下する
- 肺うっ血が重症化すると肺毛細血管から水分が漏れ出て肺間質性浮腫，さらには肺水腫となる．それほど弁口面積が狭くなっていない患者でも，強い労作，興奮，発熱，高度な貧血，頻拍，性交などで突然左房圧が上昇すると呼吸器症状が出現する
- 左室内圧の急上昇によって僧帽弁が強く閉まるため，Ⅰ音が亢進する
- 僧帽弁が開放するとき，その開放が途中で突然制限され，Ⅱ音の直後に高調な僧帽弁開放音（mitral opening snap；OS）を聴取する
- 拡張期には左房の血液が狭い僧帽弁口を通って左室に流入するため，血流速度が速くなって乱流を生じて僧帽弁を振動させることにより，心尖部で拡張期駆出性雑音を聴取する

症　状	考えられること	観察すること
●動悸 ●胸部不快感	●心房細動	●症状の経過 　いつから，どれくらい続いたか ●血圧・脈拍測定 ●心不全症状 　低血圧，頻脈，末梢冷感・湿潤，乏尿，全身倦怠感

9　心臓弁膜症

症状	考えられること	観察すること
●動悸 ●胸部不快感	●心房細動	●脳塞栓症状 　意識レベル，四肢麻痺，眼瞼下垂・構音障害の有無，瞳孔不同 ●全身の塞栓症状 　心筋梗塞，腎動脈塞栓（腹痛，急性高血圧），上腸間膜動脈塞栓（腹痛），四肢動脈塞栓（痛み，脱力，チアノーゼ） ●12誘導心電図 ●血液ガスデータ 　電解質

🖊 **根 拠**

●左房から左室への血液流入が障害され，左房の血液がうっ滞し，左房内圧が上昇，左房の圧負荷となる
　▶左房内への血液のうっ滞により，心房細動が発生する．左房内で血液がよどみやすくなると血栓を形成する．収縮期に血栓が拍出されると脳をはじめとする各臓器に塞栓症を引き起こす．また，心房細動によって頻脈になると拡張期時間が短縮し，拡張期の血流量が増加することで左房圧が上昇しやすくなり急激に肺水腫となる

症状	考えられること	観察すること
●浮腫 ●食欲不振	●肺動脈圧上昇による右心不全	●右心不全症状─体静脈うっ血 　消化器症状，体重増加，頸静脈怒張，胸腹水貯留，肝腫大，心臓悪液質 ●血圧・脈拍・呼吸数測定 ●尿量，体重 ●水分出納 ●血液検査 　肝機能，腎機能 ●胸部X線写真 　胸水貯留

🖊 **根 拠**

●肺うっ血による肺動脈圧の上昇により右心室圧が上がる
　▶右心系に圧負荷がかかって右室が拡大し，右心不全を起こす
●三尖弁閉鎖不全症（tricuspid regurgitation；TR）を合併するときもある
　▶右心負荷により右室が肥大してくると三尖弁輪の拡大を引き起こし，三尖弁の閉鎖が不十分になる．三尖弁が十分に閉じず，右室から右房へ血液が逆流するようになると右房圧がさらに上昇し，右心不全症状は悪化する

　用語 心臓悪液質：心不全末期に認められる栄養状態が著しく低下した状態．心不全患者では，努力呼吸や心筋の酸素需要の増大などの影響で基礎代謝量が増大するにもかかわらず，摂取エネルギー量が減少するため，エネルギーバランスが負に傾き，栄養状態の悪化をきたす

4）僧帽弁閉鎖不全症（MR）図5

（1）原因

- 僧帽弁の正常な閉鎖は弁尖，交連部，腱索，乳頭筋，弁輪を含む僧帽弁複合（mitral complex）が関係してくる．
- 左室は収縮期に内圧を高め，形態を変化させて血液を駆出する．その最中に僧帽弁は圧に抗して閉鎖する．僧帽弁自体に異常がなくても，左室拡大や乳頭筋の短縮が起きると，僧帽弁閉鎖不全が生じる 表5 ．

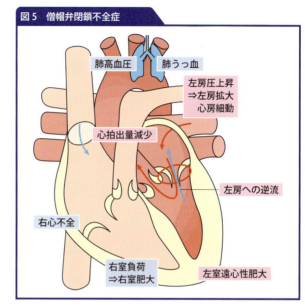

図5 僧帽弁閉鎖不全症

表5 僧帽弁閉鎖不全症の原因

弁膜の器質的病変	弁支持組織の病変	相対的閉鎖不全（弁輪の拡大など）
● リウマチ性病変 ● 感染性心内膜炎 ● 心内膜欠損症 ● マルファン症候群 ● 外傷性	● 腱索，乳頭筋断裂 （下壁梗塞，感染性心内膜炎など） ● 乳頭筋機能不全 ● 僧帽弁逸脱症	● 心筋症 ● 大動脈閉鎖不全症 ● 高血圧 ● 加齢に伴う弁輪石灰化

- 僧帽弁逸脱症（mitral valve prolapse；MVP）
  収縮期に僧帽弁（特に後尖）の一部が左房内にはみ出すことにより，前尖と後尖との接合が悪くなり，左室から左房に血液が逆流する．無症状のまま心エコー検査で発見されることが多い．
- これまで中心を占めていたリウマチ性の僧帽弁閉鎖不全症が近年では減少し，非リウマチ性の僧帽弁逸脱症や腱索・乳頭筋断裂によるものが増加している．
- 腱索・乳頭筋断裂は急激に僧帽弁閉鎖不全症を発症する．

（2）重症度

- 僧帽弁閉鎖不全症の診断，重症度評価には心エコー検査が必須である．
- 左心系の拡大の程度や壁運動の評価，左室壁肥厚の程度，逆流の程度を評価し，逆流の発生部位を推定する 表6 ．
- 心エコーにより診断および重症度評価が可能なため，心臓カテーテル検査は必須ではない．

表6　重症度評価

	逆流量	左室造影 グレード分類
軽度	＜30mL	●左房ジェットを認めるが，左房の全体は造影されない
中等度	30〜59mL	●左房全体が造影されるが，その程度は左室よりも薄い
重度	≧60mL	●左房と左室がほぼ同じ程度で造影されるもの
		●左房が左室や大動脈よりも濃く造影されるもの

(Bonow RO, et al：ACC/AHA 2006 guidelines for the management of patients with valvular heart disease: a report of the American College of Cardiology/American Heart Association Task Force on Practice Guidelines (writing Committee to Revise the 1998 guidelines for the management of patients with valvular heart disease) developed in collaboration with the Society of Cardiovascular Anesthesiologists endorsed by the Society for Cardiovascular Angiography and Interventions and the Society of Thoracic Surgeons. J Am Coll Cardiol 48：e1-148, 2006 を参考に作成)

(3) 病態と観察項目

- 僧帽弁膜症は左房が代償するため，徐々に症状が進行する．
- 左房が代償できなくなると呼吸器症状が出現する．
- 急性僧帽弁閉鎖不全症では，急激に肺水腫が進行し，心原性ショックに陥りやすい．

観察項目

症状	考えられること	観察すること
●労作時呼吸困難 ●息切れ ●易疲労感	●左房拡張障害による左心不全症状	●左心不全症状-肺うっ血 　起座呼吸，夜間発作性呼吸困難，咳嗽・喀痰増加 ●左心不全症状-低心拍出量 　夜間多尿，乏尿，動悸，意識障害，末梢冷感・湿潤 ●血圧・脈拍・呼吸数測定 ●不整脈の有無 　特に心室性不整脈 ●尿量 ●心雑音の有無 　Ⅰ音減弱，全収縮期逆流性雑音，Ⅲ音 ●副雑音の有無 　水泡音，笛音（肺水腫による気管支粘膜の浮腫） ●喀痰の性状 ●血液ガスデータ 　酸素化の評価 ●血液検査 　肝機能，腎機能 ●胸部X線写真 　肺うっ血陰影 ●12誘導心電図 　Ⅰ・Ⅱ誘導の二相性P波，V1誘導の陰性部分の大きい二相性P波

根 拠

- 収縮期に左室から左房へ血液が逆流し，左房の容量負荷となる
  - ▶左房，左室は拡大し，肺静脈圧が上昇して肺うっ血をきたす
  - ▶左室は抵抗の少ない左房へも同時に逆流して拍出している状態（EF は高く計算されるが，実際の大動脈への拍出量はそれより少ない）にある．左室後負荷は減少し，心筋の負担は少ないが，心拍出量は低下する
- 拡張期に左房から左室へ血液が逆流し，左室の容量負荷となる
  - ▶左室は遠心性に肥大する．これにより左房への逆流量がさらに増加し，増えた左房への血流量が再度心室に入るため左室はさらに拡張する
- 急性の僧帽弁閉鎖不全症では代償として左房を拡大することができないため，逆流によって急激に左房圧が上昇し，急性肺水腫をきたす．特に乳頭筋断裂例では早期に左房と左室が等圧となり，心拍出量の低下・心原性ショックをきたしやすい
- 僧帽弁がしっかり閉まらないため，Ⅰ音が減弱する
- 左室から左房への逆流によって僧帽弁が振動し，心尖部に全収縮期逆流性雑音を聴取する

9 心臓弁膜症

症 状	考えられること	観察すること
● 労作時呼吸困難 ● 息切れ ● 易疲労感		
● 動悸 ● 胸部不快感	● 心房細動	● 症状の経過 　いつから，どれくらい続いたか ● 血圧・脈拍測定 ● 心不全症状 　低血圧，頻脈，末梢冷感・湿潤，乏尿，全身倦怠感 ● 脳塞栓症状 　意識レベル，四肢麻痺・眼瞼下垂・構音障害の有無，瞳孔不同 ● 全身の塞栓症状 　心筋梗塞，腎動脈塞栓（腹痛，急性高血圧），上腸間膜動脈塞栓（腹痛），四肢動脈塞栓（痛み，脱力，チアノーゼ） ● 12 誘導心電図 ● 血液ガスデータ 　電解質

根 拠

- 収縮期に左房から左室への血液流入が増加し，左房の容量負荷となる
  - ▶左房の拡大により心房細動が発生する．左房内で血液がよどみやすくなると血栓を形成する．僧帽弁閉鎖不全症は，僧帽弁狭窄症に比べて血液のよどみが少ないため，血栓形成の頻度は低下する

症 状	考えられること	観察すること
● 浮腫 ● 食欲不振	● 肺動脈圧上昇による右心不全	● 右心不全症状—体静脈うっ血 　消化器症状，体重増加，頸静脈怒張，胸腹水貯留，肝腫大，心臓悪液質 ● 血圧・脈拍・呼吸数測定

- 浮腫
- 食欲不振

- 肺動脈圧上昇による右心不全
  - 尿量，体重
  - 水分出納
  - 血液検査
    肝機能，腎機能
  - 胸部X線写真
    胸水貯留

根 拠

- 肺うっ血による肺動脈圧の上昇により右室圧が上がる
  ▶ 右心系に圧負荷がかかって右室が拡大し，右心不全を起こす

4. 治 療

1）内科的治療

- 基本的に根本的な内科療法はなく，症状が出現したら手術適応になる．それ以前でも，早期に外科的治療を行う必要がある．

（1）大動脈弁膜症

- 心不全，不整脈に対する対症療法が基本となる．血行動態は **表7** のように管理する．

表7 大動脈弁疾患の血行動態管理

	心拍数	心収縮力	前負荷	末梢血管抵抗	肺血管抵抗
AS	正常心拍数	維持	左室前負荷を十分に保つ	急激な低下は避ける	維持～低下
AR	正常心拍数～速め	維持	左室前負荷を十分に保つ	低下させる	維持～低下

- ASでは，他の心不全と異なり，血管拡張薬（特に前負荷を低下させる硝酸薬）や利尿薬は慎重に投与する（心拍出量低下⇒血圧低下⇒冠動脈駆動圧低下⇒心筋虚血増悪⇒さらに血圧低下）．また，強心薬は左室流出路の圧較差を増大させるため，注意を要する．
- ARでは，感染性心内膜炎を予防する．

（2）僧帽弁膜症

- 心不全管理（安静，酸素吸入，塩分・水分制限，利尿薬・血管拡張薬投与），心房細動のコントロール，血栓形成・塞栓症予防が基本となる．血行動態は **表8** のように管理する．
- MSのカテーテル治療として，経皮経静脈的僧帽弁交連裂開術（percutaneous transvenous mitral commissurotomy；PTMC）がある **図6**．バルーンカテーテルを大腿静脈から経心房中隔的に左房内に進め，バルーンを狭窄のある僧帽弁弁口で拡張し，狭窄を解除する方法である．
- MRでは，感染性心内膜炎を予防する．

表8 僧帽弁疾患の血行動態管理

	心拍数	心収縮力	前負荷	末梢血管抵抗	肺血管抵抗
MS	遅いほうがよい	維持	左室前負荷を十分に保つ	維持	低下
MR	遅いほうがよい	維持	左室前負荷を十分に保つ	低下させる	低下

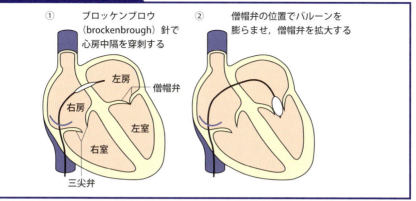

図6 経皮静脈的僧帽弁交連裂開術

2）外科的治療の適応

(1) AS
- 症状（狭心症，失神，心不全など）を伴う重症 AS．
- 冠動脈バイパス手術，大血管または他の弁膜症で手術を行う中等度～重症 AS．
- 無症状の重症 AS で，以下の項目がみられる症例．
  ① 左室収縮機能不全（EF ≦ 50）を伴う
  ② 運動負荷に対し異常な反応（低血圧）を示す
  ③ 弁口面積 < 0.6cm^2
  ④ 平均大動脈−左室圧較差 > 60mmHg
  ⑤ 大動脈弁通過血流速度 > 5.0m/sec
  ⑥ 年齢，石灰化，冠動脈病変の進行が予測される場合

(2) AR
- 高度の弁逆流（Ⅲ～Ⅳ度）を呈する．
- 他の弁膜疾患，冠動脈疾患，大動脈疾患で手術が必要な場合．
- 心不全の程度と左心室の拡大．
  ① NYHA 心機能分類のⅠ度だが，次のどちらかを満たすもの
    ・左室収縮末期径（LVDs）≧ 55mm
    ・左室拡張末期容積（LVEDV）≧ 55mL/cm^2
  ② NYHA 心機能分類のⅡ度以上で AR による心不全症状の自覚があるもの
- 心不全の程度と収縮能の低下
  ① 胸痛や心不全症状のある例（ただし，LVEF > 25%）
  ② 感染性心内膜炎，大動脈解離，外傷などによる急性 AR の例
  ③ 無症状あるいは症状が軽微で以下の項目がみられる例
    ・左室機能障害（LVEF > 25～49%）があり，中等度以上の左室拡大を示す．
    ・左室機能正常（LVEF > 50%）であるが，高度の左室拡大を示す．
    ・左室機能正常（LVEF > 50%）であるが，進行性の収縮機能低下，中等度以上の左室拡大，運動耐容能の低下を認める．

(3) MS
- 左房径の拡大や弁口面積の経時的狭小化．
- NYHA 心機能分類のⅡ度以上．

- 僧帽弁口面積≦1.5cm^2.
- 心房細動の出現.
- 左房内血栓の存在，血栓塞栓症の既往.

(4) MR
- 急性僧帽弁閉鎖不全症.
- 感染性心内膜炎.
- NYHA 心機能分類のⅢ～Ⅳ度.
- NYHA 心機能分類のⅠ～Ⅱ度＋左心機能の低下（EF＜60％，LVDs≧40mm）.
- MR Ⅲ～Ⅳ度.
- 僧帽弁逸脱症の可能性が高く，特に左心機能の低下なく，心房細動の発症期間が短い.

3）外科的治療の方法

(1) 大動脈弁膜症

1．大動脈弁形成術
- AS では，自己弁の変性・硬化が激しく，温存することが困難であり，原則として形成術は行われない.
- AR では，弁尖の変性が限局している場合は弁形成術が検討される. しかし，弁置換術に比べて予後や心機能が改善するといったエビデンスがないため，積極的には行われていない.

2．大動脈弁置換術（aortic valve replacement；AVR）
- 大動脈弁尖を切除し，人工弁を装着させる 図7 .
- 耐久性に優れた機械弁を選択することが多いが，65歳未満の非高齢者やすでに他弁が機械弁に置換されている患者，透析患者には機械弁が適している. 高齢者，ワルファリンが使用しにくい患者には生体弁が適している 表9 .
- 弁の閉鎖時にかかる圧力は，大動脈弁では大動脈の拡張期圧になる. そのため，僧帽弁に比べて人工弁の耐久性は良好である.

図7　大動脈弁置換術の例

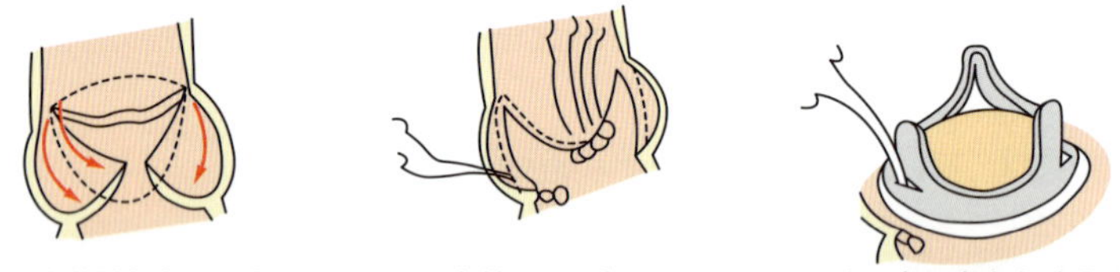

a．大動脈弁尖の切除　　b．弁輪に人工弁用の糸をかける　　c．人工弁に糸をかける

3．AS に対するカテーテル治療
① 経皮的バルーン大動脈弁形成術（percutaneous transluminal aortic valvuloplasty；PTAV）
  ・AS のカテーテル治療.
  ・経皮的に血管内に進めたバルーンカテーテルを経静脈経心房中隔または逆行性に大動脈弁に進め，狭窄した大動脈弁口を通過させ，バルーンを膨らませて AS の重症度を軽減する治療法.
  ・外科的手術のリスクが高い高齢者や心原性ショックに陥った患者に対する救命処置，心不全合併例の姑息的手段として行われる.
② 経カテーテル大動脈弁植込み術（transcatheter aortic valve implantation；TAVI）
  ・外科的治療が困難な AS に対して，カテーテルで大動脈弁を置換する治療.
  ・患者の体型や血管の性状から，大腿動脈アプローチと心尖部アプローチがある.
  ・開心術に比べて侵襲度は低くなるが，むしろ患者の状態は重症度が高いことがある.

表9 人工弁の特徴

	生体弁	機械弁
外観	●牛心のう膜生体弁（エドワーズライフサイエンス製） （写真提供：エドワーズライフサイエンス）	●SJMテフロンカフ人工心臓弁（アボット製） （写真提供：アボット）
素材	●牛や豚などの生体組織	●ステンレス合金にカーボンコーティング
長所	●血栓を生じにくい ●血行動態に支障をきたしにくい ●術後3～6ヵ月の時点で洞調律ならば抗凝固が不要になる	●耐久性がよい
短所	●耐久性に欠ける（10～15年程度） ●弁の崩壊，石灰化が生じやすい	●血栓を生じやすい ●抗凝固療法が必要 ●開閉音が目立つ
適応	●65歳以上の高齢者 ●妊娠や出産を希望する若い女性 ●抗凝固療法ができない患者	●生体弁の適応を除く患者 ●抗凝固療法をすでに必要としている患者

（相良洋：MR, MS. 重症患者ケア 4(2)：314-329, 2015 より改変）

4．大動脈基部置換が必要な場合

①ベントール（Bentall）手術 図8

- 人工弁付き人工血管を用いて大動脈弁置換術を行う．
- 大動脈遮断後に大動脈を切開し，心筋保護を行った後に大動脈弁を切除し，冠動脈を8～10mmのボタン状にくり抜き，左右の冠動脈を人工血管に縫合する．
- 人工弁を人工血管内に固定し，人工血管を大動脈に吻合する．
- 人工弁を使用するため，抗凝固療法が必要．

②ヤクー（Yacoub）手術（大動脈基部のリモデリング）

- 自己大動脈弁を温存したまま，バルサルバ洞を3つに切除（三尖弁の場合）し，王冠状になった大動脈弁輪部に人工血管の断端を吻合する．
- 弁輪形成術を併用し，大動脈基部を固定する．

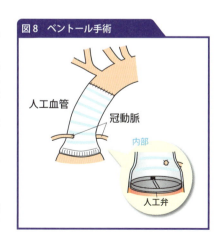

図8　ベントール手術

・人工血管と弁輪部の吻合部が人工血管に被覆されていないため，基部の伸展性は保たれるが，出血のリスクが高くなる．
③デービッド（David）手術（大動脈基部の再置換）
・大動脈基部を弁輪部まで剥離し，冠動脈をボタン状にくり抜き，人工血管内に自己弁を固定・縫合する．
・冠動脈を人工血管に吻合し，人工血管の遠位部を大動脈に吻合する．
・弁形成術と同じ術式のため，術後 AR の発生に注意が必要．
④ロス（Ross）手術
・自己肺動脈弁を用いた大動脈基部置換術．
・肺動脈弁を肺動脈主幹部とともに右室流出路より採取し，大動脈弁部に縫合し，冠動脈を再建する．
・右室流出路は自己心膜，肺動脈ホモグラフト，弁付き心外導管で再建する．
・人工弁が使えない小児の大動脈弁膜症で行われることがある．成人では手術侵襲が大きく合併症も多いなど利点が少なく，あまり行われない．

（2）僧帽弁膜症

1．直視下交連切開術（open mitral commissurotomy；OMC）

- MS に対する形成術．左房を切開し，直視下に僧帽弁を観察し，交連部を切開する．病変に応じて腱索や乳頭筋切開，切開部除去などを行う．OMC により僧帽弁逆流症状が増強する場合は，人工リングを使用し僧帽弁輪部の縫縮を行う．
- 適応
  ① 弁尖の肥厚が軽度で，弁下の変性も軽度のもの．
  ② Sellers 分類のⅡ型で僧帽弁逆流が軽微か，ないもの．

2．僧帽弁形成術（mitral valve plasty；MVP）図9

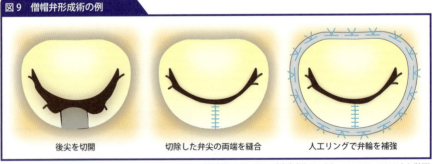

図9 僧帽弁形成術の例

後尖を切開　　切除した弁尖の両端を縫合　　人工リングで弁輪を補強

（相良洋：MR，MS．重症患者ケア 4(2)：314-329，2015 より引用）

- 僧帽弁複合（mitral complex）（弁尖-乳頭筋-左室の連続性）が保存されているため術後の心機能障害が起こりにくく，自己弁を温存するため，抗凝固療法が不要．
- 感染性心内膜炎の合併が少ない．
- 腱索再建術：弁尖の逸脱の原因である腱索の延長，断裂を人工腱索で再建する．
- 弁輪縫縮術：人工弁輪を用いて弁輪を縫縮する．前尖，後尖ともに機能を損なうことなく形成できる．

3．僧帽弁置換術（mitral valve replacement；MVR）図10

図10　僧帽弁置換術の例

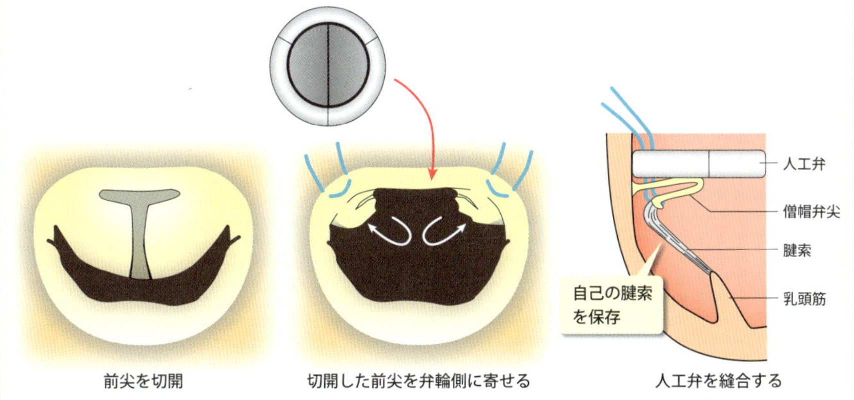

前尖を切開　　　切開した前尖を弁輪側に寄せる　　　人工弁を縫合する

（相良洋：MR，MS．重症患者ケア 4(2)：314-329，2015 より引用）

- 前尖・後尖を完全に切除して人工弁に置換する手術．
- 著明な石灰化や肥厚，弁下組織の高度癒合を認める場合に選択される．
- 多くの場合，抗凝固療法を必要とする心房細動の合併例が多いことから，機械弁が選択される．
- 弁輪の石灰化が強い場合は術後の paravalvular leak が生じやすい．
- 後尖の温存，腱索を再建して乳頭筋と弁輪の連続性を維持する方法もある（左室の機能は良好に保たれるが，人工弁の動きを障害したり，血栓弁の原因になることもある）．
- 弁下組織の癒合などの変化が高度な場合は，左室後壁破裂などの合併症を生じることがある．左室後壁破裂予防には，自己弁の慎重な切除，後尖を切除しないで行う弁置換が行われる．

4．心房細動に対する手術

- 器質的心疾患を有する心房細動に対しては外科手術が選択される．心房細動発生には，肺静脈からの異常な興奮が関与していると考えられ，心房細動の維持には心房のマクロリエントリーが関与していると考えられている．

①メイズ（Maze）手術
- ・心房細動の発生に関係する肺静脈からの興奮を電気的に遮断する．
- ・心房細動の維持に関係する左右心房の自由壁のマクロリエントリーを電気的に遮断する．
- ・左心耳を切除することで，左心耳内での血栓形成を予防する．

②肺静脈隔離術（PV isolateon）
- ・4本の肺静脈をそれぞれ隔離するように焼灼していく方法．
- ・左右心房の自由壁は切開しない．

③低侵襲手術（minimally invasive cardiac surgery；MICS）
- ・右小開胸や胸骨部分切開など，胸骨を温存する心臓へのアプローチ方法．
- ・胸骨の一部，あるいはすべてを温存することができるため，手術侵襲を軽減でき，術後の回復も早い．
- ・僧帽弁手術で行われることが多い．
- ・骨髄からの出血や呼吸機能への影響を軽減できるなどの利点はあるが，術直後の痛みは胸骨正中切開に比べて強くなる傾向にある．

5. 病態関連図と看護問題

1）ASの病態関連図
(1) 術　前

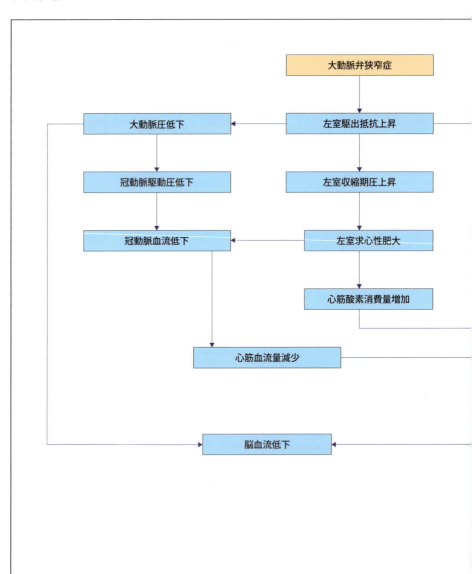

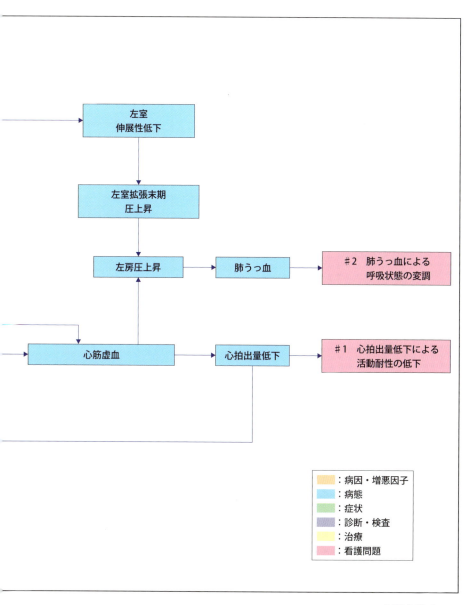

(2) 術 後

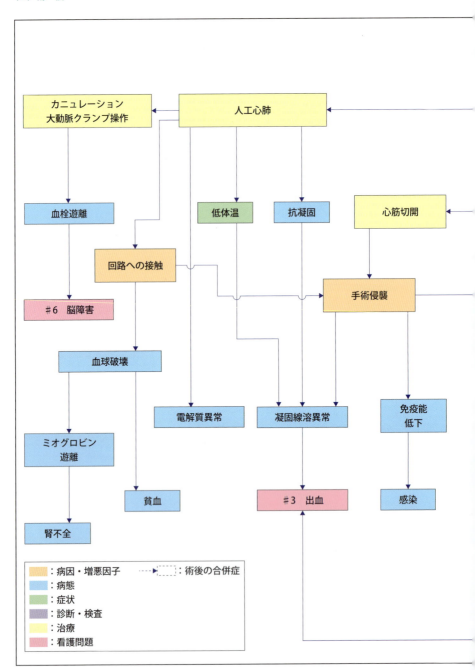

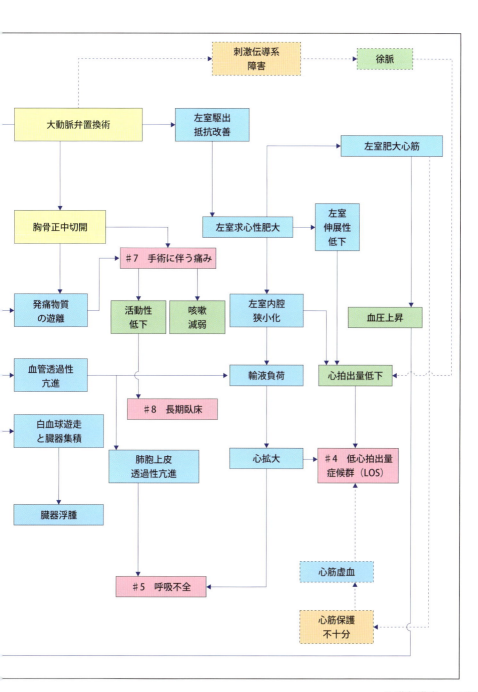

2）ARの病態関連図
（1）術　前

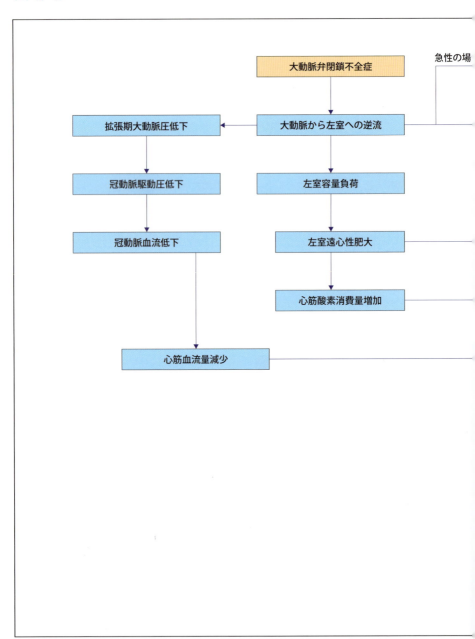

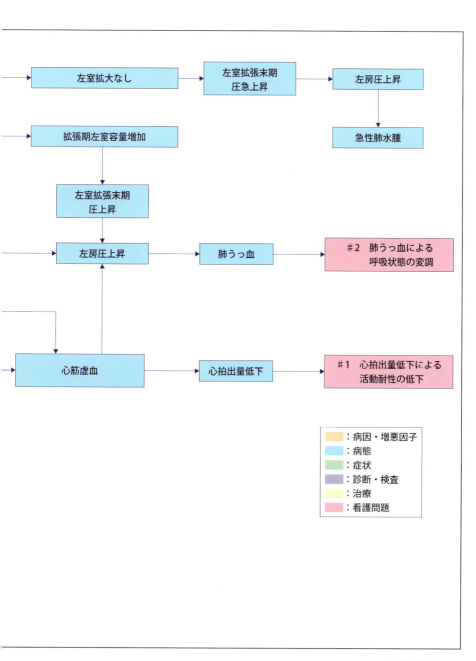

（2）術 後

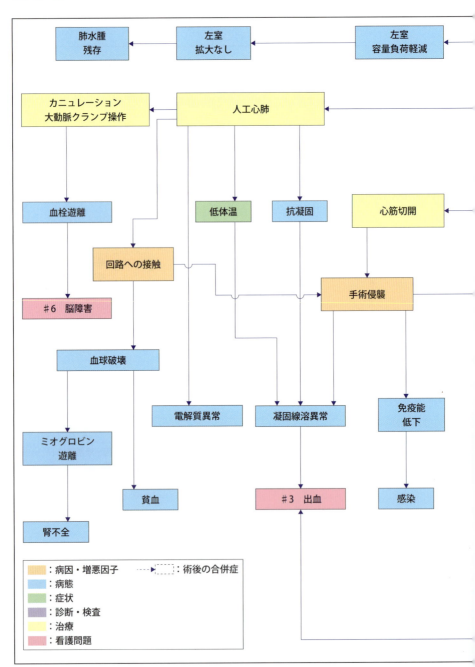

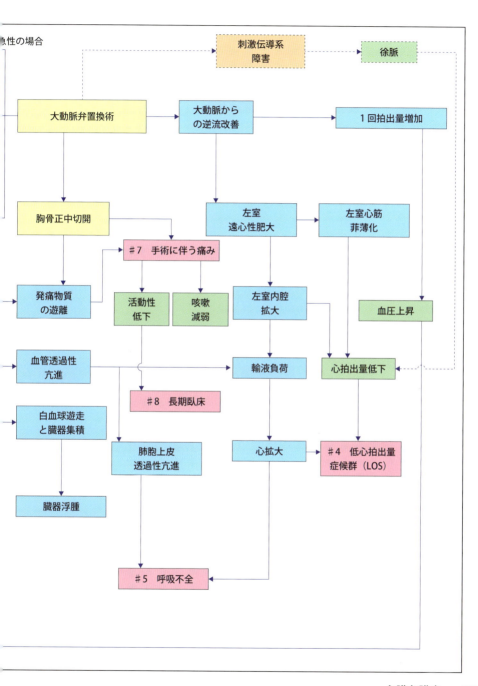

3）MSの病態関連図
（1）術　前

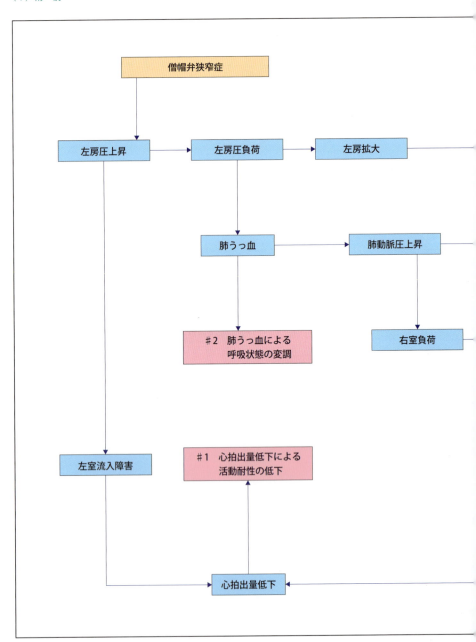

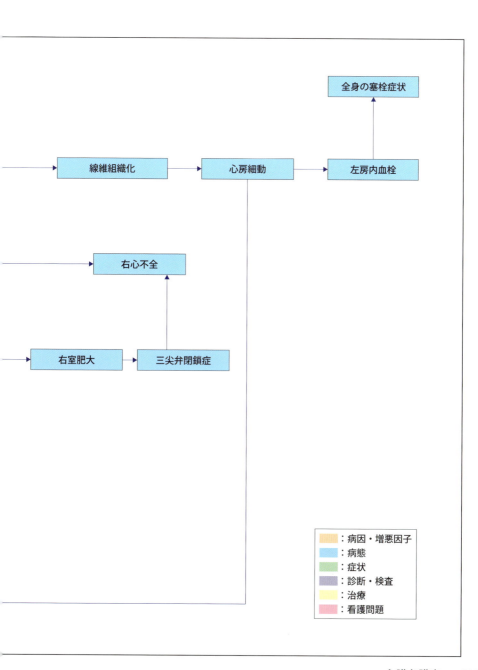

(2) 術 後

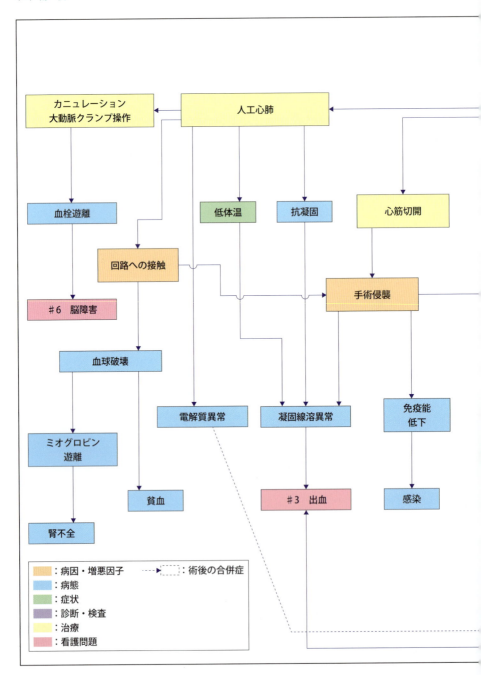

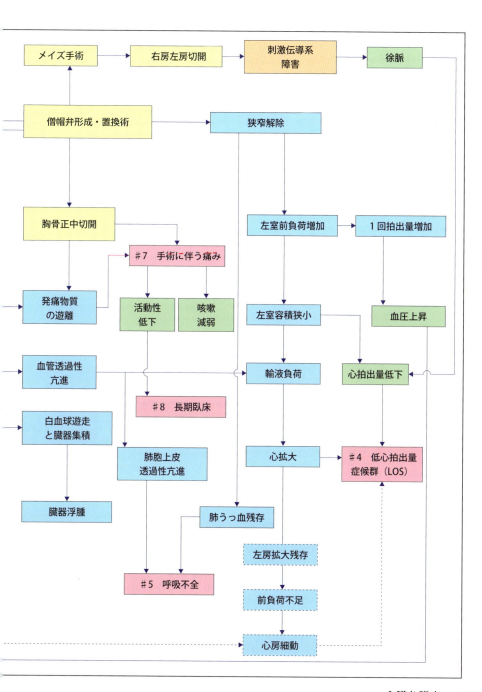

4）MR の病態関連図

(1) 術前

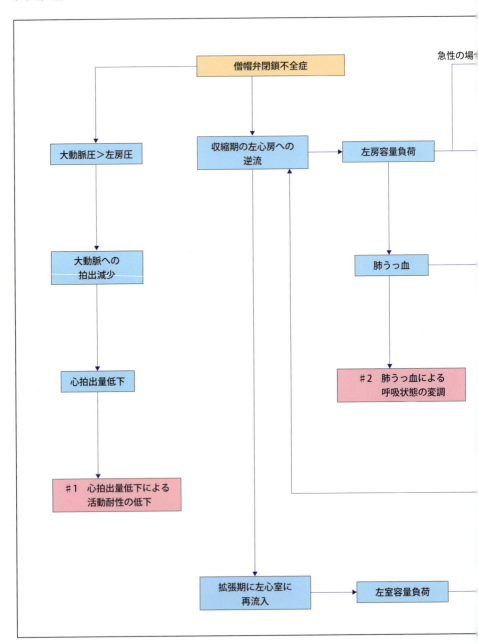

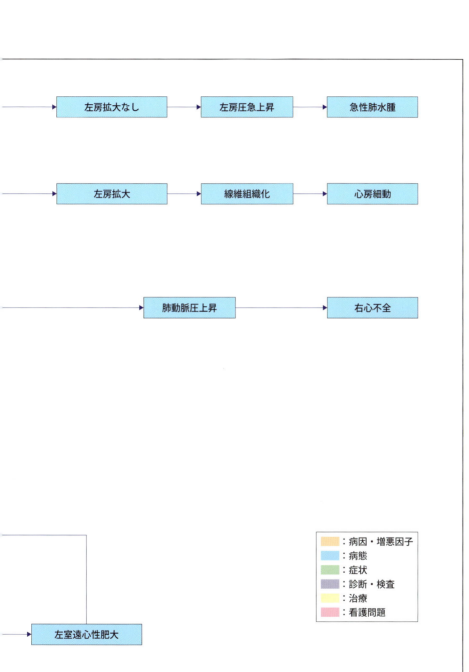

（2）術 後

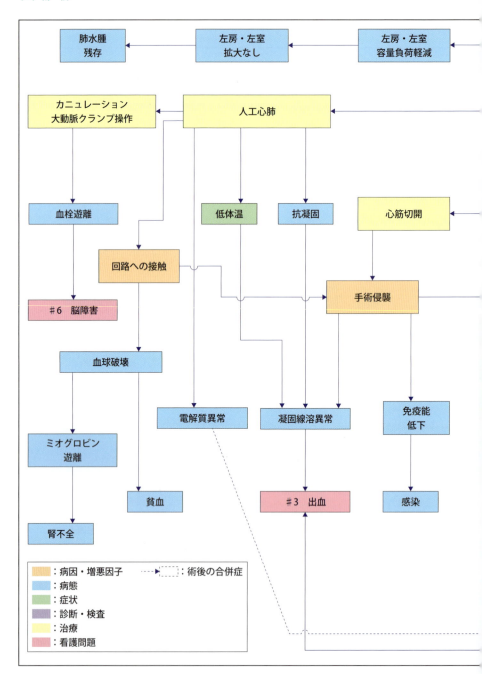

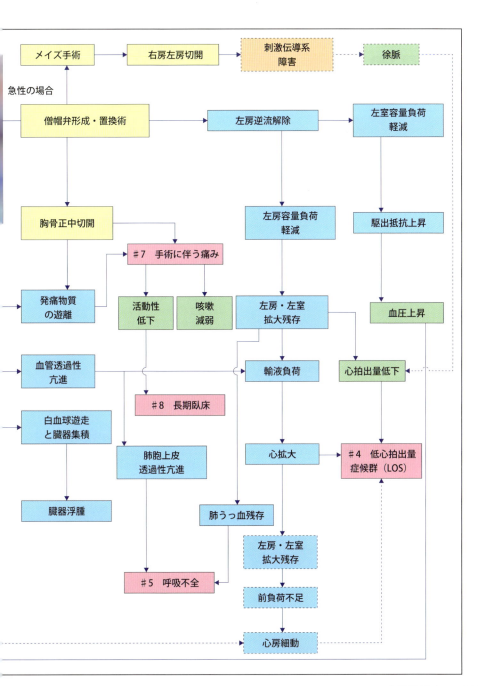

6. 看護問題，目標と介入のポイント

(1) 術前

看護問題#1 心拍出量低下による活動耐性の低下
看護目標1 活動によって症状が増悪しない
看護目標2 活動によって症状が出現した場合は，即座に報告することができる

看護計画

OP（観察項目）

- バイタルサイン
  血圧，心拍数，呼吸数，体温
- 左心不全症状の有無・程度
  肺うっ血：労作時呼吸困難，息切れ，起座呼吸，夜間発作性呼吸困難，咳嗽・喀痰増加，チアノーゼ
  低心拍出量：易疲労性，夜間多尿，乏尿，動悸，意識障害，末梢冷感・湿潤
- 症状出現，増悪時の状況
- 不整脈の有無
- 心雑音の有無
- 水分出納
  輸液量，尿量，体重
- 指示の安静度，水分制限量
- 内服薬，点滴の種類と投与量
- 血液検査：肝機能，腎機能，炎症反応
- 12誘導心電図

根拠・意味づけ

* 左心系の弁膜症は労作時呼吸困難や易疲労が初発の症状となることが多い
* 僧帽弁膜疾患，特にMSでは，右心不全症状（体静脈うっ血：消化器症状，体重増加，頸静脈怒張，胸腹水貯留，肝腫大，心臓悪液質）の出現にも注意する
* 心雑音は疾患ごとに特徴がある．特に容量負荷のかかる閉鎖不全症では心不全が増悪するとⅢ音を聴取することがある
* 僧帽弁膜疾患では心房細動，大動脈弁疾患では心室性不整脈に注意する
* 心房細動がある患者では，塞栓症状，特に神経所見の変化など脳塞栓の症状を確認していく

臨床知からのポイント

- 症状出現時は，どのような状況であったかを聴取し，医師に報告する
- 低心拍出量の状態は，明らかな左心不全症状だけでなく，下肢のだるさや肝機能の悪化などで気づくこともある
- 僧帽弁膜症の患者は低心拍出量症状よりも肺うっ血症状が出現しやすく，徐々に悪化していく

CP（看護・治療項目）

- 異常時は速やかに医師に報告する
- 指示の薬物療法を実施する
- 活動や処置，清拭などのケアは重複して行わないようにする
- 活動や処置，清拭などのケアの前後はバイタルサインと心不全症状を確認する
- 日常生活動作（ADL）に合わせて安静度の範囲内で離床を促す
- 座位や端座位ができない場合は，体位変換や関節可動域訓練（ROM）を行う
- 生活リズムを整える
- 安静度に応じて日常生活の援助を行う

根拠・意味づけ

* ASで狭心痛や失神などの症状がある場合は，活動などで心負荷がかかると症状が出現する可能性がある．安静度を遵守し，心負荷がかからないようにケアを分散させる
* 心筋酸素消費量を軽減し，心負荷を避けるために安静度は遵守する
* 効率がよいからといって，ケアやADLを重複させると二重負荷になるため注意する
* 交感神経の賦活化は心負荷を助長させる．夜間の睡眠時間を確保できるように配慮する

	臨床知からのポイント
CP	●日常の排泄や食事，清潔行為などを離床の機会として活用することで，最小限の心負荷で離床を促すことができる

		根拠・意味づけ
EP（患者教育項目）	●症状が出現した場合，または症状が増悪した場合は，ただちに活動を中止して報告するように説明する ●治療の目的と安静の必要性を患者と共有し，理解を得る	＊大動脈弁膜症は，症状が出現すると急速に悪化する．治療の目的を説明し，安静にすることも治療の一環であることを理解してもらう

	臨床知からのポイント
	●特に夜間は症状を我慢してしまい，事後報告になることもある．繰り返し，報告の必要性を説明する

評価	●看護目標1，2を達成できなかった場合は原因を検索し，計画内容を変更・追加する

看護問題#2 肺うっ血による呼吸状態の変調

看護目標1 ガス交換障害の症状が増悪しない
看護目標2 夜間の睡眠時間が確保でき，十分な休息をとることができる

看護計画

		根拠・意味づけ
OP（観察項目）	●バイタルサイン 　血圧，心拍数，呼吸数，体温 ●呼吸パターン，呼吸の深さ，胸郭の動き，経皮的動脈血酸素飽和度（SpO₂） ●左心不全症状の有無・程度 　肺うっ血：労作時呼吸困難，息切れ，起座呼吸，夜間発作性呼吸困難，咳嗽・喀痰増加，チアノーゼ 　低心拍出量：易疲労性，夜間多尿，乏尿，動悸，意識障害，末梢冷感・湿潤 ●症状出現，増悪時の状況 ●痰の性状，量，咳嗽の頻度 ●水分出納　　●水分制限量 　輸液量，尿量，体重 ●内服薬，点滴の種類と投与量 ●血液ガスデータ 　酸素化の評価 ●胸部Ｘ線写真 　肺うっ血，胸水貯留 ●睡眠時間，睡眠状況　●夜間排尿回数	＊日中は低心拍出量を代償するために骨格筋などに血流が再分布するため，腎血流量は減少する．夜間になると静脈還流量が増加し，腎血管の収縮が解除され，血流が増加するため多尿になる ＊就寝時，臥位になることで下肢の静脈圧は低下し，間質より血管内に水分が移動する．静脈還流の増加には一定の時間を要するため，呼吸困難感が出現するまでに就寝後2〜3時間かかる ▶夜間発作性呼吸困難や夜間多尿により睡眠が阻害されることが多い ＊十分な休息がとれないと夜間も交感神経が賦活化し，心負荷が増大する

	臨床知からのポイント
	●夜間に利尿薬の服用がある場合は睡眠を阻害するため，日中の時間に内服してもらえるように医師に相談する

		根拠・意味づけ
CP（看護・治療項目）	●確実な酸素投与を行う ●指示の薬物療法を実施する ●呼吸困難感がある場合は，安楽な体位を工夫する ●睡眠薬の使用を医師，患者と相談する ●睡眠環境を整える．呼吸困難感が軽減できるような体位（ファウラー位など）を患者と相談しながら工夫する	＊酸素投与量は目標とする SpO_2 値と自覚症状を基準に決定する ＊酸素投与でも呼吸状態が改善しない場合は，NPPVの使用を検討する ＊急性のARとMRは，代償が追いつかず，急激に肺水腫となる．NPPVもしくは人工呼吸管理により呼吸状態を安定させ，早期に外科的治療が受けられるようにする

臨床知からのポイント
●安楽な体位は呼吸困難感の強さ（肺うっ血の程度）や胸水貯留の有無によって変わる

		根拠・意味づけ
EP（患者教育項目）	●症状が出現，または症状が増悪した場合は，ただちに報告するように説明する ●安静の必要性と治療の目的を患者と共有し，理解を得る	＊自覚症状出現時は，バイタルサインの変化，症状の程度，持続時間，性状，随伴症状の有無などを観察する必要がある ＊症状が増悪する前触れを把握し，患者と共有することで早期発見につながる ＊治療上の安静は説明しただけでは理解を得られにくい．治療の必要性と症状の改善を結びつけて説明し，そのことについての感情を共有し，理解を得るようにする

臨床知からのポイント
●呼吸困難感は死を連想しやすく，患者の不安を増強させる．症状が出現または症状が増悪した場合は速やかに対応し，落ち着いた態度で不安の表出を支援する

評価	●看護目標1，2を達成できなかった場合は，原因を検索し，計画内容を変更・追加する

（2）術後

看護問題 #3　出　血

看護目標1　1時間で体重当たり4mL以上の出血がない
看護目標2　異常時（ショック症状：血圧（脈圧）低下，頻脈，努力呼吸，意識レベルの低下，不穏，顔面蒼白，冷汗，末梢冷感）は早期に医師に報告できる

看護計画

		根拠・意味づけ
OP（観察項目）	●バイタルサイン 　血圧（収縮期，拡張期，平均），心拍数，体温 ●留置されているドレーンの状況（心嚢，前縦隔，胸腔）	＊収縮期血圧の過度な上昇は出血のリスクになる ＊弁の閉鎖時にかかる圧力は，僧帽弁では左室収縮期圧となる．血圧の上昇によって弁破壊に陥ることがある．特に僧帽弁形成術では注意する

OP（観察項目）	どこからの出血が一番多いか，排液の性状（濃いか，薄いか，コアグラがあるか），排液量（一時的なものか，持続するか），刺入部の状態 ● 末梢の触知 　dry or wet / warm or cool ● 意識レベル 　覚醒しているか，体動はあるか ● 鎮静深度 　RASS ● 血液データ 　赤血球，ヘマトクリット，ヘモグロビン，血小板，PT-INR，APTT ● ショック症状の有無 　血圧低下，頻脈，努力呼吸，冷汗，意識レベル低下など	＊弁の閉鎖時にかかる圧力は，大動脈弁では大動脈の拡張期圧となるため，大動脈弁は血圧上昇による負荷は少ない ＊ヤクー手術では，人工血管と弁輪部の吻合部が人工血管に被覆されていないため，基部の伸展性は保たれるが，出血のリスクが高くなる ＊留置されているドレーンのどの部位からどの程度出血しているかによって緊急度が異なる ＊出血性ショックになる可能性があるため，ショック症状の有無に注意する ＊循環血液量の15％以上の出血で身体症状が出現する ＊出血性ショックの最も鋭敏な指標は頻脈である．四肢冷感，乏尿も比較的早期に出現する

⚠ 臨床知からのポイント

- AS では肥大心筋の影響により，AR では1回拍出量の増大により，MS では左室前負荷の増大により，MR では駆出抵抗の上昇により，術後一時的に血圧は上昇する
- さらに，痛みや覚醒傾向，内因性カテコラミンの増加によって血圧は上昇しやすい
- 術直後1時間は15分ごと，2時間は30分ごとに出血量を観察する
- 持続的な出血が突然止まったときは，ドレーンの閉塞を疑う．心嚢ドレーンの閉塞による心タンポナーデに注意する
- 術前にβ遮断薬などを内服していた場合や，術後の刺激伝導系の障害で徐脈となっている場合は，出血性ショックの症状として頻脈が出現しにくくなる
- 循環血液量低下による拡張期血圧の上昇も出血性ショックを示唆する重要な身体所見である

CP（看護・治療項目）	● 出血量の増加，血性度の増強，出血性ショックの徴候が出現した際は速やかに医師に報告する ● 患者管理の目標（血圧）を医師と共有する．目標血圧をもとに必要時は血管拡張薬を投与する ● 指示の薬物療法（止血薬，血液製剤，輸血）の実施 ● ドレーン内にコアグラがある場合は，医師の指示のもと愛護的にミルキングを行う ● ドレーン管理：確実な固定，屈曲・閉塞予防 ● 鎮痛・鎮静薬の投与 ● 電気毛布や温風ブランケットによる保温 ● 急変時の手順を確認しておく ①緊急招集と担当医への連絡方法 ②気管挿管セット，救急カート，DC などの物品準備 ③CPR の実践と対応	📝 根拠・意味づけ ＊出血が懸念される場合は，一時的に収縮期血圧90mmHg 前後で管理する ＊術後の低体温は凝固因子の活動を低下させ，出血を助長する．末梢血管抵抗の低下による低血圧に注意しながら保温を行う ＊ドレーンの種類によってミルキングローラーを使用するか手動式ミルキングにするか検討する ＊ドレーンの先端が組織に接触していた場合，ミルキングローラーの使用によって，150〜300mmHg の圧力がかかるといわれている

CP 看護・治療項目	**⚠ 臨床知からのポイント** ● 無輸血手術の場合は，どの程度まで貧血が進んだら輸血を投与するかを医師に確認しておく ● 復温は37℃前後を目標に1℃/hrのペースで行い，中枢温の過度な上昇は避ける ● ドレーンの吸引圧を維持するため，出血はこまめにバッグに落とす ● 以下の状況は出血を助長させるので注意する 　・患者覚醒に伴ったバッキング 　・抜管，吸痰時の咳嗽反射 　・血圧上昇時 　・患者の体動が激しいとき 　・復温時のシバリング（shivering） ● 輸血投与をしても出血量が減少しない場合や，増強する場合は再開胸止血術も考慮される	
EP 患者教育項目	● 麻酔からの覚醒時 　①手術が無事に終了したことを説明する 　②気管挿管中は声が出ないこと，人工呼吸器の離脱まで安静を保持すること，どのように人工呼吸器の離脱が進むかを説明する 　③留置物の位置や重要性を説明する ● ケア提供前には十分な説明（これから何が行われるのか，それに伴いどのような協力が必要なのかなど）を行い，患者の不安や恐怖を軽減する ● 輸血の必要性を説明する	**📝 根拠・意味づけ** ＊麻酔からの覚醒時に一時的に興奮することが多い．覚醒時には不安の緩和のため，現在の状況を十分に説明する ＊特に出血時は体動によって出血が増悪する可能性がある ＊安静が必要な理由を説明するだけでなく，実際に留置物に触れてもらいながら理解を促す．また，動ける範囲を説明しながらコントロール感を維持する
評価	● 術後12時間で評価する ● ドレーン出血が0.5mL/kg/hrであり，性状が淡血性より薄く，貧血の進行がないことを確認する ● 随時計画内容を確認，必要時は変更・追加していく	

看護問題♯4　低心拍出量症候群（low cardiac output syndrome；LOS）

看護目標1　異常時（ショック症状：血圧（脈圧）低下，頻脈，努力呼吸，意識レベルの低下，不穏，顔面蒼白，冷汗，末梢冷感）は早期に医師に報告できる

看護目標2　術後24時間以内にLOSを引き起こさずに経過できる

看護計画

OP 観察項目	● バイタルサイン 　血圧（収縮期，拡張期，平均），心拍数，呼吸数，体温 ● 不整脈の有無 　特に心室性不整脈，頻脈 ● CO/CI，SV，SVV，PA（S/D/M），CVP，SVR，PVR ● ショック症状の有無 　血圧低下，頻脈，努力呼吸，冷汗，意識レベル低下など	**📝 根拠・意味づけ** 【術後にLOSを呈する要因】 ＊前負荷の低下 　手術侵襲による血管透過性の亢進 　輸液による血液希釈による血漿浸透圧の低下 　術後の出血 ＊心収縮力低下 　術後心筋の傷害 　周手術期心筋梗塞 　心タンポナーデ

OP（観察項目）

- 留置されているドレーンの状況（心嚢，前縦隔，胸腔）
  どこからの出血が一番多いか，排液の性状（濃いか，薄いか，コアグラがあるか），排液量（一時的なものか，持続するか）
- Aラインの波形
  立ち上がり角度，呼吸性変動の有無，DNの有無，波形下面積
- 水分出納
  輸液量，時間尿量，測定できれば体重
- 末梢の触知
  dry or wet / warm or cool
- 浮腫の有無・程度
- 薬剤の投与量と更新時の変化
- 12誘導心電図
  術後 ST-T 変化
- 採血データ
  心筋逸脱酵素，炎症反応
- 血液ガス
  アシデミアの有無，乳酸値，電解質
- 胸部X線写真

＊心拍数の異常
　術後不整脈
＊後負荷の上昇
　手術中の低体温
　手術侵襲による交感神経興奮
＊12誘導心電図は，周手術期心筋梗塞の早期発見と不整脈の診断のため，入室直後，入室6時間後，モニタ心電図の異常時などに測定する
＊心ポンプ機能を総合的にアセスメントし，異常を早期に発見するために血液ガスによりアシデミアと乳酸値を確認する

臨床知からのポイント

- 循環動態は心拍出量を規定する因子（心収縮力，前負荷，後負荷，心拍数）を中心にアセスメントする
- 患者の状態などにより使用できるモニタは異なる．そのときにあるものを最大限に活用する
- ペーシング使用時は，電解質異常に伴うペーシングフェラーに注意する

CP（看護・治療項目）

- 異常時（看護目標1）は速やかに医師に報告する
- 指示された薬物療法の実施．特に，循環作動薬の交換時は，血行動態に注意する
- 患者の目標収縮期血圧を医師と共有する
  AS：目標血圧 100〜120mmHg
  AR：目標血圧 110〜130mmHg
  僧帽弁形成術：90mmHg
  僧帽弁置換術：90〜110mmHg
  出血注意：80〜90mmHg
  あくまでも目標値であり，尿量や水分出納バランスによって高めに維持する場合もある
- 入室直後から十分な前負荷をかける
  大動脈弁膜症：十分な前負荷が必要
  MS：心拍出量が維持できる程度の前負荷
  MR：十分な前負荷が必要

根拠・意味づけ

【AS】
＊肥大心筋による内腔の狭小化，コンプライアンスの低下による心拍出量の低下を認める
＊左室を伸展させるために，前負荷を十分にかける
＊肥大した左室は，1回拍出量を心房・心室の同期的収縮に依存する．頻脈は，心臓の拡張時間が短くなり，冠動脈血流が低下するため，肥大した心筋の酸素需要量を満たすことができなくなる
十分な前負荷をかけて適切な心室充満圧を維持し，洞調律を保つ
＊求心性肥大が強い場合にβ作用が優位な薬物（カテコラミン）を使用すると，左室内の圧較差が増強し，左室流出路の閉塞性障害を起こす危険性がある

CP 看護・治療項目

- 薬物投与，一時ペーシングを用いて適切な心拍数を維持する
  AS：洞調律維持，頻脈注意
  AR：洞調律維持，徐脈を避ける
  僧帽弁膜症：徐脈を避ける
- 電気毛布，温風加温装置を使用して復温する
- 急変時の手順を確認しておく
  緊急招集と担当医への連絡方法，気管挿管セット，救急カート，DC などの物品準備，CPR の実践と対応
- 心筋酸素消費量を抑えたケアを提供する
- 清拭や体位変換は可能な限り 2 名以上で実施し，時間をかけすぎない
- 気管挿管中は咳嗽反射の誘発に注意し，気管チューブや人工呼吸器の位置に注意する
- 気管吸引は主気管支レベルに副雑音を認めた場合のみとし，10 秒以内で素早く実施する
- 不必要なクーリング，末梢保温はしない
- ケアの実施はモニタを観察しながら行う
- ケアの重複がないように時間を調整する
- 皮膚障害を予防する．体位ドレナージが必要でない場合，2 時間ごとに体位変換を実施する

＊圧負荷は解除されるが，肥大心筋によって血圧は上昇しやすい

【慢性 AR】
＊収縮力が保たれていれば，逆流の減少により 1 回拍出量が増加し，血圧が上昇しやすくなる．また，低めの心拍数で心筋酸素消費量を低下させるほうがよい
＊左室の容積が大きいため，ある程度の前負荷がないと空打ちの状態になるので，心室性不整脈の増加に注意する
＊左室拡張末期容積が増大した低心機能例では，心拍出量は心拍数に依存する．ペーシングが必要になることもある
＊左室の遠心性肥大により収縮力が低下しやすいため，カテコラミンによる収縮力の補助，もしくは血管拡張薬による後負荷軽減が必要になる

【大動脈基部置換術】
＊冠動脈を移植するため，心電図変化・心筋逸脱酵素の上昇に注意が必要である
＊冠血流維持のため，血圧管理・前負荷の維持が必要である

【MS】
＊僧帽弁の狭窄が改善により，左房から左室への流入量が増加するため，血圧が上昇しやすい
＊術前は前負荷が少なく，左室容積が小さいため，容量負荷に耐えられず，心拍出量を維持しにくい
＊術前に肺うっ血や肺高血圧をきたしている場合，肺血管床が変化しているため，肺にサードスペースを形成しやすい
＊メイズ手術を行った場合は，洞結節の機能が回復するまでは徐脈となりやすい

【MR】
＊拡張した左房・左室に十分な前負荷が必要になる
＊僧帽弁の逆流の改善により，左室は圧の低い左房に血液を送り出せなくなるため，左室の駆出抵抗が大きくなり，血圧が上昇しやすい
＊術前の EF が 60％未満の場合，左室機能は低下しており，術後 LOS に陥りやすい

【急性 MR】
＊残存している肺水腫に対する加療を継続する
＊急性心筋梗塞による乳頭筋断裂以外は，左室収縮能が維持されているため，前負荷を軽減させる

CP 看護・治療項目

⚠ 臨床知からのポイント

- 同じ「心拍出量」の低下であっても，①どの弁がどのように障害されていたか，②左室の容積はどの程度か，によって循環管理は変わる
- 血圧低下時は，どの因子が障害されていて，目標血圧に向けてどの因子で調節していくのかを患者の状態をみながら判断する
- 一般的に手術侵襲による血管透過性がピークとなる術後6時間までは，心拍出量は前負荷に依存することが多い．6〜12時間かけて血管外漏出が安定するとともに輸液量を漸減できるが，十分な充満圧が維持されているにもかかわらず血圧が低下する場合は，心収縮力の回復が不十分な場合がある
- 尿量は，人工心肺の血液希釈のため血液の粘度が低下し，一時的に腎血流量が増加することで術直後に増加する．この時期は，カリウムの排泄が促進されるため，電解質に注意する
- 尿量が落ち着いてくるとリフィリング期を迎えるまでは，尿量が低下してくる．目標血圧，水分出納，呼吸状態に注意しながら，0.5mL/kg/hrを維持する．適切な充満圧を維持できるようになったら，利尿薬を投与する
- 利尿薬投与時は，左室内腔が狭小化している大動脈弁狭窄症では血圧低下に注意する
- 炎症反応が落ち着き，リフィリング期を迎えているにもかかわらず尿量が増加しない場合は，腎機能や肺うっ血増強に注意する
- リフィリング期に大量の尿が出る場合は，血管内脱水による頻脈や心房細動の出現に注意する
- 弁膜症の代償による遠心性・求心性肥大を改善させるために，術翌日から少しずつマイナスバランスを目指す
- 急性の閉鎖不全症で肺水腫を手術している場合と僧帽弁膜症で肺高血圧がある患者は，血行動態の維持よりも呼吸管理に難渋する．血行動態を早期に安定させ，肺水腫の改善に向けた呼吸・循環管理が必要になる
- 僧帽弁膜症（特にMS）に三尖弁閉鎖不全症が合併した場合は，肺高血圧症や右心不全による肝障害，心臓悪液質，免疫機能の低下を伴うと術後管理に難渋することがある
- 復温は十分な前負荷が維持されている前提で実施．急激な復温は末梢血管抵抗を低下させ血圧が低下する．十分な充満圧が維持できるようになる術後6時間前後までに復温は完了させる

EP 患者教育項目

- 麻酔からの覚醒時は，手術が無事に終了したことを説明する．気管挿管中は声が出ないこと，人工呼吸器の離脱まで安静を保持すること，どのように人工呼吸器の離脱が進むかを説明する．また，留置物の位置や重要性を説明する
- ケア提供前には十分な説明（これから何が行われるのか，それに伴いどのような協力が必要なのかなど）を行い，患者の不安や恐怖を軽減する

📝 根拠・意味づけ

＊麻酔からの覚醒時に一時的に興奮することが多い．覚醒時には不安の緩和のため，現在の状況を十分に説明する

⚠ 臨床知からのポイント

- 安静が必要な理由を説明だけでなく，実際に留置物に触れてもらいながら理解を促す．また，動ける範囲を説明しながらコントロール感を維持する

評価

- 看護目標1，2ともに術後24時間で評価する
- 術後24時間でショック症状，LOS徴候の出現がなければ目標達成とする
- 24時間以降もLOSに注意が必要であれば，目標を変更し計画を継続する
- 目標を達成できなかった場合は原因を検索し随時計画内容を確認，必要時は変更・追加する

看護問題#5 呼吸不全
看護目標1 人工呼吸器から離脱することができる
看護目標2 無気肺や肺炎などの呼吸器合併症を起さない

看護計画

OP（観察項目）

- 呼吸数，呼吸パターン，深さ，SpO₂
- バイタルサイン
  血圧（収縮期，拡張期，平均），心拍数，体温
- 人工呼吸器設定条件
  モード，酸素濃度，PS，PEEP
- 1回換気量，分時換気量，PIP，コンプライアンス
- 呼吸音
  特に副雑音の有無
- 気道内分泌物の性状・量
- 胸郭の動きの左右差，可動性
- 意識レベル
- 体動や咳嗽時，発熱時の呼吸パターン変調の有無・程度
- 補助呼吸筋の使用の有無，努力呼吸の有無
- 検査データ
  胸部X線写真，血液ガスデータ，血液データ
- 加温加湿状況
- グラフィックモニタの変化
- 水分出納
  輸液量，尿量，体重に特に注意
- 術前の呼吸機能検査の結果
  FVC，FEV1.0
- 術後嚥下障害のスクリーニング
  RSST，MWST

根拠・意味づけ

* 人工心肺や手術そのものの侵襲によって血管透過性の亢進が起こり，血漿成分が間質に移動し，呼吸不全に至る
* 急性のMRやARでは，代償が間に合わず，急激に左房圧が上昇し，肺水腫を呈する。術後は肺水腫が残存する可能性があるため，肺水腫に準じた呼吸管理が必要になる
* 肺うっ血による左心不全症状が出現している大動脈弁膜症は，重症なことが多い
* 僧帽弁膜疾患は徐々に症状が出現し，特にMSは左房のみの代償により肺うっ血になりやすい
* →残存した肺うっ血による気道内分泌物の増加に注意が必要
* 低侵襲心臓手術（minimary-invasive cardiac surgery；MICS）で右側開胸を行った場合，右肺野の虚脱，長時間の左側臥位による無気肺，痛み増強を引き起こし，呼吸状態悪化の要因となる
* 術前の呼吸機能検査で1秒率の低下や術後の痛みの管理が不十分だと呼吸が浅くなり，十分に痰の喀出ができない可能性がある

臨床知からのポイント

- 術前に肺うっ血がある場合は，術後に肺うっ血が残存していないかを確認する
- 術前の呼吸機能検査で換気障害がある場合は，抜管後にNPPVの使用を考慮する

CP（看護・治療項目）

- 人工呼吸器設定変更時は，酸素化の悪化や呼吸パターン変調に注意して観察する。また，発現時にはその要因をアセスメントする．
- 急激な酸素化の悪化，呼吸パターン変調時には速やかに主治医に報告。身体所見，グラフィックモニタ，呼吸パターン，吸気努力を早期に判断し，要因を分析する
- 気管チューブ刺激による咳嗽反射の誘発がないように，体位変換や全身清拭などのケア時には，人工呼吸器回路の位置や

根拠・意味づけ

* 頭部挙上は機能的残気量の増加による肺拡張，VAP予防，早期リハビリテーションを目的に実施する
* 傷害期，リフィリング期のような侵襲の回復過程に沿って輸液量や水分出納バランスの目標を決める
* 開胸に伴う創部痛は，胸郭運動の抑制にもつながる
* 理学療法士（PT）とリハビリテーション内容を相談し，看護師も実施する

CP 看護・治療項目	・気管チューブの角度に注意する ●人工呼吸器関連肺炎（ventilator-associated pneumonia；VAP）を予防するために，循環動態が安定していれば，頭部挙上30°を目指す ●気道クリアランスを維持するために，呼吸音を聴取して主気管支レベルの気道分泌物の貯留を確認し，吸引する．気管吸引時間は10秒程度で素早く実施する ●胸部X線写真上，無気肺や浸潤影の出現・増悪がみられた場合は，可能な限り体位ドレナージを施行する ●痰の粘稠度を観察して加湿の評価をする ●医師の指示のもと循環血液量を適正に維持できるようにバランス管理を行う ●気管挿管中は1日2～3回の口腔ケアを実施する．洗浄は毎回，ブラッシングは1日1回以上行う ●スタンダードプリコーションの徹底 ①手指衛生を徹底する 　患者に触れる前，清潔・無菌操作の前，体液曝露のリスクの後，患者に触れた後，患者の周囲に触れた後 ②個人防護具（PPE）の使用を徹底する 　血液・汗を除くすべての体液，分泌物，排泄物，損傷のある皮膚，粘膜には感染性があると考えて対応する

⚠ 臨床知からのポイント

- 頭部挙上や体位ドレナージは過剰な出血がないこと，循環動態の安定を確認して実施する
- 輸液負荷で心拡大しやすくなり，仰臥位での臥床状態が続くと左下葉に無気肺を形成しやすい
- 全身状態が安定したら，早期にリハビリテーションを開始する．頭部挙上30°⇒左右側臥位⇒頭部挙上60°程度⇒端座位⇒立位⇒歩行と段階的に進める

EP 患者教育項目	●麻酔からの覚醒時は，手術が無事に終了したことを説明する．気管挿管中は声が出ないこと，人工呼吸器からの離脱まで安静を保持すること，どのように人工呼吸器からの離脱が進むかを説明する．また，留置物の位置や重要性を説明する ●ケア提供前には十分な説明（これから何が行われるのか，それに伴いどのような協力が必要なのかなど）を行い，患者の不安や恐怖を軽減する ●口腔ケア，早期リハビリテーションの目的と効果を説明する	**根拠・意味づけ** ＊麻酔からの覚醒時に一時的に興奮することが多い．覚醒時には不安の緩和のため，現在の状況を十分に説明する

EP（患者教育項目）	**!** 臨床知からのポイント
	● 安静が必要な理由を説明だけでなく，実際に留置物に触れてもらいながら理解を促す．また，動ける範囲を説明しながらコントロール感を維持する
	● ポジショニングによるリハビリテーション開始時は十分に鎮痛し，術後早期からのリハビリテーションによる負担を軽減させる．術前の説明内容を把握し，振り返りながら説明すると理解を得られやすい
評価	● 術後12時間で評価する ● 人工呼吸器から離脱できない場合は，原因を検索し，原因に対応した計画内容に変更・追加していく ● 呼吸器合併症が出現した場合は，合併症に対応できるように計画内容を変更・追加していく

看護問題#6 脳障害

看護目標 脳障害による神経所見の異常を早期に発見することができる

看護計画

OP（観察項目）	📝 根拠・意味づけ
● 意識レベル 　覚醒しているか，体動はあるか，四肢の従命動作が可能か ● 瞳孔所見 　瞳孔径，対応反射の有無，眼球偏位の有無 ● 四肢麻痺，感覚鈍麻の有無 ● けいれんの有無 　発生部位，持続時間 ● 病的反射（クローヌス，バビンスキー反射など）の有無 ● 呼吸状態 　自発呼吸の有無，呼吸パターン ● 鎮静深度 　RASS ● バイタルサイン 　血圧（収縮期，拡張期，平均），心拍数，呼吸数，体温，心房細動の有無 ● 術前の情報 　脳疾患の既往，意識障害の有無，運動障害の有無，内頸動脈の狭窄の有無，頭部検査の所見 ● 術中の情報 　人工心肺時間，動脈の性状，水分バランス ● 採血データ 　肝機能，腎機能	＊人工心肺使用時の大動脈クランプ操作による粥腫の飛散，空気塞栓，人工心肺中の低灌流などが原因として考えられる ＊入室時は，瞳孔所見を必ず確認し，記録しておく ＊脳障害の可能性が高いと判断された場合は，瞳孔所見と覚醒状況をこまめに観察する ＊僧帽弁膜疾患で入室時から心房細動，もしくは心房細動が再発した場合は，出血が安定していれば早期に抗凝固療法を開始する ＊既往に脳疾患がある場合は，部位や障害の有無などを確認しておく

OP (観察項目)	**⚠ 臨床知からのポイント** ● 体動やバッキングがあり，覚醒徴候がみられたら，まずは循環動態が安定しているか，過剰なドレーン出血がないかを確認する．覚醒が刺激になり，全身状態が不安定になるようなら鎮痛・鎮静を強化する ● 覚醒時は，開眼，四肢の従命動作を中心に確認する．離握手は必ず離す動作までできるかを確認する ● 脳障害の可能性が高いと判断された場合，けいれん出現に備えて抗けいれん薬を準備しておく
CP (看護・治療項目)	● 瞳孔の異常所見や眼球の異常運動を認めた場合は，四肢麻痺やけいれんなどの症状出現の有無も併せて観察し，医師に報告する ● けいれん出現時は，けいれん時間，出現部位，けいれんの広がり方，呼吸状態などを観察しながら，速やかに医師に報告する ● けいれん出現時は，指示の抗けいれん薬を準備・投与する ● けいれん出現時は，ベッドから転落しないように安全管理を徹底する **【脳障害を疑う場合】** ● 指示の薬物療法（抗けいれん薬，鎮静薬，抗凝固療法，脳浮腫改善薬）の実施 ● CT出棟の準備 **📝 根拠・意味づけ** ＊ けいれん出現時，人工呼吸器を使用していなければ気道確保，酸素投与が必要になることがある．呼吸状態も同時に確認する ＊ 持続鎮静薬は，けいれんの原因となる異常な電気刺激の抑制を目的に投与される ＊ けいれんの持続，低酸素血症は脳障害を悪化させるため避ける **⚠ 臨床知からのポイント** ● 脳障害を受けた部位と範囲によるが，術後24〜48時間に発症することが多い ● 抗けいれん薬投与時の循環動態の変化に注意する ● 抗凝固療法が開始された場合は，ドレーン出血に注意する ● 検査中にけいれんが出現する場合もある．救急薬品の中には抗けいれん薬を準備しておく
EP (患者教育項目)	● 麻酔からの覚醒時は，手術が無事に終了したことを説明する．気管挿管中は声が出ないこと，人工呼吸器からの離脱まで安静を保持すること，どのように人工呼吸器からの離脱が進むかを説明する．また，留置物の位置や重要性を説明する ● ケア提供前には十分な説明（これから何が行われるのか，それに伴いどのような協力が必要なのかなど）を行い，患者の不安や恐怖を軽減する ● 検査，治療内容についてわかりやすく説明する **📝 根拠・意味づけ** ＊ 覚醒時に意識レベルや従命動作を評価しながら説明を行う ＊ 脳障害が疑われるときは，検査の回数が増えるため，その都度説明する **⚠ 臨床知からのポイント** ● 一度の説明では理解を得られないことが多いため，覚醒時は繰り返し説明する

評価	●覚醒時に脳障害の有無を評価する ●意識レベルが清明であり，神経所見の悪化がなければ目標は達成 ●覚醒遅延，けいれんなどがある場合は，脳障害が疑われるため，看護介入を継続する ●検査により，脳障害の原因が判明したら原因，症状，治療に合った看護計画に変更，追加していく

看護問題#7　手術に伴う痛み

看護目標1　痛みによってリハビリテーションやADLが阻害されない
看護目標2　手術に伴う痛みがない

看護計画

OP（観察項目）

- 痛みの訴えと部位，随伴症状の有無・程度，持続時間，痛み出現のタイミング
- 痛みの評価
  NRS（numerical rating scale），
  PHPS（prince henry pain scale）図11
  CPOT-J（japanese version of the critical-pain observation tool）
- 創部痛による行動制限の有無
- バイタルサインの変化
  血圧（収縮期，拡張期，平均），心拍数，呼吸数
- 痛みに対する非言語的表現
  苦痛様表情，痛みの部分を保護する動き，痛みの部分へのマッサージなど
- 使用している鎮痛薬の内容，投与量，投与回数（PCA，頓用）
- 創部の状態
  発赤，腫脹，熱感の有無
- 意識レベル，鎮静深度（RASS）
- 消化器症状の有無
  悪心・嘔吐，下痢，黄疸，腹部膨満など
- 体位による圧迫部位の皮膚状態
- 痛みと睡眠時間の関係
- 採血データ
  白血球，CRP，PC

根拠・意味づけ

* 弁膜症のおもな術式は胸骨正中切開で行われる
* 右側開胸（MICS）で手術を行うと胸骨正中切開に比べて痛みが強くなる
* 外科手術では，切開に伴う組織の損傷，神経への刺激，侵襲に伴う内因性発痛物質の発生により痛みが引き起こされる
* 創部の感染は組織の炎症を惹起し，内因性発痛物質を遊離させる
* 人工呼吸中の患者は気管チューブによる痛みもある
* 臥床期間が長くなると，腰背部痛など筋骨格系の痛みも増強する

臨床知からのポイント

- コミュニケーションが可能であれば，NRSやPHPSで自覚症状を評価する
- 気管挿管管理，鎮静管理など言語的コミュニケーションが不可能な状況ではCPOT-Jのような客観的に評価できるスケールや非言語的表現，バイタルサインを用いて評価する
- オピオイドは，鎮痛に効果がある量より少ない量でも副反応の消化管抑制が出現する．消化器症状の出現に注意し，症状に合わせた対症療法を考慮する

CP
（看護・治療項目）

- 患者管理鎮痛法（patient controlled analgesia；PCA）にてオピオイドを経静脈的に開始する
- PCAを使用しても軽減しない場合は，経静脈や経口で追加の鎮痛薬などの使用を考慮する
- 人工呼吸管理中で鎮静が必要なときは，デクスメデトミジンを使用する
- 患者のそばで痛みの訴えを積極的に傾聴する
- 咳嗽・体動時は枕などを抱いて創部を圧迫する
- 安楽な体位を工夫し，適宜体位変換を実施する
- チューブ・カテーテル類の位置を調整する
- 療養環境を整備する
  モニタ音，照明など
- 気分転換を図る
  テレビ，離床，家族面会

🖊 根拠・意味づけ

* 痛みは，それ自体が生体にとっては侵襲であり，交感神経の賦活化による血圧上昇・頻脈，離床意欲の減退，臥床に伴う合併症の増加へとつながる
* 術後の創部痛は急性疼痛のため，オピオイドを使用する
* オピオイドをPCAとして投与することで安定した鎮痛効果が得られ，患者自身でコントロールが可能になる
* 手術後はさまざまな原因で痛みが発生するため，痛みの種類も複数存在する．そのため，作用機序の違う薬剤を使用し，鎮痛の相乗効果を狙いつつ，各薬剤の量を減らすことができるマルチモーダル鎮痛を行う
* 右側開胸（MICS）の患者では局所麻酔薬による末梢神経（肋間神経）ブロックを行うこともある

⚠ 臨床知からのポイント

- 離床前や清拭などのケア介入の前に予防的に追加の鎮痛薬を使用することで，患者の離床やADLの拡大を妨げないようにする
- デクスメデトミジンは鎮静と鎮痛に効果がある
- 術後は痛みだけでなく，安静や周囲の環境，本人の不安などさまざまな要因で苦痛が増強する．苦痛の原因をアセスメントして可能な範囲で除去する
- 痛みは主観的な反応であり，医療者から理解されないと痛みは増強する．患者自身の痛みの閾値を上げるために傾聴や共感，ポジショニング，環境整備を行う

EP
（患者教育項目）

- PCAの使用方法を確認，必要時に補足説明をする
  ①ボタンを押すと鎮痛薬が早送りされる
  ②過剰投与を防止するため，ボタンを押してから一定時間はボタンを押しても薬剤投与がされない
  ③鎮痛薬は痛みを感じる前に投与したほうが効果が高い
  ④PCAを使用しても痛みが治まらない場合は，他の鎮痛薬を使用できる
- 痛みの弊害と鎮痛の重要性を伝え，痛みは我慢せずにすぐに伝えるように説明する
- 鎮痛薬は治療の妨げにならないことを理解してもらう

🖊 根拠・意味づけ

* 術前にPCAに関する説明を受けている場合は，その内容を振り返りながら，ボタンを渡す前に一緒に使用方法と注意点を説明する
* 鎮痛薬は痛みを感じる前に投与すると効果が高まる．リハビリテーション前など痛みが増強する前に使用できるように環境を整える

⚠ 臨床知からのポイント

- 鎮痛薬に抵抗がある場合は，痛みの弊害やリハビリテーションの重要性の理解を促す．必要時は医師や理学療法士（PT）など他職種の協力を得る

評価	●痛みによってリハビリテーションやADLが阻害されていないかを判断する ●痛みの評価の内容から目標達成の有無を評価する ●目標が達成されない場合は，その原因を明らかにして目標と計画の内容を変更・追加していく

図11　痛みの評価スケール

①NRS（numerical rating scale）

痛みなし＝ 0　1　2　3　4　5　6　7　8　9　10 ＝これ以上ない痛み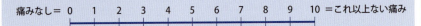

②PHPS（prince henry pain scale）

スコア	判断基準
0	咳をして痛まない
1	咳をすると痛むが，深呼吸では痛まない
2	深呼吸をすると痛むが安静にしていれば痛まない
3	多少安静時痛はあるが鎮痛薬は必要でない
4	安静時痛があり，鎮痛薬が必要である

看護問題♯8　長期臥床

看護目標1　中止基準 表10 に該当せず，予定のリハビリテーションを実施できる
看護目標2　術後24時間以内に立位を達成できる

看護計画

OP（観察項目）
- リハビリテーション前中後のバイタルサイン
  血圧（収縮期，拡張期，平均），心拍数，呼吸数，体温，SpO₂，末梢の触知：dry or wet / warm or cool
- リハビリテーション前中後の自覚症状（めまい，呼吸困難，胸部絞扼感，痛みなど）や他覚症状（チアノーゼ，顔面蒼白，末梢冷感，湿潤，不穏など）の有無
- 安静時と活動時の痛みの有無と部位
- 痛みの評価
  NRS，PHPS，CPOT-J
- 使用している鎮痛薬の内容，投与量，投与回数（PCA，頓用）
- 痛みに対する非言語的表現
  苦痛様表情，痛みの部分を保護する動き，痛みの部分へのマッサージなど

根拠・意味づけ

＊長期臥床により，心予備力低下，換気能障害，誤嚥性肺炎，尿路感染，便秘，不安神経症，関節拘縮，筋力低下などの弊害を生じる
＊痛みの増強によりリハビリテーション意欲の減退につながり，臥床期間が長くなるため，早期に介入する

OP（観察項目）

- 水分出納
  輸液量，尿量，体重に特に注意
- 意識レベル　●安静度
- リハビリテーションに対する意欲,不安感,恐怖
- 睡眠状況
- 採血データ
  貧血の有無，酸素化，炎症反応

⚠️ 臨床知からのポイント

- 貧血，循環血液量の低下があると運動負荷により酸素の需要と供給のバランスを破綻させる．運動負荷時の血圧低下や不整脈の出現に注意する
- 臥床状態から座位になると，下肢に600mL程度の血液が移動する．そのため，下肢の筋力が低下していると前負荷が低下して血圧が低下しやすくなる
- 術前から心不全管理のために安静が続いている患者や，術後の臥床期間が長かった患者は，筋力の低下から姿勢を保持しにくい．座位や立位では転倒に注意する
- 離床の可否は，実施前のアセスメントとともに，医師やPTと十分協議して決定する
- リハビリテーション中は厳重なモニタリング下におき自覚症状にも注意する

CP（看護・治療項目）

- 安静度に合わせて段階的な離床を進める．
  呼吸循環動態が安定していれば30～45°の頭部挙上を実施する
  端座位（車椅子）⇒立位（体重測定）⇒座位（エルゴメータ）や歩行
  端座位時に可能なら上下肢の運動を追加する
  上肢：グーパー運動，曲げ伸ばし，深呼吸しながらバンザイ，下肢：足関節，膝関節の屈伸
  立位の実施時に可能であれば足踏みを追加する
- 中止基準 表10 に合わせてリハビリテーションの実施を考慮する
- 重症かつ補助循環使用中で，安静度がベッド上の場合は他動もしくは自動で関節可動域訓練（ROM）を施行する．その際，過度な力を加えず，愛護的に施行する
  実施部位：足関節，膝関節，股関節，手指，足指，上腕・肩関節
- 清拭や体位変換などのケア時は，ROMを施行する
- 体位変換や清拭時に臀部挙上や頭部挙上など患者が自力でできる運動は自分で行うように促す
- 患者の達成度を認めつつ，意欲が高まるようにかかわる
- 痛みの出現時は，指示の薬剤を早めに投与する
- リハビリテーションの間は十分に休息させる
- 生活リズムを整える
- 夜間の良眠が得られるように環境を整える
- リハビリテーション時は動きやすいようにチューブ・カテーテル類などができるだけ可動制限因子にならないように環境調整を行う

📝 根拠・意味づけ

* 端座位や立位に伴う前負荷の変化に対応できるように姿勢を変えるごとに四肢の運動を追加する
* 状態が不安定なときは，ROMやベッド上で行えるような選択をする．ADLに関連する動作を行うことで，セルフケアを促すことができ，患者のコントロール感を維持することができる
* リハビリテーションの目標と達成度の共有は意欲を高める．家族の協力を得るのも効果的である
* リハビリテーション後は十分に休息することで，リハビリテーションに対する意欲が減退しないようにする
* リハビリテーション後は支持的な声かけで達成感が得られるようにする
* 昼夜のリズムを確立することは，せん妄を予防することにもなる

CP 看護・治療項目	●リハビリテーション時はチューブ・カテーテル類の固定を確認する **! 臨床知からのポイント** ●PTと段階的な離床を計画し，患者と目標を共有する．PT不在時のリハビリテーションの内容は，他職種で共有できるようにする ●痛みの評価から，鎮痛薬追加投与のタイミングを患者と相談して決める ●バイタルサインと自覚症状の観察をこまめに行う ●リハビリテーション前後でチューブ・カテーテル類の位置の確認を行う ●人工呼吸器装着のままリハビリテーションを行う場合は，誤抜去やチューブの振動に伴うバッキングを予防するためにチューブを口元で保持する ●リハビリテーション時は患者の重症度に合わせて看護師を配置する ●リハビリテーション時は気分転換やストレス緩和を目的として，端座位での足浴や車椅子での散歩を取り入れる
EP 患者教育項目	●早期離床の重要性を患者に応じて説明する ●無理せずゆっくり行うことを共有する ●自覚症状出現時は速やかに伝えてほしいことを説明する **✎ 根拠・意味づけ** ＊リハビリテーションに対する意欲が強いと自覚症状を我慢してでも行おうとする場合もある．現在の身体状況と合わせて休息の必要性も説明する **! 臨床知からのポイント** ●リハビリテーションに対する不安が増強しないように，早期離床のメリットや十分に鎮痛を行うことを伝える ●患者の意欲が出るように，必要時は家族の協力を得る
評価	●看護目標1は，予定のリハビリテーションを中止せずに達成できていれば計画を終了とする ●看護目標2は，術後12時間で評価する．達成できなければ，目標を設定し直し，原因を明らかにして，計画内容を変更・追加していく

MEMO

表 10 術後リハビリテーション中止基準

①離床を施行しない	・5分以上持続する安静時心拍数 ≧ 120bpm ・新たに発生した心房細動などの持続性不整脈 ・5分以上持続する血圧低下（収縮期血圧 80mmHg） ・新たな安静時胸痛，末梢冷感，湿潤，チアノーゼの出現 ・1〜2時間以内の昇圧薬の増量がない ・人工呼吸器の装着（酸素60％以上，PEEP10以上，A/Cモード） ・補助循環の使用，開放創
②離床の中断	・5分以上持続する収縮期血圧＋30mmHg ・5分以上持続する収縮期血圧－20mmHg or ＜80mmHg ・収縮期血圧/拡張期血圧が開始時の20％以上減少 ・5分以上持続する心拍数＋20bpm or ＜50bpm or ＞150bpm ・心拍数が開始時の20％以上減少 ・5分以上持続する SpO_2 90％以下の低下，呼吸回数が5回より少ない，もしくは35回より多い ・動悸，胸痛，めまい，嘔気，強い呼吸困難感などの出現 ・心電図変化の出現（虚血性，新たな不整脈） ・ME機器の非同調，不具合

（山形泰士）

引用文献

1) 相良洋：MR，MS．重症患者ケア 4(2)：314-329，2015

参考文献

1) 赤塚宣治：病気がみえる vol.2 循環器．メディックメディア，東京，2004
2) 渕本雅昭監：循環器疾患看護 2つの関連図で観察・ケア・根拠．日総研出版，愛知，2014
3) 安倍紀一郎，森田敏子：関連図で理解する循環機能学と循環器疾患のしくみ：病態生理，疾患，症状，検査のつながりが見てわかる 循環機能学と循環器疾患のしくみ．日総研出版，愛知，2011
4) 西田博監：疾患別ナースのための心臓大血管手術 周手術期管理のポイント．メディカ出版，大阪，2012
5) 田端実：心臓血管外科術後管理におけるチーム医療．INTENSIVIST 7(4)：707-719，2015
6) 田端実，他：胸骨正中切開と MICS アプローチ．INTENSIVIST 7(4)：733-743，2015
7) 相良洋：MR，MS．重症患者ケア 4(2)：314-329，2015
8) 日本循環器学会，日本胸部外科学会，日本心臓血管外科学会，他：弁膜疾患の非薬物治療に関するガイドライン（2012年改訂版）
9) Bonow RO, et al：ACC/AHA 2006 guidelines for the management of patients with valvular heart disease: a report of the American College of Cardiology/American Heart Association Task Force on Practice Guidelines（writing Committee to Revise the 1998 guidelines for the management of patients with valvular heart disease）developed in collaboration with the Society of Cardiovascular Anesthesiologists endorsed by the Society for Cardiovascular Angiography and Interventions and the Society of Thoracic Surgeons. J Am Coll Cardiol 48：e1-148, 2006

急性期から回復期の退院に向けた看護

1. 弁膜症患者の一般病棟での看護

- 心不全管理を継続する（病態と必要な観察項目，「看護問題 #1 心拍出量低下による活動耐性の低下」「看護問題 #2 肺うっ血による呼吸状態の変調」参照）．
- 安静度に合わせて段階的にリハビリテーションを進める（トイレ歩行⇒室内歩行⇒デイルーム歩行⇒棟内歩行⇒シャワー浴⇒リハビリ室でのエルゴメータの使用など）．
- 外科手術が計画されている場合は，術前準備を進めるとともに 表1 の内容を評価する．
- 術前に調整すべき問題について，多職種で介入することを検討する．
- 術前は短期間で医師，看護師，PT，管理栄養士，薬剤師，医療ソーシャルワーカー（MSW）などさまざまな職種が介入する．心不全症状に合わせて介入のタイミングを調整する．

表1　看護師の把握すべき術前の評価項目

術前評価項目	具体的な内容
医師との術式の共有	手術方法，人工弁か生体弁か，同意書類の確認
病歴の再聴取	既往歴の確認と治療状況
職　業	仕事内容，復帰希望時期，今後の見通し
家族構成	キーパーソンの確認，同居していない家族の状況，支援の程度
住宅環境	おもな生活の場，階段使用の有無，段差の有無，外出手段
日常生活状況	生活習慣，ADLの自立の程度，介護サービス状況
退院後生活の見直し	直接自宅への退院希望か，リハビリ病院などを経由したいのか
認知機能評価	長谷川式認知症スケール（HDS-R），1分間スクリーニングテスト
口腔内評価	必要であれば，早急に歯科受診
排泄状態	便秘の有無，排尿障害の有無
術前内服薬の確認	抗凝固薬，抗血栓薬の中止時期
オリエンテーション	入院から退院までの一般的な経過

2. 一般病棟での弁膜症術後患者の看護

- 一般病棟に転出した弁膜症術後患者の看護のポイントは，①循環管理の継続，②合併症の予防・早期発見・対応，③リハビリテーションである．
- 一般病棟での循環管理の注意点を 表2 に示す．集中治療室と比べてモニタリングの手段が減るため，フィジカルイグザミネーションを駆使して限られた情報で患者の状態を判断する必要がある．
- 創部の観察を継続する．発熱，創部からの排膿，胸骨動揺，発赤・熱感，圧痛などがある場合には，速やかに医師に報告する．
- 感染予防の観点から挿入物（ドレーン，中心静脈カテーテル，ペースメーカリード）を抜去できるかどうかを毎日アセスメントする．

表2　一般病棟での循環管理のポイント

リフィリングによる循環動態の変動に注意	● 一般的に手術翌日～3日目頃に術直後に循環血液量の維持のために投与された輸液が血管内に戻り尿となって排出される ● リフィリングによる除水が早すぎると臓器虚血を引き起こし，除水が追いつかないと体液過剰により心不全が悪化する ● 弁膜症術後患者の多くが術前比＋3～6kg程度となっている．術前に心不全による体うっ血がある場合には，除水による目標体重を術前より少なめに設定する必要がある
心不全の悪化による低心拍出量症候群に注意	●「看護問題 #4 低心拍出量症候群」参照 ● 弁逆流の遺残や弁形成後の弁狭窄によって心不全が悪化することがある ● 弁膜症の代償による遠心性・求心性肥大は術後すぐには改善しない．術前の心臓形態を考慮した循環管理が必要になる
僧帽弁置換術および形成術では血圧上昇に注意	● 原疾患や術式により目標血圧は異なるが，僧帽弁は収縮期血圧の，大動脈弁は拡張期血圧の影響を受ける ● 集中治療室よりも高めの血圧管理となるが，収縮期血圧の上限目標を確認する
術後心房細動（postoperative atrial fibrillation；POAF）の出現に注意	● 弁置換術後に40%程度発症し，発症率は年齢に比例する ● 術後2～4日目に多い ● 術後で食事量が十分でない場合は，電解質データの逸脱にも注意する
遅発性心タンポナーデに注意	● 回復期に心タンポナーデを発症することがある ● 弁膜症術後は心外膜に一時ペースメーカを留置する．抜去時に心筋の裂傷による心タンポナーデが起こることがある

● 弁膜症術後は抗凝固療法が導入される．薬物投与量には個人差が大きいため，検査結果をモニタリングしながら投薬量をこまめに調整する．PT-INRが過剰に延長する場合には，出血傾向に注意して観察を強化する．
● 弁膜症患者と同じように術後も段階的にリハビリテーションを進める．血圧の変動が激しい，不整脈が出現している，術後の心不全が遷延している，心機能の低下などがみられる患者は，医師やPTに相談しながら慎重に進めていく．
● 手術後はリハビリテーションと並行してADLの再獲得を目指す．弁膜症術後患者は術前から心不全の状態にあり，運動耐用能が低下していることが多い．食事直後の排泄や清潔ケア直後の食事など二重負荷によって容易に循環動態が変動することがあるため，ADLの再獲得は計画的に進める．

3. 弁膜症術後患者のリハビリテーション

● 心臓外科術後リハビリテーションは他の心血管疾患のリハビリテーションと同様に時期によってその目的と介入方法が異なる．
● 心臓外科術後リハビリテーションの進行表の例を 表3 に示す．
● 心臓外科術後リハビリテーションの目的と方法を 表4 に示す．

表3　心臓外科手術後リハビリテーション進行表の例（日本の複数の施設を参考）

ステージ	実施日	運動内容	病棟リハビリ	排泄	その他
0	/	手足の自他動運動・受動座位・呼吸練習	手足の自動運動，呼吸練習	ベッド上	嚥下障害の確認
I	/	端座位	端座位10分×＿＿回	ベッド上	
II	/	立位・足踏み（体重測定）	立位・足踏み×＿＿回	ポータブル	
III	/	室内歩行	室内歩行×＿＿回	室内トイレ可	室内フリー
IV-1	/	病棟内歩行（100m）	100m歩行×＿＿回	病棟内トイレ可	棟内フリー
IV-2	/	病棟内歩行（200〜500m）	200〜500m歩行×＿＿回	院内トイレ可	院内フリー，運動負荷試験
V	/	階段昇降（1階分）	運動療法室へ		有酸素運動を中心とした運動療法

（日本循環器学会：心血管疾患におけるリハビリテーションに関するガイドライン（2012年改訂版）．http://www.j-circ.or.jp/guideline/pdf/JCS2012_nohara_h.pdf（2019年1月閲覧））

表4　心臓外科術後リハビリテーションの目的と方法

時期		リハビリテーションの内容
急性期	手術当日	●無気肺などの呼吸器合併症の予防 ●ポジショニング，離床が可能であれば端座位へ
	術後1日目	●呼吸器合併症の予防（ポジショニング，自己排痰法（active cycle breathing technic；ACBT）などの呼吸リハビリテーション） ●離床が可能であれば，立位，歩行開始
前回復期	術後2〜5日目	●歩行の自立と距離を拡大させる ●病室内での活動量増加させる ●ADL再獲得を促進させる
	術後6日目以降	●積極的な有酸素運動を開始する ●病棟での活動量を増やす ●退院に向けて階段昇降など基本動作を獲得する ●退院後の運動方法を指導する

●術後早期は少なめの運動量で頻繁に介入するほうが負荷は少ない．PTと連携し，リハビリテーションが特別なことではなく日常生活の一部になるように支援する．
●心臓外科術後リハビリテーションの進行は，基礎疾患や術式によって異なる．表5にあるように疾患と術式の特徴に注意して安全に進める．

表5 術式別リハビリテーションのポイント

術　式	リハビリテーションのポイント
僧帽弁置換・形成術	● 術前から運動耐用能が低下していることが多い ● 僧帽弁狭窄症（MS）は心機能が保たれている ● 僧帽弁閉鎖不全症（MR）は慢性的に進行し，心拡大が進むと心機能が低下する ● 心房細動発症のリスクが高い ● 弁形成術は弁置換術と比較すると心機能が維持される ● 弁形成術の場合は血圧制限を厳守する
大動脈弁置換・形成術	● 術前から運動耐用能が低下していることが多い ● 大動脈弁狭窄症（AS）は冠動脈血流の低下により心機能が低下していることがある ● 大動脈弁閉鎖不全症（AR）は心拡大が進むとMRを伴うことがある ● 房室ブロック発症のリスクが高い ● 弁形成術の場合は血圧制限を厳守する

4. 弁膜症患者，弁膜症術後患者の生活指導

● 回復期は，歩行ができるようになり，ADLが再獲得することが最終的な目標ではない．
● 退院後も心不全の増悪により再入院となることがある．そのため，再入院予防のためのセルフケアの促進，冠危険因子のコントロール，QOLの改善に向けて従来からの生活習慣を見直してもらう必要がある．
● 生活指導は多職種で協力して，多面的に介入する．
● 患者本人のみならず同居する家族や親族を含めて指導する．
● 表6 に生活指導の項目と具体的な内容を示す．これらは一般的な内容であり，患者の疾患や生活状況によって強調するポイントを決める．例えば，心不全増悪の原因が暴飲暴食である場合，食事に関することを管理栄養士と協力して指導する必要がある．
● 弁膜症術後は表6の項目に加えて創部の管理方法を指導する．

表6 生活指導

生活内容		指導内容
食　事	食事量	● 1日3回規則正しく摂取する ● 栄養バランスを考えて摂取するように心がける ● 食事量を過度に少なくすることは栄養状態を悪化させる ● 食欲低下は心不全の悪化徴候である ● 自炊できない場合は，各種サービスの利用（宅配食やコンビニエンスストアなど）を案内する
	塩分制限	● 塩分摂取制限は血圧摂取制限は上げる作用があり，とりすぎは動脈硬化を促進する（1日摂取量は，6g以下が理想） ● 加工食品には塩分が多いので摂取回数や量を減らす ● 酸味として酢やレモンを利用する ● 醤油やソースはかけずにつけて食べる ● 減塩の食品を利用する

	低脂肪・低コレステロール	●脂肪分を摂りすぎると，コレステロールが血管にたまり，動脈硬化が進む要因となる ●中性脂肪となる砂糖，お菓子，アルコールは控える ●蛋白質として大豆製品，魚肉，鶏のささみなどをとる ●植物油，食物繊維の多い野菜，海藻類，きのこ類などをとる ●エイコサペンタエン酸（EPA）を多く含む，サバ，イワシ，アジなどの青身魚をとるようにする
	水分制限	●水分のとりすぎは，循環血液量を増やし，心臓にとって負担となる ●水のがぶ飲みは避け，小さなコップを使う
	入浴	●身体の清潔や心身をリラックスさせる効果がある反面，血圧の変動を招き心臓の負担になるため，以下の点に注意する ①高温による急激な血圧変動を防ぐため，湯温は40〜41℃にする ②風呂場をあらかじめ温めておく
	排便	●排便時のいきみは心臓に負担をかける ●トイレで発作を起こすと発見が遅れる可能性があるので，非常用のベルや鈴などを置く ●規則的な食習慣と併せて必ずトイレに行く習慣をつけ，便秘を予防する
	運動	●冠危険因子の是正やストレス解消などの効果があり，無理のない範囲で継続する ●運動強度，頻度，種類，時間について説明する ●過度な安静は運動耐容能を低下させる
	嗜好品	●喫煙は動脈硬化を招き，心臓の血管を収縮させ，血圧を上げることもあり，心臓に負担がかかる ●コーヒー，紅茶，緑茶などに含まれるカフェインは心臓を興奮させる働きがあるため，適量とする
	性生活	●一般的に，性生活は一時的な急激な運動と同等であり，胸痛，息切れ，動悸を感じない程度にする
	セルフモニタリング	●患者の心臓の状態を把握してもらい，疾患に応じた出現しやすい症状を理解してもらう ●患者の気づいていない心不全症状を気づかせる ●食事，排泄，運動時などの心拍数の上昇や息切れ，発汗は心臓への負荷の影響だと気づかせる（身体に起こる変化と心不全増悪時に体験したことを結びつける） ●体重の変動には十分注意する．浮腫，呼吸困難，3日間で2kg以上の体重増加を認めた場合は医療機関を受診するように促す ●患者自身が症状，血圧や脈拍，体重をモニタリングできるように測定と記録方法を指導する ●日常生活上の感染予防のために手洗い・うがいを励行し，口腔ケアをしっかりする ●定期受診の必要性と症状悪化時の医療機関への連絡方法について確認する
	アドヒアランス	●処方薬の薬剤名，薬効，服薬方法，副作用について確認する ●各種デバイス治療に必要な生活上の注意点について説明する ●アドヒアランスが欠如している場合は，多職種による支援を行う

●創部を毎日観察し,発赤,熱感,腫脹,圧痛,滲出液がないかを確認する.軽い上肢の運動は可能であるが,懸垂などぶら下がる運動はせず,体幹の過度な伸展と回旋は避ける.自動車の運転や重いものを持つことも術後6週間は避ける.

(山形泰士)

引用文献
1) 日本循環器学会:心血管疾患におけるリハビリテーションに関するガイドライン(2012年改訂版). http://www.j-circ.or.jp/guideline/pdf/JCS2012_nohara_h.pdf (2019年1月閲覧)

参考文献
1) 櫻田弘治,高橋哲也:心臓血管外科術後リハビリテーション—患者の特徴や疾患特異性,術式別特徴を把握したプログラムで介入—. INTENSIVIST 8(1):105-116, 2016

10 心内膜炎

1. 定義

- 心内膜，心臓弁膜に起こる炎症で，感染性心内膜炎（infective endocarditis；IE）と非感染性心内膜炎（nonbacterial thrombotic endocarditis；NBTE）に大別される．

1）感染性心内膜炎

- 弁膜や心内膜，大血管内膜に細菌集簇を含む疣贅を形成し，菌血症，血管塞栓，心障害など多様な臨床症状を呈する全身性敗血症性疾患である．
- 発症には弁膜疾患や先天性心疾患に伴う異常血流の影響や，人工弁置換術後などの異物で生じた非感染性心内膜炎が影響している．
- NBTEを有する例において歯科処置，耳鼻咽頭科的処置，婦人科的処置，泌尿器科的処置などにより一過性に菌血症が生じるとNBTEの部位に菌が付着，増殖し疣贅が形成されると考えられる．

2）非感染性心内膜炎

- 悪性腫瘍患者で多くみられ，播種性血管内凝固症候群（disseminate intravascular coagulation；DIC）と合併することが多い．
- 敗血症や熱傷のような急性で劇症の場合にも発生する．
- 非特異的なストレスが弁の変形をもたらし，変形した弁に血小板が付着して血栓が生じる．通常は大動脈弁と僧帽弁にみられるが，どの弁にも出現する．
- 脳梗塞の患者で悪性腫瘍の合併がある場合はNBTEの存在が懸念されるが，疣贅は感染性心内膜炎に比べ小さく，生前の診断は困難とされている．

2. 分類

1）感染性心内膜炎

（1）経過による分類

- 急性心内膜炎：病原性の高い原因菌により発症し，高熱を呈して心不全症状が急速に進行する．
- 亜急性心内膜炎：基礎疾患に弁膜症のある患者に多く，非特異的な症状が徐々にみられる．発現日は特定しにくいが抜歯や扁桃切除術と関連していることがある．

（2）病因による分類

- 連鎖球菌：グラム陽性球菌である真正細菌の総称．これらが原因菌の場合，病状の進行は数週間〜数ヵ月にわたり，症状には微熱や倦怠感，体重減少，寝汗などがある．死亡率は4〜16％である．
  ①緑色連鎖球菌（Streptococcus viridans）．口腔内の常在菌である．
  ②ウシ連鎖球菌（Streptococcus bovis）．健常人の腸内細菌叢に存在する．
- ブドウ球菌（Staphylococci）：嫌気性グラム陽性球菌．死亡率25〜40％である．
  ①メチシリン感受性ブドウ球菌（Methicillin-sensitive Staphylococcus aureus；MSSA）
  ②メチシリン耐性ブドウ球菌（Methicillin-resistant Staphylococcus aureus；MRSA）
- 腸球菌（Enterococci）：嫌気性グラム陽性連鎖球菌．死亡率15〜25％である．推定される感染経路・誘因は消化器の内視鏡検査や手術，泌尿器科的処置，女性では婦人科的処置であり，60歳以上の高

齢者に比較的多い．臨床的には亜急性の経過をたどる．
- グラム陰性菌（HACEK 群を含む）：原因菌のうちグラム陰性菌の頻度は数〜10％程度である．HACEK 群とは，Haemophilus sp, Actinobacillus, Cardiobacterium, Eikenella, Kingella の 5 種のグラム陰性桿菌の総称で，いずれも発育が遅く，菌血症があっても血液培養が陰性となることもある．
- 真菌（Fungus）：カンジダ属が大部分を占める．死亡率は 50％を上回る．

（3）弁の性状による分類
- 自己弁（native valve endocarditis；NVE）
- 人工弁（prostetic valve endocarditis；PVE）

3. 病態と必要な観察項目

1）感染性心内膜炎

- 菌血症が感染してから症状の発現までの期間は短く，80％以上の例では 2 週間以内である．

観察項目		
症状	考えられること	観察すること
発熱	感染による全身の炎症	・熱型 ・血液データ 　白血球増加，CRP 高値，赤沈亢進， 　γグロブリン増加 ・血液培養

根拠

- 最も頻度の高い症状である．Duke の診断基準では 38℃以上の発熱が小基準の一つとなっている
- 感染すると活性化された免疫系細胞からサイトカインが放出され，脳血管内皮に作用しプロスタグランジン E_2 の産生が起こる．産生されたプロスタグランジン E_2 が視床下部にある体温中枢へ働き，体温調節のセットポイントを上昇させる．そして汗腺や立毛筋，末梢血管収縮による熱放散を抑制し，シバリング（shivering）により熱産生を促すことにより発熱が起こる．末梢では褐色脂肪細胞にある受容体がアドレナリンに反応し熱産生を高める
- 亜急性では微熱にとどまることや，高齢者ではみられないこともある．高齢者では視床下部や褐色脂肪細胞の熱産生が低下していることが考えられる．そのため発熱がなくても，炎症が存在していることを念頭におくことが必要である

【血液培養について】
- 血液培養は感染性心内膜炎の大基準の一つであり，有力な所見となる．原因菌の特定や抗菌薬の感受性を判定することにより抗菌薬の適切な選択にもつながる
- 感染性心内膜炎を疑う場合には，24 時間以上にわたって 8 時間ごとに連続 3 回以上の血液培養を行う．持続性の菌血症が感染性心内膜炎の特徴であるため，血液培養を行うのは発熱のときに限る必要はない．静脈血と動脈血での培養陽性率に差はないため，静脈血で問題ない．各培養には最低 10mL の血液が必要で，好気性培養培地と嫌気性培養培地の各 2 セットが必要である

●発熱	●抗菌薬が投与されていない例での血液培養陽性率は95%であるが，血液培養前に抗菌薬が投与されている場合には菌の検出率は35〜40%に低下する	
症状	**考えられること**	**観察すること**
	●うっ血性心不全	●呼吸困難の有無 ●頻呼吸 ●起座呼吸 ●胸部X線写真での心拡大 　うっ血の有無 ●頸静脈の怒張 ●動脈血酸素飽和度 ●心エコー ●NYHA心機能分類（New York Heart Associatuinによる自覚症状の評価）表1

根拠

●呼吸困難

- 炎症により弁破壊が進行し，弁閉鎖不全が増悪してうっ血性心不全が出現する．人工弁や生体弁への感染による弁尖の穿孔，僧帽弁の腱索への感染によって生じる腱索の断裂，大きい疣贅による弁閉鎖が生じた場合，うっ血性心不全はより急性に発症する．自己弁の場合は，大動脈弁への感染の場合にうっ血性心不全の合併率が最も高く（29%），次いで僧帽弁（20%），三尖弁（8%）と続く
- 大動脈弁閉鎖不全（急性）では，拡張期に左室へ血液が逆流し左室の左室拡張期圧が急激に上昇する．そこから左房圧の上昇，肺静脈圧の上昇が起こり肺うっ血を招く．そして，左室の機能低下が起こりうっ血性心不全へと移行する
- 僧帽弁閉鎖不全（急性）では，収縮期に左房へ逆流する．拡張期になると左房へ逆流した分と通常の肺静脈の還流分が左室へ流入する．そのため，流入量が多く，左室拡張期に容量負荷が起こる．また，急性僧帽弁閉鎖不全症で左房コンプライアンス（伸展性）は急に変化しない．通常，左房は小さく硬い状態にあるので急激な逆流により左房圧はかなり上昇する．そのため，肺静脈圧も上昇し肺うっ血が急激に生じる

表1　NYHA心機能分類

Ⅰ度	●心疾患があるが身体活動には特に制約がなく日常労作により，特に不当な呼吸困難，狭心痛，疲労，動悸などの愁訴が生じないもの
Ⅱ度	●心疾患があり，身体活動が軽度に制約されるもの ●安静時または軽労作時には障害はないが，日常労作のうち，比較的強い労作（階段上昇，坂道歩行）によって上記の愁訴が発現するもの
Ⅲ度	●心疾患があり，身体活動が著しく制約されるもの ●安静時に愁訴はないが，比較的軽い労作でも，上記の主訴が出現するもの
Ⅳ度	●心疾患があり，いかなる程度の身体労作の際にも上記愁訴が出現し，また心不全症状または狭心症症候群が安静時においてもみられ，労作によりそれらが増強するもの

症状	考えられること	観察すること
●不整脈	●弁周囲感染	●完全房室ブロック ●左脚ブロック ●意識レベル ●胸部の違和感

根拠
- 感染が弁輪部を超えて周辺組織に広がると，大動脈弁と僧帽弁の結合性や心室と大動脈の結合性が破綻する場合がある．自己弁での弁周囲感染は大動脈弁に高頻度に認められる．大動脈弁の脆弱部である膜性中隔と房室結節に近い部位に生じやすく，完全房室ブロックや左脚ブロックが起こる

症状	考えられること	観察すること
●心雑音	●弁の断裂・破壊・逆流	●心音

根拠
- 今まではなかった逆流性心雑音が生じる
- 大動脈弁閉鎖不全では，拡張期灌水様雑音が生じる．Ⅱ音より始まり漸減する
- 僧帽弁閉鎖不全では全収縮期雑音が生じる．Ⅰ音からⅡ音まで連続する

症状	考えられること	観察すること
●皮下出血 ●歯肉の出血 ●ライン刺入部からの出血	●DIC	●皮下出血の有無・拡大 ●歯肉からの出血 ●ライン刺入部からの出血 ●血液データ 　血小板減少，FDP増加，PT-INR 　フィブリノゲン増加

根拠
- 感染性心内膜炎での合併は死亡率が高い．血小板と細菌の相互作用から血小板凝集が起こりDIC発症となる
- DICとなった場合，マンシェットの圧迫や一度穿刺した部位，同一部位に機械的な圧迫が持続することで皮下出血が容易に起こり，かつ吸収されにくく拡大することがある
- 歯磨きにより歯肉から容易に出血する
- 治療上さまざまなラインが必要となり，その刺入部から持続的に出血することがある

症状	考えられること	観察すること
●全身倦怠感 ●食欲の低下 ●体重減少	●発熱や炎症による全身症状	●自覚症状 　倦怠感，発汗，悪心 ●食事摂取量 ●発熱の有無 ●体重減少の有無

症状		
● 全身倦怠感 ● 食欲の低下 ● 体重減少	📝 根　拠	
	● 免疫細胞から発せられるサイトカインにより脳が刺激されることで身体の疲れ，倦怠感が生じる ● 発熱により副腎髄質からアドレナリンが分泌され，それが交感神経を刺激する．交感神経が興奮し，消化管の蠕動を行う平滑筋の収縮が抑制され，消化液の分泌も抑制される．また，感染により摂食中枢の抑制と満腹中枢の刺激が起こり，食欲不振が生じる ● 発熱や炎症による代謝の亢進が起こり，摂取カロリー＜消費カロリーとなることで体重減少が起こる	

2）塞栓症に関連した症状

- 一般的に感染性心内膜炎に全身性塞栓症を発症する頻度は 27 〜 45％ である．
- 塞栓は感染のどの時期にも起こりうるが，その頻度は始めの 2 週間が最も多い．疣腫と塞栓との関連では，直径 10mm 以上の疣腫を認める場合は，直径 10mm 未満の疣腫と比較して塞栓症の率が 20 〜 40％ へと有意に増加する．特に僧帽弁を侵し可動性のある直径 10mm 以上の疣腫を有する場合は，塞栓症の危険が高くなる．
- 塞栓症を起こす臓器として最も多いのは中枢神経系で約 60 〜 70％ の頻度である．その他，脾臓，腎臓，肺，末梢動脈，冠動脈，肝臓，腸間膜動脈などである．

観察項目

症状	⚠ 考えられること	👁 観察すること
● 腹痛 ● 血便	● 脾梗塞 ● 腸間膜動脈の塞栓	● 腹痛（どの部位で生じているか） ● 吐気・嘔吐の有無 ● 腹部の膨満 ● 腸蠕動音の聴取 ● 反跳痛，筋性防御の有無 ● 血便の有無
	📝 根　拠	
	● 塞栓が脾臓に起こると脾梗塞が生じ，季肋部痛を認めることがある．脾梗塞は左心系感染性心内膜炎によくみられる合併症である ● 塞栓が腸間膜動脈に生じることで腸管の血流が途絶え，壊死を引き起こすことがある．腹痛，イレウス，血便がみられる	

症状	⚠ 考えられること	👁 観察すること
● 頭痛，意識障害 ● 麻痺，話しにくい ● 知覚障害	● 脳卒中（脳塞栓・脳出血による神経脱落症状）	● 意識レベル ● 頭痛の有無・程度 ● 顔面・四肢の麻痺の有無 ● 構音障害・失語の有無 ● 瞳孔径，対光反射 ● 眼位 ● けいれん発作の有無

症状	考えられること	観察すること
●頭痛, 意識障害 ●麻痺, 話しにくい ●知覚障害		

根 拠

- 弁が細菌に感染し, その菌の塊の一部が剝がれ, 脳の主要血管に詰まり塞栓症になる. 塞栓された血管の部位により生じる症状は異なる. 中大脳動脈領域には15〜20％の頻度で起こる. 中大脳動脈は側頭葉領域を栄養する血管である. 側頭葉への損傷により運動麻痺や構音障害, 失語といった症状が出現する
- 脳出血は感染性動脈瘤の破裂や梗塞部位での動脈炎による動脈破裂, 梗塞後出血により生じる. 感染性脳動脈瘤の発生機序はさまざまな説があるが, 血管内に細菌の塊が付着すると血管壁が内側から破壊され脆弱となることで瘤を形成する. 瘤は1個のこともあるが多発することもある. 破裂するまで無症状であることが多い. 破裂するとその死亡率は高い

症状	考えられること	観察すること
●尿が出ない ●血尿が出る	●腎不全による乏尿・無尿 ●腎梗塞	●時間ごとの尿量 ●尿の正常 ●全身の浮腫

根 拠

- 血行動態の障害（腎前性腎障害）や抗菌薬を使用することによる腎毒性の結果, 腎不全に陥ることがある
- 弁が細菌に感染し, その菌の塊の一部が剝がれ, 腎の主要血管に詰まり塞栓症になる. それが進行することで腎梗塞となる. 腎梗塞は無症状のこともあるが, 側腹部痛を認めたり, 肉眼的あるいは顕微鏡的血尿が認められる
- 腎障害が起こるその他の理由としては, 免疫複合体による腎炎や膀胱留置カテーテルを長期間挿入することによる感染症が考えられる

症状	考えられること	観察すること
●点状出血	●末梢血管病変による出血	●眼瞼結膜・頰粘膜・四肢の点状出血 ●爪下線状出血

根 拠

- 眼瞼結膜・頰部粘膜・四肢にみられる微小血管塞栓により生じる
- その他, 爪下線状出血, Osler結節（指頭部にみられる紫色または赤色の有痛性皮下結節）, Janeway発疹（手掌や足底の無痛性小赤色斑）, ばち状指, Roth斑（眼底の出血性梗塞で中心部が白色）の所見がある

3) 感染性心内膜炎のハイリスク群

- 感染性心内膜炎のハイリスク群は以下の通りである.
①人工弁置換術後患者と感染性心内膜炎の既往を有する患者, ②先天性心疾患（動脈管開存症, 心室中隔欠損症, 大動脈縮窄症）, ③後天性弁膜症（リウマチ性弁膜症）, ④大動脈弁膜症, ⑤僧帽弁膜症, ⑥僧帽弁逸脱症, ⑦肥大型心筋症, ⑧中心静脈カテーテル留置患者
- 中心静脈カテーテル留置患者は, 長期にわたり留置しているケースが多い. 中心静脈カテーテルは挿入する部位により唾液や排泄物で汚染されやすく, 直接血管内に菌が侵入する可能性が高い. 血流感染の頻度はカテーテルの内腔（シングルルーメンやトリプルルーメンなど）に関連するとされている. 複数の内腔をもつカテーテルのほうが感染のリスクが高い. カテーテルに関連する菌血症の原因菌は,

コアグラーゼ陰性ブドウ球菌，カンジダ，腸球菌，ブドウ球菌がおもなものである．これらは感染性心内膜炎をきたす可能性のある病原微生物である．

4. 治　療

● 治療は内科的治療と外科的治療に大別される　表2　表3　表4．

1）内科的治療

- 感染性心内膜炎の治療では，疣腫内の原因微生物を死滅させなくてはならない．
- 血流が乏しく，貪食細胞の影響を受けない疣腫内の菌を殺菌するには，十分な抗菌薬の血中濃度が必要であり，投与期間も長期化する．
- 高用量の抗菌薬投与が行われ，相乗効果を期待し併用療法が行われる．

（1）原因微生物が判明した場合

- 抗菌薬治療を開始して，48〜72時間後と1週間後に効果判定を行う．
- 判定は，血液培養の陰性化のほか自覚症状（発熱，全身倦怠感，食欲不振）や身体所見（心雑音の変化，塞栓症状），検査所見（白血球，CRP）などにより総合的に判断する．これらがすべて陰性化しても，決められた期間中は投与を継続する．

（2）培養陰性の場合

- エンピリック療法（emperic therapy）を行う．自己弁，人工弁によって使用する抗生薬が異なる．
- エンピリック療法は「経験的治療」といわれ，特に感染症では原因菌が判明する前に広域あるいは多剤の抗菌薬を使用する．起因菌や薬剤の感受性の結果が判明したら，できるだけ狭域の抗菌薬に変更することを De-escalation strategy と呼ぶ．

2）外科的治療

- 内科的治療の経過において，「うっ血性心不全」「抵抗性感染」「感染性塞栓症」のいずれかの病態が確認されるか予測できる場合に手術適応とそのタイミングを考慮する．

（1）うっ血性心不全

- 心不全の発現は，感染活動期の弁膜の破壊による逆流や，弁輪周囲からの心内シャントによって急激に発症する．
- 感染が制御されていない場合は，進行性であることが多く，予後不良となる重篤な危険因子である．
- NYHA心機能分類のⅢ〜Ⅳ度の心不全は緊急手術を必要とし，Ⅱ度であっても急性弁逆流による心不全や肺高血圧がみられる場合は手術適応である．

（2）抵抗性感染

- 最も効果的な抗菌薬が一定期間適切に投与された後も発熱，白血球数上昇，CRP高値などの感染所見が持続する場合は外科的治療の適応である．
- 薬物的に制御できない炎症反応は外科的治療の適応である．
- 真菌，グラム陰性菌やMRSAを原因菌とする感染の際も，抵抗性感染の経過をたどることが多く，手術適応となる．
- 薬物抵抗性は容易に判断できないが，薬物治療が有効であれば多くの患者では3〜7日で解熱するとされる．しかし，微熱が続き緩解後に再度発熱をきたすことがあり，その際は手術適応となる．

（3）感染性塞栓症

①疣腫に対する手術適応

- 塞栓予防に対する手術適応は明確ではない．塞栓となるリスクが高い疣腫として　表3　のものがある．
- 塞栓症となる時期は治療開始後2〜4週間に多いとされ，抗菌薬が有効な原因菌であればその後劇的に減少する．

表2 原因微生物と抗菌薬

原因微生物	抗菌薬
●緑色連鎖球菌 （Streptococcus viridans） ●ウシ連鎖球菌 （Streptococcus bovis）	**ペニシリンG感受性連鎖球菌** ●ペニシリンGの投与．原則として4週間の治療期間 ●その他，ペニシリン＋ゲンタマイシンの併用がある ●ペニシリンにアレルギーがある場合，バンコマイシンまたはアンピシリン＋ゲンタマイシン，セフトリアキソン＋ゲンタマイシンを投与 **ペニシリンG低感受性連鎖球菌** ●ペニシリンG＋ゲンタマイシンの併用．投与期間はペニシリンG4週間，ゲンタマイシン併用を2～4週間行う ●その他，バンコマイシンの投与，アンピシリン＋ゲンタマイシンの併用がある
●メチシリン感受性ブドウ球菌 （Methicillin-sensitive Staphylococcus aureus；MSSA）	●セファゾリンを選択．セファゾリン＋ゲンタマイシンまたはバンコマイシンやテイコプラニンの投与となる ●ペニシリンGやアンピシリンは多くの場合無効となる
●メチシリン耐性ブドウ球菌 （Methicillin-resistant Staphylococcus aureus；MRSA）	●バンコマイシンが第一選択となる ●その他，テイコプラニン
●腸球菌（Enterococci）	●アンピシリン＋ゲンタマイシン，バンコマイシンまたはテイコプラニンの投与 ●腸球菌のペニシリンGに対する感受性は一般的に良好ではなく，セフェム系薬に対しても全般的に耐性を示す
●グラム陰性菌（HACEK群を含む）	**HACEK群** ●セフトリアキソンまたはセフォタキシムを4～6週間投与 **緑膿菌（Pseudomonas aeruginosa）** ●第3，第4世代セフェム系薬，アミノグリコシド系薬の併用 ●グラム陰性菌による感染性心内膜炎においては外科的治療が必要なことも多い
●真菌（Fungus）	●リポソーム製剤，アゾール系抗真菌薬（フルコナゾール，ボリコナゾール，イトラコナゾール） ●真菌性感染性心内膜炎の治療は，まず外科的治療を考慮したうえで抗真菌薬の投与を行う

表3 塞栓となるリスクが高い疣腫

- 10mm以上の疣腫．特に，15mm以上であれば付着部位に関係なく塞栓症の予測因子となる
- 僧帽弁位の疣腫．特に，僧帽弁位でも前尖に付着しているもの
- ブドウ球菌や真菌感染症では，疣腫の大きさとは無関係に塞栓の頻度が高い

②脳合併症患者による手術適応
- 塞栓症は中大脳動脈領域に最も多く生じる．
- 塞栓症から数日遅れて血液脳関門の障害が進行するため，この時期に最も出血をきたしやすいという病態生理を根拠として，出血を伴わない脳塞栓症発症では早期の手術を推奨している．

- 脳塞栓発症後 72 時間以内が最も望ましい時間帯とされている．
③感染性脳動脈瘤の治療
- 塞栓子による感染性脳動脈炎が感染性脳動脈瘤を形成することがある．
- 破裂を予防するための手術適応は明らかではない．

3）心臓に対する手術法

- 感染が弁膜のみに限られる場合は弁置換術となる．
- 僧帽弁の自己弁感染は僧帽弁置換術となるが，感染病変が弁膜あるいは腱索の一部に限局する場合は感染組織を切除・郭清し修復する僧帽弁形成術となる．
- 感染が弁輪周囲へ波及して膿瘍を形成したり正常の解剖構成が破綻をきたした重症例では，弁置換術以外にも弁輪周囲の再建手術が必要である．

表4 感染性心内膜炎のDuke臨床診断基準

Ⅰ．臨床的基準
「大基準2つ」，または「大基準1つと小基準3つ」，または「小基準5つ」
【大基準】
1．IE に対する血液培養陽性
　A．2 回の血液培養で以下のいずれかが認められた場合
　　（ⅰ）Streptococcus viridans，Streptococcus bovis，HACEK 群，Staphylococcus aureus
　　（ⅱ）Enterococci が検出され，他に感染がない場合
　B．次のように定義される持続性のIEに合致する血液培養陽性
　　（ⅰ）12 時間位以上，間隔を空けて採取した血液検体の培養が2回以上陽性
　　（ⅱ）3 回の血液培養すべてあるいは4回以上の血液培養の大半が陽性（最初と最後の採血間隔が1時間以上）
　C．1 回の血液培養でも Coxiella burnetti が検出された場合，あるいは抗 phase 1 IgG 抗体価 800 倍以上
2．心内膜が侵されている初見でAまたはBの場合
　A．IE の心エコー図初見で以下のいずれかの場合
　　（ⅰ）弁あるいはその支持組織の上，または逆流ジェット通路，または人工物の上にみられる解剖学的に証明のできない振動性の心臓内腫瘤
　　（ⅱ）膿瘍
　　（ⅲ）人工弁の新たな部分的裂開
　B．新規の弁閉鎖不全
【小基準】
1．素因：素因となる心疾患または静注薬物常用
2．発熱：38℃以上
3．血管現象：主要血管塞栓，敗血症性梗塞，感染性動脈瘤，頭蓋内出血，眼球結膜出血，Janeway 発疹
4．免疫学的現象：糸球体腎炎，Osler 結節，Roth 斑，リウマチ因子
5．微生物学的所見：血液培養陽性であるが上記の大基準を満たさない場合，または IE として矛盾のない活動性炎症の血清学的証拠

Ⅱ．病理学的基準
　菌：培養または組織検査により疣腫，塞栓化した疣腫，心内膿瘍において証明，あるいは病変部位における検索：組織学的に活動性を呈する疣贅や心筋膿瘍を認める

5. 病態関連図と看護問題

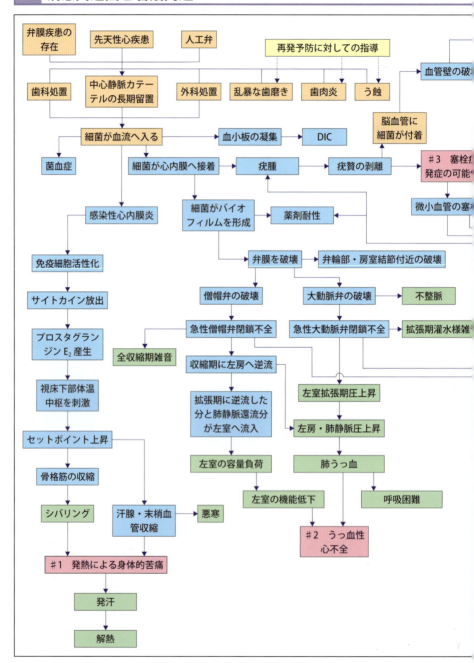

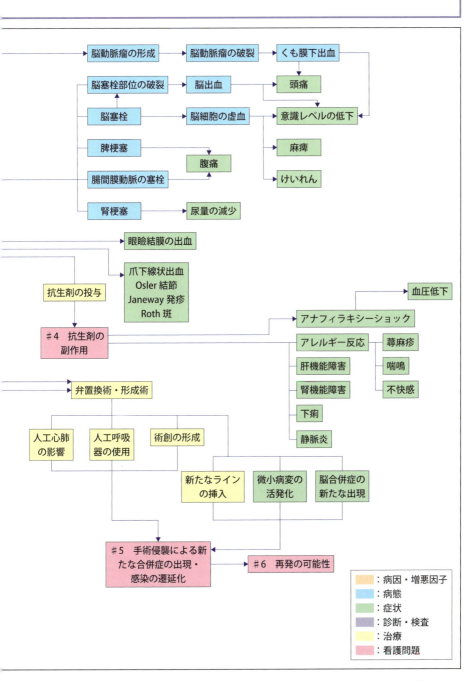

6. 看護問題，目標と介入のポイント

1）内科的治療と術前の看護問題

看護問題#1 発熱による身体的苦痛
看護目標 発熱による身体的苦痛が軽減する

看護計画

OP（観察項目）

- バイタルサイン
  熱型，脈拍，血圧
- 発熱に伴う症状
  倦怠感，発汗，食欲不振，悪心・嘔吐，悪寒
- 食事摂取量
- 呼吸状態
  呼吸回数，SpO₂
  呼吸音
- 尿量
- 四肢冷感・チアノーゼの有無
- 血液検査データ
  白血球，CRP，β-D グルカン，プロカルシトニン
- 血液培養結果
  検出菌，薬剤感受性

根拠・意味づけ

* 体温上昇時は，酸素消費量の増加に加え，二酸化炭素量が増加するため代償的に頻呼吸となる．呼吸器に問題があり，この代償による換気量の増大が行えない場合には二酸化炭素と乳酸の蓄積により混合性にアシドーシスに傾く．発熱時は呼吸状態も観察することが必要となる
* 体温が1℃上昇すると心拍数は8〜12回/min増加し，心拍出量も増加する．そのため，頻脈や血圧の上昇が生じる
* 逆に発汗や不感蒸泄が増加すると，脱水により循環血液量が減少して血圧低下，尿量減少をもたらすことがある
* 適切な抗菌薬が使用されているにもかかわらず発熱が持続している場合，迅速な外科的治療が必要となる

臨床知からのポイント

- 発熱による循環・呼吸への影響を知り，観察を行う

CP（看護・治療項目）

- 発汗時は清拭を行い，寝衣を交換する
- 悪寒があるときは寝具や温罨法を用いて保温する
- 患者の希望があるときはクーリングを行う
- 医師の指示に従い，解熱剤の投与を行う
- 食欲不振があるときは医師の許可範囲内で患者の嗜好品を摂取してもらう
- 悪心・嘔吐がない場合は経口での水分摂取を促す
- 血液培養の採取

根拠・意味づけ

【発熱】
* 発熱は病原菌の増殖陽性，免疫応答の促進といった生体防御反応としての一面をもつ．この生体防御反応としての効果は37〜39℃の範囲で最大となる．しかし，発熱に伴う苦痛の軽減と高体温を予防する必要がある
* クーリングは患者の苦痛を緩和し，代謝や酸素消費量を低下させ，高体温による脳障害の予防といった効果がある
* クーリングは皮膚温を低下させるが中枢温への効果はない．患者が鎮静下ではない場合，セットポイントは変化しないため，皮膚温だけが低下することで，シバリングや立毛筋の収縮，汗腺・末梢血管の収縮を惹起する．そのシバリングは，不随意に骨格筋を収縮させることでATPを消費して熱を産生するため，酸素消費量が増加することになる
* 鎮静下の場合はシバリングや立毛筋の収縮といった冷感反応を抑制するため，クーリングにより解熱をもたらすとされている

CP 看護・治療項目

* クーリングは患者の安楽を目的として実施し,解熱目的での使用は避けるほうがよい.安楽目的であってもシバリングが生じた場合はすぐに中止する

【薬物療法】
* 薬物療法ではNSAIDsやアセトアミノフェンが使用されることがある.両者はプロスタグランジンE_2合成阻害を介して,視床下部の体温のセットポイントを低下させることで解熱効果を得る.このため,鎮静下でなくても体温低下が期待できる.しかし,敗血症患者に対するNSAIDsやアセトアミノフェンによる解熱により死亡率の増加や予後が改善しないことが報告されている
* NSAIDsには血圧低下や腎機能低下といった副作用がある
* 解熱が起こるときには血管拡張や発汗が生じる.発汗による不快感を除去するために寝衣を交換する必要がある.逆に悪寒が生じる場合には,寒さに対する不快感を軽減するため保温が必要となる.シバリングは患者にとって不利益となるため中枢温の温度にかかわらず保温する.しかし,急激な保温による血管拡張で血圧低下が生じる可能性があるため,注意が必要となる

【食事・水分】
* 感染性心内膜炎での食事・水分の制限はない.しかし,発熱により消化運動が抑制されるため,消化のよい食事を摂取する

❗ 臨床知からのポイント

- 体温中枢には体温を一定に保つ働きがある.こうして設定された体温をセットポイントといい,通常は37℃前後である.これが感染や炎症によってセットポイントが通常よりも高く設定される.セットポイントが37〜39℃に変更された場合,私たちの身体は体温を39℃に保とうとする
- 血液培養は発熱のときに限る必要はない.また,静脈血と動脈血とで培養陽性率に差はない
- 血液培養は通常2セット以上が採取されており,2セット以上から同一菌種が検出された場合,真の菌血症と考える.1セットのみ陽性の場合でも黄色ブドウ球菌,カンジダ属といった菌種は真の菌血症である頻度が高くなる
- 高熱となった場合に解熱剤を使用することがある.解熱剤の適応や効果,副作用を熟知し,使用後は熱型だけでなくそれ以外の症状が出ていないかを観察する

EP 患者教育項目

- 悪寒,悪心・嘔吐が生じた場合には速やかに看護師に伝えるように説明する
- クーリングの希望があれば看護師に伝えるように説明する
- 血液培養の必要性と複数箇所・複数回を実施することを説明する

📝 根拠・意味づけ

* 発熱による苦痛の緩和に速やかに対応するために観察のみではなく患者の主訴も必要となる
* クーリングにより安楽が得られる場合,クーリングが実施できることを説明する
* 血液培養は血管を穿刺しなくてはならず,痛みと苦痛が生じる.しかし,原因菌の検出は治療を行っていくうえで不可欠なものであるため,あらかじめ説明する

EP	**臨床知からのポイント**
	● クーリングは安楽目的で行う

評価	● 発症して48時間後に看護目標に対する初回評価を行う ● 培養結果，薬剤の感受性が判明した段階で評価を行う ● 解熱しても抗菌薬の投与期間は計画を継続する

看護問題#2　うっ血性心不全

看護目標　うっ血性心不全に伴う症状を早期発見する

看護計画

OP（観察項目）

- バイタルサイン
  心拍数，不整脈の有無，高血圧・低血圧の有無，四肢の脈拍の触知，体温
- 四肢冷感・チアノーゼの有無
- 浮腫の有無
- 呼吸状態
  呼吸音，呼吸回数，SpO$_2$，努力呼吸の有無
- 血液ガス分析のデータ
- 中心静脈カテーテルが挿入されている場合は中心静脈圧測定（CVP）
- 尿量
- 体重
- 水分出納バランス
- 経胸壁心エコー検査（TTE）
  駆出率（EF），弁の逆流，疣贅の有無，左壁の壁運動
- 経食道エコー検査（TEE）
- 胸部X線写真
  心胸郭比（CTR）の増大，うっ血の有無
- 心雑音
- 全身倦怠感，疲労
- NYHA心機能分類

根拠・意味づけ

【呼吸状態の観察】

* 肺静脈うっ血により，肺の伸展性が低下し，有効な気道スペースが減少する．呼吸に際して肺の膨張性も低下するため，呼吸は浅く速くなる．肺の間質への体液の漏出により，肺胞での換気が阻害され，経皮的動脈血酸素飽和度（SpO$_2$）が低下し，呼吸困難は増強する．軽症では，体動時のみに出現し，安静時には生じない労作性呼吸困難があるが，重症になると安静時にもみられるようになる
* 呼吸音は，心不全に伴い肺胞内への漏出によりいびき音（rhonchi）が聴取されることがある
* 左心不全が進行した状態で，左心房圧や肺毛細血管圧が上昇することにより，漏出液が肺胞内や肺の間質，気道末梢に貯留して生じる．急激に呼吸困難を起こし，低酸素症となる

【検査】

* 胸部X線写真では心陰影は左右に拡大し（CTRの増大），肺門部に向かって扇状に集中する不規則に拡張した静脈陰影（肺うっ血，肺水腫）が認められる
* 感染性心内膜炎での食事・水分制限は必要ないが，心不全へと移行した場合には水分出納を厳密に管理する
* 経胸壁心エコー検査：弁破壊の程度と経時的変化，弁逆流の重症度，心機能（左室の大きさ，EF）を評価する．弁破壊の進行が停止するまでは週2回実施されることが多いため，その結果を把握する．また，疣腫の診断において非侵襲的で特異度がきわめて高い　**図1**
* 経食道エコー検査：経食道エコー検査は食道内にプローブを挿入して行うために半侵襲的な検査である．胸壁に妨げられることなく心臓に超音波を投入でき，人工弁を使用している場合であってもその影響は少なく疣腫や弁逆流が検出しやすい

図1 僧帽弁前尖に付着した疣腫

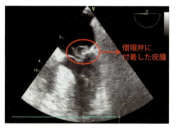

①僧帽弁に付着した疣腫

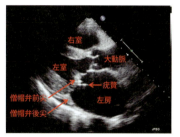

②左長軸段画像でみた僧帽弁前尖に付着した疣腫

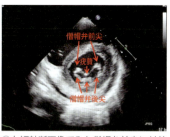

③左短軸断画像でみた僧帽弁前尖に付着した疣腫

（金沢医科大学循環器内科学　本山敦士医師より画像提供）

10 心内膜炎

OP（観察項目）	【心雑音】 ＊心尖部付近での収縮期雑音は僧帽弁閉鎖不全，胸骨左縁あるいは右縁で拡張期雑音であれば大動脈弁閉鎖不全を考慮する 【NYHA心機能分類】 ＊NYHA心機能分類による評価は心内膜炎の予後との関連が報告されている

⚠ 臨床知からのポイント

- 感染性心内膜炎からのうっ血性心不全は適切な抗菌薬を使用していても急激に発症し進行する．心不全に対する観察項目を理解する
- NYHA心機能分類は療養生活中においても使用可能であり簡便に自覚症状の程度が評価できる

CP（看護・治療項目）	・患者の呼吸が安楽となるような姿勢を保持する ・労作で血圧の上昇や低下，呼吸困難などが生じた場合には安静制限をとる ・決められた補液量を投与 ・利尿薬の投与	**📝 根拠・意味づけ** ＊心不全が進行すると，臥位では呼吸困難が増強するため，患者は座位をとって呼吸困難の軽減を図るようになる．これは，臥位を続けると重力の関係で血液が右房へ還流しやすくなるが，座位をとることによって，静脈還流量の増大を軽減できるからである

CP 看護・治療項目	●呼吸状態，酸素化が悪化した場合，気管挿管となるため，その準備をしておく ●ショックに備え救急蘇生の準備をしておく ●緊急手術となる可能性があるためその準備をしておく	＊心不全の進行により，労作で循環動態に影響を与える場合には，安静制限が必要となる．必要によりポータブルトイレを設置するなど，最小限の負荷となるように環境を整える

⚠ 臨床知からのポイント

●急激に心不全症状が進行した場合は，迅速な処置が求められ，侵襲的な治療へと進んでいくことになる．症状の観察だけではなく，すぐに対応できるように必要な物品や介助方法を事前に把握しておく

EP 患者教育項目	●呼吸困難，動悸が生じた場合には速やかに看護師に伝えるように説明する ●侵襲的な処置・治療へと進む可能性がある．そのため，患者・家族に対し，行われている処置，病状について十分な説明を行う	🟢 **根拠・意味づけ** ＊安静時または活動時に自覚症状が出現したかを確認し，患者自身がどのくらいの活動ならば行えるのか認識できるようにする

⚠ 臨床知からのポイント

●どの程度の生活活動強度であれば症状が出現するのかを把握する目安となる

評価	●発症して48時間後に看護目標に対する評価を行う ●内科的治療を継続する場合には以降，2週間後まで3〜5日ごとに評価を行う ●目的を達成するまで評価を行う ●緊急手術を行う際には評価を行う．計画を中止し，術後の計画を立案し介入する

看護問題 #3 塞栓症発症の可能性

看護目標：看護目標：塞栓症の早期発見を行う

看護計画

OP 観察項目	バイタルサイン 【脳合併症】 ●意識レベル 　GCS，JCSで評価 ●頭痛 ●瞳孔径，左右差 ●直接・間接対光反射 ●眼位 ●けいれん発作 ●四肢の脱力，麻痺，知覚異常 ●悪心・嘔吐 ●構音障害　　●呼吸様式	🟢 **根拠・意味づけ** 【脳合併症】 ＊脳塞栓が生じると，塞栓された部位より末梢側の血流が途絶え，その血管が支配する領域で神経脱落症状が生じる．症状は，領域によってさまざまである．塞栓による梗塞巣が大きいと脳ヘルニアとなり脳幹部を圧迫する可能性がある．また，塞栓だけではなく，血管親和性をもつ菌が脳血流へ行くことで脳動脈瘤を形成する．その瘤が破裂すると急激に意識レベルが低下する ＊人工弁使用時の感染性心内膜炎の場合は，原則として抗凝固療法を注意深く継続する．脳血管系への塞栓症を合併した場合，抗凝固療法を継続していると脳出血

OP（観察項目）	● 血液データ （PT-INR，APTT，血小板） **【脾梗塞，腸間膜動脈の塞栓】** ● 腹痛（どの部位で生じているか） ● 吐き気，嘔吐の有無 ● 腹部の膨満　● 腸蠕動音の聴取 ● 反跳痛，筋性防御の有無 ● 血便の有無 **【腎梗塞】** ● 時間ごとの尿量 ● 尿の正常　● 全身の浮腫 **【点状出血】** ● 眼瞼結膜・頬粘膜・四肢の点状出血 ● 爪下線状出血	のリスクが高くなるため，中止となる．抗凝固療法による影響が遷延化していないか血液データで確認する ＊感染性心内膜炎により脳動脈瘤が起こった場合は，破裂前に少しずつ血液が漏れ出すため髄膜刺激症状を呈することがある **【脾梗塞，腸間膜動脈の塞栓】** ＊脾梗塞は左側腹部から左背部にかけて突然激痛が生じる ＊上腸間膜動脈が閉塞すると発症直後は腹部に激痛が生じる．腹壁は軟らかいこともあるが，数時間以内に，腸の虚血のため腹膜炎となり筋性防御や反跳痛を生じる．時間が経過すると腸管浮腫となり，腸閉塞になる可能性がある．腸内容物の吸収が阻害され，嘔吐や脱水といった症状が生じる **【点状出血】** ＊眼瞼結膜・頬部粘膜・四肢にみられる微小血管塞栓により生じる．爪下線状出血，Osler結節，Janeway発疹，Roth斑の所見がある．Osler結節は痛みを伴うことがあるが，これらの症状に特化して治療することはない
	⚠ 臨床知からのポイント	
	● 脳動脈瘤の破裂，脾梗塞，腸間膜動脈の閉塞となった場合には緊急手術となる	
CP（看護・治療項目）	**【脳合併症】** ● 脳動脈瘤の存在やその破裂が疑わしいときは脳血管造影，脊髄液検査を行う ● 脳動脈瘤破裂の場合はクリッピング術，脳動脈瘤切除術が行われる ● 緊急手術となった場合の準備を行う **【脾梗塞，腸間膜動脈の塞栓】** ● 塞栓症により激痛が生じるため，指示に応じた鎮痛薬を使用する ● 鎮痛薬の効果を，スケールを用いて確認する	**📗 根拠・意味づけ** ＊脳動脈瘤の破裂や脾梗塞・腸間膜動脈の塞栓が生じた場合は各部位に激痛が生じる．痛みを緩和する目的で鎮痛薬を使用することがあるが，その使用により意識レベルが低下する．特に，脳動脈瘤の場合は，薬剤による影響か疾患によるものかの判断が難しくなる
	⚠ 臨床知からのポイント	
	● 新たな検査・処置を行う必要があり，速やかに対応できるようにする	
EP（患者教育項目）	● 現在の経過や今後予測される処置・治療を患者・家族に説明する	**📗 根拠・意味づけ** ＊合併症の出現，さらに侵襲的処置・治療により精神的負担が増大する
	⚠ 臨床知からのポイント	
	● 患者・家族に不安を与えないよう説明することが大切	

10 心内膜炎

評価	●発症48時間後に看護目標に対する評価を行う ●塞栓症が生じた場合に再評価を行い，計画は塞栓症となった部位に重点をおいて立案する ●緊急手術となった場合は，計画を中止し，手術部位に応じた別の計画を立案する

看護問題 #4 抗生剤の副作用

看護目標 抗生剤の投与後の異常を早期に発見する

看護計画

OP（観察項目）

- バイタルサイン
- 抗生剤投与直後，投与中の不快感，口内異常感，喘鳴，めまい，耳鳴，蕁麻疹
- 投与後に継続した下痢，血便，貧血
- 血液データ
  尿素窒素，Cr，ALT，AST，γ-GTP
- 尿量
- 抗菌薬を投与するライン（特に末梢ライン）の発赤・腫脹・硬結の有無

根拠・意味づけ

* 抗生剤の副作用は投与直後から数時間〜数日にかけて発症し，長期にわたり観察する必要がある
* 重篤なものは抗生剤投与によるアナフィラキシーショックで，呼吸困難や急激な血圧低下が生じる．特に，ペニシリンに対するアレルギー反応が知られており，過去に一度でもペニシリンに対してアレルギー反応を起こした人は，次に発症するときにはより重篤となる
* セフェム系抗菌薬にもショックやアレルギーがあるが，ペニシリン系抗菌薬に比べて即時型アレルギーの発生率が少ない
* ゲンタマイシンは腎機能障害や特に高齢者では第8脳神経障害に注意する
* 下痢は比較的多い副作用である．これは抗生剤が腸内細菌に影響を与え，消化の働きが弱くなることで生じる
* 抗菌薬は肝代謝や腎臓から尿中に排泄される．長期間，抗生剤を投与することで肝・腎機能に障害をもたらす
* 4〜6週間と長い期間薬を使うため，薬剤が腎障害の原因として多いが，経過中腎障害を起こした場合は薬剤性なのか塞栓で腎梗塞になっているのか，それとも，心不全で腎血流が落ちて腎機能低下になっているのか判断することが必要である

臨床知からのポイント

- 長期間にわたり抗菌薬を使用するため，多様な副作用をもたらす．抗菌薬に特化した副作用もあるが，一見，薬物の影響とはわかりにくい症状もあることに注意する

CP（看護・治療項目）

- 抗菌薬の投与開始からバイタルサインの強化を行う
- 副作用の症状が出現した場合には速やかに投与を中止する
- バンコマイシン，テイコプラニンを使用している場合は薬物血中濃度モニタリング（TDM）

根拠・意味づけ

* 投与に際しては，ショックが起こりうるため，緊急処置がとれるよう準備をしておく
* 特に投与開始直後は観察を強化する
* バンコマイシンやテイコプラニンを投与している場合，開始3日後にTDMを実施し，さらに4日後に行うことが推奨されている

臨床知からのポイント

- 抗生剤を投与する前には，事前に抗生剤でのアレルギー歴の有無を必ず確認する

EP 患者教育項目	●抗菌薬の投与期間を患者・家族に説明する ●抗菌薬の投与が開始され，自覚症状が出現した場合には速やかに看護師に報告することを伝える	📝 **根拠・意味づけ** ＊抗菌薬の副作用が生じた場合，薬剤の変更を行う必要がある．また症状により，対症療法が追加となる
	⚠️ **臨床知からのポイント** ●患者の自覚症状から副作用が出現している可能性を考慮する	
評価	●発症48時間後に看護目標に対する評価を行う ●抗生剤を変更した場合は評価を行う ●状態が安定している場合は1週間を目安に評価を行い，抗生剤の投与終了まで継続する	

2）術後の看護問題

- 術後は通常の弁置換術後の看護問題に加えて，感染による影響を考慮する必要がある．
- 内科的治療では感染・心不全が制御できずに外科的治療へと移行するため，術前の全身状態が重篤であることが多い．加えて手術侵襲や痛み，人工呼吸器を使用することでの呼吸機能低下が影響することを加味し看護を行う．

看護問題 #5 手術侵襲による新たな合併症の出現・感染の遷延化
看護目標 合併症を早期発見する

看護計画

OP 観察項目	●バイタルサイン ●熱型 ●意識レベル 　GCS，JCSで評価 ●麻酔からの覚醒度 ●瞳孔径，左右差 ●直接・間接対光反射 ●眼位 ●けいれん発作 ●四肢の脱力，麻痺，知覚異常 ●血液データ 　白血球，CRP ●挿入されたドレーンからの排液の性状（膿性の有無） ●創部の感染徴候（発赤・腫脹・滲出液の有無） ●尿量 ●浮腫	📝 **根拠・意味づけ** ＊弁の破壊によって生じた僧帽弁閉鎖不全と大動脈弁閉鎖全が，手術により修復されたことで血行動態は正常化するが，通常の弁膜症の術後管理と異なる点は，「周術期脳弁症の悪化あるいは新たな発生があること」「弁周囲逆流の発生頻度が高いこと」である．その原因の一つに感染の遷延化がある ＊脳合併症が術前に発生しているか，発生のリスクが高いと予測される場合は，抗凝固療法を必ずしも有しない生体弁を用いるか，弁形成となる．しかし，術中は人工心肺を使用するため必ず抗凝固療法が行われており，術後もしばらく継続して抗凝固療法を行う．その分，出血のリスクがあることを考慮し観察する ＊手術により感染性心内膜炎の微小病変の活発化や，手術に関連する新たな感染症が発生することがある

OP	\!\ 臨床知からのポイント	
	●弁膜症の手術（単独）では脳卒中合併症率が4.8～8.8％となる（一般手術では0.08～0.7％）．そのうえ，感染性心内膜炎によりさらに術後の脳卒中のリスクが高くなる	
CP（看護・治療項目）	●医師の指示範囲内での血圧管理 ●医師の指示範囲内での酸素化，換気の維持 ●水分バランス管理 ●ドレーンからの排液量の増加，性状の変化があった場合は医師へ報告する ●抗生剤の副作用の症状が出現した場合には速やかに投与を中止する	根拠・意味づけ ＊弁周囲逆流や感染の遷延は再手術が必要となることがある ＊感染所見（炎症反応）が消退するまで抗菌薬投与が継続される．一般的に術後は1ヵ月程度の抗菌薬投与が推奨されるが，術前の感染巣の状態や手術の結果によって異なり，6～8週間行うこともある
	\!\ 臨床知からのポイント	
	●通常の弁膜症術後の循環動態の管理とともに長期間の抗生剤投与による影響を考える	
EP（患者教育項目）	●術後に新たに必要となる治療について説明する ●術後も，抗菌薬の投与が必要となることを患者・家族に説明する	根拠・意味づけ ＊手術により新たに侵襲が加わるため，術後は人工呼吸の使用や創部ができることなど，内科的治療とは異なる影響を説明する ＊手術で治療が終了するわけではなく，継続して抗生剤の投与と長期間にわたる治療が必要となることを説明する
	\!\ 臨床知からのポイント	
	●治療が長期に及ぶため，患者の理解が得られるよう説明する	
評価	●術後48時間後に看護目標に対する初回評価を行う ●循環動態のみならず手術に伴う侵襲について呼吸・創部・ドレーン排液・性状の評価を行う ●手術による新たな合併症の出現がなければ計画は終了する	

MEMO

看護問題 #6 再発の可能性

看護目標 再発を予防するための行動をとることができる

看護計画

OP（観察項目）
- 輸液ラインの刺入部の発赤・腫脹・滲出液の有無
- 歯肉炎の有無
- う蝕の有無
- 腔内の汚染状況
- 患者の歯磨き，口腔ケアのやり方

根拠・意味づけ
- 感染性心内膜炎は，菌血症がある一定期間持続することで生じる．その菌血症を引き起こさないことが重要である
- 乱暴なブラッシングは歯肉や歯周を傷つけることになるため菌血症の誘因となる
- 感染性心内膜炎は細菌が輸液ラインや静脈内の薬物投与，口腔の粘膜などを侵入経路として血液中に入り込むことで生じる

臨床知からのポイント
- 治療中は細菌の侵入門戸が多く存在する．その部位での感染所見の有無を確認する

CP（看護・治療項目）
- 自分で口腔ケアができない状況下であるときは，看護師が口腔ケアを実施する
- 口腔の汚染が強く，歯肉炎・う蝕がある場合は歯科，口腔外科の介入を依頼する
- 歯科衛生士に歯磨き，口腔ケアの指導を依頼する
- 中心静脈カテーテル，末梢静脈ラインの刺入部の清潔を維持する
- 新たな中心静脈カテーテルを挿入する場合はマキシマルバリアプリコーションを徹底する

根拠・意味づけ
- 患者が適切な歯磨きを習得できるように歯科衛生士の介入を依頼する
- カテーテル留置患者の感染性心内膜炎が多く報告されている．長期に留置されているカテーテルが細菌に汚染されると細菌がバイオフィルムを形成する．バイオフィルムを形成すると浮遊している細菌に比べ薬剤の耐性が強くなる．細菌を付着させないためにも，清潔を保つ必要がある
- カテーテルによる感染のリスクは，カテーテルの留置期間だけではなく挿入時の清潔操作・技術も影響する
- 内頸静脈を挿入部として選択した場合の感染リスクは，鎖骨下静脈を選択した場合よりも高い．理由として，口に近いため口腔からの分泌物で汚染されやすいこと，体温が高いこと，固定が不十分になりやすいことが挙げられる．鼠径部を選択した場合でも排泄物により汚染される可能性がある．一方で鎖骨下静脈からのカテーテル挿入は機械的合併症が多い．各部位にメリットとデメリットがあり，患者の状況に応じた挿入部位を選択する

臨床知からのポイント
- 術直後など，自分で口腔ケアができない場合は看護師が実施し，患者が回復してきたら患者自身で口腔の清潔が維持できるように指導する
- 中心静脈カテーテルの挿入がどの部位になったとしても，挿入時・留置中の清潔の維持が重要となる

EP 患者教育項目	●抜歯など観血的な処置を行う場合には，感染性心内膜炎の既往があることを歯科医師に報告することを説明する ●定期的に歯科を受診し，歯周病の予防を行うように指導する	🖊 **根拠・意味づけ** ＊退院後の生活での予防方法を伝える ＊う蝕により歯髄が露出し，口腔の細菌がこの歯髄へ移動し，根尖で巣を形成している **図2**．矢印は歯の根尖部の細菌巣であり，この細菌が血管に移行して全身を巡り心内膜の内皮細胞に付着，浸透することで感染性心内膜炎に移行する．そのため，観血的な処置のみならず，定期的に歯科を受診してう蝕の治療・予防を行い，細菌巣を口腔につくらないことが大切である
	❗ **臨床知からのポイント**	
	●感染性心内膜炎の既往を有する患者は再発の頻度が高く，また，再発した場合は合併症を起こす可能性も高い．そのため，予防するための知識の習得と行動ができるようにする	
評価	●術後から計画を立案し，48時間後に看護目標に対する評価を行う ●人工呼吸器から離脱し，抜管した段階で再評価し，患者自身が再発予防に取り組める身体的な状態であるかを確認する ●抗生剤の投与が終了し，退院のめどが立つまで計画は継続する	

図2　進行した歯肉炎による細菌巣

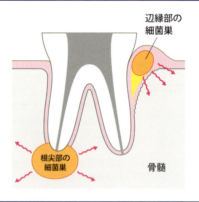

（北山未央）

参考文献

1) 日本循環器学会，日本胸部外科学会，日本小児循環器学会，他：感染性心内膜炎の予防と治療に関するガイドライン（2008年改訂版）
2) Lilly LS：心臓病の病態生理　ハーバード大学テキスト，第3版．川名正敏，川名陽子訳．メディカル・サイエンス・インターナショナル，東京，pp211-216, pp220-221, pp225-231, 2012
3) 大山吉幸，横村光司，松田宏幸，他：非感染性血栓性心内膜炎による多発性脳梗塞が初発症状であった肺腺癌の1例．日呼吸会誌 47(1)：42-46, 2009
4) 進藤誠悟，平野照之，植田明彦，他：Cardiobacterium hominis による感染性心内膜炎を原因とした脳塞栓症の1例．臨床神経学 53(8)：654-657, 2013
5) Koeda C, Tashiro A, Takahashi T, et al：Possible Usefulness of Gadolinium-Enhanced Brain MRI for Evaluating Risk of Perioperative Hemorrhage：A Case of Infective Endocarditis. Case Rep Cardiol 2014, 2014
6) Servy A, Valeyrie-Allanore L, Alla F, et al：Prognostic Value of Skin Manifestations of Infective Endocarditis. JAMA Dermatol 150(5)：494-500, 2014
7) Rodney M. Donlan：Biofilms：Microbial Life on Surfaces. Emerg Infect Dis 8(9)：881-890, 2002

急性期から回復期の退院に向けた看護

1. 急性期および回復期のかかわり

- 持続する発熱だけではなく，倦怠感，夜間のみの発熱，発汗，食欲低下，体重減少が生じた場合は感染性心内膜炎（infective endocarditis；IE）の再発の可能性があるため医師へ報告する．
- 抗菌薬だけではなく，IEにより生じた心機能低下から心不全治療にかかわる薬剤も追加されるため服薬は必須となる．患者自身が薬の作用・副作用について十分な説明を受け，納得したうえで服薬意義を理解し，主体的に治療に臨み，継続した服薬を行える「服薬アドヒアランス」が獲得できるようにかかわる．
- リハビリテーションの介入の強度は，IEによる心不全の合併症により異なる．リハビリテーションプログラムは心不全に準ずる．

2. 退院時に向けた指導

- 再発する可能性があること説明する．再発は再燃（初回の同一原因菌の感染），再感染（初回と異なる原因菌の感染）に分けられ，再発の頻度は2～6％とされている．
- 持続する疲労，食欲低下，感冒症状がないにもかかわらず発熱が持続する，といった症状がある場合はIEが再発した可能性があるため，自己判断せず受診する．
- IEの既往は再発の高度リスク因子であるため，観血的な処置の際には抗菌薬の予防投与の適応となることを患者に説明する．具体的には歯科治療時が挙げられる．抜歯だけでなく歯石の除去，インプラント治療も菌血症を誘発する処置である．
- 口腔内の清潔の維持や服薬管理が必要なため，患者が自分で行うことができない場合は家族の協力が必要となる．
- かかりつけ医を受診する場合も患者や家族がIEの既往があることを申告できるようにする．アトピー性皮膚炎の患者はIEが重症化する可能性が指摘されており，皮膚科受診の際もIE既往を申告する必要がある．また，婦人科的処置もIEが合併する可能性がある．
- 退院調整・退院支援，適切な社会資源の活用，退院後のフォローアップはどこで行うか考慮する．

（北山未央）

参考文献

1) 日本循環器学会，日本心臓病学会，日本心エコー図学会，他：感染性心内膜炎の予防と治療に関するガイドライン（2017年改訂版）
2) 坪井謙之介，寺田ひとみ，葛谷有美，他：服薬アドヒアランスに影響を及ぼす患者の意識調査．医療薬学：38(8)，522-533，2012
3) Funakoshi S, Kaji S, Yamamuro A, et al：Impact of early surgery in the active phase on long-term outcomes in left-sided native valve infective endocarditis. J Thorac Cardiovasc Surg：142(4)：836-842, 2011

11 心筋症

1. 定 義
- 心筋症は心機能障害を伴う心筋疾患である．

2. 分 類
- 1995 年に WHO/ISFC 合同委員会が心筋症の定義と病型分類を提案した 表1．
- ここでは肥大型心筋症，拡張型心筋症について述べる．

表1 WHO/ISFC 合同委員会による心筋症の定義と病型分類（1995 年）

1．病型分類
 ①拡張型心筋症（diated cardiomyopathy；DCM）
 ②肥大型心筋症（hypertrophic cardiomyopathy；HCM）
 ③拘束型心筋症（restrictive cardiomyopathy；RCM）
 ④不整脈源性右室心筋症（arrhtthmogenic right ventricular cardiomyopathy）
 ⑤分類不能の心筋症（unclassified cardiomyopathy）
2．特定心筋症（specific cardiomyopathies）

1. 肥大型心筋症

1. 定 義
- 肥大型心筋症（hypertrophic cardiomyopathy；HCM）は明らかな誘因なしに心筋機能障害をきたす特発性心筋症の一病型であり，おもに心室中隔の肥大と拡張障害を主徴とする．若年者の突然死や壮年期の難治性心不全の原因となる．
- 肥大型心筋症は，明らかな心肥大をきたす原因なく左室ないし右室心筋の心肥大をきたす疾患であり，不均一な心肥大を呈するのが特徴である．また，通常は左室内腔の拡大はなく，左室収縮は正常か過大である．心肥大に基づく左室拡張能低下が基本病態である．
- 病因として，家族歴など遺伝的素因や環境因子などが関与しているといわれているが，不明な点も多い．

2. 分 類 図1
- 左室流出路に狭窄が存在する場合，特に閉塞性肥大型心筋症（hypertrophic obstructive cardiomyopathy；HOCM）と呼ぶ．
- 肥大部位が特殊なものとして，以下の 2 つがある．
 心室中部閉塞性心筋症（midventricular obstruction）：肥大に伴う心室中部での内腔狭窄がある場合．
 心尖部肥大型心筋症（apical hypertrophic cardiomyopathy；APH）：心尖部に肥大が限局する場合．
- 肥大型心筋症の経過中に，肥大した心室壁厚が減少し菲薄化し，心室内腔の拡大を伴う左室収縮力

低下をきたし拡張型心筋症様病態を呈した場合，拡張相肥大型心筋症（diated phase of hypertrophic cardiomyopathy；D-HCM）とされる．
- わが国では APH が多くみられる．

図1 肥大心筋症の病態図

■正常像

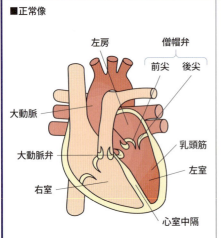

■HCM

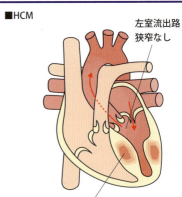

左室流出路狭窄なし
心室中隔肥大
- 非均等型の左室壁肥厚がみられる
- 心室中隔以外も肥大する場合がある
- 左室流出路の狭窄はない

■閉塞性肥大型心筋症（HOCM）

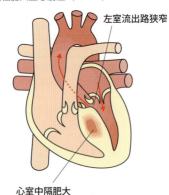

左室流出路狭窄
心室中隔肥大
- 心室中隔の基部が肥大する
- 左室流出路の狭窄・閉鎖がある
- HCM の約 25% が HOCM とされている

■心尖部肥大型心筋症（APH）

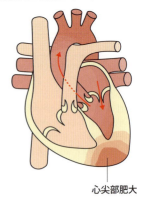

心尖部肥大
- 心尖部に限局した肥大
- スペード型の拡張期左室像
- わが国で多くみられる（最初にわが国で報告された）

3. 病態と必要な観察項目

観察項目

症状	考えられること	観察すること
●胸痛 ●胸部絞扼感	●心筋の虚血	●胸痛の程度（ペインスケールを使用して評価する） ●安静時または労作など，どんなときに症状が生じるか ●胸痛・胸部絞扼感の持続時間 ●胸痛・胸部絞扼感を生じるときに他の症状が出現するか ●症状があるときに ST 変化があるか ●12 誘導心電図 ●冷感・冷汗の有無

根拠

- 心筋虚血が原因のことが多く，冠小動脈病変の存在，冠動脈の狭窄の可能性がある
- 冠動脈を流れる血液は，基本的に左室が拡張するときに多く流れる．冠動脈は左室の中を走行している血管であるため，左室が収縮しているときは冠動脈もある程度締め付けられる．左室が拡張したときに冠動脈も広がり，血流が流れやすくなる．HCM では，右冠動脈や左回旋枝の冠血流波形は正常とほぼ同様であるが，左前下行枝の血流波形は，①収縮期血流成分の著明な減少や逆流波の存在，②拡張開始から拡張期最大血流量速度に至るまでの時間の延長が特徴である．心筋の著明な肥厚あるいは過剰収縮による収縮期冠血流の障害と左室弛緩特性の低下による拡張早期の冠血流障害を反映する．そのため，胸痛や胸部絞扼感を生じる
- HCM の心筋量あたりの血流量は健常者に比べて安静時でも少なく，負荷により胸痛および心電図上の ST の変化，心筋での乳酸産生などの心筋虚血が誘発される
- 心内膜側に高度の灌流低下を認める
- 冠循環障害の機序としては，①冠小動脈の中膜・内膜の肥厚および血管拡張予備能の低下，②心室筋肥大による酸素需要の増大，③肥厚した心筋内での中隔枝の狭小化（血管拡張の余地が少なく酸素供給が減少），④左室弛緩障害による拡張期冠血流の低下，⑤左室流出路狭窄における左室内圧亢進，⑥肥大による毛細血管密度の減少や心内膜下心筋灌流の制限などが関与する

症状	考えられること	観察すること
●呼吸困難	●肺毛細血管圧上昇による肺うっ血/肺水腫	●呼吸回数 ●呼吸音 ●呼吸困難の自覚 ●経皮的動脈血酸素飽和度（SpO_2），血液ガスデータ ●胸部 X 線写真 ●NYHA 心機能分類

根拠

- 左室拡張期上昇により起こる肺毛細血管圧の上昇が原因である．また，左室内腔の狭小化による低心拍出量などが呼吸困難の出現に関連している

●呼吸困難	●心拍数の増加を伴う労作時に労作に見合った心拍出量の増加がないことが呼吸困難の出現に関連している ●拡張障害の機序 　左室の弛緩は左室への負荷条件，Ca^{2+} の筋小胞体の取り込み様式，左室壁運動の時間的・空間的な不均一性などに依存している．心筋の肥大，左室重量の増加に伴い左室の容積は減少し心筋の線維化，走行の異常によっても心筋スティフネス（硬さ）が増大する．その結果，心室容量のわずかな増加により拡張期圧は容易に上昇をきたす ●左室収縮能 　HCM では拡張不全が主病態で，収縮能は一般的に保持されている．HCM のうち約 5 ～ 10%の症例で約 10 数年の経過とともに次第に左室内腔が拡大し，左室収縮能が低下する（左室駆出率 50%未満）．これを D-HCM と呼ぶ	

症状

考えられること	観察すること
●不整脈，頻脈，収縮力の増大に伴う過収縮	●動悸時のモニタまたは 12 誘導心電図 ●心拍数 ●安静時と労作時での心拍数の比較 ●不整脈の有無 ●不整脈の頻度 ●どの程度の労作で動悸を感じるか

根拠

●動悸

- 上室性あるいは心室性不整脈に伴う動悸であることが多い
- 心房細動は HCM の約 20%にみられ，年率 2%で頻度が増加する．左房拡大が一因とされ，高度の心筋肥大を有する症例に多い
- 発作性心房細動や持続性心房細動による動悸もある
- HCM の 75 ～ 96%で異常 Q 波，ST-T 変化，陰性 T 波，左室側高電位などの何らかの心電図異常がみられる．心電図は感度の高いスクリーニング検査である 図2
- 無症候例の多くは心電図が診断の契機となる

症状

考えられること	観察すること
●不整脈 ●心拍出量の減少 ●脳血流量の低下	●どのような動作時に生じるか

根拠

●立ちくらみ
●失神
●めまい

- これらの症状は心室頻拍などの重症の不整脈を有する患者で出現することが多い
- 左室内腔の小さい患者，左室内圧較差のある患者での発生頻度が高い

【圧較差】
- 正常では収縮期には左室圧＝大動脈圧となるが，肥大型心筋症では左室圧＞大動脈圧となり圧較差が生じる．特に，HOCM により左室流出路が狭くなると，収縮期に心尖部と左室流出路間で圧較差を生じる．つまり，左室内においても圧較差が生じることになる．左室流出路閉塞は安静時あるいは薬剤負荷や運動負荷により 30mmHg 以上の左室流出路圧較差がみられた場合と定義されている
- 左室流出路狭窄の病態生理
　左室内のどの部位がどの程度の広がりで肥厚するかによって閉塞部位や重症度が異

図2 HCMの心電図の特徴

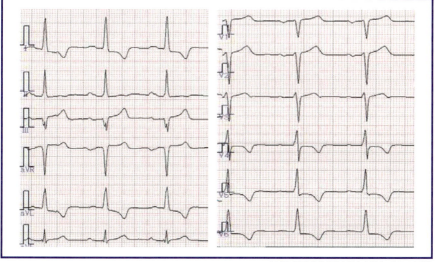

（金沢医科大学循環器内科 青木洋文医師より提供）

なる．最も多いのが左室流出路部位である．左室流出路狭窄の形態的な特徴として以下の3つが挙げられる．
①心室中隔の肥厚
②僧帽弁の拡大と伸長
③僧帽弁前尖に連なる乳頭筋付着部の異常（乳頭筋の前方偏位）と各乳頭筋間の狭小化

- 僧帽弁の収縮期前方運動（SAM）が生じる原因として，以下の機序が推測される．
①狭窄した流出路を血液が高速で通過して生じる陰圧により僧帽弁が中隔に引っ張られる（ベンチュリ効果）
②乳頭筋の前方偏位のため収縮により僧帽弁が中隔側に引っ張られ流出路内に偏位する
③前尖が伸長して前尖の体部が後尖と接合するため，前尖先端部に余剰部分が生じる．また乳頭筋間が狭小して，前尖中央部に付着する腱策にたるみが生じるため，僧帽弁先端部は緊張がなくなり流出路の血流の影響を受けて中隔に押し付けられる

- HOCMとASの違い
HOCMの流出路狭窄は大動脈弁狭窄（AS）と違い収縮早期には狭窄が生じないため，大動脈圧の立ち上がりは急となり，流出路の圧較差は種々の要因により変化しやすい．特に 表2 のような変化は心室の容積を減少させ，僧帽弁を中隔に近づけ圧較差が増強するように働く
①収縮性の増強
②前負荷の減少
③後負荷の減少

- 立ちくらみ
- 失神
- めまい

- 左室流出路が心室中隔や心筋の肥大により狭窄すると，左室から大動脈への血液の流入が悪くなり，全身へ血液が流れにくくなる．そして，心臓が収縮し血液を送り出すときに血液の通り道が狭く，血液を送り出すのに心臓は非常に強い力が必要となる．結果，左心室，左心房に負担がかかり，息切れ，胸の痛み，失神（意識を失うこと），動悸などの症状が生じる

表2 さまざまな介入による流出路圧較差および収縮期雑音の変化

	収縮性	前負荷	後負荷
圧較差および雑音を増強させる因子			
バルサルバ手技	―	↓	↓
立位	―	↓	―
期外収縮後	↑	↑	―
β刺激薬	↑	↓	―
ジギタリス製剤	↑	↓	―
硝酸薬	―	↓	↓
労作	↑	↑	↑
頻脈	↑	―	―
脱水	↑	↓	―
圧較差および雑音を減弱させる因子			
ミュラー手技	―	↑	↑
蹲踞	―	↑	↑
α刺激薬	―	―	↑
β遮断薬	↓	↑	―
全身麻酔	↓	―	―
ハンドグリップ手技	―	―	↑

（Braunwald E：Heart disease：A Textbook of Cardiovascular Medicine, 5th ed. WB Saunders Company, p1420, 1997 より改変）

4. 治療

1）肥大型心筋症の薬物治療

- 肥大型心筋症の薬物治療の目的は，生命予後の改善，症状の軽減，合併症の予防にある．症状の有無やその程度，左室流出路狭窄の有無によって適切な治療法の選択が必要となる．

（1）自覚症状を有する症例に対する治療

①HCM
- 高度な圧較差がある場合，β遮断薬やナトリウムチャネル遮断薬を用い，アンジオテンシン変換酵素（ACE）阻害薬，アンジオテンシンⅡ受容体拮抗薬（ARB）はむしろ禁忌である．一方で収縮能低下例では利尿薬，ACE阻害薬，ARBを，拡張能低下例ではβ遮断薬，ベラパミル，ジルチアゼムを選択する．

②非閉塞性肥大型心筋症（HNCM）
- 心不全や拡張相肥大型心筋症では一般の心不全症状に準じる．収縮能の低下している症例においては駆出率の低下した心不全に対する治療を行う．

③突然死のリスクの高い例に対する治療
- 肥大型心筋症の治療においては無症状例をどのように扱うかが問題となるが，若年発症例や突然死のハイリスクグループとされる症例では無症状であっても何らかの治療を行う．非持続性あるいは持続性心室頻拍に対してはアミオダロンや植込み型除細動器（ICD）が適応となる．

（2）不整脈を有する症例に対する薬物治療

①心房細動
- HCMに伴う心房細動治療の目的は，心拍数のコントロールと脳卒中の予防，QOLの改善であり，洞調律維持も含まれる．頻脈性心房細動は血行動態を悪化させ，息切れや胸痛，失神などを引き起こす．カルシウム拮抗薬やβ遮断薬による心拍数のコントロールは，血行動態を保ち症状を改善する．ジギタリス製剤はHOCMにおいては圧較差を増大させるため禁忌である．
- 発作性あるいは持続性，永続性の心房細動を伴う肥大型心筋症には経口抗凝固薬を禁忌でない限り使用する．

②心房粗動
- 薬物療法は心房細動に準ずる．

③発作性上室頻拍
- 発作の停止にはベラパミルやジルチアゼムなどカルシウム拮抗薬やATP製剤，WPW症候群の合併には抗不整脈薬の分類法であるVaughan Williams分類のⅠa群，Ⅰc群抗不整脈薬あるいはアミオダロンを静脈内投与する．

（3）薬剤の効果と使用法

①β遮断薬
- β遮断薬は肥大型心筋症の自覚症状を改善するが，確立したエビデンスは多くない．過収縮が左室内圧較差の増加に関連しているHOCMにおいては非常に有効である 表3．

表3　β遮断薬の作用機序と効果

作用機序	● 心筋収縮力の低下（陰性変力作用）と心拍数の減少（陰性変時作用）による
拡張機能障害に対する効果	● 弛緩障害と左室コンプライアンスの低下がHCMの特徴である．HCMにおける左室拡張障害には，細胞内Ca^{2+}濃度の上昇が密接に関連していること，また細胞内Ca^{2+}濃度の上昇そのものが心肥大の程度とも密接に関連していることが明らかにされている．したがって，細胞内Ca^{2+}濃度の抑制作用のないβ遮断薬には左室拡張機能の改善は期待しがたい．しかし，β遮断薬による心拍数の減少作用は拡張時間を延長させることで左室拡張末期圧の上昇を抑制するため頻拍傾向の肥大型心筋症患者では効果が期待できる
左室流出路狭窄に対する効果	● β遮断薬は陰性変力作用により左室内圧較差を減少させ，全身倦怠感，めまい，失神発作などの自覚症状を改善する．特に過収縮で頻拍の患者では改善効果が著しい．頻拍を呈する肥大型心筋症患者では心筋虚血の改善につながる

②カルシウム拮抗薬
- 無症状の患者に対してカルシウム拮抗薬を投与すべきか，あるいはカルシウム拮抗薬とβ遮断薬のどちらを優先して予防的に投与するかについては明確なコンセンサスは得られていない．

2）肥大型心筋症の非薬物治療

（1）不整脈を有する症例に対する非薬物的治療

①心房細動
- 心房細動は肥大型心筋症の臨床転帰にかかわる因子である．洞調律化のために十分な抗凝固療法あるいは心内血栓がないことを確認したうえで電気的除細動を行う．

②心房粗動
- 通常型心房粗動に対してカテーテルアブレーションを第一選択として考慮する.

③発作性上室頻拍
- WPW症候群あるいは房室結節リエントリー性頻拍の予防に対してはカテーテルアブレーションの有効性が高い.

④突然死
- 薬剤での予防には限界がある.突然死のハイリスク症例に対してはICDが最も有効である.

【突然死】
- 肥大型心筋症に伴う突然死の発現頻度は年間1%あるいはそれ未満といわれ,HCMの死因の中では最も多いが,必ずしも突然死の危険性が高い患者は多くない.一般的に突然死の危険性が高い例は若い患者の症例(特に25歳未満)に多いが,中年以降でも認められる.突然死の危険因子として心停止,心室細動あるいは持続性心室頻拍からの蘇生例は,再発の危険が高い.
- 危険因子の数が増えるほど突然死の危険性が増し,危険因子2つ以上で高度,1つで中等度となる 表4.

表4 突然死に関する危険因子

おもな因子	● 心停止(心室細動) ● 自然発症の持続性心室頻拍 ● 突然死の家族歴 ● 原因不明の失神 ● 著しい左室肥大(左室壁厚≧30mm) ● ホルター心電図による非持続性心室頻拍 ● 運動に伴う血圧反応異常
可能性のある因子	● 拡張相肥大型心筋症　● MRIによる広範な遅延造影像 ● 左室心尖部心室瘤　● 心房細動 ● 左室流出路狭窄　● 危険度の高い遺伝子変異
修飾可能な因子	● 激しい身体運動(競技)　● 冠動脈疾患

(Maron BJ, et al:American college of cardiology/european society of cardiology clinical expert consensus document on hypertrophic cardiomyopathy. A report of the american college of cardiology foundation task force on clinical expert consensus documents and the european society of cardiology committee for practice guidelines. J Am Coll Cardiol 42(9):1687-1713, 2003 などを＋参照して作成)

(2) デバイス

①心臓ペースメーカ:左室内圧較差に対する治療
- ペーシングにより左室流出路圧較差が減少する作用機序として,①右室心尖部ペーシングにより左室側の収縮が遅延し,心室中隔の奇異性運動を起こすことによる,②左室流出路が収縮する前に左室心尖部よりの内腔が先行して収縮するため,③左室全体の収縮力低下によるベンチュリ(Venturi)効果の減少の関与,④慢性期にみられる心室中隔肥大の退縮が挙げられる.

②植込み型除細動器(ICD)
- 心停止,心室細動あるいは持続性心室頻拍からの蘇生例では,二次予防としてICD植込みの適応となる.
- ICDの作動時には患者に自覚がないときや衝撃を感じることもある

③心臓再同期療法
- D-HCMにおいては,収縮不全による心不全の管理が必要となる.心不全においては心室内伝導障害,心房心室間同期不全,心室内同期不全,心室間同期不全が生じやすい.これらを改善するのが両室ペーシングによる心臓再同期療法(cardiac resynchronization therapy;CRT)である.CRTは,心収縮が低下し心臓の同期不全を伴う中等症以上の慢性心不全患者において心不全悪化を防止するのみならず,その予後を改善する.現在までのエビデンスからは,CRTは心不全患者の総死亡を減らすが心

臓突然死を抑制することで心不全患者の総死亡も抑制する可能性がある．NYHA心機能分類でクラスⅢあるいはクラスⅣで左室駆出率35％以下，QRS幅120msec以上，かつICD適応の患者には両室ペーシング機能付き植込み型除細動器（CRT-D）が推奨される．

●長いQRS時間は心室内の伝導障害を意味しており，特に左脚ブロックを合併すると心室中隔と左室側壁の興奮のタイミングがずれる．左室壁側が収縮を開始すると心室中隔が弛緩を始めており，右室側に心室中隔が動き，左心室内に拍出されない血液が残る．こうした左室収縮の非同期を補正するのがCRTである．HCMではこのCRTのほかに心室性不整脈による突然死を予防するためICDの機能をもったCRT-Dを使用する．

（3）外科的手術

●心筋切開術，心筋切除術および僧帽弁手術が行われ，左室流出路の解剖学的な拡大と血行動態上の障害となるSAMの解除を目的に行う **図3**．僧帽弁手術が必要となるのは，①MRの原因がSAMではなく僧帽弁自体の器質変化による場合，②中隔の肥大が非典型的な場合，③切開・切除の対象となる前方中隔の肥厚が強くない場合（18mm以下），④心筋切開，切除術で十分な効果が得られない場合である **表5**．

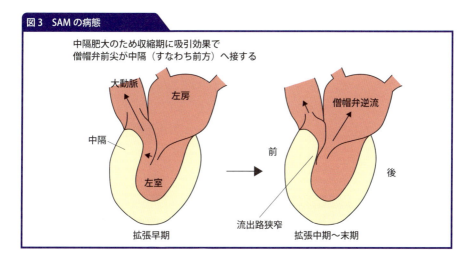

図3　SAMの病態

中隔肥大のため収縮期に吸引効果で僧帽弁前尖が中隔（すなわち前方）へ接する

大動脈／左房／中隔／左室／拡張早期／僧帽弁逆流／前／後／流出路狭窄／拡張中期～末期

表5　肥大型心筋症の外科治療の適応

クラスⅠ	1. NYHA心機能分類でⅢ以上の症状を有し，薬剤抵抗で安静時に50mmHg以上の左室流出路圧較差を認めるHOCM 2. 意識消失発作から回復し安静時ないし薬物負荷時に50mmHg以上の左室流出路圧較差を認め薬物抵抗性のHOCM
クラスⅡ	1. 心症状は軽度ないし認めないが，薬剤抵抗性の安静時に50mmHg以上の左室流出路圧較差を認めるHOCM
クラスⅢ	1. 無症状ないし薬物療法にてコントロール可能なHOCM 2. 症状はあるが運動あるいは薬物負荷試験にても左室流出路圧較差のないHCM

（4）経皮的中隔心筋焼灼術（PTSMA）

●わが国では年間50～60例と少ない．これらは大動脈弁または僧帽弁置換術に対し追加して実施した例であり，純粋な中隔心筋切開術例は極めて少ない．

5. 病態関連図と看護問題

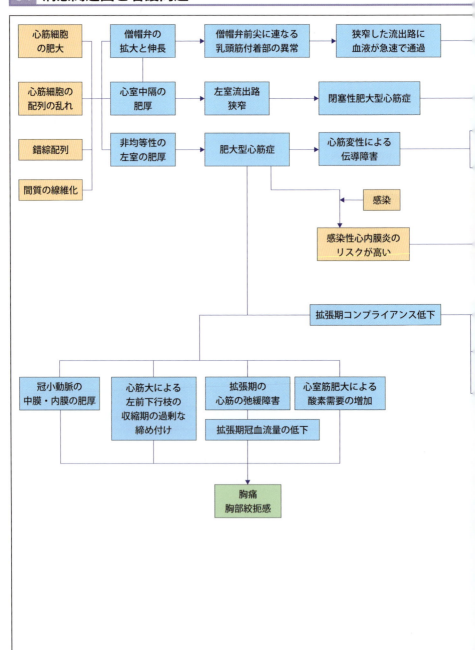

```
ベンチュリ効果が発生し僧帽弁前尖が     ──→  収縮期前方運動
心室中隔に引き寄せられる                                      β遮断薬の使用
                                    ↓                  ↓
左室流入圧＞左室流出圧  ──→  圧較差  ──→  低心拍出量  ──→  脳血流の低下  ──→  立ちくらみ
                                                                              失神
                                                                              めまい
                                    ↓
心室性不整脈          動悸
                                    #1 心拍出量の低下,      収縮能の低下
上室性不整脈                         不整脈の出現による
                                    突然死の可能性              ↓
     抗不整脈薬
     β遮断薬の使用                                         #2 心不全

#3 退院後の
日常生活への不安                    ペースメーカ挿入
                                    CRT-D挿入
     症状悪化予防に対する
     日常生活指導

左房内腔拡大  ──  心房細動

左室内腔の
狭小化

左室拡張末期圧上昇  ──→  低心拍出量  ──→  心拍数上昇を伴う労作時  ──→  呼吸困難
                                              見合った心拍出量が
                                              出せない
                                                                              肺うっ血
                          ↓                                                   肺水腫
                  平均左房圧上昇  ──→  肺動脈楔入圧上昇  ──→  肺毛細管血管圧上昇
```

:病因・増悪因子
:病態
:症状
:診断・検査
:治療
:看護問題

11 心筋症

6. 看護問題，目標と介入のポイント

看護問題#1 心拍出量の低下，不整脈の出現による突然死の可能性
看護目標 心拍出量の低下に伴う血圧低下，危険な不整脈を早期に発見し生命の危機を避ける

看護計画

OP（観察項目）	● バイタルサイン 　心拍数，脈拍数，血圧，心雑音，不整脈の有無 ● モニタの観察 　モニタ波形の観察，不整脈の頻度，不整脈時の動脈圧波形の変化 ● 心雑音 ● ペースメーカ使用時 　フェーラーの有無，ペースメーカの設定 ● 12誘導心電図所見 ● ホルター心電図の結果の確認 ● 自覚症状 　意識消失，めまい，動悸，呼吸困難，胸痛，胸部圧迫感 ● 心エコー所見 ● 神経所見の確認 ● 患者の言動や表情

🖉 根拠・意味づけ

＊不整脈の出現は，特にハイリスクの条件を満たすHCMでは失神や突然死を招く可能性があるため，早期発見が重要である．また，薬物投与の際は，自覚症状の程度，不整脈の出現頻度は効果を判定する目安ともなる．薬物難治性であれば，ペースメーカの挿入など，次の治療へと段階を踏んでいくため必要な観察項目である

＊症状の出現により患者のQOLが低下する．不安が常に存在するため患者の精神状態を把握する

＊心房細動の発生頻度が高くそれに伴う血栓塞栓症も多い．心房細動を合併すると脳梗塞のリスクが8倍になるといわれている

＊通常はモニタ心電図で不整脈の有無や長時間波形で不整脈の出現頻度を確認する．より正確な波形，出現頻度を確認するのに12誘導心電図，ホルター心電図を使用する．下記にその特徴を示す

【12誘導心電図の特徴】
1）QRS波の異常
① QRS波高の増減
＊HCMの65〜75％に左室高電位所見を認める．非閉塞性肥大型心筋症では，高電位はV5，6よりもV3，4誘導で著明な例が多い
＊右前胸部誘導のR波の増高は中隔肥大の反映と考えられる
＊左室高電位の頻度は若年HCMでは低く，成人や高齢者では多くなる．5年間に1.0mV以上QRS波が増高する例では心事故発生の頻度が高いという報告がある
＊QRS波の減高をみる例では心筋の変性，線維化を反映する
② 異常Q波ならびに中隔性Q波の消失
＊異常Q波形成には中隔の不均等な肥大と心筋変性の2つの成因が推測される
＊心尖部肥大型心筋症や右室肥大例では異常Q波を伴わない
③ 軸偏位
＊軸偏位は20〜30％に認められ左軸偏位が多い．心室内伝導障害は刺激伝導系の障害を反映する

2）ST-T 変化
* ST 下降と陰性 T 波は 70 〜 90％に認められる
* 機序としては心室肥大に伴う心内膜下心筋の相対的心筋虚血，肥大心筋の再分極過程の遅延に伴う一次性変化，脱分極過程に伴う二次性変化などが推測される．ストレインパターンが多いが，低下の程度は肥大の程度と相関しない
* 心尖部肥大型心筋症でみられる左側胸部誘導の高電位を伴う巨大陰性 T 波は V3 〜 5 を中心に 1.0mV 異常で対称性を示し，しばしば ST 下降がある

3）P 波の異常
* 左房負荷所見は左室拡張障害による心房負荷を反映する
* V1 誘導における P 波の陰性成分の大きさは左室拡張障害と相関し，左房負荷が進行すると心房細動をきたす

4）QT 間隔の延長
* HCM ではしばしば QT 間隔あるいは QTc 間隔の延長を認めるが，致死的不整脈の発生と直接関連する報告はない

【ホルター心電図】
* 症状の精査
  動悸，めまい，失神などの不整脈を疑わせる場合にその原因検索，頻脈性や徐脈性不整脈，流出路狭窄の増強，血管反応の異常による血圧低下などの鑑別を行う
* 心室性不整脈の評価
  ホルター心電図では HCM の 50 〜 85％に心室期外収縮を 20 〜 28％に非持続性心室頻拍を認める．心室期外収縮や非持続性心室頻拍は持続性心室頻拍・心室細動のトリガーとなりうることから，非持続性心室頻拍は突然死の危険因子と考えられる
* 上室性不整脈の評価
  HCM のホルター心電図では 30 〜 50％に心房性頻脈を認めるが，多くは非持続性で無症状である．HCM の上室性頻脈性不整脈は予後を悪化させる．急性循環不全を起こす直前直後の心電図では約 10％に上室性不整脈を認める
* HCM では心房細動を合併すると脳梗塞のリスクが 8 倍になるといわれており，神経所見を合わせて評価する

O P 観察項目

> ! 臨床知からのポイント

● 血行動態の変化や不整脈の有無はモニタ心電図や 12 誘導心電図をとることで容易に判断できる．患者の些細な変化を見逃さないためにも，言動や表情から自覚症状に変化が起きていないかを察知する

CP 看護・治療項目	●不整脈が出現した際には心電図を確認し医師へ報告する ●不整脈出現時の血圧を確認する ●医師の指示に従い昇圧薬の投与量を変更する ●症状出現時はバイタルサイン, モニタ心電図を確認し, 12誘導心電図をとる ●医師の指示により酸素吸入, 血管確保の準備を行う ●急変時は救急蘇生の準備を行う ●緊急でペースメーカ, ICDの挿入となった際はその準備を行う ●医師の指示に従い抗不整脈薬の投与を行う	🖊 **根拠・意味づけ** ＊症状が出現した際には患者が適切な治療が受けられるように行動することが必要となる．そのためには，あらかじめ提示されている指示内での薬物管理を行い，その閾値を超えるようであれば医師へ介入を依頼する ＊急変による蘇生が必要となることを念頭におき，すぐに対応できるようにする ＊心臓ペースメーカは左室内圧較差に対する治療として使用されることがある．HCOMで薬物抵抗性の際の治療として行われる．また，ICDは心停止，心室細動が生じた場合は二次予防として適応となる．挿入となった際には治療が開始できるように準備を行う

❗ **臨床知からのポイント**
●急変する可能性が高く，迅速に患者の状態を評価し，すぐに対応できるようにする．患者周囲の環境整備を行い，必要な物品を配置しておく

EP 患者教育項目	●自覚症状が出現した場合はすぐにナースコールで知らせるよう説明する ●内服の自己中断はせず，確実に摂取することを説明する ●現在の安静度と安静が制限される理由を説明する

❗ **臨床知からのポイント**
●患者自らが症状を訴えたり，薬の自己管理ができる状態であればこの教育は有効である．しかしそうでない場合は，看護師がOP, CPで挙げた内容を駆使して必要なときに患者のもとに駆けつけ，代わりに管理する

評価	●入院後，48時間後を目標に初回評価を行う ●新たな治療が開始された場合，その段階で評価を行い計画を追加する ●心房細動に伴う血栓塞栓症が生じた場合は新たに診断を立案する

MEMO

看護問題 #2　心不全
看護目標　心不全に伴う症状を早期発見する

看護計画

OP（観察項目）

- バイタルサイン
  心拍数，不整脈の有無，高血圧・低血圧の有無，四肢の脈拍の触知，体温
- 四肢冷感・チアノーゼの有無
- 浮腫の有無
- 呼吸状態
  呼吸音，呼吸回数，SpO_2，努力呼吸の有無
- 呼吸困難の自覚
  息切れの有無
- 心悸亢進や疲労感の有無
- 血液ガス分析のデータ
- 中心静脈ラインが挿入されている場合，CVP
- 尿量
- 体重
- 水分出納バランス
- 経胸壁心エコー検査（TTE）
- 経食道エコー検査（TEE）
- 胸部X線写真
  CTR，うっ血の有無
- 心雑音
- 全身倦怠感，疲労
- NYHA心機能分類
- CRT
- MRI検査
- 心筋逸脱酵素（トロポニンT），心筋利尿ペプチド（BNP）
- 心臓核医学検査
- 心臓カテーテル検査
- 心筋生検

根拠・意味づけ

* HCMは心不全発症頻度が高いといわれている．HCMの患者の中には左室心筋障害が進行してDCM類似の病態を呈し，やがて心不全を発症する患者が少なくない．そのため，HCMの進行度，心機能を評価する検査を実施する．下記に各検査で得られる所見を示す

【心エコー】
* HCMの基本的病態は，心内腔の拡大を伴わない心筋の不均等な肥大であり，断層心エコー図により肥大様式の形態評価を，ドップラー法により①左室流出路狭窄などの左室あるいは右室の閉塞評価，②左室拡張能，③MRなどの合併症の評価を行う

【心臓MRI】
* 心エコー図による観察が困難な患者においても，心筋肥大の評価に有用である

【心臓核医学検査】
* 心筋血流シンチグラフィ，心筋脂肪酸代謝シンチグラフィ，心筋交感神経シンチグラフィにおいて異常所見（局所的な集積欠損や低下，集積の不均一性）が認められることがある

【心臓カテーテル検査】
* ほとんどの症例で起始部より末梢に至るまで内腔拡張がみられかつ著しい蛇行がある．心筋内に貫通する中隔枝や左前下行枝本幹の近位部と中間部の移行部付近で心筋が収縮期に冠動脈を絞るスクイージング（myocardial bridge）が認められることがある．また左室造影では心室中隔，左室壁の肥厚，心尖部肥大などを評価することが可能である．左室造影によって心尖部瘤が明らかとなる症例が存在する．圧測定において，左室拡張末期圧上昇，左室-大動脈間圧較差（閉塞性），ブロッケンブロウ現象といった所見の有無を中心に評価を行う

用語　ブロッケンブロウ（Brockenbrough）現象：心室期外収縮後の心拍で，長い代償性休止期により前負荷が増大し，左室収縮力が増大することにより左室流出路圧較差が増大するため大動脈圧が低下する

【心筋生検】
* 肥大型心筋症そのものの診断のために必須ではないが，他の原因と鑑別するために必要となる

O P	🔔 **臨床知からのポイント**	
	●各検査から得られた情報をもとに患者の心機能，重症度を把握する．そして，入院中の患者の生活行動の範囲を医師とともに決めていく	
C P 看護・治療項目	●患者の呼吸が安楽となるような姿勢を保持する ●どのような日常生活の動作で自覚症状が出現するか確認しできる範囲を決める ●労作で血圧の上昇や低下がないかを確認し呼吸困難などが生じた場合には安静制限をとる ●決められた補液量を投与 ●利尿薬の投与 ●各検査を行う前に検査オリエンテーションを行う ●呼吸状態，酸素化が悪化した場合，気管挿管となるためその準備 ●ショックに備え救急蘇生の準備 ●CRT挿入を行う可能性があり，その準備を行う ●毎日，体重を測定する ●医師，理学療法士とともにリハビリテーション内容を決定していく	📝 **根拠・意味づけ** ＊HCMと診断前後でさまざまな検査を実施する．度重なる検査を行うこと自体に患者の疲労が生じる．そのため，事前に検査を行う必要性と注意事項を説明し，理解が得られるようにする ＊身体的な所見に異常が現れなくても患者の自覚症状が生じるような動作は避けなくてはならない ＊D-HCMにおいては収縮不全による心不全の管理が必要となる．NYHA心機能分類のクラスⅢあるいはクラスⅣで左室駆出率35％以下，QRS幅120msec異常かつICD適応患者には両室ペーシング機能付き植込み型除細動器（CRT-D）が推奨される．重症となった場合に実施される ＊重症度により安静制限は必要であり，運動療法は禁忌となる．しかし，日常生活を送るうえではおのずと軽労作の負担はかかり，それに耐えうる運動耐容能が必要となる．自覚症状の改善目的や廃用症候群の予防のためにリハビリテーションを実施していく．医師が指定した活用強度内で理学療法士と看護師がリハビリテーションの方法を決定していく
	🔔 **臨床知からのポイント**	
	●CRTを挿入する際には新たな管理が必要となり，計画に追加する ●リハビリテーションが可能となれば，具体的な方法を計画に追加する	
E P	●呼吸困難，動悸が生じた場合には速やかに看護師に伝えるように説明する ●侵襲的な処置・治療へと進む可能性がある．そのため，患者・家族に対し，行われている処置や病状について十分な説明を行う	
評価	●入院後，48時間後を目標に初回評価を行う ●新たな治療やリハビリテーションが開始された場合，その段階で評価を行い，計画を追加する	

MEMO

看護問題 #3 退院後の日常生活への不安
看護目標 日常生活についての留意点が理解できる

看護計画

OP（観察項目）

- 退院後の日常生活環境
  誰と生活しているか，家族の支援は受けられるか，仕事の内容
- NYHA心機能分類
- 身体活動能力表 表6

根拠・意味づけ

* 症状が悪化しないように生活を送る必要がある．そのため，家庭や仕事に活動の制限が生じることがある．また，患者一人では精神的な負担が生じ，症状によっては誰かの援助を受けながら生活することになるため，家族の支援が得られるか，仕事の活動強度といった情報を収集する

臨床知からのポイント

- NYHA心機能分類や身体活動能力表から得られた活動強度をもとにどのくらい負荷がかけられるかを確認する．症状によっては仕事の内容を変更しなくてはならないこともあるため，事前に職種やその活動強度を知ることが必要である

CP（看護・治療項目）

- 患者とその家族に退院後の日常生活での留意点について説明する
- 心臓に負担のかからない日常生活の動作を患者とともに考える
- 患者の内服管理の方法を考える

根拠・意味づけ

* 急性期での治療が終了し，症状が安定した頃に退院に向けた教育・指導を行い，退院後の生活がイメージできるようにする
* 生活指導は，胸部に過剰な負担がかからないように行う必要があるため，更衣，排泄，入浴動作を分析し，患者とともに検討する．具体的には更衣，排泄，入浴動作で力んだり胸腹部を圧迫するような姿勢とならないような工夫が必要である
* 患者の内服コンプライアンスを入院中から確認し，自己管理できるかどうかを判断する．患者自身では難しい場合は家族に協力を求める

臨床知からのポイント

- 患者だけではなく，家族にも情報提供を行い，支援できる体制を整える

EP（患者教育項目）

【感染予防】
- 歯科治療を受ける際には事前に主治医へ相談し，歯科医師へはHCMであることを伝える
- 外出時にはマスクの装着し，帰宅時にはうがい，手洗いを実施する

【アルコール】
- アルコールは血圧を変動させ心拍数を増加させることがあるので，過度のアルコール摂取は控える．量については医師に相談する

根拠・意味づけ

* HCMは感染性心内膜炎の危険因子となる．そのため，抜歯などの歯科治療を受ける場合には予防的な抗生剤が必要となる
* 飲酒のHCMへの影響に関する明らかなエビデンスは現在のところ見当たらない．しかし，HOCMにおいて少量のエタノール（40%エタノール50mL）の摂取により収縮期血圧の低下，SAMの増強，左室流出路圧較差の上昇が認められ，さらにアルコールは交感神経の亢進をきたして心拍数を増加させるため，HCM全般には好ましくないと考えらえる

11 心筋症

EP 患者教育項目	**【喫煙】** ● 喫煙によって冠動脈のけいれんが起こることが報告されており，禁煙を徹底する **【性生活と妊娠】** ● 症状の悪化を防ぐため，十分な治療が実施されており，安定していることが条件であることを説明する **【運動に関する留意点】** ● 競技スポーツは症状や左室流出路圧較差の有無にかかわらず一部の軽いスポーツ（ビリヤード，ボーリング，ゴルフ）を除き禁止となる．特に，失神の既往や家族歴などリスクが高い場合はさらに注意が必要となることを説明する．突然死のリスクが認められなくても運動を行うときには専門医からの運動処方が必要となる ● 心臓に負担がかかる作業や運動は控え，自分がつらいと感じたときには十分に休息をとり無理をしないことを説明する **【医療費】** ● 全員が対象とはならないが医療費補助を受けられることがある．心エコーを含めた各種検査で HCM と診断が確定され，さらに心不全症状や入院歴があること，心不全・不整脈の危険因子を有していることが認定条件で，都道府県で認定されれば「肥大型心筋症に対する特定疾患治療研究事業による医療費公費負担」が受けられる **【内服】** ● 症状が軽減していても内服を自己中断しないことを説明する **【体重測定】** ● 毎朝体重を測定することの必要性を説明する	* 喫煙の HCM への影響についても明らかなエビデンスはない．冠動脈のけいれんの報告があることや心不全，高血圧を予防するために禁煙は必要である * 日常生活の制限は患者の生命を守るものではあるが，それにより不安が増加することもある．精神的な支援を行う必要があり，急性期の段階から介入を行う * 青年期での発症の場合，妊娠・出産といった可能性があるため，その点について説明を行う必要がある * 性交時には心拍数，血圧ともに上昇し，運動の二重積は 3 倍に達する．HOCM では，あらかじめ十分な内科的治療を受け安定した状態であることが前提となる * 若年の女性患者では妊娠・出産に際して血行動態が変化するため，常に潜在的なリスクを伴うことに留意する．しかし，ほとんどの低リスクの女性患者は安全に妊娠・出産が可能である．左室流出路圧較差や MR は増強し，心不全症状の新たな出現や増悪を伴う．また，胎児仮死を惹起する上室頻拍，血行動態の変化を伴う心房細動，さらに心室性不整脈や妊婦の突然死，利尿薬投与が必要な呼吸困難の出現や β 遮断薬による低出生体重児や胎児の徐脈などがある．一般には経腟分娩が可能であるが母体・胎児に十分な注意が必要である * 内服を自己中断すると心不全症状が悪化し，入退院を繰り返すきっかけとなりうる * 食事や水分摂取を行っても 1 日 1kg 以上，1 週間で 3kg 以上増えることはないため，この数値以上に体重が増加した場合は受診する必要がある

> **! 臨床知からのポイント**
>
> ● 症状の悪化を予防するために日常生活に制限がかかる．具体的な日常生活がイメージできるように自己管理しなければならない内容を正確に知らせることが必要である

評価	● 症状が安定した段階で計画を立案し，立案した 48 時間後を目安に評価を行う ● ペースメーカ，ICD を挿入した場合は，日常生活での注意点を新たに計画に立案し説明する ● 退院のめどが立つまで計画は継続する

表6 身体活動能力質問表（specific activity scale）

夜，楽に眠れますか？	はい	つらい	（1METs 以下）	つらい場合 NYHA IV 相当
横になっていると楽ですか？	はい	つらい	（1METs 以下）	つらい場合 NYHA IV 相当
一人で食事や洗面はできますか？	はい	つらい	（1.6METs 以下）	つらい場合 NYHA IV 相当
トイレは一人で楽にできますか？	はい	つらい	（2METs 以下）	つらい場合 NYHA IV 相当
着替えが一人で楽にできますか？	はい	つらい	（2METs 以下）	つらい場合 NYHA IV 相当
炊事や掃除ができますか？	はい	つらい	（2-3METs 以下）	つらい場合 NYHA IV 相当
自分で布団が敷けますか？	はい	つらい	（2-3METs 以下）	つらい場合 NYHA III 相当
ぞうきんがけができますか？	はい	つらい	（3-4METs 以下）	つらい場合 NYHA III 相当
シャワーを浴びても平気ですか？	はい	つらい	（3-4METs 以下）	つらい場合 NYHA III 相当
ラジオ体操をしても平気ですか？	はい	つらい	（3-4METs 以下）	つらい場合 NYHA III 相当
健康な人と同じ速度で平地を100〜200m歩いても平気ですか？	はい	つらい	（3-4METs 以下）	つらい場合 NYHA III 相当
庭いじりをしても平気ですか？	はい	つらい	（4METs 以下）	つらい場合 NYHA III 相当
一人で風呂に入れますか？	はい	つらい	（4-5METs 以下）	つらい場合 NYHA III 相当
健康な人と同じ速度で2階まで上がっても平気ですか？	はい	つらい	（5-6METs 以下）	つらい場合 NYHA III 相当
軽い農作業はできますか？	はい	つらい	（5-7METs 以下）	つらい場合 NYHA II 相当
平地を急いで200m歩いても平気ですか？	はい	つらい	（6-7METs 以下）	つらい場合 NYHA II 相当
雪かきはできますか？	はい	つらい	（6-7METs 以下）	つらい場合 NYHA II 相当
テニスまたは卓球をしても平気ですか？	はい	つらい	（6-7METs 以下）	つらい場合 NYHA II 相当
ジョギング（時速8km）を300〜400mしても平気ですか？	はい	つらい	（7-8METs 以下）	つらい場合 NYHA II 相当
水泳をしても平気ですか？	はい	つらい	（7-8METs 以下）	つらい場合 NYHA II 相当
縄跳びをしても平気ですか？	はい	つらい	（8METs 以下）	つらい場合 NYHA II 相当

MEMO

2. 拡張型心筋症

1. 定　義

- 拡張型心筋症は特発性心筋症の中で，①心筋収縮不全と②左室内腔の拡張を特徴とする疾患群であり，多くの場合進行性である．このため，拡張型心筋症は慢性心不全症状を特徴とし，急性増悪を繰り返す予後不良の疾患である 図4．
- 致死性不整脈による突然死や動脈の血栓塞栓症を生じることがある．
  ①左室のびまん性収縮障害と左室拡大と特徴とする疾患群（2005年特発性心筋症調査研究班手引き）
  ②左室拡大と左室収縮機能障害を特徴とし，びまん性の収縮障害を引き起こしうる異常な負荷状況（高血圧や弁膜症）および冠動脈疾患の合併がない症候群（欧州心臓病学会（ESC）） 図5

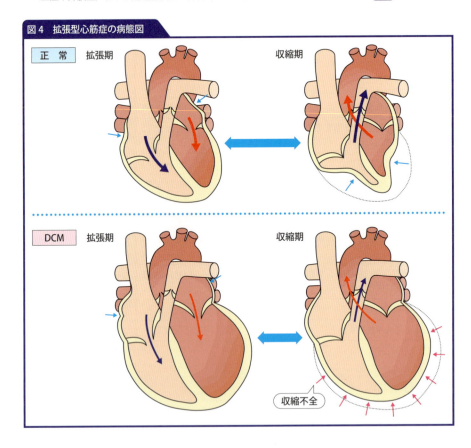

図4　拡張型心筋症の病態図

図5 欧州心臓病学会（ESC）の分類（2008年）

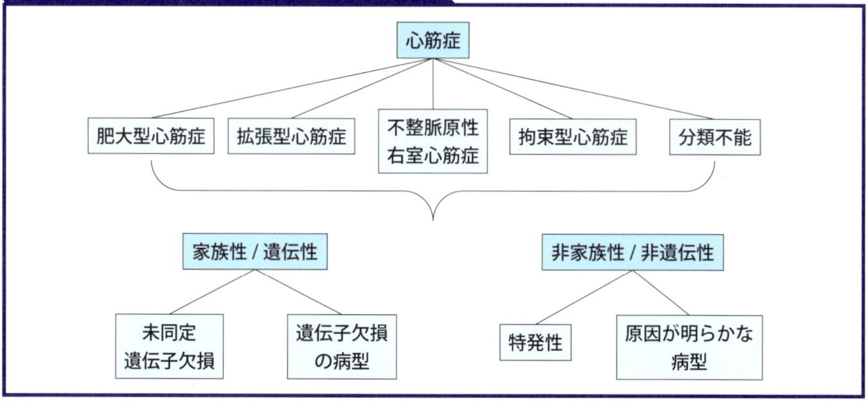

```
                           心筋症
    ┌──────────┬──────────┼──────────┬──────────┐
 肥大型心筋症  拡張型心筋症  不整脈原性   拘束型心筋症   分類不能
                        右室心筋症
    └──────────┬──────────┘          └──────────┬──────────┘
         家族性/遺伝性                      非家族性/非遺伝性
       ┌──────┴──────┐                   ┌──────┴──────┐
    未同定         遺伝子欠損           特発性         原因が明らかな
   遺伝子欠損       の病型                              病型
```

(Elliot P, et al：Classification of the cardiomyopathies：a position from the European Society of Cardiology Working Group on Myocardial and Pericardial Diseases. Eur Heart J 29(2)：270-276, 2008 より引用)

2. 分類

- 原因は不明とされてきたが，近年では，家族性，心筋炎，自己免疫による原因が考えられている．
- 家族性：心筋細胞を構成する蛋白質の遺伝子変異により発病し，全体の2割を占めるとされている．
- 心筋炎：おもにウイルス感染を契機に免疫異常を引き起こし，心筋細胞の障害に至るとされている．
- 自己免疫：自己免疫によって心筋の蛋白質に対してさまざまな自己抗体が現れ，心筋症を引き起こす．

3. 病態と必要な観察項目

観察項目

症状	考えられること	観察すること
●呼吸困難	●心室内腔の拡大と収縮不全によるうっ血性心不全	●呼吸回数 ●自覚症状 ●SpO$_2$ ●どのような労作で呼吸困難が生じるか ●チアノーゼの有無 ●起座呼吸の有無 ●夜間に症状が増悪するか

根拠
- 労作時の息切れから始まるが，重症になるとごく軽度の労作や安静時にも呼吸困難を生じるようになる（労作時呼吸困難および安静時呼吸困難）
- 起座呼吸とは仰臥位では呼吸が苦しく起き上がると楽になる状態である．これは重力によって腹部と下肢に分布する血液が，仰臥位になることにより肺のほうに移動することによる．つまり，仰臥位になると下肢の間質性浮腫から水分が徐々

●呼吸困難		に循環血漿中に入り，循環血液量を増加させ右心から肺への静脈還流を増加させることによる．また，横隔膜が挙上することも関与する ●就寝し数時間後に発生する高度の呼吸困難（発作性夜間呼吸困難）で，ピンク色泡沫状痰や喘鳴を伴うことがある（心臓喘息）．これには起座呼吸と同様の機序に就寝中の交感神経の緊張の低下，呼吸中枢の感度の低下が関与する		

	症状	! 考えられること	● 観察すること
		●静水圧の上昇による末梢部位の間質部位への水分貯留	●どの部位に浮腫が生じているか ●尿量，尿比重 ●体重
●末梢浮腫		🖉 根　拠	
		●末梢の浮腫，特に足首や下腿に生じるものは静水圧の上昇を反映し，体重増加を伴う．長期の症例では仙骨部や背部に出現する．浮腫が長時間持続すると，皮膚は光沢を帯びて硬化し赤色の腫張や色素沈着を伴う	

	症状	! 考えられること	● 観察すること
		●腸管や肝臓などの臓器うっ血による症状	●悪心・嘔吐 ●腹部不快感 ●食事摂取量 ●右季肋部痛 ●下痢・便秘の有無
●消化器症状		🖉 根　拠	
		●心不全となると静脈圧の上昇により肝臓がうっ血して被膜が伸展されるため，腹部の不快感が生じる ●胃・腸や肝臓から血液が戻りにくくなり，腸管の浮腫が起こる ●腸管の浮腫が著しいと下痢や嘔吐が認められる ●右心不全では肝うっ血による右季肋部痛を認める	

	症状	! 考えられること	● 観察すること
		●うっ血性心不全による心拍出量の減少	●自覚症状 ●表情
●全身倦怠感		🖉 根　拠	
		●心拍出量の低下により骨格筋への血流が低下するため，労作により筋への酸素供給量が不足する	

	症状	! 考えられること	● 観察すること
		●うっ血性心不全による腎血流量の減少	●時間あたりの尿量 ●体重
●尿量減少，夜間多尿		🖉 根　拠	
		●腎血流量の低下は尿量減少を引き起こす．昼間立位で活動しているときには腎血流量が低下するが，夜間臥位をとり安静にすると腎血流量が増加するため，夜間多尿が生じる	

症状	考えられること	観察すること
●心雑音・Ⅲ音の聴取	●左室容積の増大 ●僧帽弁逆流（MR）	●心雑音の有無 ●僧帽弁逆流は心尖部で収縮期雑音を聴取できる

根拠
- 左室容積が増加することによって，心室拡張早期に心房から心室へ急速に血液流入が生ずるためとされ，心尖拍動の急速充満波に一致する．拡張型心筋症では僧帽弁逆流を合併し逆流性収縮期雑音を聴取することが稀ではない．Ⅲ音（奔馬調律）はギャロップとも呼ばれ心不全の重要徴候の一つである
- 僧帽弁閉鎖不全は左室のリモデリングによる心拡大が原因である．乳頭筋の収縮時相のずれや，等容性収縮期（心室の収縮開始から動脈弁が開くまで）の左室圧上昇不全が生じ僧帽弁閉鎖が不十分となり逆流を起こす

症状	考えられること	観察すること
●異常呼吸音	●肺うっ血	●呼吸音

根拠
- 吸気時に捻髪音（fine crackle）として肺底部に聴取されるが，心不全の進行について吸気・呼気ともに水泡音（coarse crackle）として全肺野で聴取される．間質性浮腫によって細気管支浮腫が生じ気道が狭くなると笛音（wheeze）を聴取することがある

症状	考えられること	観察すること
●頸静脈怒張	●頸静脈圧の上昇	●頸静脈の怒張

根拠
- 頸静脈怒張は右室拡張期圧の上昇が右心房，末梢静脈圧上昇として観察されるもので右心不全で認められる

症状	考えられること	観察すること
●黄疸	●うっ血肝による肝機能障害	●黄疸が生じている部位 ●血液データ 　ビリルビン値，肝機能

根拠
- 肝機能の低下によりビリルビンの排出能力が低下することにより生じる．胆汁のうっ滞が生じ，胆汁中の直接ビリルビンが血液中に漏れ出す
- 黄疸はうっ血肝による肝機能の障害のほか，肺，脾，腎などで反復塞栓に伴う赤血球の破壊によるビリルビン生成の亢進が関与する

症状	考えられること	観察すること
●胸水	●静水圧の上昇	●胸部X線写真で胸水の部位を確認する ●呼吸音の減弱がないか

●胸水	根 拠
	●右心不全では静水圧の上昇に伴って漏出液として漿膜腔内に貯留し，胸水，腹水，心嚢液として認められる．胸水は葉間胸膜や肋間横隔膜角に少量の胸水貯留として胸部X線写真でみられる 図6

図6 心不全の胸部X線写真

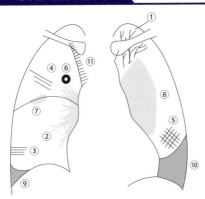

① cephalization（角出し像）：肺尖部への血流の再分布所見（肺静脈圧15〜20mmHg）
② perivascular cuffing（肺血管周囲の浮腫）：間質性肺水腫所見（肺静脈圧20〜30mmHg）
③ Kerley's B（カーリーB線）：間質性肺水腫所見（肺静脈圧20〜30mmHg）
④ Kerley's A（カーリーA線）：間質性肺水腫所見（肺静脈圧20〜30mmHg）
⑤ Kerley's C（カーリーC線）：間質性肺水腫所見（肺静脈圧20〜30mmHg）
⑥ peribronchial cuffing（気管支周囲の浮腫）：間質性肺水腫所見（肺静脈圧20〜30mmHg）
⑦ vanishing tumor（一過性腫瘤状陰影）：胸水
⑧ butterfly shadow（蝶形像）：肺胞性肺水腫所見（肺静脈圧30mmHg以上）
⑨⑩ costophrenic angle（肋骨横隔膜角）の鈍化：胸水
⑪ 上大静脈の突出

（日本循環器学会，日本心不全学会：急性・慢性心不全診療ガイドライン（2017年改訂版）．http://www.j-circ.or.jp/guideline/pdf/JCS2017_tsutsui_h.pdf（2019年1月閲覧））

症状	考えられること	観察すること
●脈拍異常	●心不全	●心電図モニタ ●上腕動脈や大腿動脈の触知
	根 拠	
	●心不全では脈拍が微弱で頻脈となり，交互脈や上室および心室性不整脈が生じる．頻脈性または徐脈性となることがあり，心房細動を合併することもある ●交互脈とは1拍ごとに脈の大小が変化する状態のことをいい，強い脈と弱い脈が交互に出現する．収縮期血圧が高いときと低いときを1回ごとに繰り返す．発生機序として左室機能の高度低下⇒心筋細胞の不完全な回復⇒収縮する細胞の数が1回おきに変化することで交互脈となる．脈波記録で確認できるが，著しいと上腕動脈や大腿動脈で触知することができる	

4. 治 療

1）薬物療法

（1）β遮断薬
- 少量から開始し，徐々に増量し投与する．拡張不全に対して降圧効果，肥大退縮効果とともに心拍数抑制効果によって拡張期充満を改善させる．

（2）ACE阻害薬
- アンジオテンシンの産生抑制を介する血管拡張作用以外に交感神経終末からのノルエピネフリン遊離を抑制する作用（交感神経抑制），長期投与で心室頻拍の抑制作用（突然死の抑制），心室拡大と線維化の抑制作用（リモデリングの抑制）があり，これらが協調的に作用する．
- 心不全症状の有無にかかわらず，左室駆出率（LVEF）40％以下の収縮不全に対しては，禁忌がない限りACE阻害薬と投与する．

（3）アンジオテンシンⅡ受容体拮抗薬（ARB）
- ACE阻害薬と同等の心イベント抑制効果を有する．

（4）アルドステロン拮抗薬
- スピロノラクトンは利尿以外に，心筋線維化抑制作用が強く，心筋リモデリングにも有効である．
- NYHA心機能分類のⅢ～Ⅳ度，左室駆出率35％以下の重症心不全患者に対して全死亡，心不全死亡，心不全による入院を有意に減少させる．

（5）ジギタリス製剤
- 現在は強心薬というよりも迷走神経を活発化し，洞結節の自動能抑制や房室結節の伝導遅延による徐拍化作用，微弱ではあるが交感神経抑制作用による血管拡張作用，心不全で低下した圧受容体の感受性を改善し，さらには活性化したレニン・アンジオテンシン・アルドステロン（RAA）系を是正する作用が期待されている．

（6）利尿薬
- 急性心不全の治療における利尿薬は，早期に前負荷を軽減し体液貯留過多を改善する．高血圧性緊急症や弁膜症における著明な体液貯留をきたさない肺うっ血においても，症状や酸素化改善に寄与する．また，慢性期に際しても浮腫，胸水管理を改善させる．

2）外科的治療

（1）左室縮小手術
- 心筋の一部を切除し，拡張した心臓のサイズを小さくすることにより心機能の回復を図る手術である．適応は拡張末期径が70mm以上と著明な左室拡大と内科治療に反応しない重症の心不全の存在である．

（2）僧帽弁形成術
- 僧帽弁閉鎖不全症は左室のリモデリングによる心拡大原因である．僧帽弁の逆流を止めることで心不全症状が改善し，左室機能障害の進行を防止できる可能性がある．

（3）左心補助人工心臓（LVAS）／心臓移植
- 補助人工心臓（ventricular assist system；VAS）は内科的治療，大動脈内バルーンパンピング（IABP），経皮的心肺補助（PCPS）による補助を行っても改善がみられなくなった時点で施行する．
- 心臓移植の適応基準は，心臓移植以外に有効な治療手段がなく，患者・家族が移植治療を理解し，免疫抑制薬など移植後の治療を一生涯継続できることである．

5. 病態関連図と看護問題

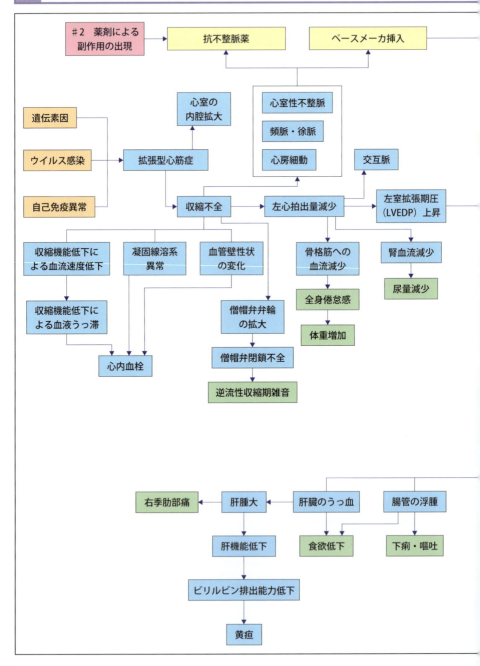

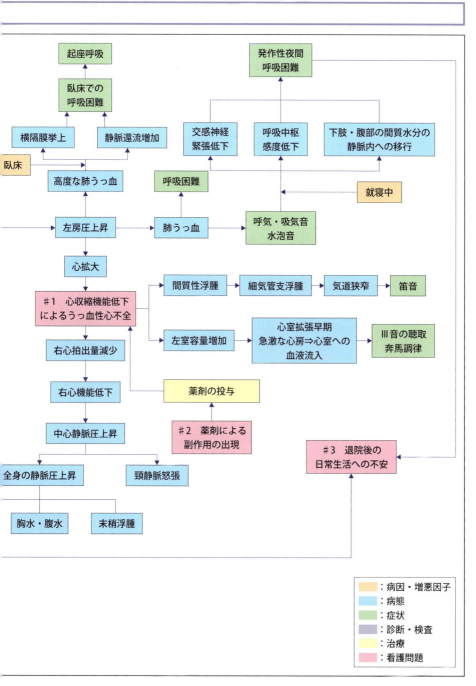

6. 看護問題，目標と介入のポイント

看護問題#1　心収縮機能低下によるうっ血性心不全
看護目標　心不全による身体異常を早期に発見する

看護計画

OP 観察項目

- バイタルサイン
  血圧，心拍数，体温
- 不整脈の有無
- 12誘導心電図
- 呼吸困難の有無
- 起座呼吸の有無
- 呼吸回数，SpO₂
  呼吸音
- 胸部X線写真
- 酸素投与やNPPVを使用した際に自覚症状の改善の有無
- NPPVの設定条件
- 気管チューブの固定位置の深さ（気管挿管した場合）
- 設定，自覚症状の改善の有無（人工呼吸器を使用した場合）
- 血液ガス分析結果
- バイオマーカー
  BNP，トロポニンT
- フォレスター分類
- Nohria-Stevenson分類
- 食欲，悪心・嘔吐の有無
- 自覚症状の有無
- 四肢冷感・浮腫の有無
- 尿量，尿比重
- 水分出納バランス
- 体重の推移
- 検査の結果
  CT，MRI，核医学，心エコー，カテーテル検査

根拠・意味づけ

* 心不全では肺毛細血管圧が上昇し，高度の肺うっ血や肺水腫をきたす．肺水腫の発症には肺毛細血管圧，血漿膠質浸透圧，肺間質静水圧，肺間質膠質圧浸透圧，肺毛細血管透過性，肺胞内圧，肺胞表面張力の因子が関連する
* 血漿蛋白濃度が正常な場合には，肺毛細管圧が24mmHg以上になると肺胞への血漿成分の漏出が出現し，それ以降は圧の上昇とともに直線的に肺水腫は増悪する．しかし，血漿蛋白濃度が正常の半分まで低下すると肺毛細管圧11mmHgのレベルから肺水腫が発症する
* 拡張型心筋症に特異的な心電図所見はない．しかし，心筋の線維化，心房心室の拡張，刺激伝導系の障害，心不全に由来する波形変化，不整脈が認められる
* 拡張型心筋症ではほぼ全例に心室期外収縮が，約半数に3連以上の非持続性VTが認められ，多源性心室期外収縮も認められる．拡張型心筋症では，非持続性VTを含めた心室性不整脈が出現例の予後は悪いという報告がある
* NPPVを実施すると動脈血ガスや血行動態の改善（前負荷軽減による肺毛細管圧低下や心拍出量増加）が得られ，自覚症状の改善に有効である
* 動脈血ガス分析は呼吸不全や電解質異常，アシドーシスの把握に有用である．一般的な急性心不全では動脈圧酸素分圧（PaO₂）は低下し，同時に動脈血二酸化炭素分圧（PaCO₂）は低下しているが，高度の肺うっ血ではPaCO₂が上昇してくる．これにより呼吸性アシドーシスを呈する場合もあるが，多くの症例では末梢循環の悪化による代償性アシドーシスとなり乳酸アシドーシスを呈する
* 乳酸はブドウ糖代謝およびアミノ酸代謝の正常な副産物であるが，酸素欠乏中にATPを産生するため，相対的虚血組織で乳酸が過剰に産生されたときに生じる．過剰産生は組織灌流が低下しているときに生じ，灌流の不十分な肝臓での乳酸代謝低下によって増悪する
* ナトリウム利尿ペプチドは，ナトリウム利尿作用と血管拡張作用，交感神経やレニン・アンジオテンシン・アルドステロン系，バソプレシン，エンドセリンなどの種々の血管収縮因子に対し拮抗的に作用し，心不全の病態下においては代償的に心筋を保護する心臓ホルモンである．70％が心室由来で，残りは心房から分泌される．圧容量負荷に伴う心筋細胞への伸展刺激により発現・分泌が亢

進する．BNP，NT-proBNP の血中濃度は心不全の重症度とともに上昇し NYHA 心機能分類や各種血行動態の指標と相関する
* 心筋トロポニンは，心筋アクチンフィラメント上にある構造蛋白であり，トロポニン T，I，C およびトロポミオシンと複合体を形成し，筋収縮に関与する．トロポニンは平滑筋に存在せず，通常心筋細胞外にも認めないため，血中への出現は高率かつ特異的に心筋細胞障害を示唆する
* フォレスター分類は急性心筋梗塞後の血行動態の分類である．急性心不全における予後と相関したデータはないが，臨床で使用されることもある
* Nohria-stevenson 分類は病理学的所見による急性心不全の分類である．縦軸に低灌流所見の有無をとり，横軸にうっ血所見の有無をとる
  ① Wet：うっ血所見
  起座呼吸，頸静脈怒張，呼吸副雑音，肝静脈逆流，腹水，浮腫，Ⅱ音肺動脈成分の左方向への放散，バルサルバ操作による矩形波反応
  ② Cold：低灌流所見
  脈圧狭小，交互脈，症候性低血圧，四肢冷感，意識障害
* MRI による心機能評価は，①左室・右室駆出率，②心拍出量，③左室・右室拡張末期・収縮期末期容積，④心筋重量を知ることができる
* 心エコー断層像により著明な左室拡大と左室壁運動低下を認めた場合，特発性拡張型心筋症や特定（二次性）心筋症が疑われる 図7
* 右心カテーテルはショック例や薬物治療に反応が悪い場合，あるいは前負荷減少に伴い低心拍出量を発症する重症例での肺動脈カテーテル管理を報告した例はないが，混合静脈血酸素含有量（$S\bar{v}O_2$）は心拍出量の低下や組織での酸素摂取を反映し，その心不全の状況や治療による改善度をみる指標として有用性が高い
* 心カテーテル検査，左室拡張終末期圧（LVEDP 高値・上昇），左室容積増大，収縮能低下，肺動脈楔乳圧入圧（PAWP 高値・上昇）
* 心内膜生検
  拡張型心筋症の組織所見としては，心筋細胞の大小不同，核の不整と大小不同，心筋線維の粗しょう化，融解像，間質の線維化を認める．右室からであれ左室からであれ心内膜生検は侵襲的手技であるため，一定の合併症のリスクを有する

OP 観察項目

臨床知からのポイント

● 新たな治療が開始されたときにはその観察項目を計画に追加する

図7 左室長軸断層像

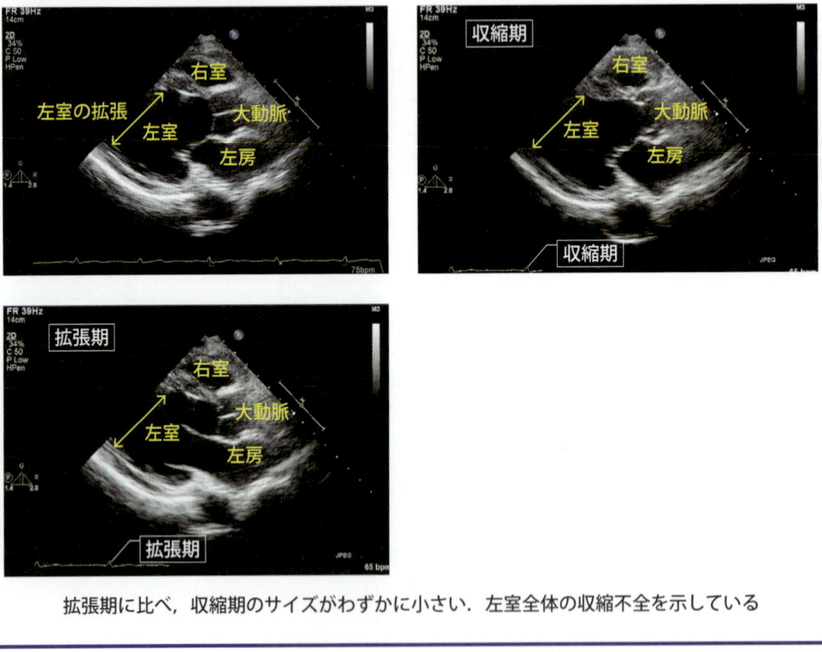

拡張期に比べ，収縮期のサイズがわずかに小さい．左室全体の収縮不全を示している

（金沢医科大学循環器内科学 若狭稔医師より画像提供）

CP 看護・治療項目	

- 医師の指示により強心薬、昇圧薬を投与し、指示範囲内で管理する
- 医師の指示により抗凝固薬を投与する
- ペースメーカまたはCRTの挿入時にはその準備を行う
- 医師の指示により酸素投与を行う
- 酸素投与により改善しない場合はNPPVや気管挿管となるため、その準備を行う
- 医師の指示の範囲内で人工呼吸器の設定を調整する
- IABP、PCPSに治療が移行する可能性があるため、その準備を行う
- 持続透析または透析が必要となった場合はその準備を行う
- ショックとなった場合は救急蘇生を開始する
- 毎日、起床後に体重測定を行う
- 検査を実施する際には検査オリエンテーションを行う

* 強心薬は、収縮力低下により血圧低下や末梢循環不全、低心拍出量症候群をきたし、かつ前負荷が増した状態にある急性心不全に対して有効である。拡張型心筋症では高度な収縮力低下がみられ、慢性心不全の急性増悪時には静注強心薬の使用が血行動態の改善に不可欠なことが多い

* 収縮機能不全による心不全患者では、心機能低下に伴う血流速度低下、凝固線溶系異常、血管壁性状の変化により血栓形成ができやすいとされている。収縮機能の低下により心尖部位に血液のうっ滞が生じやすく心内血栓の原因となる

* 拡張型心筋症の低心機能例では心室内伝導障害に伴って心室の非協調的収縮が生じる。特に左脚ブロック（LBBB）をはじめとする左室の伝導障害が生じると、右室や左室中隔の興奮に比べて左室自由壁の興奮が遅延するため、収縮開始にタイミングのずれを生じる。このように心室収縮の同期性が崩れた状態を心室同期不全という。心室同期不全には左室内同期不全と心室間同期不全があるが、これらのもたらす不均一な収縮により、LVEFが低下し、左室収縮末期容積が増加して心拍出量が低下する。一方で、前後乳頭筋の収縮時相のずれや、等容性収縮期の左室圧上昇不全などが生じて僧帽弁閉鎖が不十分になり、僧帽弁逆流が起こりやすくなる。また、PQ時間が著明に延長し房室ブロックが生じると、心房と心室の収縮の同期がとれなくなり（房室間同期不全）、僧帽弁閉鎖不全や心拍出量の低下をきたす

* CRTはQRS幅の延長した拡張型心筋症では有効な治療法となるが、拡張型心筋症では心室性不整脈を合併する頻度が高いためCRT-Dが主として植込まれる

* ガイドラインでは、酸素療法としてまず鼻カニューレ、フェイスマスクなどで2～6L/minの酸素吸入を開始し、PaO_2：80mmHg（SpO_2：95％未満）または$PaCO_2$：50mmHg以上の場合、あるいは頻呼吸、努力呼吸、起座呼吸などの臨床症状の改善がみられない、もしくは悪化する場合には速やかにさらなる治療に移行することが記載されている。肺水腫では低酸素血症、末梢組織への酸素運搬を改善する

* 酸素投与やNPPVを実施しても呼吸状態や動脈血ガスの改善が認められない場合、あるいは意識障害・咳嗽反射や喀痰排出が困難な症例に対しては、気管挿管による人工呼吸管理が適応となる

* IABPは機械的循環補助装置であり、内科的治療に抵抗する急性心不全、心原性ショックで試みられる。圧補助手段であり、効果は自己心機能に依存しているため限界がある。効果が不十分であればPCPSの導入、VASへの移行となる

心筋症

CP 看護・治療項目	* 心不全の急性期では過剰な体液貯留に伴う肺うっ血，うっ血肝や浮腫が生じ，体液除去が求められる．しかし，腎機能が低下し利尿が得られないと，さらなる静脈うっ血をきたし，腎機能を再増悪させる．このような悪循環を断ち切るために急性血液浄化が必要となる場合がある．心不全に対する急性血液浄化法の主な目的として，①肺水腫の治療，②アシドーシスの改善，③電解質異常の補正，④輸液スペースの確保，⑤体液性介在物質の除去などが挙げられる * 拡張型心筋症の急性増悪では，心原性ショックのときに心肺停止に陥るため，的確な救急処置が要求される

🚩 臨床知からのポイント

- 症状の進行によって侵襲的な治療となる．速やかな治療が実施できるように，心不全増悪因子の評価をモニタリングを継続して実施する

EP 患者教育項目	● 安静制限が必要な理由を説明する 　過重な負荷を避ける，つらさを自覚した場合は休息をとる ● 食事指導 　水分は指示範囲内の量を摂取する，塩分制限の食事を摂取する ● 便通の調整 　自然排便がなければ緩下薬を使用することを説明する	📗 **根拠・意味づけ** * 心不全が増悪しないように患者自身で生活の管理ができるように指導する

評価	● 入院後，48時間後を目標に初回評価を行う ● 新たな治療が開始された場合，その段階で評価を行い計画を追加する

MEMO

看護問題 #2 薬剤による副作用の出現
看護目標 薬剤による副作用を早期に発見する

看護計画

OP（観察項目）

- 尿素窒素，血清クレアチニンの値
- カリウム，カルシウムの値
- 血圧の変動の有無
- SpO_2，呼吸回数
- 動脈血ガス分析結果
- 発疹の有無
- 不整脈の有無
- 血中濃度を測定したものはその結果を確認する
- 吐気・悪心・嘔吐の有無

根拠・意味づけ

* ループ利尿薬を使用した場合，過度の利尿によってカリウム，マグネシウムなどの電解質異常に伴う不整脈やジギタリス中毒，また尿素窒素や血清クレアチニン値の上昇，さらに脱水，低血圧や脳塞栓症の誘因となる
* 抗アルドステロン薬では副作用に高カリウム血症，腎機能の悪化がある
* 硝酸薬では副作用として血圧低下と肺内シャント増加に由来する動脈血酸素飽和度の低下が挙げられる．このため，使用時には循環動態のモニタリングが重要である．特に過剰な血圧低下をもたらす．ニトロプルシドは血中で還元物質により代謝されてシアンを遊離するため，特有の副作用としてシアン中毒が挙げられる．シアン中毒は時に致死的であり，乳酸アシドーシス，意識障害を生じ，特に48時間以上の投与，腎機能障害が併存する場合には注意が必要である．また，虚血が存在すると，冠盗血の出現により虚血部位の拡大を起こす可能性があるため，使用は避けるべきである

臨床知からのポイント

- 血圧の低下や不整脈は，疾患から生じるものか，薬物の副作用によるものか判断が難しいが，各副作用を知り，その可能性を視野に入れ観察する

CP（看護・治療項目）

- 薬剤投与により循環動態に変動があった場合は医師へ報告する
- 発疹が生じた場合は医師へ報告する
- 医師の指示により血中濃度を測定する
- 薬剤指導の介入を薬剤師に依頼する

根拠・意味づけ

* 薬剤のよる副作用が出現した場合は，その薬剤を特定したうえで中止し，代替となる薬物に変更する必要がある．変更できない場合は，中止している間，症状の悪化がないかを確認する

臨床知からのポイント

- 医師へ報告し，速やかに対応できるように介入する

EP

- 悪心・嘔吐，発疹といった症状が出現した場合はすぐに看護師に知らせるように説明する
- 内服は自己判断で中止しないように説明する

評価

- 入室してから48時間以内に診断を評価し計画の修正を行う
- 薬物の副作用が生じた点で再評価を行い新たに計画を追加する

11 心筋症

看護問題 #3 退院後の日常生活への不安

看護目標 日常生活についての留意点が理解できる

看護計画

OP（観察項目）

- 退院後の日常生活環境
  誰と生活しているか，家族の支援は受けられるか，仕事の内容
- NYHA心機能分類
- 身体活動能力表
- 患者の精神症状

根拠・意味づけ

* 予後や活動の制限により患者には多大な精神的負荷がある．拡張型心筋症はHCMに比べて予後不良といわれている．抑うつや不安などの精神症状や不十分なソーシャルサポートは心不全の予後に影響することがあるため，患者の精神的な支援は家族を含め，症状によっては専門治療や心理療法士のカウンセリングを考慮する

臨床知からのポイント

- 療養生活は長期に及ぶため，患者だけではなく家族の支援も必要となることがある．家族への介入が必要となる場合は看護診断を別に立案する

CP（看護・治療項目）

- 患者とその家族に退院後の日常生活での留意点について説明する
- 心臓に負担のかからない日常生活の動作を患者とともに考える
- 患者の内服管理の方法を考える

根拠・意味づけ

* 急性期での治療が終了し症状が安定した頃に退院に向けた教育・指導を行い，退院後の生活がイメージできるようにする

臨床知からのポイント

- 患者だけではなく，家族にも情報提供を行い支援できる体制を整える

EP（患者教育項目）

- 食事指導
  水分の過剰摂取を避ける，塩分制限を行う，過食を避け規則的な食事摂取を行う
- 便通の調整
  消化のよいものや繊維に富んだ食物を摂取する，自然排便がなければ緩下薬を使用する
- 安静について
  荷重労働は避ける，規則正しい生活を行う，仕事内容の見直しを行い，許可された運動量を守れるようにする
- 禁煙を徹底する
- 飲酒については医師の説明を聞き，許可された場合は適正量を飲酒する

根拠・意味づけ

* 減塩は必須である．1gの塩化ナトリウム摂取は200～300mLの体液量を増加させる．これによって心臓の負荷が増大する．1日3gの減塩は心血管事故発症を10～15％減少させる
* 浮腫を有する非代償性心不全，急性増悪時には運動は禁忌であり活動制限と安静が必要である．排泄，入浴，食行動，家事など，日常生活を送るためには負荷はある程度かかるため，医師の許可範囲内で活動を行う
* 入浴は心不全が安定している状態であれば負荷軽減効果により臨床症状の改善をもたらすことが示されている．医師の説明を聞き，許可を得て入浴を行う．注意点としては，熱いお湯は交感神経の緊張をもたらしてしまうこと，深く湯につかると静水圧により静脈還流量が増加して心内圧を上昇させることから，温度は40～41℃，鎖骨下までの深さの半座位で，時間は10分以内がよいとされる

EP 患者教育項目	● 日常生活 毎日定時に体重を測定する．体重を目標体重に維持できるようにする．急激な増加を認めた場合は医師の診察を受けるようにする ● 心不全の症状を知り，症状が出現した場合は医師の診察を受けることを説明する ● 入浴は医師の許可を得て実施する ● 妊娠の希望がある場合は医師へ相談する 妊娠は心不全を悪化させるため，妊娠を避けることが望ましいことを説明する ＊妊娠を希望する際は医師との相談が不可欠である．また，心不全治療薬の多くは妊娠中の投与は禁忌となる

⚠ 臨床知からのポイント

● 患者自身が制限された生活を実施できるようにしていかなくてはならない．そのため，医師の許可範囲の中で病態に応じた生活調整ができるように患者とともに考えていく

評価	● 症状が安定した段階で計画を立案し，立案した48時間後を目安に評価を行う ● 退院のめどが立つまで計画は継続する

（北山未央）

引用文献

1) Braunwald E：Heart disease：A Textbook of Cardiovascular Medicine. 5th ed. WB Saunders Company, p1420, 1997
2) Maron BJ, McKenna WJ, Danielson GK, et al：American college of cardiology/european society of cardiology clinical expert consensus document on hypertrophic cardiomyopathy. A report of the american college of cardiology foundation task force on clinical expert consensus documents and the european society of cardiology committee for practice guidelines. J Am Coll Cardiol 42（9）：1687-1713, 2003
3) Elliot P, Andersson B, Arbustini E, et al：Classification of the cardiomyopathies：a position from the European Society of Cardiology Working Group on Myocardial and Pericardial Diseases. Eur Heart J 29（2）：270-276, 2008
4) 日本循環器学会，日本心不全学会：急性・慢性心不全診療ガイドライン（2017年改訂版）．http://www.j-circ.or.jp/guideline/pdf/JCS2017_tsutsui_h.pdf（2019年1月閲覧）

参考文献

1) 日本循環器学会，日本胸部外科学会，日本小児循環器学会：肥大型心筋症の診療に関するガイドライン（2012年改訂版）
2) 日本循環器学会，日本胸部外科学会，日本小児循環器学会，他：拡張型心筋症ならびに関連する二次性心筋症の診療に関するガイドライン
3) 松森昭編：新目で見る循環器病シリーズ15 心筋症．メジカルビュー社，東京，2007
4) 木村彰方，森田啓行，林丈晴，他：特集 肥大型心筋症の基礎と臨床．呼吸と循環 63(7)：2015
5) 医療情報科学研究所編：病気がみえる vol.2 循環器，第3版．メディックメディア，東京，2012
6) 難病情報センター www.nanbyou.or.jp/entry/370

急性期から回復期の退院に向けた看護

1．拡張型心筋症

1. 急性期から回復期に向けたリハビリテーション

- リハビリテーションの大きな目標は生命予後の改善と QOL の改善にある．
- これまでの American Heart Association や European Society of Cardiology をみると，心肺運動負荷試験から得られる peak VO2 や VE/VCO2 slope はスタンダード指標として，その測定が強く推奨されている．
- また，フレイルにも注目する必要がある．フレイルとは，加齢に伴う機能低下によって生活機能障害に陥りやすい状態（いわゆる虚弱の状態）をいう．特に，心不全患者に対するリハビリテーションは，国内外を問わず「高齢」「フレイル」が重要なキーワードとして捉えられている．
- フレイルの指標にはさまざまなものがあるが，歩行速度，筋力，低活動，体重減少が構成要素として採用されることが多い．その中でも歩行速度は，高齢の心疾患患者のうち歩行速度の遅いほうが生命予後不良ならびに再入院率が高いことが報告されており，簡便に測定できる指標として注目されている．

2. 拡張型心筋症のリハビリテーション

- 拡張型心筋症と運動療法の関係については研究が格段に進歩しており，その結果，運動負荷試験（エルゴメーターやトレッドミルなどで運動しながら呼気ガス分析を行う）で求められる嫌気性代謝閾値（anaerobic threshold；AT）レベルの運動がよいとされている．それは最大運動量の 60 ～ 80％程度にあたるとされている．現在，拡張型心筋症に対する運動療法は医療保険で認められている．
- 拡張型心筋症を基礎として，慢性心不全状態は活動能力を低下させる．活動能力が低下すると QOL と充実度を低下させるため，活動能力の改善は慢性心不全治療の主要目標となる．したがって，慢性心不全では活動能力の客観的評価が極めて重要となる．
- 活動能力を規定する最も重要な因子は運動能力である．慢性心不全の重症度や予後推定だけでなく，日常活動の許容範囲，職種や業務内容の選択，手術に際してのリスク評価などに運動能力の評価は必須である．

1）運動能力の主観的評価法

（1）NYHA 心機能分類
- 日常生活の身体活動能力にもとづいた重症度分類である．この方法は簡便であり，患者の QOL を反映している．ただ，それぞれのクラスの判断基準となる具体的な日常活動レベルが曖昧であり，検者や被験者の勘に左右されやすく定量性・客観性に乏しい点が欠点である．また，Ⅱ度およびⅢ度の幅が広く，軽中等度の心不全患者の生活指導指標には適さない．さらに心不全の病歴が長い患者は自らの活動を制限していることがあり，注意が必要である．

（2）身体活動能力質問表（SAS）
- 日常生活の具体的な活動を特定し，その運動量をメッツ（metabolic equivalents；METs）に対応させた指標が SAS（specific activity scale）である．この指標では，心不全症状が出現する最小運動量を酸素消費により定量的に判定する．心不全治療目標の一つが患者一人ひとりの生活レベルを達成させることであるから，この指標は患者の行動様式を詳細に把握するうえで非常に有用で，特に日常生

活で自覚症状が出現する中等症～重症の慢性心不全の運動能力評価に有用である．患者の生活にあった指導が必要となる 表1 ．

表1　生活活動のメッツ表

メッツ	3メッツ以上の生活活動の例
3.0	普通歩行（平地，67m/分，犬を連れて），電動アシスト付き自転車に乗る，家財道具の片付け，子どもの世話（立位），台所の手伝い，大工仕事，梱包，ギター演奏（立位）
3.3	カーペット掃き，フロア掃き，掃除機，電気関係の仕事：配線工事，身体の動きを伴うスポーツ観戦
3.5	歩行（平地，75～85m/分，ほどほどの速さ，散歩など），楽に自転車に乗る（8.9km/時），階段を下りる，軽い荷物運び，車の荷物の積み下ろし，荷づくり，モップがけ，床磨き，風呂掃除，庭の草むしり，子どもと遊ぶ（歩く/走る，中強度），車椅子を押す，釣り（全般），スクーター（原付）・オートバイの運転
4.0	自転車に乗る（≒16km/時未満，通勤），階段を上る（ゆっくり），動物と遊ぶ（歩く/走る，中強度），高齢者や障がい者の介護（身支度，風呂，ベッドの乗り降り），屋根の雪下ろし
4.3	やや速歩（平地，やや速めに＝93m/分），苗木の植栽，農作業（家畜に餌を与える）
4.5	耕作，家の修繕
5.0	かなり速歩（平地，速く＝107m/分），動物と遊ぶ（歩く/走る，活発に）
5.5	シャベルで土や泥をすくう
5.8	子どもと遊ぶ（歩く/走る，活発に），家具・家財道具の移動・運搬
6.0	スコップで雪かきをする
7.8	農作業（干し草をまとめる，納屋の掃除）
8.0	運搬（重い荷物）
8.3	荷物を上の階へ運ぶ
8.8	階段を上る（速く）
メッツ	3メッツ未満の生活活動の例
1.8	立位（会話，電話，読書），皿洗い
2.0	ゆっくりした歩行（平地，非常に遅い＝53m/分未満，散歩または家の中），料理や食材の準備（立位，座位），洗濯，子どもを抱えながら立つ，洗車・ワックスがけ
2.2	子どもと遊ぶ（座位，軽度）
2.3	ガーデニング（コンテナを使用する），動物の世話，ピアノの演奏
2.5	植物への水やり，子どもの世話，仕立て作業
2.8	ゆっくりした歩行（平地，遅い＝53m/分），子ども・動物と遊ぶ（立位，軽度）

（厚生労働科学研究費補助金（循環器疾患・糖尿病等生活習慣病対策総合研究事業）：健康づくりのための運動基準2006改定のためのシステマティックレビュー（研究代表者：宮地元彦）より引用）

2）運動能力の客観的評価法

（1）6分間歩行
- 特殊な設備を必要としない簡便法で，最大努力による6分間の歩行距離を測定する最大負荷試験である．6分間歩行距離は身長と体重および年齢に関連している．日本人の正常域（m）は［454－0.87×年齢（歳）－0.66×体重（kg）］±82（2標準偏差）に身長（m）を乗じたものとされる．
- この検査で得られた歩行距離とNYHA心機能分類や最大酸素摂取量は相関すると報告されている．また，歩行距離と1年後の死亡率が逆相関し，独立した予後予測因子であることが知られている．この試験は理学療法士立会いのもと実施されるが，看護師は歩行中の心電図変化，前後の血圧値を把握し，患者の歩行に対する心機能の許容範囲を確認する．

（2）心肺運動負荷試験
- トレッドミルや自転車エルゴメータを用い，呼気ガス分析を併用した心肺運動負荷試験で客観的な運動能力を評価する．多段階漸増運動負荷法のBruce法は一段階ごとの負荷量の幅が大きく，第一ステージですでに約5メッツ相当の負荷がかかるので，心不全患者の運動能力評価には適さず，直線的漸増負荷法が用いられることが多い．心肺運動負荷検査を行う際に自覚的運動強度を確認することが重要である．
- 客観的に得られた負荷量や酸素摂取量とBorgスケール（95頁参照）を対比することで，得られた結果を日常生活活動の指導に用いることができる．

2．肥大型心筋症

1．退院時に向けた指導

（1）運動
- 競技スポーツは，一部の軽いスポーツを除いて原則禁止する．特にハイリスク患者では厳重に注意する．運動中のみならず，むしろ運動直後にも注意を要する患者に対し，普段行っていたスポーツができないこともあることを説明する必要がある．

（2）性生活
- 性交時には心拍数，血圧とも上昇するので閉塞性肥大型心筋症（HOCM）ではあらかじめ十分な内科治療を受け，安定した状態であることが前提となる．

（3）妊娠
- 若年の女性患者では妊娠・出産に際して血行動態が変化するため，常に潜在的なリスクを伴うことに留意する．出産時には心エコー図，ドップラー法による非侵襲的血行動態のモニタリンクを行い，出産，産褥期には感染性心内膜炎の予防のため抗生剤の投与が考慮されるべきである．

（4）飲酒と喫煙
- 少量のエタノール（40％エタノール50mL）摂取により，収縮期血圧の低下，収縮期前方運動（SAM）の増強，左室流出路圧較差の上昇が認められ，さらに，アルコールは交感神経系の亢進をきたし心拍数を増加させるので肥大型心筋症（HCM）全般に好ましくないと考えられる．喫煙は冠スパスムの引き金となりうる．

（5）感染予防
- HCMでは感染性心内膜炎の罹患率が高くなり，抗生剤の予防内服が必要である．

（6）塞栓症の予防
- 高齢者のみならず若年者においても心原性塞栓症を起こすことがあるので，特に心房細動などを合併する場合は，抗凝固薬や抗血小板薬の内服が必要である．

（北山未央）

参考文献

1）山本周平：心臓リハビリテーションにおける臨床指標の継承と創生．理学療法学 44（Suppl 3）：99-100，2017
2）日本循環器学会，日本胸部外科学会，日本小児循環器学会，他：肥大型心筋症の診療に関するガイドライン（2012 年改訂版）

12 下肢静脈瘤

1. 定義

- 身体の最も下にある下肢の血液は，筋肉の収縮運動により重力に逆らって心臓まで還流している．その際，血液の逆流を防止するために静脈には逆流防止弁が備わっている．この静脈にある弁の機能不全により，血管が拡張・蛇行して瘤となり，静脈還流が障害された状態をいう．40歳以上の約半数が下肢静脈瘤になるといわれ，男女比はほぼ1：2で女性に多い．

2. 分類

1）静脈瘤のしくみ 図1

- 一次性静脈瘤：下肢の表在静脈である大小伏在静脈の弁不全により皮下静脈の拡張をみるもの．ほとんどの静脈瘤は一次性である．
- 二次性静脈瘤：深部静脈の血栓閉塞や穿通枝の弁不全により静脈血が穿通枝を逆流して表在静脈に流入し拡張するもの．

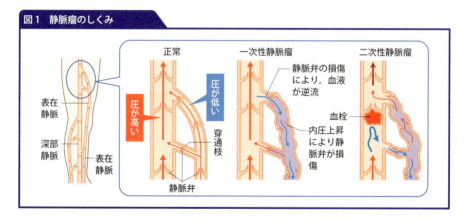

図1 静脈瘤のしくみ

2）部位による分類

- 伏在静脈瘤：大・小伏在静脈本幹およびその主要分枝の静脈瘤．
- 分枝静脈瘤（側枝静脈瘤）：伏在静脈瘤より末梢分枝の静脈瘤．
- 網目状静脈瘤：拡張径2〜3mmの細い皮下静脈が網目状に広がる静脈瘤．
- クモの巣状静脈瘤：径1mm以下の皮内静脈拡張．

3）慢性下肢静脈疾患の病態を表す分類

- 慢性下肢静脈疾患の病態を表す分類として，CEAP 分類が多用されている．
- CEAP 分類（Classification of lower extremity chronic venous disease）は，臨床所見，病因，解剖学的所見，病態生理所見の 4 項目で評価する **表1**．

表1　CEAP 分類

- 臨床分類（Clinical classification）
  - C0：視診・触診で静脈瘤を認めない
  - C1：クモの巣状（径 1mm 以下）あるいは網目状静脈瘤（径 3mm 以下の静脈瘤）
  - C2：静脈瘤（立位で径 3mm 以下の静脈瘤）
  - C3：浮腫
  - C4：皮膚病変（C4a：色素沈着・湿疹，C4b：脂肪皮膚硬化・や白色萎縮）
  - C5：潰瘍の既往
  - C6：活動性潰瘍
- 病因分類（Etiological classification）
  - Ec：先天性静脈瘤
  - Ep：一次性静脈瘤
  - Es：二次性静脈瘤
  - En：病因静脈不明
- 解剖学的分布（Anatomic classification）
  - As：表在静脈
  - Ap：交通枝（穿通枝）
  - Ad：深部静脈
  - An：静脈部位不明
- 病態生理的分類（Pathophysiologic classification）
  - Pr：逆流
  - Po：閉塞
  - Pr, o：逆流と閉塞
  - Pn：病態不明

（Eklöf B, et al：Revision of the CEAP classification for chronic venous disorders：consensus statement. J Vasc Surg 40(6)：1248-1252, 2004 より引用）

MEMO

3. 病態と必要な観察項目

- 通常は，筋ポンプにより血液が重力に逆らって送られる．また，弁の機能により，静脈血の逆流は起こらない．しかし，この弁の機能が障害されると，血液のうっ滞，逆流が起こる．これが静脈瘤発症の成因である．
- 下肢静脈瘤は，深部静脈血栓症を除いては悪性疾患ではないため，治療に緊急性はない．
- ただし，症状が進行して湿疹，皮膚の硬化・色素沈着が悪化し，さらに血行障害から潰瘍を形成し，患部から感染症を発症することがあるため，注意が必要である．

用語 筋ポンプ：筋の収縮に合わせて隣接する静脈の弁が開閉し，血液を心臓方向に流す働き（milking作用）のことをいう 図2．

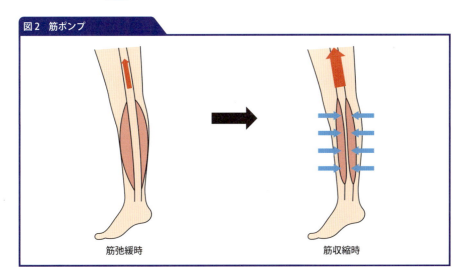

図2 筋ポンプ

筋弛緩時　　　筋収縮時

MEMO

観察項目

症状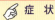

- 下肢の疲労感・倦怠感，重量感，痛み，熱感，腫脹

考えられること

- 大腿下部から下腿に多数の怒張，屈曲した静脈瘤
- 下肢の表在静脈の怒張および蛇行，時に色素沈着

観察すること

- 診察
  視診，触診，問診で下肢の状態を確認する
- エコー検査
  ドップラー血流計で弁不全の範囲や逆流の程度をみる
- 静脈造影
  足背静脈より造影剤を注入し，大・小伏在静脈の拡張や逆流をみる
- CT
  三次元 CT 撮影で静脈の全貌をみる
- MRI
  MR 静脈造影で，大腿部の不全穿通枝の診断に有用
- トレンデレンブルグ（Trendelenburg）テストを実施 図3
- ペルテス（Perthes）テスト

根拠

- 立ち仕事：立ち仕事でもあまり動かないと静脈の流れを滞らせる．座り仕事でも同様である
- 妊娠・出産：女性ホルモン（黄体ホルモン）の影響で血管が広がりやすくなること，妊娠後期になると子宮周辺の血流が増えること，子宮が大きくなることで静脈への圧迫を強め，血流を悪化させる
- 加齢：加齢とともに血管や弁の働きが弱くなること，歩く機会が減ってしまうこと
- 脂質異常：動脈硬化や心筋梗塞などを引き起こす原因となるだけではなく，静脈にも影響すると考えられる
- 遺伝的要因：血縁者に静脈瘤の人がいると多く発症しているというデータがある．また，体質的に逆流防止弁や血管壁が弱く，血管が拡張しやすい，血流のうっ滞が起きやすい場合がある
- その他：喫煙により静脈内膜に損傷を与えて血栓ができやすく，症状を悪化させる

MEMO

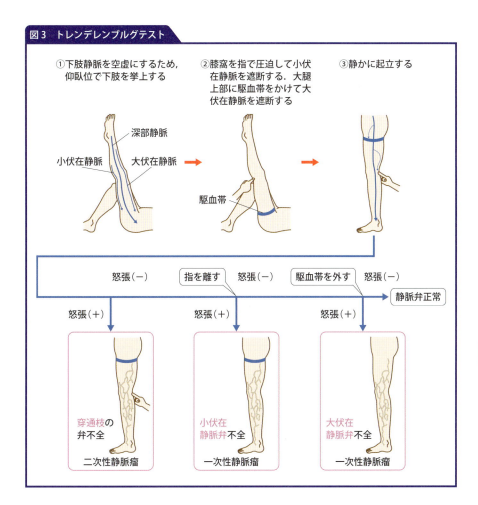

図3 トレンデレンブルグテスト

4. 治療

- 症状により保存的療法で症状の改善がみられない場合は硬化療法，手術療法，血管内治療を行う 表2 表3．

1）保存的療法

- 進行予防，再発・合併症予防を目的とする．

(1) 圧迫療法
- 弾性ストッキングや包帯を着用する．
- ふくらはぎの筋ポンプ作用を助けることで静脈還流を促進させ，血液のうっ滞を予防する．
- 弾性ストッキングは，足関節末梢から段階的に圧力が弱くなっており，心臓に向かって血液の環流を促進させるしくみになっている 図4．

表2 各治療(手術,硬化療法)のメリットと注意点

治療法	メリット	注意点
血管内レーザー治療	●切開することなく治療できるため,身体への負担が少ない ●血管を閉じるため,再発が少ない	●太くなり過ぎた血管には適応とならない
ストリッピング手術	●太い血管の治療ができる ●血管自体を抜去するため,再発が少ない	●全身麻酔,または腰椎麻酔が必要であり,身体的負担がある ●周囲の神経を傷つけ,神経障害が残る場合がある ●痛みや皮下出血を伴うことがある ●切開創の痕が残る
高位結紮術	●蛇行した血管の治療ができる ●局所麻酔で治療でき,身体的負担が少ない ●大きな合併症が少ない	●血管内レーザー治療に比べ,時間を要す ●血流を部分的に阻止するため,再発の可能性がある ●根本治療ではないため,再発の可能性がある
硬化療法	●蛇行した血管の治療ができる ●液状硬化剤から泡状硬化剤への改良で治療成績が上がっている	●硬結や痛み,色素沈着を認めることがある ●伏在静脈に対する治療が不確実で,再発することがある

表3 下肢静脈瘤のタイプ別治療

静脈瘤の種類	推奨される治療法
●(大,小)伏在静脈本幹	●血管内焼灼術(レーザー,ラジオ波) ●高位結紮術 ●ストリッピング術 ●硬化療法
●側枝の大きな静脈瘤	●静脈瘤切除
●側枝の小さな静脈瘤,網目状静脈瘤	●硬化療法
●クモの巣状静脈瘤	●硬化療法
●不全穿通枝	●結紮,硬化療法

(2)日常生活の改善
- 下肢静脈瘤は,静脈弁の機能が保たれなくなることで,血液が重力に逆らって心臓に戻らなくなるため,長時間立位でいると症状の進行や病状の悪化を招く.
- したがって,長時間移動せずに立位をとったり,長時間椅子に座ったりすることは避け,適度に歩き回ったり,足関節の運動などを行ったりする.
- 入浴時にマッサージをしたり,就寝時に下肢を挙上したりするなど,血液還流を促進させる.

図4 圧迫療法のしくみ

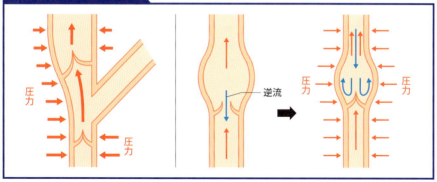

2）硬化療法
- 下肢の静脈瘤に薬剤を注射して固める治療で，血管が固くなることから硬化療法という．
- 固くなった静脈は半年ほどで吸収される．
- 10分程度で実施できる．

3）手術療法
（1）静脈抜去（ストリッピング）術
- 大腿部の付け根と膝の内側の2ヵ所を切開して，静脈内にワイヤーを挿入し，ワイヤーごと静脈を引き抜く方法．
- 全身麻酔や脊椎麻酔が必要であり，身体への負担が大きく，術後の痛みや出血のリスクを伴う．

（2）不全穿通枝の結紮・切除術
- 大腿部の付け根部分で静脈を縛って血液の逆流を止める方法．
- 他の新しい治療開発に伴い，実施件数は減少している．

（3）血栓摘除術，溶解療法
- 深部静脈の血栓閉塞による二次性静脈瘤の場合に実施する．

4）血管内治療
- 細いカテーテルを静脈に挿入し，内側から熱を加えて焼灼する．
- 焼灼し，固くなった静脈は，半年ほどで吸収される．
- 局所麻酔で施行できるため，ストリッピング手術のように侵襲は大きくない．
- 高周波（ラジオ波）治療とレーザー治療がある．

MEMO

5. 病態関連図と看護問題

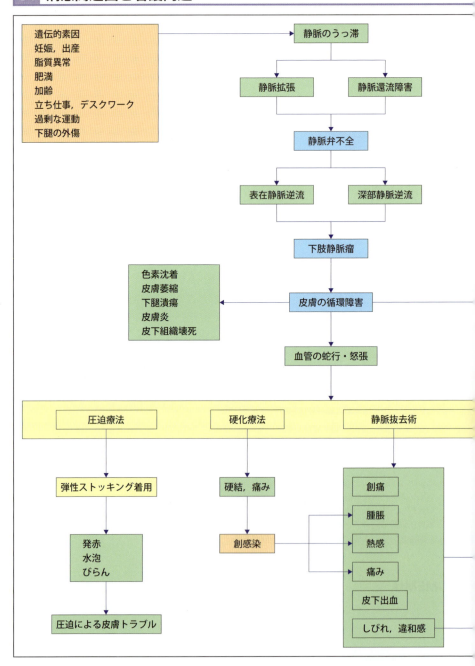

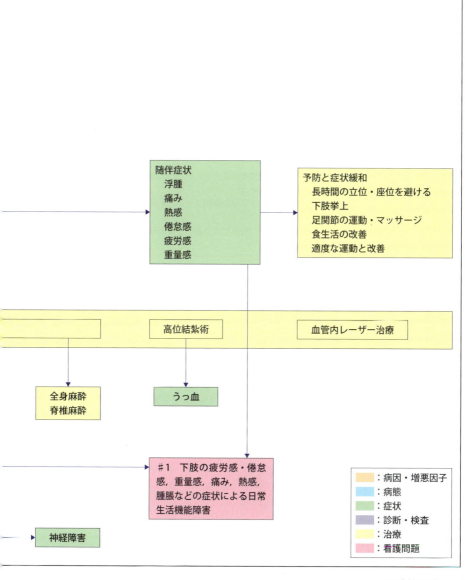

6. 看護問題，目標と介入のポイント

看護問題#1 下肢の疲労感・倦怠感，重量感，痛み，熱感，腫脹などの症状による日常生活の障害

看護目標1 症状の緩和を図ることができる
看護目標2 進行を抑えることができる

看護計画

OP（観察項目）

- 局所の観察
  創部の感染徴候（発赤，熱感，腫脹，痛みなど）の有無
  下肢の神経障害（痛み，しびれ，知覚障害，違和感など）の有無
  術前にみられていた症状の変化の有無

根拠・意味づけ

※ 保存的療法・手術療法のいずれの治療法を行う場合においても局所の感染徴候や神経障害の症状の部位・程度の観察を行い，症状の悪化・進行がないか早期発見に努める

臨床知からのポイント

- 弾性ストッキングは，「パンストタイプ」「膝上タイプ」「膝下タイプ」がある．正しく着用すれば効果がある一方で，間違った着用方法により，かぶれや潰瘍など皮膚トラブルを引き起こすことがあるため，注意が必要である
- 医師の指示のもと，適正な弾性ストッキングの種類，サイズを選択し，患者へ着用方法の指導を行う
- 日帰りで局所麻酔による治療が多いが，麻酔薬によるアレルギー症状などの合併症出現に注意する

CP（看護・治療項目）

- 患者にとって適切な圧迫療法であるのかアセスメントする
- 患者のサイズに合った弾性ストッキングを選択する
  足首周径とふくらはぎの最大周径を計測，種類は，膝下までと大腿部までの2種類がある
- 弾性ストッキングの上部を両手で持ち，つま先を奥まで挿入する
- 踵部をしっかりくぐらせて，踵部を正しく収める
- たるみ，しわ，よじれがないよう注意しながら膝まで引き上げる
- 着用による圧迫症状や血行状態の観察
- 皮膚状態の観察
  血色，チアノーゼの有無，発赤・びらん・水疱の有無，足背動脈の触知の有無と左右差の確認，掻痒感の有無など

根拠・意味づけ

※ ずれにくく，圧迫圧が末梢から中枢へ向かうほど低く段階的に設定されており，適切である．圧力は足首20mmHg，腓腹筋15mmHg，大腿部10mmHg
※ 化学繊維のため滑りやすく接触性皮膚炎を起こしやすい
※ 規格が決まっており下肢の形状に対応しにくい
※ 圧迫による潰瘍形成のリスクがある
※ 十分な効果を発揮できるように腓腹筋の最も太い部分を参考にして最も適切なサイズを選択する

			根拠・意味づけ
CP（看護・治療項目）		● ストッキングの状態の観察 　皮膚への食い込み，上端・下端の丸まり，上端に締め付けているものはないかなど ● 神経症状の観察：痛み，しびれ，知覚障害，運動障害の有無 ● 検査結果の確認 　エコー検査，血液検査など	＊合併症の早期発見のためには皮膚状態の観察が重要となるため，1日3回以上，弾性ストッキングを脱いだ状態で観察する 　着用による合併症：動脈血行障害，静脈還流障害，皮膚の発赤・びらん，水疱，皮膚炎，下肢の壊死 　体格，性別，年齢や患者の基礎疾患など深部静脈血栓症のリスク因子の確認 　着用前の皮膚状態の確認：皮膚トラブルの有無，るい痩による褥瘡形成のリスク，浮腫の有無

! 臨床知からのポイント

● 閉塞性動脈硬化症（ASO）の既往などがある患者は血流が悪いため，弾性ストッキングの圧迫による皮膚トラブルを起こしやすく，通常よりもこまめな観察が必要である

			根拠・意味づけ
EP（患者教育項目）		● 日常生活習慣について指導する	＊下肢の血流うっ滞を予防するために長時間の立位・座位を避けること，足関節の運動方法やマッサージ，下肢の挙上方法を指導する ＊日常的に適度な運動や安静，食生活の指導を行う

! 臨床知からのポイント

● 日常生活習慣に留意することで病状進行を抑えられること，症状の緩和につなげられることを患者に説明する

評価	● 患者に適した圧迫療法を選択し，弾性ストッキングのサイズ選択が行えたか ● 弾性ストッキング着用による合併症を理解し，異常の早期発見・対処に努めたか

（若林世恵）

引用文献
1）Eklöf B, Rutherford RB, Bergan JJ, et al：Revision of the CEAP classification for chronic venous disorders：consensus statement. J Vasc Surg 40(6)：1248-1252, 2004

参考文献
1）保坂純郎：よくわかる最新医学 下肢静脈瘤．主婦の友社，東京，2013
2）医学情報科学研究所編：病気がみえる vol. 2 循環器．メディックメディア，東京，p250，2006
3）折井正博：下肢静脈瘤とその治療のすべて，第4訂版．東洋書店，東京，p149，2012
4）下肢静脈瘤治療 up to date-J-Stage
　https://www.jstage.jst.go.jp/article/shinzo/48/3/48_281/_pdf（2019年1月閲覧）
5）杉山悟，松原進編著：即戦力 下肢静脈瘤診療ガイド．診断と治療社，東京，p58，2015
6）広川雅之：お茶クリ流！　下肢静脈瘤診療マニュアル．日本医事新報社，東京，2018

急性期から回復期の退院に向けた看護

1. 外来通院の患者や術後数日の患者の看護

- 下肢静脈瘤は，外来通院による治療が多く，入院して手術する場合の入院期間や安静期間も数日である．手術の有無にかかわらず，進行や再発を防ぐために日常生活上のケアが重要となる．
- したがって，立ち仕事，妊娠・出産，加齢，脂質異常，遺伝的要因などの下肢静脈瘤の原因・誘因・要因の中でも，日常生活環境への対策が大切である（「病態と必要な観察項目」参照）．
- 日常生活の改善や適度な運動，弾性ストッキングの着用など，生活環境の工夫や積極的なケアが重要である．

1）日常生活の改善

（1）食生活
- 高血圧や脂質異常は血管壁を傷つきやすくするため，塩分や脂質を控え，バランスのとれた食事をとる．
- 下肢への負担軽減のためにも糖質や脂質の摂り過ぎや食事摂取量に注意し，肥満を予防する．

（2）嗜好品
- 喫煙は静脈内膜に損傷を与えて血栓をできやすくし，症状を悪化させるため，禁煙を勧める．

（3）その他
- 血行不良の要因となる冷えを予防する．
- 静脈のうっ滞を予防し，還流を促進させるため，入浴時のマッサージおよび休息や就寝時に下肢を挙上する．

2）適度な運動

（1）仕事
- 1日の多くの時間を立位あるいは座位の状態で過ごすなどあまり動きがない場合は，静脈の流れを滞らせるため，意識してストレッチを取り入れるなどの工夫をする．

（2）運動
- 運動不足は，全身の血行低下や筋力低下を招く．下肢の筋ポンプの働きも低下するため，適度な運動を行う．
- 心疾患などにより運動が制限されている場合においても医師と相談し，ウォーキングや散歩など，下肢を動かすようにする．
- 運動する場所や時間がない場合や活動制限がある場合でも，座位や臥床のままで行える大腿四頭筋運動や特に筋ポンプ機能に重要な下腿三頭筋（ふくらはぎ）に関係する足関節の運動，足指を動かすなどにより筋力低下予防および血行を促進させる．

3）弾性ストッキングの着用

- 「看護問題#1 下肢の疲労感・倦怠感，重量感，痛み，熱感，腫脹などの症状による日常生活の障害」参照．
- 長期に着用することで，弾性ストッキングの性能（圧迫効果）が低下するため，適宜買い替える．
- 深部静脈血栓症や血栓性静脈炎など，弾性ストッキングを着用してはいけない場合があるため，医師の指示のもと着用する．

（若林世恵）

参考文献
1）折井正博：下肢静脈瘤とその治療のすべて，第4訂版．東洋書店，東京，2012
2）保坂純郎：よくわかる最新医学 下肢静脈瘤．主婦の友社，東京，2013

13 肺高血圧症

1. 定 義

- 肺高血圧症はさまざまな原因により肺動脈の血圧が持続的に上昇した病態で，右心不全や呼吸不全が順次進行する予後不良の難治性疾患である．
- 安静時に右心カテーテル検査 図1 を用いて実測した平均肺動脈圧（mean pulmonary artery pressure；mPAP）が 25mmHg 以上の場合を肺高血圧症と定義する．さらに，肺高血圧症症例中で特に肺動脈楔入圧（pulmonary artery wedge pressure；PAWP）が 15mmHg 以下の場合を肺動脈性肺高血圧症（pulmonary arterial hypertension；PAH）とする．
- 肺動脈の正常値は一般に収縮期圧 15〜30mmHg，拡張期圧 2〜8mmHg，平均圧 9〜18mmHg である．

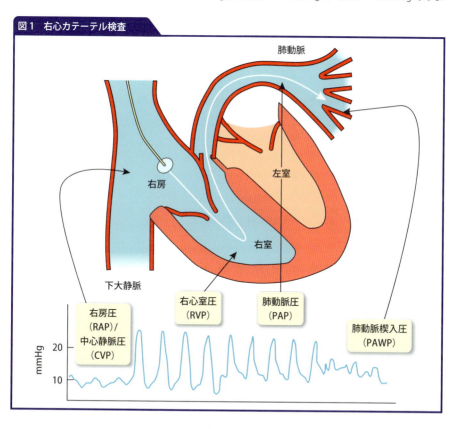

図1 右心カテーテル検査

2. 分類

- 肺高血圧症は 5 群のカテゴリーに分類される 表1．

表1　再改訂版肺高血圧症臨床分類（ニース分類（2013 年））

第1群　肺動脈性肺高血圧症（PAH）
1.1　特発性 PAH
1.2　遺伝性 PAH
1.2.1　BMPR2
1.2.2　ALK1，ENG，SMAD9，CAV1，KCNK3
1.2.3　不明
1.3　薬物・毒物誘発性 PAH
1.4　各種疾患に伴う PAH
1.4.1　結合組織病
1.4.2　HIV 感染症
1.4.3　門脈圧亢進症
1.4.4　先天性心疾患
1.4.5　住血吸虫症
第1'群　肺静脈閉塞性疾患（PVOD）および / または肺毛細血管腫症（PCH）
第1"群　新生児遷延性肺高血圧症（PPHN）
第2群　左心性心疾患に伴う肺高血圧症
2.1　左室収縮不全
2.2　左室拡張不全
2.3　弁膜疾患
2.4　先天性/後天性の左心流入路/流出路閉塞および先天性心筋症
第3群　肺疾患および / または低酸素血症に伴う肺高血圧症
3.1　慢性閉塞性肺疾患
3.2　間質性肺疾患
3.3　拘束性と閉塞性の混合障害を伴う他の肺疾患
3.4　睡眠呼吸障害
3.5　肺胞低換気障害
3.6　高所における慢性曝露
3.7　発育障害
第4群　慢性血栓塞栓性肺高血圧症（CTEPH）
第5群　詳細不明な多因子のメカニズムに伴う肺高血圧症
5.1　血液疾患：慢性溶血性貧血，骨髄増殖性疾患，脾摘出
5.2　全身性疾患：サルコイドーシス，肺組織球増殖症，リンパ脈管筋腫症
5.3　代謝性疾患：糖原病，ゴーシェ病，甲状腺疾患
5.4　その他：腫瘍塞栓，線維性縦隔炎，慢性腎不全，区域性肺高血圧症

（Simonneau G, et al. Updated clinical classification of pulmonary hypertension. J Am Coll Cardiol 62：D34-D41, 2013 より引用）

- 第 1 群の PAH は難病指定されており，特発性肺動脈性肺高血圧症（idiopathic PAH；IPAH）と遺伝性肺動脈性肺高血圧症（heritable PAH；HPAH）は原因と思われる基礎疾患をもたない高度の肺高血圧をおもな徴候とする疾患である．男女比は 1：1.7 と女性に多く，妊娠可能年齢の若い女性に好発する．
- 発症頻度は 100 万人に 1～2 人で，有効な治療法がなかった時代の確定診断後の平均生存期間は 2.8 年と極めて予後不良だった．1990 年以降に次々と治療薬が開発され，フローラン®が 1999 年に承認，2000 年から在宅療養で保険適応となった．現在では数種類の特異的 PAH 治療薬が使用されており，予後は改善しつつある．
- 結合組織病（膠原病）では一般人口に比し高率に肺高血圧症を合併する．治療は基本的には IPAH に準じて行われ，混合性結合組織病（MCTD）に合併した PAH に対しステロイドや免疫抑制薬を併用する．結合組織病の中でも全身性強皮症に伴う PAH は特に長期の生命予後の改善に乏しい．
- 第 2 群と第 3 群に関しては，まず原疾患に対する治療が優先される．
- 第 4 群の慢性血栓塞栓性肺高血圧症（chronic thromboembolic pulmonary hypertension；CTEPH）とは，器質化した血栓により肺動脈が閉塞して生じる肺高血圧症であり，PAH とともに難病指定されている．肺高血圧症の中では唯一カテーテル治療法や外科的治療法が極めて有効であり，QOL や予後の改善がみられるようになった．

MEMO

3. 病態と必要な観察項目

● 肺高血圧症の初期は無症状であることが多く、自覚症状を訴える頃にはすでに進行している。受診のきっかけは労作時呼吸困難が最も多く、易疲労感、脱力感、動悸などの症状もみられることがある。

観察項目

症状	考えられること	観察すること
● 呼吸困難, 息切れ ● 易疲労感 ● 咳嗽	● 全身への酸素供給が低下する	● 呼吸音, 呼吸回数, 呼吸様式, 経皮的動脈血酸素飽和度（SpO_2）, 安静時および労作時呼吸困難の有無 ● 血液データ 　ヘモグロビン, 血液ガス ● 胸部X線写真

根拠
● 肺血流減少により酸素の取り込みが低下し、換気を増やすために過換気となる

症状	考えられること	観察すること
● 動悸, 胸痛	● 冠動脈虚血 ● 上室性頻拍	● 血圧 ● 脈拍数, 心拍数 ● 心電図波形 ● 症状の程度・持続時間・発現状況

根拠
● 右心室の圧負荷が上昇し、右冠動脈を圧迫して冠動脈虚血をきたす。また右心房の圧負荷上昇により上室頻拍が起こりやすい

症状	考えられること	観察すること
● 失神	● 脳虚血に陥る	● 血圧, 脈拍, 頸動脈触知 ● 心電図変化 ● 意識レベル ● 気分不快 ● 冷汗 ● 顔面蒼白

根拠
● 労作時には下肢筋に心拍出量が集中するため、脳灌流を保つには心拍出量を急激に増加させる必要があるが、肺高血圧症を起こす肺動脈の異常により心拍出量を急激に増やすことができず脳虚血となる
➡ 失神発症時はすぐに仰臥位にし、下肢を挙上する

症状	考えられること	観察すること
● チアノーゼ	● 全身への血流低下	● チアノーゼの部位・程度 ● 末梢冷感

根拠
● 肺胞低換気から低酸素血症をきたす

症 状	考えられること	観察すること
●浮腫 ●頸静脈怒張 ●腹部膨満 ●食欲不振 ●腹水 ●肝腫大	右心不全の悪化	●浮腫の部位・程度 ●頸静脈怒張 ●腹部膨満感 ●食欲不振 ●体重 ●尿量 ●起座呼吸 ●腹囲 ●嘔気・嘔吐 ●全身倦怠感 ●飲水量 ●腹部エコー ●血液データ 　アルブミン 　ALT（GPT） 　AST（GOT） 　BNP

根 拠

●肺動脈の血圧が上がると，それに対抗して血液を駆出しようとして右心室の壁が厚くなるため，働きが悪くなり右心不全となる

4. 治 療

- 肺高血圧症の病態の主体は肺動脈内腔の狭窄で，おもに血管収縮因子と血管拡張因子のアンバランスによる血管収縮，血管内皮細胞や平滑筋細胞の増殖による動脈壁の肥厚（リモデリング），凝固系の異常による血栓形成の3つの要素により生じる．これらの結果，血管抵抗が上昇し，動脈圧の上昇や右心不全を引き起こす 表2 .
- 治療としては，まず内服薬の投与，安静，低酸素血症があれば酸素療法を行う．PAHでは病態が進行した場合，プロスタサイクリン（PGI$_2$）製剤の持続静注療法が開始され，在宅でも継続して投与する．それでも効果が得られない場合に心肺移植が検討される．
- CTEPHの場合は，抗凝固療法と，血管拡張療法として肺動脈血栓内膜摘除術やカテーテルによる肺動脈形成術が行われる．
- 心不全合併の際は，利尿薬や強心薬を使用する．

表2 肺血圧症の発生・進展の機序

	正常	血管収縮		
血管収縮				●血管内皮細胞の障害により血管収縮因子と血管拡張因子のバランスが失われ，血管収縮をきたす
動脈壁の肥厚	正常	動脈壁肥厚	内皮細胞の増殖（リモデリング）	●血管内皮細胞の障害により細胞増殖因子が活発となり，血管内膜の増殖，血管平滑筋肥厚・増殖をきたし，血管狭窄が生じる
血栓症	正常	血栓形成		●肺の微小血管に，血栓が形成され，血管狭窄がさらに増悪する

（厚生労働科学研究費補助金難治性疾患等克服研究事業疾患予後と医療の質の改善を目的とした多領域横断的な難治性肺高血圧症症例登録研究班：肺高血圧症のひろば　https://japanph.com/about/index.html より引用）

1）薬物療法 図2

（1）血管拡張薬

- 血管拡張薬は，肺動脈末梢の細動脈が血管収縮で細くなるとともに血管壁が肥厚して生じる肺高血圧を改善するために用いる．血管内皮細胞に作用して血管平滑筋を弛緩し血管を拡張する．
- 内服はおもに3種類あり，プロスタサイクリン製剤，エンドセリン受容体拮抗薬，NO（一酸化窒素）関連薬剤に分けられる．単剤では十分な効果を得られない場合も多く，異なる作用機序であることを利用して薬剤を併用する．

①プロスタサイクリン（PGI$_2$）関連薬剤
　1）PGI$_2$製剤
　　　内服：ベラプロストナトリウム（ドルナー®，プロサイリン®，ケアロード®LA，ベラサス®LA）
　　　持続静脈注射薬：エポプロステノール製剤（フローラン®，エポプロステノール®「ACT」「テバ」「F」）
　　　皮下または静注の持続投与薬：トレプロスチニル（トレプロスト®）
　　　吸入薬：イロプロスト吸入液（ベンテイビス®吸入液）
　　・プロスタサイクリンは血管内皮で産生される物質で，強力な血管拡張作用と血小板凝集抑制作用をもち合わせている．静注薬は体内で2〜3分程で分解され半減期が非常に短いため開始後は中断できない．薬剤の急激な中止により死亡に至った症例が報告されており，休薬または投与を中止する場合は，徐々に減量する必要がある．
　2）選択的プロスタサイクリン受容体（IP受容体）作動薬：セレキシパグ（ウプトラビ®）
②エンドセリン受容体拮抗薬：ボセンタン水和物（トラクリア®），アンブリセンタン（ヴォリブリス®），マシテンタン（オプスミット®）
　・エンドセリンは強力な血管収縮物質であるため，肺血管にあるエンドセリン受容体を阻害すること

図2 病態と各治療薬の作用機序

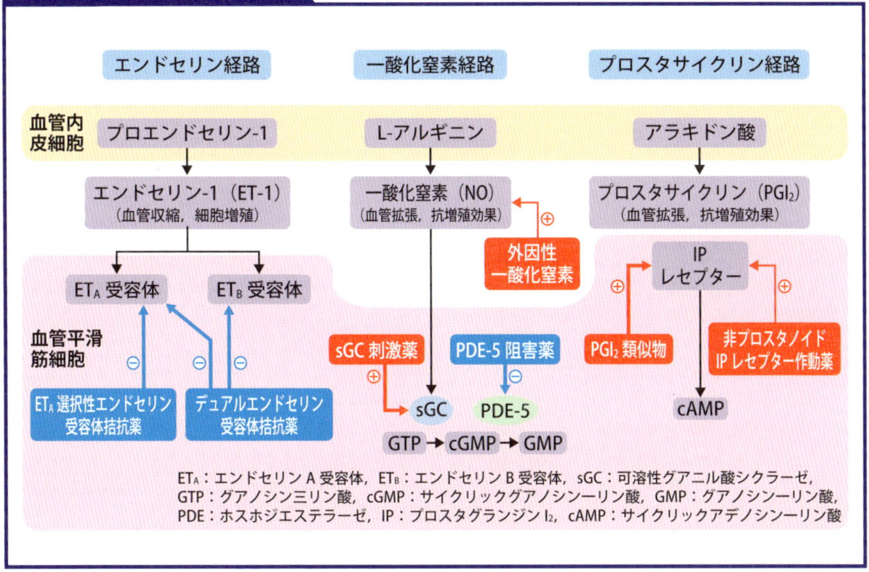

```
                エンドセリン経路              一酸化窒素経路              プロスタサイクリン経路

血管内
皮細胞       プロエンドセリン-1              L-アルギニン                    アラキドン酸

            エンドセリン-1（ET-1）          一酸化窒素（NO）               プロスタサイクリン（PGI₂）
            （血管収縮，細胞増殖）          （血管拡張，抗増殖効果）        （血管拡張，抗増殖効果）

                                            外因性
                                            一酸化窒素

            ETA受容体   ETB受容体                                           IP
                                                                           レセプター
血管平滑
筋細胞                               sGC刺激薬    PDE-5阻害薬     PGI₂類似物   非プロスタノイド
                                                                             IPレセプター作動薬
         ETA選択性エンドセリン   デュアルエンドセリン
         受容体拮抗薬            受容体拮抗薬            sGC    PDE-5

                                              GTP → cGMP → GMP              cAMP
```

ETA：エンドセリンA受容体，ETB：エンドセリンB受容体，sGC：可溶性グアニル酸シクラーゼ，
GTP：グアノシン三リン酸，cGMP：サイクリックグアノシン一リン酸，GMP：グアノシン一リン酸，
PDE：ホスホジエステラーゼ，IP：プロスタグランジン I₂，cAMP：サイクリックアデノシン一リン酸

（Humber M, et al：Advances in therapeutic interventions for patients with pulmonary arterial hypertension. Circulation 130（24）：2189-2208, 2014 を改変）

で血管収縮や細胞増殖を抑え，血管を拡張し肺動脈圧を低下させる．自覚症状の改善とともに，病気の進行を遅らせる．

③ NO関連薬剤
  1）ホスホジエステラーゼ-5（PDE-5）阻害薬：シルデナフィルクエン酸塩（レバチオ®），タダラフィル（アドシルカ®）
   ・ホスホジエステラーゼ5（PDE-5）という環状グアノシン一リン酸（cGMP）を分解する酵素を阻害し，肺の血管を広げ肺動脈圧を下げることで，肺高血圧に伴う息苦しさや疲労などの症状を和らげる．
   ・血管内皮細胞で生成された一酸化窒素（NO）は平滑筋内に拡散し，平滑筋細胞内の可溶性グアニル酸シクラーゼ（sGC）と結合・活性化し，cGMPを合成させることで平滑筋を弛緩させ，血管拡張を起こす．
  2）可溶性グアニル酸シクラーゼ（sGC）刺激剤：リオシグアト（アデムパス®）
   ・NO-sGC-cGMP経路において，NOに対するsGCの感受性を高める作用と，NOに依存せずsGCを直接刺激する作用により，cGMPの産生を促進する．
   ・リオシグアトはPAHだけでなくCHEPHでも保険適応となる現在唯一の薬である．
④その他：カルシウム拮抗薬（アムロジピン，ジルチアゼム，ニフェジピン）
 ・急性肺血管反応試験が陽性であればカルシウム拮抗薬を投与する．しかし，日本人では陽性率がごく少数である．

（2）抗凝固薬
● ワルファリン，または直接作用型経口抗擬固薬（DOAC）：リクシアナ®，イグザレルト®，エリキュース®
● CTEPHでは器質化血栓により血管が狭窄しているため，新たな血栓が形成されるのを予防する目的で生涯内服する．

（3）利尿薬
- フロセミド（ラシックス®），スピロノラクトン（アルダクトン®A），トルバプタン（サムスカ®），トリクロルメチアジド（フルイトラン®），エプレレノン（セララ®）
- 心不全を合併した場合に内服，静脈注射，点滴を行う．

（4）強心薬
- ドブタミン，ドパミン，ミルリノン（ミルリーラ®），オルプリノン（コアテック®）
- 利尿薬で改善不良の場合に使用する．血管拡張薬の併用により全身血圧が低下し，心不全の場合にはさらに血圧が低下するため，重症例ではドブタミンなどの持続点滴を行う．

2）酸素吸入療法

- 低酸素血症は肺動脈を収縮させ肺高血圧症を悪化させるため，低酸素血症を認める症例では酸素療法を施行する．

（1）酸素吸入
- 患者の状態に合わせ，マスクまたはカニューレを使用する．

（2）持続気道陽圧法（continuous positive airway pressure；CPAP）
- マスクを介して気道内に陽圧をかけることで，血液ガスの改善を図る．

（3）高流量酸素療法（high flow therapy；HFT）
- 自然の吸気よりも高いフローでガスを供給することにより呼吸をサポートし，呼吸仕事量を軽減させる．鼻カニューレから供給されたガスは鼻腔内の死腔量を低減する．
- 高流量鼻カニューレ酸素療法（ネーザルハイフロー（nasal high flow；NHF））を用いる．

（4）在宅酸素療法（home oxygen therapy；HOT）
- 慢性呼吸不全や肺高血圧症，慢性心不全の患者が家庭で酸素吸入を行う療法．
- 酸素吸入は心肺仕事量を軽減させるため，在宅においても継続する．

3）日常生活管理

（1）活動・運動制限
- 運動すると心拍数の上昇ともに肺動脈圧が上昇し，病状を悪化させるおそれがあるため，過度の運動や労作は避ける．なるべく運動を制限し，肺動脈圧を上げないようにすることが重要な治療手段となる．
- PAHの好発年齢は20〜50歳で女性の発症が多く，妊娠年齢の女性では妊娠によって発症する症例が少なくない．妊娠により循環血液量が増加しPAHを悪化させ，出産前後の死亡率が高いため妊娠・出産は禁止する．

（2）水分・食事制限
- 心不全による浮腫や腹水予防のため，水分や塩分を制限する必要がある．心不全の悪化や水分摂取量の目安とするため毎日決まった時間に体重測定を行う．
- 内服の飲み合わせとしてはワルファリンで納豆の禁止，カルシウム拮抗薬・ボセンタン（トラクリア®）でグレープフルーツの禁止がある．

（3）禁煙
- 血管を収縮させるとともに呼吸機能の低下から病態を悪化させるため禁煙する．

4）血管拡張療法

（1）経皮的肺動脈形成術（percutaneous transluminal pulmonary angioplasty；PTPA）図3，バルーン肺動脈形成術（balloon pulmonary angioplasty；BPA）
- CTEPHのカテーテル治療はPTPAまたはBPAと呼ばれる．
- 血管拡張用のカテーテルを用い，その先端のバルーンを膨らませることにより，狭くなった肺動脈を

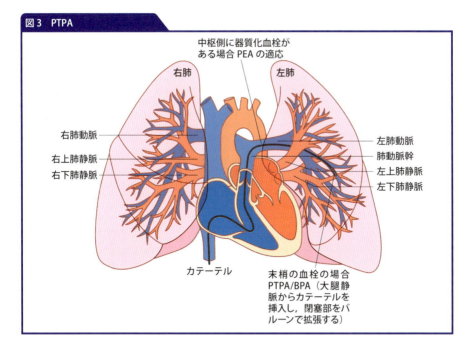

図3 PTPA

広げる治療である.
- 合併症として再灌流障害から肺水腫を合併する頻度が高い.
- より安全に治療を行うため,一度にすべての病変を治療するのではなく,複数回に分けて治療を行うことが多い.

(2) 肺動脈血栓内膜摘除術(pulmonary endarterectomy;PEA)
- 肺動脈に硬く付着した器質化血栓を肺動脈の内膜とともに摘除する侵襲度の高い外科的治療である.全身麻酔での開胸手術であり,術後は再灌流障害に注意するとともに,循環管理,呼吸管理が必要となる.

5)移 植

- PAHでは最大限の薬物療法にもかかわらず右心不全が改善しない場合に適応が検討され,生体・両肺・心肺・片肺移植がある.

(1) 肺移植
- あらゆる内科的治療に反応しないNYHA心機能分類のⅢ~Ⅳ度の患者例は肺移植適応と考えられる.
- わが国で肺移植を希望するIPAH/HPAHの患者は,エポプロステノールを含めた可能な限りの内科的治療を受け,そのうえで移植認定施設での適応検討,中央肺移植検討委員会で承認を受けた後,日本臓器移植ネットワークに登録される手順となっている.
- 肺高血圧症に対する肺移植の術式には両肺移植,生体肺葉移植がある.両肺移植は臓器提供の機会が少ないのが現状である.生体肺移植の適応に関しては,移植認定施設の判断に委ねられる.

(2) 心肺移植
- 心機能低下を伴う肺高血圧症を含む肺移植適応肺疾患,肺高血圧を伴う先天性心疾患(アイゼンメンジャー症候群)で外科的修復が困難か心機能低下を伴うものは心肺移植の適応と考えられている.移植の成績を損なわないように多くの適応除外条件が具体的に設けられている.

5. 病態関連図と看護問題

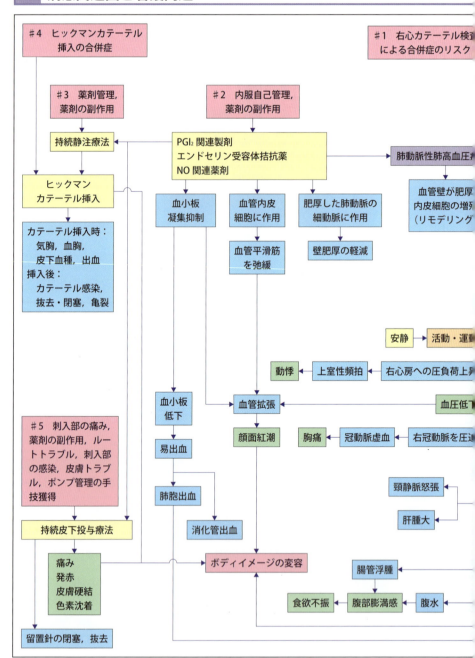

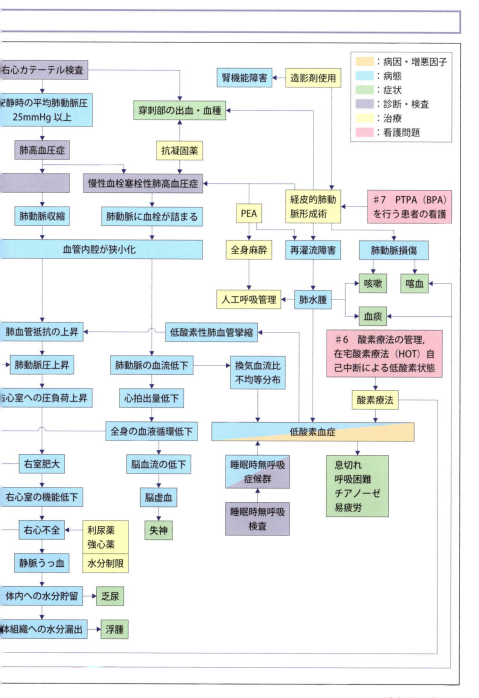

6. 看護問題，目標と介入のポイント

1）右心カテーテル検査を受ける患者の看護

- 肺高血圧症の診断には右心カテーテル検査が必須となる．先端にバルーンのついた特殊なカテーテル（スワンガンツカテーテル）を右内頸または大腿静脈から挿入し，右心房から右心室を経て肺動脈まで進める．肺動脈楔入圧，肺動脈圧，右心室圧，右心房圧が測定でき，心拍出量がわかり，肺血管抵抗が算出される．
- 右心カテーテル検査時，肺動脈内血栓の存在を確認するためには肺動脈造影（pulmonary angiography；PAG）を行う．CTEPH の診断や PTPA 後の評価に有用．PAH で PAG が施行される機会は少ないが，初回診断時には CTEPH との鑑別のため必要となる．
- また，カテーテル検査中に運動負荷を行い肺動脈圧の異常な上昇を検出することにより，肺高血圧症の早期発見につながり，CTEPH では治療適応の判定や効果の評価となる．

看護問題 #1　右心カテーテル検査による合併症のリスク
看護目標1　穿刺部の出血・血腫がない
看護目標2　循環動態の変動がない

看護計画

OP 観察項目

- バイタルサイン
  血圧，脈拍
- 穿刺部の出血，皮下出血，血腫，硬結，痛み
- 呼吸状態
  SpO_2，呼吸回数，呼吸パターン，呼吸音
- 自覚症状
  胸部症状，息苦しさ
- 末梢冷感，チアノーゼ，意識レベル
- 内服薬の内容・量・時間
- 造影剤アレルギーの有無
- 血液データ（血算，生化，凝固，感染症）
- 胸部X線写真
- 心エコー
- 心電図
- 右心カテーテル検査結果

根拠・意味づけ

- 静脈穿刺のため冠動脈造影検査に比べ出血のリスクは低いが，スワンガンツカテーテルの挿入や血液ガス採取のための動脈穿刺により出血が起こる可能性がある
- 内頸静脈や鎖骨下静脈穿刺の際，気胸や血胸を生じる場合がある
- カテーテルにより穿孔や肺動脈の損傷を生じることがある
- 心エコー検査は非観血的に肺動脈圧を推定でき，カテーテル検査と比べ，低侵襲である．肺高血圧症のスクリーニングや治療を評価する際に必ず行う
- 平均肺動脈圧（mPAP）は肺動脈の収縮期圧と拡張期圧の平均であり，mPAP が 25mmHg 以上全般を肺高血圧症と診断する．収縮期圧が 40mmHg で拡張期圧が 20mmHg の場合の mPAP は 30mmHg となる

臨床知からのポイント

- 利尿薬は，検査中に尿意を催す患者の苦痛や血圧低下につながることを防ぐため，おもに検査後に内服する
- 安静時，健常人の mPAP の正常上限は 20mmHg である．mPAP が 21～24mmHg は PAH 疑い（境界型）とされる．
- 治療方針として mPAP が 30mmHg 以下を維持できるように安静の指示，内服治療や酸素療法，皮下注射法，静注療法を行っている

C P 看護・治療項目	●検査時の移動介助 ●検査後の安静保持 ●抗凝固薬を内服している場合は，中止の有無を医師に確認する	📝 **根拠・意味づけ** ＊CTEPHの患者はワルファリンなどの抗凝固薬を内服中であり，出血のリスクが高まる

⚠️ **臨床知からのポイント**
- PAGを行う場合は造影剤排泄のため点液投与する
- ヒックマンカテーテル挿入中の患者は血流感染防止のため検査前に抗生剤を投与する

E P 患者教育項目	●検査後は安静の必要性を説明する ●穿刺部の出血を認めた際や体調変化時は速やかに看護師に伝えるよう説明する	📝 **根拠・意味づけ** ＊大腿穿刺の場合，頸部穿刺よりも出血を起こしやすいため，足を曲げないよう説明する

⚠️ **臨床知からのポイント**
- ベッド上安静の間は周囲の物やナースコールを手の届く所に置くなど環境整備をする
- 床上排泄の際は羞恥心に配慮する
- 侵襲的検査を受ける患者の不安を軽減できるよう具体的に説明する

評価	●検査終了後，当日のうちに初回評価を行う ●目標が達成されていれば翌日の朝に再評価を行う

用語 肺血管抵抗（pulmonary vascular resistance；PVR）：肺血管系の血流に対する抵抗のことで肺の細い血管の狭い状態を反映する．PVR（Wood単位）＝〔平均肺動脈圧mPAP（mmHg）－肺動脈楔入圧（mmHg）〕／心拍出量（L/min）で算出され，一般に3Wood単位を超えると肺高血圧症であるとされる．

MEMO

2）肺高血圧症治療薬を内服する患者の看護

看護問題 #2 内服自己管理，薬剤の副作用
看護目標1 内服の自己管理ができる
看護目標2 内服薬の副作用がコントロールでき，治療を継続できる

看護計画

OP（観察項目）

- バイタルサイン
  血圧，脈拍，体温
- 呼吸状態
  呼吸回数，性状，呼吸音，SpO_2
- 右心不全症状
  頸静脈怒張，浮腫，消化器症状
- LOS 症状
  四肢冷感，チアノーゼ，意識障害，乏尿，収縮期血圧の低下
- 顔面や四肢の紅潮，ほてり
- 出血傾向
  皮下出血，鼻出血，下血，喀血
- 嘔気・嘔吐
- 下痢・腹痛
- 頭痛
- 全身倦怠感
- 血液検査データ
  血算，生化，肝機能値，腎機能値，炎症値，血液凝固能
- 腹部エコー
  肝腫大
- X線写真
  心拡大，胸水貯留
- 精神状態
- 内服時間，内容，量

根拠・意味づけ

* PGI_2 製剤のベラプロストナトリウム（ドルナー®，ケアロード®など）は，血管拡張に伴う頭痛や紅潮を認めることが多い．また出血傾向を認めるため消化管出血や肺胞出血などの副作用があり，抗血栓薬を併用している場合は特に血液凝固能に注意する
* エンドセリン受容体拮抗薬のボセンタン（トラクリア®）は，重大な副作用として肝機能障害（AST上昇，ALT上昇，γ-GTP上昇）やヘモグロビン減少，白血球減少がある．アンブリセンタン（ヴォリブリス®）は重大な副作用として貧血がある．肝機能障害の頻度は少ない
* セレキシパグ（ウプトラビ®）は重大な副作用として低血圧，出血，甲状腺機能異常がある．また，投与初期に頭痛・下痢などの副作用が多く報告されているため，用量の漸増は慎重に行われ，患者の状態を十分観察する

臨床知からのポイント

- 肺高血圧症治療薬の飲み始めや増量時は副作用が出現することがあるため，バイタルサインの変化や症状に注意する．また，副作用が出現した場合，自己判断で内服を中断すると病気の悪化につながる危険があるため，しないように説明する
- 薬が腎排泄の場合，腎機能が低下しているとうまく薬が排泄されず血中濃度が上がることで強く副作用が生じることが考えられるため注意する

CP 看護・治療項目	・副作用の程度の把握，出現時間などを情報収集し看護援助を行う ・副作用の症状が強く，血圧低下や精神的苦痛がある場合，医師に相談し内服時間の調整や増量ペースの調整，副作用症状の緩和を行う 【肺高血圧症治療薬のおもな副作用と看護のポイント】 ・頭痛 　頭痛の出現時間の把握を行い，出現前に鎮痛薬の内服，クーリングを行う．出現時間帯には処置，ケアを避ける ・ほてり，顔面紅潮 　症状の強さに合わせ氷枕やアイスパックを使用し顔や頭など部分的に冷やす ・嘔気・嘔吐 　出現時間を把握し，出現前に制吐薬の内服および点滴を行う．症状が強いときは医師の指示のもと食べやすいものを食べられるように食事内容や食事時間の変更をするなど配慮する ・下痢・腹痛 　食物繊維の多い食べ物を避ける．下痢が続く場合は整腸薬を開始する．変化がないときは止痢薬使用を検討する	📝 **根拠・意味づけ** ＊NO関連薬剤のsGC刺激薬であるリオシグアト（アデムパス®）と同様の作用をもつPDE-5阻害薬（レバチオ®，アドシルカ®）や硝酸薬（ニトロペン®，ニトロール®，シグマート®など）とは併用禁．併用によって作用が増強し副作用が強まり，血圧が下がりすぎてしまう危険がある ＊セレキシパグ（ウプトラビ®）とクロピドグレル（プラビックス®）は併用禁
	⚠️ **臨床知からのポイント** ・薬を飲み忘れた際は，そのときに1回分を服用するようにする．次の内服時間が近い場合は，時間をずらして内服するか，1回分を中止し，2回分を一度に内服しない．一度に2回分を内服すると副作用が強く出現することが考えられるため注意する	
EP 患者教育項目	【内服薬の作用，副作用症状】 ・自宅で確実に内服が行えるように管理指導する ・副作用症状の対処法，個人に合った内服方法を選択する ・飲み合わせの注意 　ボセンタン（トラクリア®）はグレープフルーツは禁止．ワルファリン併用時はワルファリン量の調節	📝 **根拠・意味づけ** ＊強い副作用症状が生じている場合は状態が落ち着いてから自己管理指導を進める ＊グレープフルーツはボセンタンの血中濃度を上昇させて副作用が生じる危険性がある．またワルファリンの効果を減弱させるおそれがあるためワルファリンの量を慎重に調節する必要がある
	⚠️ **臨床知からのポイント** ・肺高血圧症は難病であり特定疾患として医療費の助成制度がある．肺高血圧症で使用される薬は高額であり，医療費の助成を受けるには「特定疾患医療受給者証」が必要となる．申請の窓口は都道府県によって異なるため，保健所に問い合わせるよう説明する	
評価	・看護目標1は本人の理解度，精神状態，体調に合わせて指導を進め，評価していく．看護目標2については通院中も状態に合わせて内服を調節していくため退院後も外来などで継続介入する	

3）エポプロステノール持続静注療法を行う患者の看護 図4

看護問題#3 薬剤管理，薬剤の副作用
看護目標1 薬剤の副作用がコントロールでき，治療を継続できる
看護目標2 薬剤の自己管理ができる

看護計画

OP（観察項目）

- バイタルサイン
  血圧，脈拍，体温
- 呼吸状態
  呼吸回数，呼吸様式，呼吸音，SpO_2
- 薬剤による副作用
  顎の痛み，頭痛，嘔気，下痢，足の裏の痛み，皮膚の赤み，立ちくらみ，めまい，血圧低下，右心不全症状（頸静脈怒張，浮腫，肝腫大，消化器症状）
- LOS症状
  四肢冷感，チアノーゼ，意識障害，乏尿，収縮期血圧の低下
- 血液検査データ
  肝機能値，腎機能値，炎症値，血小板，血液凝固能，甲状腺ホルモン値（T_3, T_4, TSH）
- 精神状態
- 体重の増減

根拠・意味づけ

＊エポプロステノールの重大な副作用として過度の血圧低下や徐脈，意識喪失などのショック状態，尿量減少，肺水腫，血小板減少，甲状腺機能亢進症などが現われることがある．これらは投与開始時の最小の投与速度でも発現するおそれがある．また副作用の多くは最適投与速度の決定までに発現することが多いため，その間は副作用の出現に十分注意する必要がある
＊LOS症状は開始初期に起こりやすい

⚠ 臨床知からのポイント

- エポプロステノールは，注射液の濃度，流量が個人の体重当たりで厳密な計算のもとに決められる薬である．最適投与量までは副作用の出現に注意しながら増量していく．重篤な副作用が出現した場合はその時点で増量を中止する
- 体重の減少があった場合，体重で決めている最適投与量を変更する必要があるため，適宜体重を確認する
- 海外で長期投与後の急激な中止により死亡に至った症例が報告されているため，エポプロステノールを休薬または投与中止する場合は徐々に減量する
- 血小板減少が生じた際は血小板輸血を行う．それでも血小板の減少が続く場合はトレプロスチニルの持続静注療法へ切り替える場合もある
- 薬剤の副作用として顔面紅潮が起こり，増量とともに全身へ広がる．点滴投与中に顔面蒼白があった場合，薬液が体内へ投与されていないことが考えられるため，カテーテル刺入部やルートからの液漏れの有無，ポンプ動作を確認する

CP

- 薬液投与，管理

根拠・意味づけ

＊早送りやフラッシュを行うと，薬液の急速投与とな

CP 看護・治療項目	早送り・フラッシュの禁止，シリンジのエア抜きの徹底 ● 副作用出現時の援助 顎の痛み：食べ始めに出ることが多く，軟らかい食事から始める 足の裏の痛み：安静時は症状がなく，歩き始めに訴えることが多い．活動に支障をきたしていないかを確認し，症状が強い場合は車椅子を使用する 立ちくらみ，めまい，血圧低下：急に立ち上がらずゆっくりした動作を心がける ● 安静に応じた日常生活援助，酸素療法 ● 精神的援助	り急激な血圧低下が生じる危険性がある ＊エポプロステノール製剤は，半減期が2〜3分と非常に短いため24時間絶え間ない投与が必要となる．専用溶解液で調製し，pH11前後の強アルカリ性のため他の注射剤などとは配合せず，必ず単独ルートで投与する．他の薬液と混ざるとpHが低下して安定性が損なわれ，十分な効果が得られず症状の悪化をきたすおそれがある ＊重症例の急性増悪時には，全身の血管に対する血管拡張作用によって血圧低下を伴い，病態をさらに悪化させる．そのため，右心不全期にはまずカテコラミンなどによる治療を優先させる必要がある ＊投与開始後1日間は血圧低下などの血行動態の変化による副作用の発現を防ぐため患者の安静を保つ ＊患者は発病によって突然死の恐怖や社会活動の制限，治療に伴う外見的な変化に大きな苦痛を生じる．そのため，患者の年齢や精神状態に合わせた援助を行う．精神状態が不安定になりやすく，急性増悪や喀血などによる急変のリスクがあるため，家族も含めた周囲の人々の理解と協力が得られるようにかかわる

⚠ 臨床知からのポイント

- 未開封の製剤は室温（1〜30℃）で保存する
- エポプロステノール製剤は，調製後は溶液中の有効成分が徐々に分解するため，調製後すぐに投与を開始しない場合は，溶液を2〜8℃で冷蔵保存する
- 溶解した薬液は患者名・内容と作成日時を記載する
- 調製後，冷蔵保存する場合は8日間（192時間）を超えない
- 調製後の溶液は，投与開始前の冷蔵保存の有無にかかわらず，室温では24時間以内に投与を終了する．投与中は高温を避け，夏場など30℃を超える状況で使用するときは薬液カセットをアイスパックで冷却する
- フローラン®の場合は遮光が必要
- アイゼンメンジャー症候群では特に血液への空気の流入に注意する必要がある．ごく少量の空気でも心室中隔欠損のため脳空気塞栓を生じ脳梗塞を起こす危険が高い．アイゼンメンジャー症候群とは，左右シャントをきたす先天性心奇形が未矯正のときに起こる合併症の一つである．しばしば肺血管抵抗が経時的に増大し，左右から右左シャントへの逆転が起こる．脱酸素化された血液が体循環に流入することにより，低酸素症状が引き起こされ，チアノーゼやばち状指を認める．早期に矯正手術を行いアイゼンメンジャー症候群への移行を防ぐのが理想的である．一度この症候群が発症したら肺動脈圧を低下させる目的で血管拡張薬を使用する
- MRIを施行しなければいけないときは，薬剤投与を中断できないためポンプを操作室に出せるようルートを5m程度延長する

EP	【薬剤管理】 ● 調製・薬液カセット作成，交換 ● 清潔操作の徹底	🌿 **根拠・意味づけ** ＊在宅では携帯型精密輸液ポンプで投与するため，患者自身で調製し薬液カセットを作成する ＊ルート接続部や薬液の汚染から血流感染を予防する

- 在宅用の携帯型精密輸液ポンプの操作，アラーム対応
- ルート交換（週2回，曜日を決める），逆流防止弁交換（月1回，毎月初めのルート交換時に合わせて行う）

ため調製，薬液カセット作成・交換，ルート交換時は清潔操作が行えるよう指導が必要
*ルートに逆流防止弁を付け，薬液を先端まで満たすことで空気の混入を防ぐことができるため，ルートの交換と逆流防止弁の交換は同時に行う

臨床知からのポイント

- 薬液カセット作成には30分～1時間ほどかかるため，余裕をもって行えるタイミングを設ける．毎日の手技であり，本人の精神的苦痛や疲労感に配慮し指導する
- 在宅の場合は，冷蔵庫で保存する際に菌の繁殖を防ぐため，薬液カセットを密閉できる容器に入れる

【入浴方法】
- 刺入部・フィルター・ポンプの保護

根拠・意味づけ

*薬液は中断できないため刺入部やルートを保護し投与したまま入浴する
*エポプロステノールは加温により薬効が失われるため，長時間の入浴は避けてシャワーを浴びる．どうしても入浴したい場合はカテーテルや刺入部が湯につからないように注意し，入浴準備から終了までを30分以内にするよう指導する

臨床知からのポイント

- 故障防止のためシリンジポンプは湯がかからないよう浴室の外に出す．在宅用の携帯型精密輸液ポンプは水がかからないようビニール袋などに入れ，温かくならない場所に置くか掛ける
- 刺入部は普段貼っている保護材の上からさらに大きめに防水の保護テープを貼り，水や石鹸がルートを伝って挿入部や体内に入ることを予防する
- ルートのフィルターは石鹸やシャンプー内の界面活性剤が付着すると破損を起こす可能性があるためラップで包む

EP 患者教育項目

【外出時の注意点】
- 持参物品
  交換用の作成済み薬液カセットまたは予備の薬剤・物品，ポンプと電池，気温30℃以上の場合はアイスパック
- 緊急時連絡カード

根拠・意味づけ

*エポプロステノールは中断不可の薬剤であり，外出中に薬液カセットやポンプのトラブルが発生した場合は速やかに新しいものに交換し再開する．一般的な医療機関には常備されていない特殊な薬剤であり，必ず予備の薬剤を持っていく必要があること，作成済みのカセットは冷蔵状態で持ち運ぶことを説明する
*緊急時連絡カードとは現在の治療内容，かかりつけの医療機関・主治医，緊急時の対処法が書かれたものである．退院前までには作成し，常に携帯するよう指導する

臨床知からのポイント

- 地震などの災害時に備え，自宅に約1ヵ月分の薬剤や器材を保有しておくようにする
- 保有している薬剤や器材の使用期限に注意してもらう

EP 患者教育項目	●家族へも指導を行う	🌿 根拠・意味づけ ＊本人の具合が悪くなり自己管理できないときに，代わりに調製やポンプ操作ができるように家族に対しても指導を行う．協力できる家族がいない場合は訪問看護などの利用を検討する
	⚠ 臨床知からのポイント	
	●エポプロステノール製剤は中断不可の薬剤であることを本人・家族へ十分指導する必要がある ●状態が悪くなったときや急変時，災害時のことも入院中から話し合ってもらう	
評価	●看護目標1に対しては薬剤導入開始後から評価し，副作用の発生時は医師に報告し対症療法を行う ●看護目標2に対してはエポプロステノール開始直後から，本人の受け入れ状況を確認しながら手技習得状況を評価していく．また退院前に再評価し，外来で継続確認する	

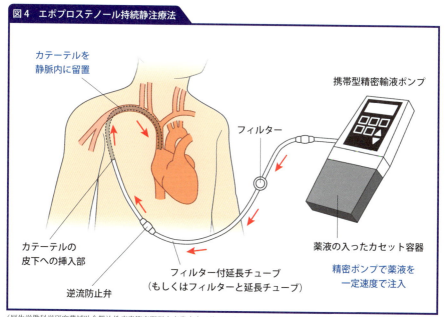

図4 エポプロステノール持続静注療法

（厚生労働科学研究費補助金難治性疾患等克服研究事業疾患予後と医療の質の改善を目的とした多領域横断的な難治性肺高血圧症例登録研究班：肺高血圧症のひろば　https://japanph.com/about/index.html を参照して作成）

4）ヒックマンカテーテル植込みを行う患者の看護

- エポプロステノールはヒックマンカテーテルや中心静脈カテーテルから持続投与する．
- ヒックマンカテーテルとは，心臓に近い太い静脈に長期間（数ヵ月～数年）留置可能なカテーテルである．血管内での長期耐用性があり血栓も生じない材質で作成されている．エポプロステノール投与開始後は原則中断できないため，在宅で継続するにあたりヒックマンカテーテルを挿入する．

看護問題 #4　ヒックマンカテーテル挿入の合併症

- **看護目標1** カテーテル挿入時の合併症（気胸，血胸，皮下気腫，出血，カテーテルの迷入）がない
- **看護目標2** 皮下トンネル，カテーテル刺入部の感染がない
- **看護目標3** カテーテル抜去，トラブルがない

看護計画

OP（観察項目）

【ヒックマンカテーテル挿入時】
- バイタルサイン
  血圧，脈拍，体温
- 呼吸状態
  呼吸音，呼吸回数，SpO_2，湿性ラ音の有無
- 呼吸困難，息苦しさ，咳
- 血液の混じった痰，喀血
- 胸部X線写真
- 挿入部，ナート部の出血，皮下出血

【感染】
- 挿入部，皮下トンネルの感染徴候の有無
  発赤，腫脹，痛み，圧痛，熱感，排膿
- 熱型
- 挿入部や保護固定周囲の皮膚トラブル，掻痒感，テープかぶれの有無
- 血液検査データ
  白血球，CRP
- 培養検査結果（血液，創部，カテーテル先端）

根拠・意味づけ

- 鎖骨下静脈は胸壁を走行するため，外表面から穿刺する際に肺を損傷してしまうと，気胸，血胸，皮下気腫を生じる危険がある
- 感染の経路として，血流感染（薬剤調製時の不潔操作による菌混入から血液を介して起こり高熱が出る），刺入部，皮下トンネル感染がある
- ヒックマンカテーテルを挿入する際，外界からの感染が直接に鎖骨下静脈へ及ぶことを予防するため皮下トンネルを作成する．鎖骨下静脈の穿刺部位より外側下方の腋窩方向に向かって数cmの皮下トンネルを作成し，ヒックマンカテーテルを皮下トンネル下に通した後，鎖骨下静脈に留置する　図5

臨床知からのポイント

- 挿入部や保護固定周囲の皮膚トラブル・テープかぶれを予防するため，使用するドレッシング材やテープ類はパッチテストを行う

【カテーテル抜去】
- 縫合部分の確認
- テープ・ドレッシング材の固定状況

根拠・意味づけ

- 皮下トンネル内でヒックマンカテーテルが定着するまでには数ヵ月かかるため，その間は抜去の可能性が高い

OP（観察項目）	⚠ **臨床知からのポイント**	
	● ヒックマンカテーテルはカテーテルに高分子繊維のカフが取り付けられており，カフの繊維内部に毛細血管が成長し，からみ合って固定できるように設計されている．そのため，皮下トンネル内でカフが固定され，カテーテルの誤抜去や刺入部感染を抑制する．カフはカテーテル留置後約2〜3週間で組織が入り込み始め，約6週間程度で生体と固着する	

		📝 **根拠・意味づけ**
CP（看護・治療項目）	【感 染】 ● 挿入術出棟時は医師の指示のもと抗生剤の点滴を行う ● ヒックマンカテーテル挿入部，ナート部の消毒 ● 清潔操作，滅菌操作の徹底 ● カテーテル感染でヒックマンカテーテルを抜去する場合はカテーテルの先端や創部の培養を提出する 【カテーテル抜去】 ● 挿入術後はバストバンドを装着し，挿入後1ヵ月間は継続する ● カテーテルはループを作り固定する．またテープはΩ型となるようにとめる ● カテーテル抜去の場合はすぐに静脈ルートを確保し薬液投与を再開する	* カテーテル感染が生じた場合，感染初期には経口の抗生剤を数週間内服にて対応するが，進行すると点滴で抗生剤を投与し，重症例ではヒックマンカテーテルの入れ替えが必要となる * バストバンドの装着により，腕を肩より上に挙げることを防止する * 薬剤の半減期が2〜3分と短いため，15〜20分ほどでバイタルサインの変動や息苦しさを生じることがある．まずは挿入しやすい末梢静脈ラインを緊急的に使用する

	⚠ **臨床知からのポイント**	
	● パッチテストを行っていても，季節や発汗によってドレッシング材でむれやかぶれを生じることがある．掻痒感が持続するとカテーテル周囲を掻破してしまい，感染につながるおそれがあるため，ガーゼ保護へ変更し，医師と相談のうえ生食洗浄をする ● 末梢静脈ラインから一時的に薬剤投与する場合，注射部位に静脈炎や血管痛が現れることが多い．症状を認めた際は注射部位の変更や冷罨法の処置を行う	

		📝 **根拠・意味づけ**
EP（患者教育項目）	【感 染】 ● ヒックマンカテーテル挿入部の消毒，清潔操作の指導 ● 感染徴候が現れた際はすぐに受診するよう指導する 【カテーテル抜去，トラブル】 ● 挿入後2〜4週間は挿入側の腕を急に上げる動作を禁止 ● カテーテルが抜去されてしまった際はカテーテルが入っていた場所を押さえて止血し，すぐに救急医療機関を受診するよう指導する ● カテーテルに亀裂や閉塞を認めたと	* カテーテルは縫合しているため容易には抜けないようになっている．しかし，皮下トンネルのカテーテルの一部が癒着してより抜けにくくなるまで2〜4週間を要する * 逆流防止弁をヒックマンカテーテルの接続口に装着する．逆流防止弁を使用することでルート交換時の逆血や空気の流入を防ぐ役割がある * クランプを閉じるとヒックマンカテーテルの亀裂・損傷のリスクが高まるため，逆流防止弁を装着している場合は逆流防止弁の交換時のみクランプを閉じる * ヒックマンカテーテルに亀裂が入った場合はリペアキットを使用し修復する

13 肺高血圧症

EP 患者教育項目	きはすぐに医療機関を受診するよう指導する ●カテーテル抜去や閉塞時は薬液の投与をすぐに再開する必要があるため，自宅から30分以内にかかりつけ医がない場合は緊急受診医療機関を把握しておく

⚠ 臨床知からのポイント

- ヒックマンカテーテル刺入部の消毒は内側から外側に向けて円を描くようにして2～3回行う
- 若年発症の多い特定疾患であり，カテーテル挿入や薬剤持続投与に伴うボディイメージの変容にも配慮する

評価	●看護目標1はヒックマンカテーテル挿入時から挿入翌日までに合併症の出現がなければ計画を終了する ●看護目標2, 3はヒックマンカテーテルが挿入されている限りみていく必要があり，退院後も外来などで継続介入する

図5　ヒックマンカテーテルの留置経路

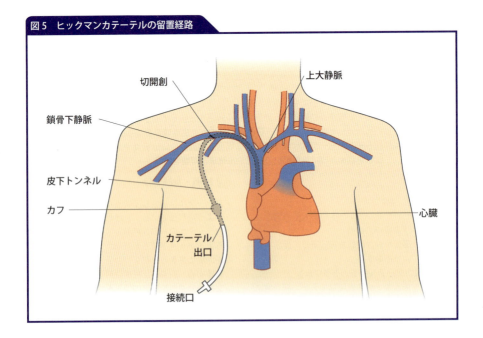

5）トレプロスチニル持続皮下投与療法を行う患者の看護 図6

看護問題 #5 刺入部の痛み，薬剤の副作用，ルートトラブル，刺入部の感染，皮膚トラブル，ポンプ管理の手技獲得

- **看護目標1** 刺入部の痛みのコントロールができる
- **看護目標2** 薬剤の副作用症状を早期に発見できる
- **看護目標3** ルートトラブルがない
- **看護目標4** 刺入部の感染・皮膚トラブルを起こさない
- **看護目標5** 薬剤投与の手技を自己管理し，治療継続できる

看護計画

OP（観察項目）
- 皮下留置針の刺入部の痛み，発赤，腫脹，熱感，硬結，色素沈着，掻痒感，排膿，滲出液，かぶれ，水疱
- バイタルサイン
  血圧，脈拍，体温，意識レベル
- 心電図モニタ波形，心拍数
- 水分出納
  尿量・体重，浮腫
- 末梢冷感，チアノーゼ
- 表情，言動
- 嘔気・嘔吐，下痢，食欲，倦怠感
- 頭痛，めまい，動悸，下顎痛，足底痛，ふらつき
- 顔面紅潮，ほてり
- 睡眠状況
- 鎮痛薬の使用状況，効果
- ルートの固定，屈曲，閉塞
- 固定テープによるかぶれの有無
- 血液データ
  白血球，PLT，CRP，BNP
- 胸部X線写真
- 心電図

根拠・意味づけ
- トレプロスチニルの重大な副作用として，血圧低下や失神，心不全がある
- 最も多く発現する副作用は注射部位の痛みと局所反応であり，痛みはしばしば重度となる
- 局所反応としては，痛みのほか，発赤，腫脹，熱感を認めることが多い
- 薬剤の投与量が多くなると下痢を認めやすく，退院後に症状が出ることも多い．下痢を生じたときは，整腸剤や止瀉薬を検討する

臨床知からのポイント
- トレプロスチニルもエポプロステノールと同様に注射液の濃度や流量は個人の体重や病状に合わせて最適投与量が決められる
- 薬剤開始や増量に伴い血圧低下や心不全増悪をきたす可能性があるため，観察を十分に行い，認めた場合には速やかに医師に報告する
- 薬剤の副作用として，刺入部周囲に発赤・腫脹や長期間投与により色素沈着・硬結を生じ，ボディイメージに影響するため配慮する
- 刺入部から液漏れがあったときは針の刺し直しを行う．液漏れの原因が薬剤または排膿や滲出液かを確認し，感染を疑う場合は皮膚科受診を検討する
- 刺入部や抜去部の状態は写真に残して記録するとともに状態の変化を把握する

CP 看護・治療項目

- 皮下留置針を穿刺する際，緊急時以外（初回開始や定期交換時）はドライカテーテル法を行う
- 発赤や腫脹には冷罨法を実施
- 鎮痛薬の使用による痛みのコントロール
- リラクセーション
- 日常生活動作（ADL）の介助
- ルートは引っ張られないようにゆるみをもたせテープで固定する
- 接続キャップが外れやすい場合は上からテープで固定する
- 留置針の固定テープが剥がれかかってきた際はその上から周囲をテープで補強する
- シャワーや入浴時はルートの付け外しと留置針の防水保護を行う

根拠・意味づけ

* ドライカテーテル法（薬液を投与する24〜48時間前にあらかじめ空のカテーテルを刺入する）により，注射に適さない部位がわかる
* 痛みや倦怠感により動きが制限されることがある
* 薬剤投与開始や増量に伴う刺入部の痛みがピークに達する前に鎮痛薬を内服すると軽減されやすいため，予防内服について医師や患者と相談する
* 携帯ポンプやルートが活動の妨げとならないよう，ポーチの使用やベルトに通すなど固定方法を決める
* シャワーや入浴は温熱により薬効の低下があるため，皮下投与の中断可能時間を医師に確認する

臨床知からのポイント

- 刺入部は，皮下に刺入しやすく，付け外しや観察を行いやすく，動きの制限が少ない所を選択する（腹部，大腿，上腕）
- ドライカテーテル挿入により刺入部の痛みを感じたらすぐに留置針を抜き，注射部位を変更する
- 留置針の交換回数は最小限（3〜8週間ごと）にする
- 単位時間当たりの注射量を少なくするため，より高濃度の製剤に変更する
- 刺入部の痛みのコントロールが治療継続に大きくかかわる
- シャワーなどで薬剤投与中断時はポンプを動作中のまま留置針の接続部を外し，針先をアルコール綿で包み清潔トレイに置き，留置針はガーゼを当て上から防水シートで保護する

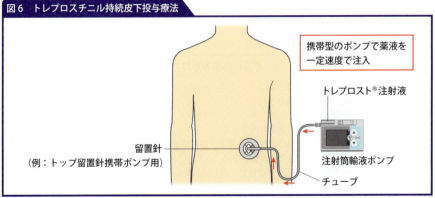

図6　トレプロスチニル持続皮下投与療法

（京谷晋吾監：持続静脈内投与持続皮下投与医療従事者向け手引き．持田製薬, p23, 2014 より引用）

EP 患者教育項目	● 薬液の取り扱い，携帯ポンプの操作方法，清潔操作について指導する ● 刺入部の痛みがあるときは我慢せずに伝えるよう説明する ● ルートトラブルやポンプアラームの際は看護師に伝えるよう説明する ● 在宅で薬液シリンジやポンプのトラブルが発生したときは新しいものに交換し再開するよう指導する ● 症状日誌のつけ方を説明する 【外出時の注意点】 ● 持参物品（薬液バイアル，新しいシリンジ・ルート・アルコール綿，予備の携帯ポンプと電池） ● 緊急時連絡カード	🍃 **根拠・意味づけ** ＊薬液バイアルはゴム栓に埃がつかないようラップをかけて常温保存する．使用期限は開封後1ヵ月のため日付を記載しておく ＊専用シリンジに吸った薬液は72時間以内に投与のため，交換のタイミングを患者と決め，必要量を計算する ＊静脈カテーテルからの持続投与に比べ刺入部の感染頻度は低いが，留置針やシリンジ操作によるリスクがあるため，消毒や滅菌操作の手技を確認する ＊留置針が抜けてしまったときや刺入部周囲から薬液漏れがあったときは留置針を刺し直し薬液投与を再開する ＊トレプロスチニルの特性として半減期は0.8〜4.6時間でありエポプロステノール製剤に比べて長い．針が抜けてしまっても慌てずに刺し替えを行い再開する ＊閉塞アラームが続くときはルートや携帯ポンプのトラブルがないかをまず確認し，それでも閉塞アラームが解除できない場合は留置針の閉塞が考えられるため刺し直しを行う ＊症状日誌をつけることで痛みの発生した日時や部位と，効果的であった薬剤の種類を把握できる ＊トレプロスチニル持続皮下投与には薬液だけでなく専用の物品が必要となる．医療機関には常備されていない特殊な薬剤・物品であるため，必ず薬剤・物品を持っていくことを説明する
	⚠ **臨床知からのポイント**	
	● 薬液シリンジの交換は毎回同じ時間やシャワー後で設定することにより忘れを防止できるが，仕事などの生活リズムや投与量により困難の場合はカレンダーの使用などの工夫をする ● 新たな部位に注射を開始してから2〜5日が最も強い痛みを感じ，その後は和らぐという報告があるが，個人差が大きく，持続する場合も多い ● 患者の不安や恐怖を和らげ，心理的なサポートを継続していく ● 患者の体調不良時には他者が薬液作成や交換を行えるよう，家族にも指導を行う ● 携帯型精密輸液ポンプ，必要な医療材料・衛生材料は，在宅医療支援会社を通して配送やメンテナンス，トラブル対応が行われる	
評価	● 導入開始当日に初回評価を行う ● 目標が達成されていれば，以降は3日ごとの薬液シリンジ・携帯ポンプ交換時やシャワーなどでルートの付け替えを行った際に評価を行う ● 患者個人に合った痛みのコントロールの方法など目標を達成するために必要な項目を追加・変更していく ● 皮膚トラブルを生じた場合は別に計画を立案し介入する	

6）酸素療法を行う患者の看護

看護問題 #6 酸素療法の管理，在宅酸素療法（HOT）自己中断による低酸素状態

- **看護目標 1** 息苦しさや SpO_2 低下がない
- **看護目標 2** 酸素療法に伴う不安感や苦痛が軽減する
- **看護目標 3** 在宅酸素療法を安全かつ効果的に実施することができる
- **看護目標 4** 在宅酸素療法を取り入れ，充実した日常生活を送ることができる

看護計画

OP（観察項目）

- 呼吸音，副雑音，呼吸回数，呼吸パターン
- SpO_2
- 息苦しさ，息切れ
- チアノーゼ，末梢冷感
- 咳，痰（量，性状），喘鳴
- 鼻出血，鼻閉感
- 酸素吸入量，酸素ボンベの残量，酸素チューブやカニューレの屈曲や閉塞
- 酸素カニューレやマスク装着部の皮膚トラブル
- 呼吸機器（CPAP，NHF）の設定，接続，加湿用の蒸留水の量
- 表情，言動
- ADL
- 血液データ
  血算，血液ガス
- 胸部X線写真
- 呼吸機能検査
- 肺血流シンチグラフィ
- 睡眠時無呼吸検査

根拠・意味づけ

* 酸素供給器につながれた状態になり，不自由さや拘束感で苦痛と心理的圧迫感を生じやすい
* 鼻カニューレを付け酸素ボンベなどを引く姿はボディイメージに影響を与える
* 鼻カニューレからの酸素投与により鼻腔粘膜への刺激となり，乾燥や出血を生じる

【呼吸機能検査】
* 肺高血圧症の原因が第3群の呼吸器疾患に伴うものかの鑑別および拡散障害の程度をみることにより，第1群のPAHとPVODやPCHの鑑別をすることを主目的に行われる．通常，PAHでは著明な換気機能の障害は少ない

【肺血流シンチグラフィ（脳血流シンチ）】
* 肺血流シンチはPAHとCTEPHの鑑別に必要な検査である．CTEPHでは多発性楔状欠損像を呈することが特徴である

【睡眠時無呼吸症候群（sleep apnea syndrome；SAS）】
* 睡眠中の無呼吸が低酸素血症を引き起こす．また，上気道が閉塞し，胸腔内圧が高まることで右心へ戻る静脈血の量が増え，肺動脈圧が上昇する．重症例では肺高血圧症やそれによる右心不全を合併する．手指や鼻の下にセンサーを付け，SpO_2 やいびきの状態からSASの可能性を調べる検査を行うことが多い

臨床知からのポイント

- 低酸素下では低酸素性肺血管攣縮が生じ，肺動脈圧の上昇をきたすため，肺高血圧症の増悪因子となる．運動時や睡眠時のみに低酸素血症をきたす症例があり，また長期にわたり低酸素状態の患者では，自覚症状を感じにくくなっている場合もあるが，SpO_2，血液ガス値，呼吸機能検査，SAS検査結果をみながら酸素投与方法・量を調整していく

CP（看護・治療項目）	●指示の酸素流量や在宅持続陽圧呼吸療法（CPAP）設定，カニューレ接続やマスク装着状況の確認 ●ADLの介助 ●カニューレやマスク装着部に皮膚剥離や発赤があれば，皮膚保護剤を貼付 ●行動範囲を保てるようHOT親機など酸素供給装置の設置場所やチューブの長さを調整し環境整備	**根拠・意味づけ** ＊カニューレやマスク使用時は耳の裏側に，CPAP装着時は前額部に圧迫による皮膚トラブルが生じやすい ＊室内歩行できる場合はチューブを長くすることで装着のまま移動できる

臨床知からのポイント
- 鼻腔粘膜の乾燥があれば加湿し，鼻閉感や口呼吸の場合は鼻カニューレから酸素マスクへの変更を検討する
- 延長チューブにつまずき転倒につながるおそれがある場合は，濃縮酸素のボンベや液体酸素の子機を使用

EP（患者教育項目）	●酸素療法の必要性を説明 ●火気厳禁や換気について酸素の取り扱いを指導 ●外来受診，保険適応と医療費負担について説明 ●故障や災害時の対応，旅行時の注意点を指導	**根拠・意味づけ** ＊酸素療法の必要性の理解不足や酸素吸入への抵抗感は自己中断につながる ＊酸素は支燃性があるため，火を使うところからは2m以上離す ＊液体酸素の場合は，子機充填時の凍傷予防 ＊在宅酸素療法は定期的に，医師の診察を受けることにより医療保険が適応される

臨床知からのポイント
- 身体の状態を正しく把握し酸素療法が受け入れられるように支援する
- ほとんどの酸素濃縮装置はバッテリーをもたないため，停電や災害時は慌てずに酸素ボンベに切り替える
- 外出時は酸素ボンベの残量が不足しないよう事前に確認する
- 航空機を利用する際，携帯用酸素ボンベの機内持ち込みには診断書の提出と事前申請が必要となる
- 自宅のほか，職場や宿泊先に酸素供給装置の設置が必要な場合は，酸素供給業者に相談し手配してもらう

評価	●酸素療法開始後に初回評価を行う ●入院中にHOTを新規導入した場合，退院前に在宅での管理方法や器材について評価を行う ●酸素療法に対する理解不足や不安の程度によっては，外来で1〜3ヵ月ほどフォローする

用語 **低酸素性肺血管攣縮（収縮）**：肺胞気酸素分圧（PaO_2）が低下した場合，その肺胞に隣接する細動脈の血管平滑筋が収縮する現象．ガス交換の効率の悪い肺胞への血流を低下させ，効率のよいところの血流を増やし，低酸素血症の増悪を抑えようとする生理的な反応．広範囲の血管で生じると肺血管抵抗が上昇して，右心不全の原因となる

7）経皮的肺動脈形成術（PTPA/BPA）を行う患者の看護

看護問題#7 PTPA（BPA）による合併症
- **看護目標1** 肺水腫がない
- **看護目標2** 肺動脈損傷がない
- **看護目標3** 穿刺部の出血・血腫がない
- **看護目標4** 腎機能障害

看護計画

OP（観察項目）

【肺水腫】
- バイタルサイン
  血圧，脈拍，体温
- 呼吸状態
  呼吸音，呼吸回数，SpO_2，湿性ラ音の有無
- 呼吸困難，息苦しさ，咳嗽
- 血液の混じった痰，喀血
- 胸部X線写真
- 血液ガスデータ
- 心電図モニタ

根拠・意味づけ
* 適応となるCTEPHは肺動脈に器質化した血栓が形成され，狭窄・閉塞をきたした肺高血圧の状態である．PTPAでは肺動脈の今まで血流がなかった部分に再灌流が起こり，肺水腫が発症する．PTPA施行24時間後にピークとなることがしばしばあり，術直後と翌日にX線写真を確認する

【肺動脈損傷】
- 呼吸状態
  SpO_2，咳嗽，喀血，血痰
- チアノーゼ，息苦しさ

根拠・意味づけ
* カテーテルやガイドワイヤーが肺の血管を傷つけて喀血などが出現する可能性がある．おもに術中に生じることが多く，術後は喀血・血痰の有無・増加に注意する

! 臨床知からのポイント
- 肺動脈損傷を認めた場合にはバルーンを拡張させるか，止血用の特殊なステントを留置して止血を行う．重症になると緊急で開胸術が必要となる場合もある
- 術中に肺動脈損傷を認めた場合，ヘパリンを中断することが多い．再開のタイミングは医師に確認する

【穿刺部の出血・血腫】
- 穿刺部（大腿静脈または内頸静脈）の出血，血腫の有無
- 穿刺部の痛みの有無
- 血液検査データ
  抗凝固能（PT-INR，APTT）

根拠・意味づけ
* ワルファリンなどの抗凝固薬は検査前に内服を中止し，ヘパリン点滴に切り替える．血液検査で抗凝固能をみながらヘパリン量を調整する

! 臨床知からのポイント
- 静脈穿刺ではあるが，動脈の誤穿刺による動静脈瘻や仮性動脈瘤の形成に注意する．医師による止血確認時に穿刺部の血腫や血管雑音を診察し，異常がなければ安静解除となる

		根拠・意味づけ
OP（観察項目）	【腎機能障害】 ● 尿量，尿比重 ● 血液検査データ 　クレアチニン，尿素窒素，eGFR	＊造影剤を使用するため，腎臓に負担がかかり，腎臓の機能が障害されて尿が出にくくなる場合がある ＊腎保護目的で補液を行っているため，尿量は輸液分も排出されているか水分出納に注意する．また，造影剤を使用しているため，尿比重が正常に戻っているかを確認する

CP（看護・治療項目）

	根拠・意味づけ
【肺水腫】 ● 確実な酸素投与 ● 安静の保持 ● 心電図，SpO₂ モニタ装着	＊SpO_2 が 90％以上（PaO_2 60mmHg 以上）を目安に酸素療法を実施する．手術室入室時より酸素投与を行う．呼吸困難による心肺仕事量の増加や交感神経の緊張を軽減させ，組織の低酸素血症を改善するため，指示量を確実に投与する

臨床知からのポイント

- PTPA 術中・術後に一過性の酸素化不良を示す場合がある．低酸素血症は肺高血圧症の最たる増悪因子であり，自覚症状の有無にかかわらず SpO_2 が最低でも 90％，可能であれば 95％以上を維持できるよう酸素供給方法を変更する

	根拠・意味づけ
【穿刺部の出血・血腫】 ● 穿刺部位の安静 ● 出血時は医師に報告，圧迫止血	＊通常は大腿静脈アプローチで行う（IVC フィルター留置症例などでは内頸アプローチ） ＊カテーテル操作で血栓を生じる可能性が高いため，ヘパリン持続点滴は術中も投与する

臨床知からのポイント

- 静脈穿刺であるが抗凝固薬を使用しており出血のリスクは高いため，大腿静脈穿刺後は検査後 3 時間ほどベッド上安静とする

	根拠・意味づけ
【腎機能障害】 ● 予防として術前日から術翌日にかけて点滴負荷を行う ● 膀胱留置カテーテルを挿入する	＊CTEPH 患者の多くは左心機能が正常であり輸液負荷が問題となることは少なく，造影剤を使用するため腎保護目的で補液を行う

臨床知からのポイント

- 夜間も輸液を行うため，膀胱留置カテーテルを抜去するタイミングは患者と相談する

EP（患者教育項目）

	根拠・意味づけ
● 穿刺部の安静の必要性を説明する ● 術後起こりやすい合併症とその症状を説明する ● 症状出現時はすぐに医療者に伝えるよう指導する	＊術後，咳嗽や喀痰が増えた場合は知らせてもらうよう患者に説明し，協力を得ることで異常の早期発見につながる

	! 臨床知からのポイント
EP	●肺動脈損傷と再灌流性肺水腫は，いずれも咳嗽および喀痰を認めるものの，肺動脈損傷の場合はほぼ血性であるのに対して，再灌流性肺水腫では白色もしくは淡いピンク色の泡沫痰の場合が多い．術後に血痰が出ると患者が不安を感じるが，通常は徐々に薄くなり少なくなっていくことを説明する
評価	●看護目標1，2は術翌日のX線写真を確認して評価する．呼吸困難や喀血，血痰などが落ち着いており肺水腫が生じていなければ計画終了とする ●看護目標3は検査後3時間後，術翌日に穿刺部に出血，血腫を生じていなければ計画終了とする ●看護目標4は尿量，尿比重ともに異常なく，術翌日の採血で腎機能の悪化がなければ計画終了とする

（島村久美子，千木良寛子）

引用文献

1) Simonneau G, Gatzoulis MA, Adatia I, et al：Updated clinical classification of pulmonary hypertension. J Am Coll Cardiol 62：D34-D41, 2013
2) 厚生労働科学研究費補助金難治性疾患等克服研究事業疾患予後と医療の質の改善を目的とした多領域横断的な難治性肺高血圧症症例登録研究班：肺高血圧症のひろば．https://japanph.com/about/index.html
3) Humbert M, Lan EM, Montani D, et al：Advances in therapeutic interventions for patients with pulmonary arterial hypertension. irculation 130(24)：2189-2208, 2014
4) 京谷晋吾監：トレプロスト®持続皮下投与療法マニュアル．持田製薬，p5，2014

参考文献

1) 中西宣文監；伊藤文代編：肺高血圧症の看護 急性期治療から在宅管理まで．医薬ジャーナル社，大阪，2015
2) 小田有紀，鹿渡登史子，宮崎歌代子：在宅酸素療法/在宅肺高血圧症患者．医歯薬出版，東京，2001
3) 日本循環器学会，日本肺高血圧・肺循環学会，日本呼吸器学会，他：肺高血圧症治療ガイドライン2017年改訂版
4) 佐藤徹，吉野秀朗監；片岡雅晴編：肺動脈形成術 PTPA/BPA 実践ガイド．南山堂，東京，2015
5) 中西宣文編：肺高血圧症の臨床．医療ジャーナル社，大阪，2013
6) 伊藤浩，松原広己編：新肺高血圧症診療マニュアル―根治を目指す最新の治療指針．南江堂，東京，2017

急性期から回復期の退院に向けた看護

1. 急性期の患者の看護

● 自覚症状としては，労作時息切れが早期に現れ，易疲労感や胸痛，失神などもみられる．動悸や咳嗽，喀血などを認めることもある．肺高血圧症の診断手順に沿って診断が行われる 図1 （「右心カテーテル検査を受ける患者の看護」参照）．

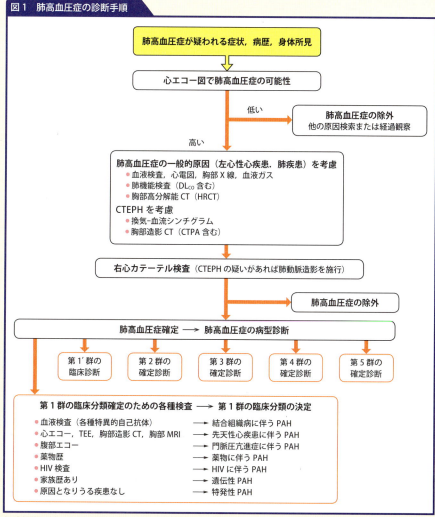

図1 肺高血圧症の診断手順

（日本循環器学会：肺高血圧症治療ガイドライン（2017年改訂版）．http://www.j-circ.or.jp/guideline/pdf/JCS2017_fukuda_h.pdf（2019年1月閲覧））

- まず，肺動脈性肺高血圧症（PAH）の正確な診断が必要であり，そのリスクや重症度により治療を選択・決定する 図2 表1 （「肺高血圧症治療薬を内服する患者の看護」「エポプロステノール持続静注療法を行う患者の看護」「ヒックマンカテーテル植込みを行う患者の看護」「トレプロスチニル持続皮下投与療法を行う患者の看護」参照）．
- 右心不全を伴うと，肝うっ血や消化管浮腫に伴う腹部膨満感，早期の満腹感，食欲不振などの消化器症状，下腿浮腫を示すようになる．
- 右心不全が高度に進行した症例において，ICU での管理を考慮する．日本循環器学会の「肺高血圧症治療ガイドライン（2017 年改訂版）」では，WHO 機能分類Ⅳ度の患者が 表2 のような状態となった場合に ICU で管理することが推奨されている．

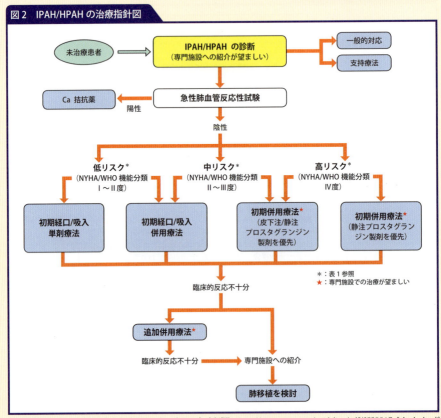

図2　IPAH/HPAH の治療指針図

（日本循環器学会：肺高血圧症治療ガイドライン（2017 年改訂版）．http://www.j-circ.or.jp/guideline/pdf/JCS2017_fukuda_h.pdf（2019 年 1 月閲覧））

表1 重症度に基づいた IPAH/HPAH の予後のリスク分類

予後規定因子 （1年後推定死亡率）	低リスク （＜5％）	中リスク （5～10％）	高リスク （＞10％）
右心不全の臨床所見	なし	なし（or あり）	あり
症状の進行	なし	緩徐に進行	速く進行
失神	なし	偶発的な失神	繰り返す失神
NYHA/WHO 機能分類	I，II	III	IV
6分間歩行距離	＞440m	165～440m	＜165m
心肺運動負荷試験	peak $\dot{V}O_2$＞15mL/分/kg （＞65％予測値） $\dot{V}E/\dot{V}CO_2$ slope＜36	peak $\dot{V}O_2$ 11～15mL/分/kg （35～65％予測値） $\dot{V}E/\dot{V}CO_2$ slope 36～44.9	peak $\dot{V}O_2$＜11mL/分/kg （＜35％予測値） $\dot{V}E/\dot{V}CO_2$ slope≧45
BNP 値 NT-proBNP 値	BNP＜50ng/L NT-proBNP＜300ng/L	BNP 50～300ng/L NT-proBNP 300～1400ng/L	BNP＞300ng/L NT-proBNP＞1400ng/L
画像（心エコー，心臓MRI）	右房面積＜18cm^2 心嚢液なし	右房面積 18～26cm^2 心嚢液なし，または少量	右房面積＞26cm^2 心嚢液あり
血行動態 （カテーテル検査）	平均右房圧＜8mmHg 心係数≧2.5L/分/m^2 SvO_2≧65％	平均右房圧 8～14mmHg 心係数 2.0～2.4L/分/m^2 SvO_2 60～65％	平均右房圧＞14mmHg 心係数＜2.0L/分/m^2 SvO_2＜60％

（日本循環器学会：肺高血圧症治療ガイドライン（2017年改訂版）．http://www.j-circ.or.jp/guideline/pdf/JCS2017_fukuda_h.pdf（2019年1月閲覧））

用語 6分間歩行距離：6分間できるだけ長い距離を歩いてもらい，その距離を測定する運動負荷試験の一種．目的は，呼吸器疾患や循環器疾患における在宅酸素療法の有無の検討，慢性心不全患者における心機能評価などさまざまな医療介入の効果を判定すること．また，日常生活活動の重症度の測定にも適している．

用語 心肺運動負荷試験（Cardio Pulmonary Exercise test；CPX）：心電図，血圧，呼吸中の酸素，二酸化炭素の濃度を計測しながら運動（自転車エルゴメーター）を行い，心臓だけでなく，肺や運動に使われる筋肉の状態などを総合的にみて運動耐容能を評価する検査．現時点での体力を評価し，心臓や肺に負担なく安全に行うことができる運動量の具体的な指導を行う．

表2 ICU での管理が推奨される患者の状態

- 心拍数＞110回/分
- 収縮期血圧＜90mmHg
- 尿量減少
- 血中乳酸値上昇

2. 回復期の退院に向けた看護

（1）肺高血圧症治療薬
- 肺高血圧症の治療薬の継続は不可欠である（「肺高血圧症治療薬を内服する患者の看護」「エポプロステノール持続静注療法を行う患者の看護」「トレプロスチニル持続皮下投与療法を行う患者の看護」参照）．
- 自己判断での中断や減量は症状の悪化をきたすおそれがある．副作用を認めた場合はすぐに受診し，医師へ相談し調整していく．

(2) 安静の厳守，運動制限
- 平均肺動脈圧（mPAP）が 40mmHg を超えたら基本的に自力での歩行は最小限とし，外出時は原則車椅子を使用する．25 ～ 40mmHg では血行動態に応じた運動制限が必要．歩くときはゆっくりしたペースにする 図3．

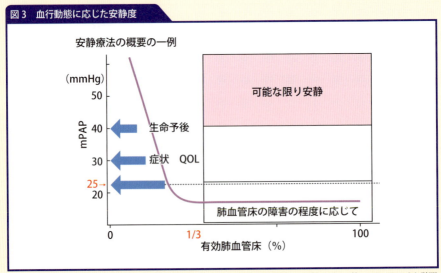

図3 血行動態に応じた安静度

（佐藤徹：特発性肺動脈性肺高血圧症．"循環器診療ザ・ベーシック"伊藤正明編．メジカルビュー社，p16, 2018 より引用）

- 安静時の心拍数を 20 ～ 30 回/min 程度の上昇に抑えられるようにする．SpO₂ も 90% 以上を維持できるように運動量を制限してもらう．そのため，心拍数の表示される時計などの利用を勧める．
- 安静を保持できるよう仕事を休止もしくは重症度によりデスクワークとする．家事は同居者に依頼し，療養に専念できるよう協力してもらう．独居や同居者が高齢者のため協力が得られない場合，往診医や訪問看護・介護などサービスの導入を医療ソーシャルワーカー（MSW）と連携し調整していく．
- 運動量を制限することで肺血流の増加が抑制され，肺動脈圧の上昇が抑えられる．血管拡張薬による肺動脈圧低下の補助により，肺細動脈の逆リモデリング（肥厚した壁圧の減少）が起こり，肺動脈圧低下につながる．

(3) 在宅酸素療法
- 「酸素療法を行う患者の看護」参照．

(4) 感染予防
- 感染により心負荷が増大することで重症化する可能性があるため，住環境の清潔を保持し，感冒の流行時は人ごみを避けマスクの着用やうがい手洗いを実施する．インフルエンザおよび肺炎球菌ワクチンの予防接種を推奨する．

(5) 体　重
- 数日～1 週間以内で 2kg 以上の体重増加や尿量減少，浮腫の出現は心不全の悪化が考えられる．入院中から朝食前など決まった時間に毎日体重測定を行い，自宅でも体重管理を勧める．

(6) 食生活
- 水分の摂りすぎは浮腫の原因となるため，飲水制限量を医師に確認する．
- 塩分を摂りすぎると体内の塩分濃度を下げようとして水分の排泄が抑制され，浮腫の原因となる．1 日の塩分摂取量は 6g 未満が推奨されている．退院前には栄養指導を行い，減塩を継続できるよう介入する．

（7）飲　酒
- 飲酒は頻脈となり不整脈が出現する頻度も高まるため，控えるように指導する．

（8）喫　煙
- 喫煙は呼吸機能低下から肺高血圧症を悪化させる危険があるため，禁煙が必須であり，受動喫煙にも注意する必要がある．

（9）仕事，学校
- 仕事を続けられるかどうかは仕事の内容や病気の進行で判断されるため，医師と相談する．重労働や運動は避ける必要があるため，職場や学校の理解が不可欠である．
- 右心カテーテル検査目的の検査入院や症状によっては治療のための入院が必要となることもあるため，職場や学校へ事前に相談する．
- 持続静注療法，持続皮下投与療法，在宅酸素療法を行いながら通学する場合はカテーテルの不具合や機械のトラブルなどが起こった際の対応と酸素の管理について確認しておく．

（10）旅　行
- 旅行については体調と相談し，主治医にも確認する．特に飛行機の利用や高地での滞在は心肺への負担が大きいため，注意が必要．
- 持続静注療法，持続皮下投与療法，在宅酸素療法を行っている場合，飛行機に乗る際は航空会社に届け出が必要となる．
- 在宅酸素療法を行っている場合は酸素がなくならないよう業者と連絡を取る．
- 内服や注射薬は余裕をもって準備する．環境が変わるため内服の飲み忘れがないように注意する．
- 旅行先で具合が悪くなったときに備え，滞在先の病院や緊急連絡先などを確認しておく．

（11）精神的ケア
- PAHは20〜50歳代の女性に多い疾患である．特に若年発症した場合は発達段階のため，病気の受け入れが難しい場合がある．
- 長期の療養生活を行うためには家族の支援が重要であり，家族にも情報を提供し，治療のサポートの必要性を説明する．本人の体調が悪いときは家族に薬剤を管理してもらう必要があるため，指導はできるだけ家族も含めて行う．
- インターネットの普及などにより疾患や治療に関する情報を得られるようになったが，希少疾患のため社会での認知度は低い．肺高血圧症は予後不良の疾患とされたが，この数年で治療法は著しく進歩しており，現在も状況は改善し続けている．患者・家族が情報を正しく理解し，前向きに治療を行えるよう働きかけていく．
- 肺高血圧症には患者会があり，同疾患の患者やその家族との交流会や勉強会が開かれている．

（島村久美子，千木良寛子）

引用文献
1）日本循環器学会，日本肺高血圧・肺循環学会，日本呼吸器学会，他：肺高血圧症治療ガイドライン（2017年改訂版）．www.j-circ.or.jp/guideline/pdf/JCS2017_fukuda_h.pdf（2018年11月閲覧）
2）佐藤徹：特発性肺動脈性肺高血圧症．"循環器診療ザ・ベーシック肺高血圧症"伊藤正明編．メジカルビュー社，東京，p16, 2018

参考文献
1）肺高血圧症 Cutting Edge．循環器ジャーナル66（3），2018
2）日本循環器学会，日本肺高血圧・肺循環学会，日本呼吸器学会他：肺高血圧症治療ガイドライン（2017年改訂版）

索 引

あ

アイゼンメンジャー化　135, 145
アイゼンメンジャー症候群　463
亜急性心筋梗塞（RMI）　48
亜急性心内膜炎　369
アシデミア　349
アセトアミノフェン　381
アダムキュービッツ動脈　272
アダムス・ストークス症候群
　21①, 34①, 52①, 63②, 216⑤
圧較差　396
圧迫療法　437
アテローム　47
アテローム（粥状）硬化　233
アドヒアランス　366
アナフィラキシーショック　386
アミオダロン　399
網目状静脈瘤　433
アルカレミア　140
アルカローシス　206
アルコール　409
アルドステロン拮抗薬　417
アンジオテンシンⅡ受容体拮抗薬
　（ARB）　86, 417
安静　93, 209, 480
安静時狭心症　17
安静時呼吸困難　315
安全管理　166
安定狭心症　18

い

易感染状態　69
息切れ　21①, 82③, 271⑧,
　311⑨, 314⑨, 317⑨, 320⑨
異型狭心症　17, 19, 30
遺残短絡　151
意識障害　21①, 51②, 180⑤,
　373⑩
異常呼吸音　415
痛み　70②, 254⑦, 272⑧,

　275⑧, 290⑧, 436⑫
痛みのコントロール　470, 471
一次孔欠損　119
一次性静脈瘤　433
胃痛　20, 50
遺伝　235
易疲労感　311, 317, 320

う

植込み型除細動器（ICD）　87③,
　108④, 109④, 399⑪, 400⑪
ウェンケバッハ型房室ブロック
　63
右脚　6
右室梗塞　58
右室肥大　172
右室流出路狭窄　172
右室流出路形成術　175
右心カテーテル　13, 447
右心不全　80③, 81③, 112④,
　213⑤, 318⑨, 321⑨, 451⑬
うっ血　414
うっ血肝　415
うっ血性心不全　371⑩, 375⑩,
　382⑩, 413⑪
うっ滞　435
右房負荷　121
運動　366, 410
運動制限　117, 216, 480
運動負荷試験　76
運動負荷の中止基準　45
運動療法　45①, 76②, 96③,
　237⑥, 243⑥

え

液体酸素　473
エポプロステノール　462
エポプロステノール持続静注療法
　465
エルゴメーター　428
エロージョン　130

嚥下障害　271
塩酸モルヒネ　53
炎症徴候　257
エンドセリン受容体拮抗薬
　452, 460
エンドリーク　278, 296
エンピリック療法　375

お

横隔神経麻痺　153, 154, 165
横隔膜縫縮術　153
吐気・嘔気　221
黄疸　415
オクトレオチド　155
悪心・嘔吐　84
オピオイド　40①, 71②, 290⑧,
　357⑨

か

開心術の合併症　127
回復期心臓リハビリテーション
　76
解離性大動脈瘤　267
拡張型心筋症　412
　──の看護問題　420
　──の病態関連図　418
拡張期血圧　219
拡張障害　396
拡張相肥大型心筋症（D-HCM）
　394
拡張不全　80
下行大動脈解離　272
下行大動脈置換術　277
下行大動脈瘤　272
下肢運動療法　256
下肢救済　249
下肢虚血　272, 275, 294
下肢血圧低下　158
下肢静脈瘤　433
　──の看護問題　442
　──のタイプ別治療　438

丸数字は該当項目を示します。
①狭心症，②心筋梗塞，③心不全，④不整脈，⑤先天性心疾患，⑥高血圧症，動脈硬化症，⑦動脈閉塞（バージャー病を含む），⑧解離性大動脈瘤，⑨弁膜症，⑩心内膜炎，⑪心筋疾患（心筋症），⑫下肢静脈瘤，⑬肺高血圧症

――の病態関連図　440
下肢の倦怠感　436
下肢のしびれ　272，275
下肢のチアノーゼ　272，275
下肢の疲労感　436
下肢の保護　264
下肢の麻痺　273
ガス交換障害　91，345
仮性動脈瘤　267
家族性　413
活動型せん妄　31
活動性の低下　42
活動耐性の低下　73，92，114
活動電位　8
カテーテルアブレーション
　108，400
カテコラミン　190
カフ　467
仮面高血圧　223
カルシウム拮抗薬　22，226，399
加齢　235
肝機能障害　415
間欠性跛行　250
冠血栓性狭心症　17
冠血流低下　20
冠血流不全　210
眼瞼下垂　273
患者管理鎮痛法　357
冠静脈　5
冠静脈洞　187
冠静脈洞欠損　119
関節可動域訓練（ROM）　344
感染　38①，53②，69②，257⑦，
　387⑩，480⑬
感染性心内膜炎　216，316，
　369
感染性塞栓症　375
完全大血管転位　196
　――の看護問題　206
　――の病態関連図　202
感染予防　409
冠動脈　5，236
冠動脈硬化　47
冠動脈バイパス術（CABG）
　20①，24①，28①，50②，54②

冠動脈バルーン拡張術（POBA）
　23
貫壁性梗塞　47，48，50
顔面紅潮　221
冠攣縮性狭心症　17

気管切開　170
気管挿管　92
気管の狭窄　136
起座位　91
起座呼吸　33，61，315
器質性狭心症　17
喫煙　410
気道クリアランス　353
機能的残気量（FRC）　32
逆流防止弁　464，467
逆行性脳灌流法　286
ギャップジャンクション　9
急性 MR　350
急性冠症候群　17，19
急性循環障害　248
急性心筋梗塞（AMI）　48，350
急性心内膜炎　369
急性心不全　80
急性僧帽弁閉鎖不全　52
急性大動脈解離　248
急性動脈閉塞　245，247
急性肺障害　60
急性閉塞性疾患　245
弓部大動脈解離　269
弓部大動脈置換術　277
弓部大動脈瘤　269
狭窄症　307
狭心症　17
　――の看護問題　28
　――の重症度分類（CCS）　17
　――の病態関連図　26
狭心痛　20①，22①，28①，
　30①，310⑨，313⑨
胸水　415
胸痛　20①，50②，248⑦，
　270⑧，395⑪
共通肺静脈　186
胸部 X 線写真　382

胸腹部大動脈瘤（TAAA）　268
胸部絞扼感　395
胸部大動脈　236
胸部大動脈瘤（TAA）　268
胸部不快感　317，321
局所混合血酸素飽和度　163
虚血　294
虚血再灌流障害　246，251，
　258
虚血性心疾患　79
禁煙　98，265，426
緊急時連絡カード　464，471
金属ステント（BMS）　23
筋ポンプ　435

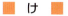

クインケ徴候　314
クーリング　380
苦痛の軽減　264
クモの巣状静脈瘤　433
グラム陰性菌　370
クリップによる動脈管閉鎖術
　147
クレアチンキナーゼ（CK）　272

■　け　■

経カテーテル大動脈弁植込み術
　（TAVI）　324
経胸壁心エコー検査　382
頸静脈の怒張　84
経食道エコー検査　382
経食道心エコー　316
携帯型精密輸液ポンプ　464
傾聴　94
頸動脈　236
経皮経静脈的僧帽弁交連裂開術
　（PTMC）　322
経皮的冠動脈インターベンション
　（PCI）　20①，23①，28①，
　50②，54②
経皮的心臓カテーテル心房中隔欠
　損閉鎖術　122
経皮的心肺補助法（PCPS）
　51，417
経皮的中隔心筋焼灼術（PTSMA）

483

401
経皮的肺動脈形成術　454，474
経皮的バルーン大動脈弁形成術
　　（PTAV）　324
けいれん　180，355
外科的治療　251，375
下心臓型　187
血圧上昇　60
血圧測定　223
血圧低下　21①，51②，82③，
　　271⑧
血液検査　236
血液培養　370，381
血管拡張薬　145
血管コンプライアンス　213
血管性高血圧症　220
血管内レーザー治療　438
血管の構造　232
血行再建術　37，64，251
血小板減少　462
血栓吸引法　24
血栓摘除術　439
血栓溶解療法　54，251
欠損孔の大きさによる分類　120
血尿　374
血便　373
血流障害　257，287
解熱　381
減塩　426
嫌気性代謝閾値（AT）　428
ゲンタマイシン　386

こ

コイルによる閉鎖　147
高 LDL コレステロール血症
　　236
降圧目標　225
抗アルドステロン薬　86
高位結紮術　438
硬化療法　438，439
交感神経　7
抗凝固療法　38，215
口腔ケア　366，389
高血圧　79，231，234
高血圧症　219，282

——の看護問題　230
——の病態関連図　228
——の危険因子　242
高血圧の治療薬　226
抗血小板薬　22
抗血小板療法　54，215
抗血栓療法　106
交互脈　416
高脂血症　234
甲状腺機能亢進症　462
抗生剤の副作用　386
高トリグリセリド血症　236
高濃度酸素　198
後負荷　58
声のかすれ　271
誤嚥性肺炎　33①，61②，152⑤，
　　289⑧
呼吸音　382
呼吸器合併症　60
呼吸困難　52②，82③，271⑧，
　　273⑧，371⑩，395⑪，413⑪
呼吸障害　136
呼吸不全　32①，60②，121⑤，
　　140⑤，189⑤，199⑤，288⑧
——徴候　150
個人防護具（PPE）　353
混合型　188

さ

サードスペース　215
サイアザイド系薬　86
再開通　151
再灌流障害　295
再灌流性肺水腫　476
再灌流療法　54
再梗塞　64
在宅酸素療法　454，472
細動脈硬化　233
左脚　6
鎖骨下動脈フラップ法　159，164
左室駆出率（LVEF）　81
左室収縮能　396
左室充満圧　83
左室縮小手術　417
左室低形成　172

左室補助人工心臓（LVAS）　417
左室リモデリング　54
左心カテーテル　13
左心機能低下　21
左心室自由壁破裂　67
左心不全　49②，80③，81③，
　　112④，143⑤，194⑤，211⑤，
　　311⑨，314⑨，317⑨
左心不全症状　320
左心不全徴候　271
嗄声　271，289
三尖弁　4，307
三尖弁閉鎖不全症（TR）　318

し

自覚症状　249
ジギタリス製剤　417
ジギタリス中毒　425
刺激伝導系　6
自己健康管理　93
自己検脈　116
自己弁（NVE）　370
自己免疫　413
四肢動脈閉塞　247，248
膝胸位　180
失神　310，396，450
失神発作　102
シバリング　348，380
社会資源の活用　392
社会復帰　44，75，300
ジャテーン手術　197，200
収縮期血圧　219
収縮不全　80
周術期心筋梗塞（PMI）　28，64
重症下肢虚血　246，261
集中治療後症候群（PICS）　215
縮窄部切除・端々吻合　159
粥状硬化のメカニズム　234
手指衛生　353
手術療法　439
腫脹　436
出血　68②，131⑤，156⑤，
　　284⑧，293⑧，346⑨
出血性ショック　271
術後痛　40

循環器疾患のリハビリテーション
　プログラムの分類　300
循環不全　90, 190
消化器症状　414
上行大動脈解離　269
上行大動脈置換術　276
上行大動脈瘤　269
硝酸薬　22, 54
上室性不整脈　195
上心室型　186
静水圧　415
静脈　7
静脈還流　66
静脈グラフト　25
静脈洞欠損　119
静脈抜去（ストリッピング）術　439
静脈瘤のしくみ　433
食事指導　265, 426
食事療法　86③, 96③, 236⑥, 243⑥
食欲の低下　372
食欲不振　318, 321
ショックの5P　102
徐脈　21, 51
徐脈性不整脈　58, 99
心エコー　10, 407
心窩部通　30
真菌　370
心筋逸脱酵素　310
心筋壊死　58
心筋炎　413
心筋虚血　20, 310
心筋血流シンチグラフィ　407
心筋交感神経シンチグラフィ　407
心筋梗塞　28①, 29①, 30①, 47②, 270⑧
　──の看護問題　58
　──の病態関連図　56
心筋脂肪酸代謝シンチグラフィ　407
心筋症　79, 393
　──の看護問題　420
　──の病態関連図　418

心筋生検　407
心筋切開術　401
心筋切除術　401
心筋トロポニン　421
心筋リモデリング　85
神経性高血圧症　220
神経体液性因子の亢進　85
腎血流量の減少　414
心原性ショック　58, 424
心原性脳梗塞　106
人工血管置換術　276
　──の手技の特徴　276
人工呼吸管理　62, 92, 423
人工呼吸関連肺障害　33
人工呼吸器からの離脱　215
人工呼吸器関連肺炎（VAP）　353
人工心臓（VAS）　55
人工心肺　127, 286
人工弁（PVE）　370
人工弁の特徴　325
心雑音　372、383, 415
心室期外収縮　420
腎実質内の小動脈　236
心室期外収縮（PVC）　34①, 51②, 63②, 100④
心室性不整脈　214, 396, 420
心室中隔欠損（VSD）　133
　──の定義　133
　──の看護問題　140
　──の病態関連図　138
心室中隔欠損閉鎖術　136, 137
心室中隔穿孔　49, 60
心室中部閉塞性心筋症　393
心室頻拍（VT）　34, 63, 100
心室瘤　53
腎障害　295
腎性高血圧症　220
真性動脈瘤　267
心尖部肥大型心筋症（APH）　393
心臓MRI　407
心臓悪液質　318
心臓移植　417

心臓核医学検査　407
心臓カテーテル検査　13, 407
心臓外科手術後リハビリテーション進行表　76, 363
心臓再同期療法（CRT）　87, 109, 400
心臓の構造　3
心臓の神経支配　8
心臓反射　8
心臓ペースメーカ　400
心臓弁膜症　307
　──の看護問題　344
　──の病態関連図　328
心臓リハビリテーション　34①, 44①, 75②, 93③
身体活動能力質問表（SAS）　411, 428
身体活動の調整　215
身体障害者認定　117
心タンポナーデ　37①, 38①, 50②, 51②, 67②, 68②, 129⑤, 130⑤, 156⑤, 184⑤, 271⑧, 347⑨
心停止　181
心電図検査　9
腎動脈　236
心内修復術　175, 190, 191
心内膜炎　369
　──の看護問題　380
　──の病態関連図　378
心内膜下梗塞　47
心内膜生検　421
心嚢ドレーン　347
心肺運動負荷試験　430, 479
心拍出量　82, 220
　──減少　90, 112, 414
　──低下による活動性の低下　344
　──の4因子　82
心破裂　67
心負荷軽減　190
深部静脈血栓症　435
心不全　21①, 32①, 34①, 61②, 79③, 145⑤, 189⑤, 398⑪, 407⑪

485

――症状　103
――徴候　145
――に対する運動療法の効果　97
――の運動療法の禁忌　97
――の原因疾患　79
心房細動（AF）　100④，317⑨，318⑨，321⑨，399⑪
心房期外収縮（PAC）　100
心房粗動（AFL）　100，399
心房中隔欠損　119
――の看護問題　126
――の病態関連図　124
心房中隔欠損閉鎖術　122
心膜炎　53
心理的サポート　98

■ す ■

垂直静脈（VV）　186
水分管理　215
水分バランス管理　184
水泡音　415
頭重感　221
スターリングの法則　315
スタチン　54
スタンダードプリコーション　257，353
スタンフォード分類　268
頭痛　221，373
ステントグラフト挿入術　278，296
ステント留置術　23
ストレス　235
――の軽減　243
スパイナルドレナージ　287
スパスム　64
スワンガンツカテーテル　28①，33①，38①，39①，42①，58②，61②，64②，69②，73②

■ せ ■

生活活動のメッツ表　429
生活指導　365
生活習慣の改善　93，251
性差　235

精神的ケア　481
精神的ストレス　72
成人における血圧値の分類　223
成人の心停止アルゴリズム　113
性生活　366，410
石灰化　309
セットポイント　380
背中の痛み　248
セフェム系抗菌薬　386
セルフケア支援　304
セルフケア能力の獲得　96
セルフモニタリング　366
前胸部絞扼感　30
穿孔性破裂　67
穿刺部出血　296
全身倦怠感　82，372，414
全身性炎症反応症候群（SIRS）　32，60，258
全身性のチアノーゼ　188，206
選択的順行性脳灌流法　286
先天性心疾患　119
――の退院時指導　167
先天性僧帽弁狭窄症　316
先天性二尖弁　309
前負荷　58
喘鳴　82
せん妄　31①，33①，41①，71②，72②

■ そ ■

爪下線状出血　374
早期退院　44①，75②，166⑤，300⑧
双極肢誘導　10
早期離床　215
早期リハビリテーション　34
――の中止基準（小児）　166
創傷処置　264
総肺静脈還流異常（TAPVR）　186
――の看護問題　194
――の病態関連図　192
僧帽弁　4，307

僧帽弁逸脱症（MVP）　319
僧帽弁逆流（MR）　415
僧帽弁狭窄症（MS）　308
僧帽弁形成術（MVP）　326，417
僧帽弁疾患の血行動態管理　322
僧帽弁手術　401
僧帽弁閉鎖不全　371
僧帽弁閉鎖不全症（MR）　49，308
――の原因　319
足関節収縮期圧/上肢収縮期圧（ABI）　250
側枝静脈瘤　433
塞栓症　384
組織酸素飽和度　163
蹲踞　174，181

■ た ■

体位ドレナージ　61
退院支援　392
退院時に向けた指導　166，304，392，430
退院調整　392
体外式一時ペースメーカ　184，194，212
大血管疾患リハビリテーション進行の中止基準　302
大血管術後リハビリテーションの実施事項　302
大血管術後リハビリテーションプログラム　302
体血流減少　162
体血流量減少徴候　199
体固定　131
代謝性アシドーシス　29①，58②，194⑤，206⑤，251⑦
体重管理　86，480
体重減少　372
体重増加　84
体重測定　410
体循環　4，81
――流入減少　206
代償機転　85
大動脈炎症候群　312

大動脈解離　267
　——の看護問題　282
　——の病態関連図　280
　——の分類　268
大動脈基部置換術　276，350
大動脈縮窄（CoA）　157
　——の看護問題　162
　——の病態関連図　160
大動脈スイッチ手術　197
大動脈内バルーンパンピング
　（IABP）　21，55，417
大動脈弁　4，307
大動脈弁狭窄症（AS）　308，397
大動脈弁形成術　324
大動脈弁疾患の血行動態管理
　322
大動脈弁置換術（AVR）　324
大動脈弁閉鎖不全症（AR）
　271，308，371
　——の原因　312
大動脈弁輪拡張症（AAE）　312
大動脈瘤　267
　——の看護問題　282
　——の病態関連図　280
　——の分類　267
多形性心室頻拍　34，63
多源性心室期外収縮　420
多呼吸　215
立ちくらみ　396
タッチング　209
多尿　345
単極肢誘導　10
弾性ストッキング　437，444

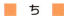

チアノーゼ　158，173，198
チェーン・ストークス呼吸　82
知覚障害　373
致死的不整脈　35
遅発性対麻痺　287
中鎖脂肪酸（MCT）　155
中心性チアノーゼ　33
中膜硬化　233
腸管虚血　294
腸間膜動脈の塞栓　385

長期臥床　358
腸球菌　369
長鎖脂肪酸　155
直視下交連切開術　326
陳旧性心筋梗塞（OMI）　48

対麻痺　287
痛風　235

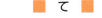

低 HDL コレステロール血症
　236
低カリウム血症　34，63
抵抗性感染　375
低酸素血症　172，355
低酸素性肺血管攣縮　473
低酸素発作　173，180
低侵襲手術（MICS）　327
低侵襲心臓手術（MICS）　352
低心拍出量症候群（LOS）　58①，
　128⑤，183⑤，185⑤，348⑨
啼泣　215
デービッド手術　326
笛音　415
デクスメデトミジン　357
電解質異常　210
電気的除細動　399
点状出血　374，385

動悸　102④，221⑥，317⑨，
　321⑨，396⑪
洞性徐脈　51②，63②，99④
洞性頻脈　100
糖尿病　69，222，234
洞不全症候群（SSS）　99
洞房結節　6
動脈　7
動脈管　145
動脈管開存（PDA）　144
　——の看護問題　150
　——の病態関連図　148
動脈管結紮術　146
動脈管性ショック　157，162，163

動脈管切断術　146
動脈グラフト　25
動脈血ガス分析　420
動脈硬化　222⑥，232⑥，249⑦，
　282⑧，310⑨
動脈硬化症　219，232
　——の看護問題　240
　——の病態関連図　238
　——の分類　233
　——の起こりやすい部位　236
　——の危険因子　234
動脈閉塞　245
　——患者の観察項目　261
　——の看護問題　254
　——の病態関連図　252
突然死　400
ドップラー聴診器　255
ドベーキー分類　268
ドライカテーテル法　470
トルサード・ド・ポアント
　34，63
トレッドミル　428
ドレナージ　127，155，213
トレプロスチニル　469
トレンデレンブルグテスト　436

な

内科的治療　278，375
内服　410
　——管理　264
　——コンプライアンス　409
内服薬の自己管理　116
内分泌性高血圧症　220
ナトリウム利尿ペプチド　420
難病　461

に

ニカルジピン　422
二次孔欠損　119
二次性高血圧症　220
二次性静脈瘤　433
日常生活支援　91
日常生活の改善　438，444
日常生活への不安　409，426
乳酸値　349

乳頭筋断裂　60
乳糜胸　155, 165
入浴　366, 426
尿量減少　274, 414
妊娠　410, 427

■ ね ■

熱感　436
熱傷　369
捻髪音　415

■ の ■

脳合併症　385
脳血流低下　310
脳梗塞　36, 66
濃縮酸素　473
脳出血　373
脳障害　286, 354
脳塞栓　373
脳塞栓症　286
脳卒中　373
脳動脈　236
脳保護法　277
ノリア・スティーブンソン分類　55

■ は ■

バージャー病（TAO）　245, 262
肺移植　455
肺うっ血　49②, 60②, 91③, 121⑤, 126⑤, 136⑤, 145⑤, 150⑤, 188⑤, 395⑪, 415⑪
　――症状　162, 199
肺炎　60, 70, 288
肺血管抵抗（PVR）　457
敗血症　369
敗血症性ショック　69
肺血流シンチグラフィ　472
肺血流量減少　206
肺血流量増加　126, 206
肺高血圧　189
肺高血圧クライシス（PH crisis）　143⑤, 144⑤, 195⑤, 208⑤, 210⑤

――徴候　208
――予防　209
――への対応　209
――誘発因子　208
肺高血圧症治療薬　479
肺高血圧の定義　141
肺高血流量ショック　140, 206
肺循環　4, 81
肺静脈隔離術　327
肺静脈狭窄（PVS）　186, 188
肺静脈閉塞（PVO）　190
肺水腫　32①, 52②, 60②, 61②, 395⑪, 475⑬
肺体血管抵抗比　141
肺体血流比　120, 183
肺体血流比不均衡　141⑤, 165⑤, 182⑤, 213⑤
肺体血流量比　135
肺動脈狭窄（PVS）　190
肺動脈狭窄症（PS）　307
肺動脈血栓内膜摘除術　455
肺動脈絞扼術　136, 137
肺動脈絞扼術の度合いによる血流量の違い　142
肺動脈性肺高血圧症（PAH）　447
肺動脈造影　456
肺動脈損傷　474, 476
肺動脈閉鎖　172
肺動脈閉鎖合併　172
肺動脈弁　4, 307
肺動脈弁下漏斗部狭窄　172
肺動脈弁性狭窄　172
排便　366
廃用症候群の予防　301
白衣高血圧　223
播種性血管内凝固症候群（DIC）　369
ばち状指　374
パッキング　348
発熱　53②, 215⑤, 370⑩, 380⑩
鼻出血　221
バルーン心房中隔裂開術（BAS）　197, 200
バルーン肺動脈形成術（BPA）　454

バルサルバ洞　269
反回神経麻痺　152⑤, 165⑤, 271⑧, 288⑧

■ ひ ■

非ST上昇型心筋梗塞　47
皮下出血　372
皮下留置針　470
非感染性心内膜炎（NBTE）　369
非貫壁性梗塞　47, 50
脾梗塞　373
非侵襲的陽圧換気（NPPV）　92, 153
ヒス束　6
非ステロイド性抗炎症薬（NSAIDs）　71, 290
肥大型心筋症（HCM）　393
　――の看護問題　404
　――の外科的治療の適応　401
　――の非薬物治療　399
　――の病態関連図　402
　――の薬物治療　398
左回旋枝（LCX）の閉塞　49
左冠動脈（LCA）の閉塞　49
左前下行枝（LAD）の閉塞　49
ヒックマンカテーテル　466
　――の留置経路　468
皮膚損傷　259
皮膚統合性障害　259
非閉塞性腸管虚血症（NOMI）　294
肥満　234
非薬物療法　104
ビリルビン　415
ヒル徴候　314
貧血　68
頻呼吸　206
頻脈　21①, 51②, 82③, 215⑦, 271⑧, 396⑪
頻脈性不整脈　28, 58, 99

■ ふ ■

ファウラー位　91
ファロー四徴症（TOF）　172
　――の看護問題　180

——の病態関連図　176	閉塞性血栓性血管炎　249	末梢浮腫　414
不安　41，72，426	閉塞性動脈硬化症（ASO）	末梢保温　143，212
不安定狭心症　18①，19①，	246，249，261	麻痺　373
21①，22①	閉塞性肥大型心筋症（HOCM）	麻薬拮抗性鎮痛薬　40，71
フォレスター分類　51，54，421	393	麻薬性鎮痛薬　40，71
副交感神経　7	ペーシングフェラー　349	マルファン症候群　312
伏在静脈瘤　433	ペースメーカ　104	慢性 AR　350
副雑音　83	ペースメーカ電位　9	慢性下肢虚血　249
腹痛　274，373	ベックの三徴　129	——の重症度分類　249
腹部大動脈　236	ペニシリン　386	慢性血栓塞栓性肺高血圧症
腹部大動脈人工血管置換術　277	ペルテステスト　436	（CTEPH）　449
腹部大動脈瘤（AAA）　268，	ベントール手術　276，325	慢性心不全　79，80
274		——の看護問題　90
腹部拍動　274	■ ほ ■	——の病態関連図　88
服薬アドヒアランス　392	放散痛　30	慢性閉塞性疾患　246
服薬管理　86	房室結節　6	
不顕性誤嚥　32①，33①，61②，	房室ブロック（AV block）	■ み ■
62②	51，99	ミオグロビン　272
浮腫　84，318，321	傍心臓型　187	ミオグロビン尿　295
不整脈　21①，51②，62②，63②，	補助循環　51	右冠動脈（RCA）の閉塞　49
99④，121⑤，144⑤，151⑤，	補助人工心臓（VAS）　417	耳鳴り　221
210⑤，216⑤，372⑩，396⑪	ホスホジエステラーゼⅢ阻害薬	脈拍異常　416
——の看護問題　112	（PDE Ⅲ阻害薬）　422	ミュッセ徴候　314
——の心電図波形と特徴　100	保存的療法　437	ミルキング　38①，68②，127⑤，
——の病態関連図　110	発作性上室頻拍（PSVT）	155⑤，213⑤，285⑧，347⑨
不全穿通枝の結紮・切除術　439	100，211，399	
ブドウ球菌　369	発作性夜間呼吸困難　315	■ む ■
部分肺静脈還流異常（PAPVR）	発作の誘因　180	無気肺　33，60，288
186	ボディイメージ　468，469	無呼吸発作　206
プラーク　19	ホルター心電図　405	無酸素発作　173，180
ふらつき　102	ホルネル症候群　273	無痛性心筋梗塞　29，65
ブラロック・トーシッヒ手術	本態性高血圧症　219	無名静脈（IV）　186
174，201		
プルキンエ線維　6	■ ま ■	■ め ■
フレイル　428	マキシマルバリアプリコーション	メイズ（Maze）手術　327
プロスタグランジン E$_1$　158	389	迷走神経　7
プロスタグランジン製剤　198	マスタード分類　196	メタボリックシンドローム
——の副作用　162，206	末梢血管再充満時間（CRT）	235
ブロッケンブロウ現象　407	127	メッツ　428
吻合部出血・狭窄　164	末梢血管抵抗　220	めまい　102，221，396
分枝静脈瘤　433	末梢循環不全　51	
	末梢性チアノーゼ　58	■ も ■
■ へ ■	末梢組織循環　255	毛細血管再充満時間（CRT）
平均肺動脈圧（mPAP）　447	末梢動脈　236	182
閉鎖不全症　308	末梢動脈疾患（PAD）　261	

や

夜間多尿　414
ヤクー（Yacoub）手術　325
薬剤による副作用　425
薬剤溶出性ステント（DES）　23, 64
薬物療法　22①, 54②, 86③, 96③, 104④, 106④, 226⑥, 237⑥, 243⑥
　――の指導　243

ゆ

有酸素運動　237, 243
疣腫　375
疣贅　316
輸液　51

よ

溶解療法　439
容量負荷　135
抑うつ　45, 76, 426
抑制　131
予防接種　98

ら

ライフスタイルの是正　226
ラジオアイソトープ（RI）検査　12
ラステリ手術　174⑤, 175⑤, 199⑤, 201⑤

り

リウマチ性変化　309
リウマチ熱　316
利尿薬　58②, 86③, 145⑤, 189⑤, 190⑤, 215⑤, 226⑥, 417⑪, 422⑪
リハビリテーション　297, 428
リハビリテーションプログラム　301
リフィリング　288
リフィリング期　66
リモデリング　415
両側声帯麻痺　152

る

ループ利尿薬　86, 425

れ

冷感　272, 275
レニン・アンジオテンシン・アルドステロン系　85
連鎖球菌　369

ろ

労作時呼吸困難　311⑨, 314⑨, 317⑨, 320⑨
労作性狭心症　17, 18, 31
ロータブレーター　24
ロス手術　326

A

ABI　250, 255
ACE 阻害薬　54②, 86③, 226⑥, 417⑪
ACS　17
AMI　48
AMPLATZER™ Duct Occluder（ADO）を用いた閉鎖　147
AMPLATZER™ 閉鎖栓脱落の観察項目　166
API　272, 295
AR　308
AS　308
ASD　119
AVR　324

B

BAS　197⑤, 198⑤, 200⑤, 210⑤
Bentall 手術　276, 325
Blalock-Taussig 手術　174, 201
BMS　23
BNP　83
Borg スケール　95
BPA　454, 474
Braunwald の不安定狭心症の重症度分類　18
BT シャント　174, 198, 199

C

CABG　20①, 21①, 24①, 28①, 36①, 40①, 50②, 53②, 54②, 62②, 64②
CCS　17
CoA　157
CPOT-J　292, 356
CPV　186
CPX　479
CRT　127, 182
CS　187
CTEPH　449, 451, 474
CT 検査　12

D

Darling 分類　186
David 手術　326
de Musset 徴候　314
De-escalation strategy　375
DES　23, 64
double product　29①, 42①, 65②, 73②
Duke の診断基準　370

E

EVAR　278

F

Fontaine 分類　249

G

GCS　36, 66

H

HACEK 群　370
Hill's sign　314
HOT　454, 472
HRQOL　45, 76

I

IABP　21, 55
IE　216, 369

IV　186

■ J ■

Janeway 発疹　374
JCS　36, 66

■ K ■

Killip 分類　60, 61
Kirklin 分類　134
Krichenko 分類　144

■ L ■

LCT　155
LOS　58②, 128⑤, 185⑤, 348⑨

■ M ■

MCT　155
METs　428
MICS　327, 352
mPAP　447
MR　308, 350
MS　308, 350
MVP　326

■ N ■

N_2 吸入療法　199
NO 関連薬剤　453, 461
NO 吸入療法　209
NPPV　92, 153, 346
NRS　40①, 71②, 254⑦, 292⑧, 310⑨, 313⑨, 356⑨
NSAIDs　40, 71, 381
NSTEMI　47
NYHA 心機能分類　32①, 371⑩, 383⑩, 428⑪

■ O ■

off pump CABG（OPCAB）　25, 36, 66
OMC　326
OMI　48
on pump CABG　25, 36, 66
Osler 結節　374

■ P ■

PA index　174
PAB　136
PAG　456
PAH　447, 449, 451
PAPVR　186
PCA　357
PCI　20①, 21①, 22①, 28①、50②, 53②, 54②, 64②
PCPS　51
PDA　144
PEA　455
PGI_2 製剤　452, 460
PHPS　356
PICS　215
PMI　28, 30, 64
POBA　23
PPE　353
Prinzmetal 型狭心症　17
PS　307
PTMC　322
PTPA　454, 474
PV isolateon　327
PVO　190
PVR　459
PVS　186, 190
P 波の異常　405

■ Q ■

Qp/Qs　120
QRS 波の異常　404
QT 延長　108, 405
Quincke 徴候　314

■ R ■

RASS　36①, 66②, 347⑨, 356⑨
Rastelli 手術　174, 175
RMI　48
ROM　344
Ross 手術　326
Roth 斑　374
Rp/Rs　141
rSO_2　163

Rutherford 分類　249

■ S ■

Sellers 分類　313
SIRS　32, 60, 258
Soto 分類　134
STEMI　47
ST-T 変化　310, 313, 405
ST 上昇　53
ST 上昇型心筋梗塞　47

■ T ■

TAPVC　186
TAPVD　186
TAPVR　186
TEVAR　278
TGA　196
TOF　172
TR　318

■ V ■

VAS　55, 254, 292
VF　34
VSD　133
VSD 閉鎖術　175
VT　34, 63
VV　186

■ X ■

X 線検査　10

■ Y ■

Yacoub 手術　325

■ ギリシャ文字 ■

α 遮断薬　226
β 遮断薬　22①, 54②, 86③, 226⑥, 399⑪, 417⑪

■ 数字 ■

12 誘導心電図　9, 404
5P　248, 262
6 分間歩行　430, 479

臨床で実際に役立つ
疾患別看護過程
―Part 1 循環器疾患―

2019年3月20日発行　　　　第1版第1刷 ©

編集者　道又元裕

発行者　渡辺嘉之

発行所　株式会社 総合医学社

〒101-0061　東京都千代田区神田三崎町1-1-4
電話 03-3219-2920　FAX 03-3219-0410
URL：https://www.sogo-igaku.co.jp

Printed in Japan　　　　　　　　　　シナノ印刷株式会社
ISBN978-4-88378-669-5

・本書に掲載する著作物の複製権，翻訳権，上映権，譲渡権，公衆送信権（送信可能化権を含む）は株式会社総合医学社が保有します．

・ JCOPY ＜（社）出版者著作権管理機構 委託出版物＞
本書を無断で複製する行為（コピー，スキャン，デジタルデータ化など）は，「私的使用のための複製」など著作権法上の限られた例外を除き禁じられています．大学，病院，企業などにおいて，業務上使用する目的（診療，研究活動を含む）で上記の行為を行うことは，その使用範囲が内部的であっても，私的利用には該当せず，違法です．また私的使用に該当する場合であっても，代行業者等の第三者に依頼して上記の行為を行うことは違法となります．複写される場合は，そのつど事前に，JCOPY（社）出版者著作権管理機構（電話　03-3513-6969，FAX　03-3513-6979，e-mail：info@jcopy.or.jp）の許諾を得てください．